高职高专医药院校创新教材

供高等职业教育药学类、药品制造类等相关专业使用

药 物 化 学

（第三版）

主　编　孟彦波
副主编　陈改敏　王桂梅
编　者　（按姓氏汉语拼音排序）

陈改敏　南阳医学高等专科学校
顾宏霞　皖西卫生职业学院
贾晓静　邢台医学高等专科学校
孟彦波　邢台医学高等专科学校
莫颖华　惠州卫生职业技术学院
田　伟　江西医学高等专科学校
王　胤　贵阳护理职业学院
王桂梅　山东药品食品职业学院
吴　虹　皖西卫生职业学院
张多婷　黑龙江民族职业学院

科学出版社
北　京

内 容 简 介

本教材是高职高专医药院校创新教材。本教材分为理论和实训两部分。理论部分分为十三章，以药物的化学结构为主线，重点阐述典型药物的名称、化学结构、理化性质、构效关系、临床用途等内容，简要介绍各类药物的发展概况、结构类型、体内代谢等，通过案例、链接模块，激发学生对本课程的学习兴趣，强化学生对药物化学共性规律的掌握；自测题的题型和内容根据最新的国家执业药师考试大纲设置。实训部分包括药物化学基本知识和操作技能、各类药物性质实训、药物配伍变化实训和药物制备实训，目的是巩固重点理论知识，提高学生实际操作技能，各学校可在实际教学中根据不同专业要求进行选择。

本教材可供药学类、药品制造类等相关专业使用。

图书在版编目（CIP）数据

药物化学 / 孟彦波主编. —3 版. —北京：科学出版社，2021.1
高职高专医药院校创新教材
ISBN 978-7-03-066863-9

Ⅰ. 药… Ⅱ. 孟… Ⅲ. 药物化学–医学院校–教材 Ⅳ. R914

中国版本图书馆 CIP 数据核字（2020）第 222883 号

责任编辑：邱　波　王昊敏 / 责任校对：杨　赛
责任印制：赵　博 / 封面设计：涿州锦晖

科 学 出 版 社 出版
北京东黄城根北街 16 号
邮政编码：100717
http://www.sciencep.com

三河市骏杰印刷有限公司印刷
科学出版社发行　各地新华书店经销
*

2009 年 12 月第 一 版　开本：850×1168　1/16
2021 年 1 月第 三 版　印张：17 1/4
2022 年 1 月第十一次印刷　字数：523 000

定价：65.80 元
（如有印装质量问题，我社负责调换）

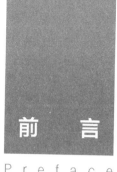

前　言

Preface

药物化学是药学专业的一门专业基础课程，是化学相关课程与药物分析、药剂学、临床药学等应用学科之间的桥梁。其任务是使学生具备高职高专药学专业人才所必需的药物化学的基本理论、基本知识和基本技能，形成良好的职业素质，为有效合理地使用现有化学药物提供化学基础理论知识，为学生学习相关专业知识和职业技能、适应职业变化和培养继续学习的能力奠定基础。

本教材适应新形势下高职高专药学类专业教育改革和发展的需要，充分体现"以就业为导向，以能力为本位，以发展技能为核心"的职业教育理念，并参照全国卫生专业技术资格考试和国家执业药师资格考试的内容和要求，以"贴近学生、贴近社会、贴近岗位"为目标，以"三基"（基本理论、基本知识、基本技能）和"五性"（思想性、科学性、先进性、启发性、适用性）为原则，构建"理论-实验-训练"三位一体的卫生职业教育的教材体系，实现学习内容与岗位实际操作"零距离"。本教材可作为高等职业教育药学类、药品制造类等相关专业药物化学教材，也可供医院、药厂、药品检验部门的人员参加各类考试复习参考之用。

本教材的特点是"一个强调，两个突出"，强调培养学生的职业能力与职业素质，突出体现药学工学结合、工作过程导向的课程设置理念，突出药物化学教材的针对性、适用性和实用性。本教材贯彻"校企合作、工学结合、任务驱动、项目导向"的要求，注重职业能力的培养与提高，重点突出，内容新颖，重在导学。教材中穿插有案例、链接模块，目的是调动学生学习的积极性、主动性，提高其学习兴趣和效率。每章末附有自测题，书后附有参考答案。

本教材包括两部分：第一部分为理论学习，共分十三章；第二部分为实训指导，共有十二个实训项目。两部分内容既保持了相对独立性，又注意到内容的联系与衔接。

本教材全体编者均以科学严谨、认真负责的态度参与了教材的编写工作，经过多次的讨论、研究、反复修改，付出了大量心血。本教材的编写工作得到了各位编者所在院校的大力支持和帮助，在此深表谢意。限于我们的学术水平和编写能力，书中存在的不足之处，恳请广大读者给予批评指正。

编　者

2020 年 4 月

配 套 资 源

欢迎登录"中科云教育"平台，**免费**数字化课程等你来！

本系列教材配有图片、视频、音频、动画、题库、PPT 课件等数字化资源，持续更新，欢迎选用！

"中科云教育"平台数字化课程登录路径

电脑端

- ▶ 第一步：打开网址 http://www.coursegate.cn/short/WK9RX.action
- ▶ 第二步：注册、登录
- ▶ 第三步：点击上方导航栏"课程"，在右侧搜索栏搜索对应课程，开始学习

手机端

- ▶ 第一步：打开微信"扫一扫"，扫描下方二维码

- ▶ 第二步：注册、登录
- ▶ 第三步：用微信扫描上方二维码，进入课程，开始学习

PPT 课件，请在数字化课程中各章节里下载！

目 录

Contents

第1章

绪 论

一、药物化学的主要任务

药物是指具有预防、治疗和诊断疾病及调节机体生理功能的物质。根据药物的来源不同，可分为天然药物、化学药物和生物药物等。化学药物是从天然矿物、动植物中提取的有效成分以及经化学合成或半合成制得的药物，是一类既有明确药物疗效，又有确切化学结构的化合物。药物化学的研究对象是化学药物，化学药物是目前临床应用最多的药物。

药物化学（medicinal chemistry）是研究化学药物的化学结构、制备方法、理化性质、构效关系、作用机制、体内代谢以及寻找新药途径与方法的一门综合性学科。药物化学建立在化学学科的基础上，与生理学、生物学、药理学、毒理学和药物动力学等多学科密不可分，是以化学学科和生命学科相互渗透为主要特征的药学领域的重要学科。

药物化学的主要任务有以下三个方面。

1. 为有效、合理地利用现有化学药物提供理论基础 通过研究药物的化学结构与理化性质、化学稳定性、体内代谢及药效关系的变化规律，为药物的贮存和保管、药物分析方法的确立、药物剂型的选择与制备、药物间的配伍禁忌及临床合理用药、药物的结构修饰等提供理论基础，为药物动力学、生物药剂学、分子药理学、临床药学、药物分析等学科奠定相应的化学基础。

2. 为化学药物的生产提供科学合理、经济实用的方法和工艺 通过研究化学药物的合成原理和路线，提高合成设计水平，研发新原料、新试剂、新技术、新工艺和新方法，选择最佳的药物合成方法和工艺，提高药品质量和产量，降低化学药物的生产成本，为广大人民提供质优价廉的药品。

3. 为创制和开发新药提供便捷的途径和新颖的方法 通过对具有生物活性化合物的分离、鉴定或结构改造，总结药物构效关系的规律，研究药物设计的途径和方法，创制疗效好、毒性小、副作用少的新药是当今药物化学的主要任务。

二、药物化学的发展概况

药物化学的研究和发展是以近代化学及化学工业的研究和发展为基础的，最早应用的化学药物是从矿物、植物和动物等天然物质中提取和分离的有效成分。自19世纪初，药物化学的发展经历了一个由低级到高级、由经验性实验到科学合理设计的发展过程，大致可分为3个阶段。

（一）建立阶段：从19世纪初至20世纪30年代

19世纪初，随着化学学科的发展，人们已能从动、植物中提取天然药物的有效成分，如从野生植物古柯叶中提取分离具有麻醉作用的可卡因，从罂粟果实提取分离具有良好镇痛作用的吗啡，从金鸡纳树皮中分离出了具有抗疟疾作用的奎宁，从莨菪中提取分离具有解痉作用的阿托品等，这些活性成分的确定证实了天然药物中所含的化学物质是天然药物产生治疗作用的物质基础，为药物化学的研究与发展创立了良好的开端，为人们利用化学物质替代天然药物医治疾病开辟了道路。

（二）发展阶段：从20世纪30年代至60年代

这一阶段随着化学工业的发展，合成药物大量涌现，如内源性生物活性物质的分离、测定、活性的确定以及酶制剂的临床应用等。格哈德·多马克首次将百浪多息用于临床治疗细菌感染，开始了现代化学治疗的新纪元。1940年青霉素疗效得到肯定，β-内酰胺类抗生素飞速发展，各种抗生素陆续被发现和化学合成。同年，Woods 和 Fildes 建立了抗代谢学说，他们认为磺胺类药物具有抗菌作用的原因是其与体内的对氨基苯甲酸竞争，抑制了细菌生长所必需的二氢叶酸合成酶的生成，使细菌不再生长和繁殖。这一学说不仅能够阐述一些药物的作用机制，而且在这一学说的指导下，人们发现了许多抗寄生虫、抗菌、抗病毒、抗肿瘤药物和利尿药，为寻找新药开辟了新的途径和方法。

20 世纪 50 年代以后，药物在机体内的作用机制和代谢变化逐步得到阐明，促进人们开始从生理、生化效应和发病机制等方面寻找新药，改进了单纯从药物的显效基团或基本结构寻找新药的方法。例如，利用潜效（latentiation）和前药（prodrug）概念，设计出能降低毒副作用和提高选择性的新化合物。1952 年治疗精神分裂症的氯丙嗪被发现后，精神神经疾病的治疗取得突破性的进展。60 年代，非甾体抗炎药吲哚美辛被合成后，一系列非甾体抗炎新药先后上市。在抗生素的大量使用和生产的基础上，人们发现了 6-氨基青霉烷酸（6-APA）及 7-氨基头孢烷酸（7-ACA）的基本母核，经过结构改造及修饰，合成了一系列具有耐酸、耐酶和广谱特点的半合成青霉素类及半合成头孢菌素类抗生素。人们从众多的化合物中寻找产生同样药理作用的共同基本结构，通过改变其基本结构上的取代基或改变基本结构，获得一系列生物活性强、作用时效长、毒副作用小的药物，为研发新药开辟了新的道路。

（三）成熟阶段：从 20 世纪 60 年代至今

20 世纪 60 年代，世界科学飞速发展，与药物化学相关的分子生物学、分子遗传学、生物技术等生命科学的进展，为开发新药提供了理论依据和技术支撑。人们对蛋白质、受体、酶、离子通道的性质和作用有了更深入的研究，开始以受体、酶、离子通道和核酸作为药物的作用靶点进行新药设计，在此基础上开发了受体激动剂和拮抗剂、酶抑制剂、离子通道阻滞剂等药物。例如，治疗支气管哮喘的 β_2 受体激动剂和治疗胃及十二指肠溃疡的组胺 H_2 受体拮抗剂就是以受体作为药物的作用靶点，治疗高血压的血管紧张素转化酶抑制剂以酶作为药物的作用靶点，治疗高血压的钙通道阻滞剂以离子通道作为药物的作用靶点，某些抗肿瘤及抗病毒的药物是以核酸作为药物的作用靶点。此阶段药物化学完成了由单纯化学模式过渡到化学与生物学相结合的模式，人们借助分子生物学及计算机技术，通过对受体、酶、核酸、离子通道等药物作用靶点的研究，利用计算机技术设计新药，进行同步合成和筛选，加快了新药开发的速度，这一阶段是药物化学发展史上的重要阶段。

近年来发展迅速的组合化学技术能合成数量众多的结构相关的化合物，建立有序变化的多样性分子库，进行同步合成和筛选。这种大量合成和高通量筛选技术，促进了先导化合物的发现，提高了新药研究水平，对药物化学的发展产生了深远的影响和巨大的推动作用。

三、药物的质量与质量标准

（一）药物的质量

药物是特殊的商品，药物质量的优劣直接关系到用药者的健康和生命安全，药物质量主要从两个方面评价。

1. 药物的疗效和毒副作用   如果药物的疗效差，达不到药物的治疗目的，这一药物就失去了临床价值；药物的疗效很好，副作用和毒性却很大，也不是临床上的好药。质量好的药物应该是疗效确切、效力高，在治疗剂量内副作用和毒性小的药物。

2. 药物的纯度   药物纯度是指药物中所含杂质及其最高限量的规定，又称药用纯度或药用规格，是药物纯杂程度的一种体现，具体表现在药物的性状、物理常数、有效成分的含量、生物活性等方面。药物必须达到一定的纯度标准，才能保证药物质量，确保用药安全、有效。

杂质是药物生产和贮存过程中可能引入的药物以外的其他物质。杂质可能产生副作用和毒性而影响药物的疗效。所以，质量好的药物应该达到一定的纯度且杂质的含量越少越好，但完全除去杂质并非必要，除去杂质将增加生产成本、降低产量，一般情况下，在不影响药物疗效和人体健康的前提下，允许杂质存在一定限量。

药物的杂质主要来自两个方面。

（1）制备时引入：在药物制备时，由于原料不纯、反应不完全残留的原料及试剂，反应过程产生的中间体、副反应产物以及反应所用容器等均可能产生杂质。

（2）贮存时产生：药物在贮存时，由于受到外界条件（空气、日光、温度、湿度、微生物、金属离子等）的影响，发生水解、分解、氧化、还原、聚合等化学反应而产生杂质。

药品标准检查项中列出的杂质及限量，是指该药品以规定的原料，按一定的生产路线和工艺过程进行生产或按要求的方式贮存时，可能引入的杂质。作为一名药学工作者，必须树立质量第一的观念。在药物生产、贮存、应用各环节自始至终把好质量关，严格按质量要求控制药物的质量。

考点：药物杂质的来源

（二）药物的质量标准

药物作为一种特殊的商品，药物纯度必须要有严格统一的质量控制标准，即药品标准。药品标准是国家对药品的质量规格和检验方法等所制定的技术规定，是药品生产、经营、使用和技术监督管理部门共同遵循的法定依据。药品质量标准具有法定性、科学性和时代性，不符合药品质量标准的规定或要求的药物不能生产、供应和使用。我国现行的药品标准为《中华人民共和国药典》2020 年版和国家药品监督管理局颁布的药品标准（局颁标准）。

《中华人民共和国药典》英文版的名称为 Chinese Pharmacopoeia，缩写为 ChP。中华人民共和国成立以来已出版了 11 版药典（1953、1963、1977、1985、1990、1995、2000、2005、2010、2015、2020 年版）。现行版本为 2020 年版，简称《中国药典》2020 年版，收载的品种基本反映了我国临床用药的实际情况。该药典共分四部，一部中药收载 2711 种，其中新增 117 种、修订 452 种。二部化学药收载 2712 种，其中新增 117 种、修订 2387 种。三部生物制品收载 153 种，其中新增 20 种、修订 126 种；新增生物制品通则 2 个、总论 4 个。四部收载通用技术要求 361 个，其中制剂通则 38 个、检测方法及其他通则 281 个、指导原则 42 个；药用辅料收载 335 种，其中新增 65 种、修订 212 种。药典正文记载药品及其制剂的质量标准，主要包括药品名称、结构式、分子式与分子量、性状、鉴别、检查、含量测定、类别、储藏方法、制剂及规格等方面，是药典内容的主要部分。

其他几种常用的外国药品质量标准有《美国药典》（the United States Pharmacopeia，USP）、《英国药典》（British Pharmacopoeia，BP）、《日本药局方》（Japanese Pharmacopoeia，JP）、《欧洲药典》（European Pharmacopoeia，EP）以及世界卫生组织（WHO）编订的《国际药典》（International Pharmacopoeia，Ph. Int.）。

药品只有合格品与不合格品两种，只有符合药品标准要求的药物才能作为合格的药品应用。因此，任何质量级别的化学试剂也不能替代化学药品。

考点：我国现行的药品标准

四、化学药物的名称

化学药物的名称包括药物的通用名、化学名（中文及英文）和商品名。

（一）药物的通用名

药物通用名，又称为国际非专有药名（International Nonproprietary Names，INN），是 WHO 推荐使用的名称。通用名的特点是具有通用性，即不论何处生产的同种药品都可用的名称。中国药典委员会编写的《中国药品通用名称》（CADN）是中国药品命名的依据，在 INN 的基础上，中文名尽量与英文名对应，可采用音译、意译或音意合译，一般以音译为主，例如，aspirin 译为阿司匹林，cimetidine 译为西咪替丁。《中国药典》和其他药品标准采用通用名称为法定名称，但有的药名不属法定名称，也非商标名而常被应用，可称为又名，例如，诺氟沙星又名为氟哌酸，头孢氨苄又名为先锋 4 号或头孢霉素 4 号，西咪替丁又名为甲氰咪胍等。通用名不可用作商品名来注册。

国际非专有名称还采用相同词干（词头或词尾）来表示同类药物，如青霉素类抗生素采用-cillin（西林）为词尾、头孢菌素类抗生素采用-cef（头孢）为词头。

（二）药物的化学名

药物的化学名是根据药物的化学结构采用系统命名法（IUPAC 命名原则）进行命名，此法是以药物的化学结构为基础，反映药物的本质，具有规律性、系统性和准确性的特点，不会发生混淆和误解，药物的化学结构与其化学名是一一对应的。在新药报批和药品说明书中都要使用化学名。

药物的系统命名方法是以母体名称作为主体名，连上取代基或官能团的名称，并按规定顺序注明取代基或官能团的位号，如有立体构型的药物须注明构型。药物化学名的基本形式为：立体构型＋取代基＋母体＋官能团。

（三）药物的商品名

药物的商品名具有专有性质，不得仿用。不同厂家生产的同一药物制剂可以起不同的名称，如：左旋氧氟沙星注射液有"利复星""来立信"等名称。商标名通过注册即为注册药名，在商品名右上标以®表示。它是市场竞争的结果，是药品质量的标志和品牌效应的体现，也是保护专利的一项重要措施。同一药品生产企业生产的同一药品，成分相同但剂型或规格不同的，应当使用同一商品名称。

商品名应高雅、规范、不庸俗，要简易顺口。商品名称可申请注册商标，任何其他厂家均不得再用此名称命名药品。

考点： 药物的通用名、化学名、商品名

五、学习药物化学的基本要求

药物化学是高职高专院校药学专业的一门专业核心课程，是在学习无机化学、有机化学、分析化学、生物化学、药理学的基础上开设的，为学生进一步学习药剂学、药物分析、化学制药工艺等课程提供必要的理论知识，培养学生形成良好的职业素质，为有效合理使用现有化学药物提供化学基础理论知识，为学生学习相关专业知识和培养职业技能、适应职业变化和继续学习奠定基础。

学习药物化学的基本要求如下。

1. 掌握药物制剂的化学原理　药物化学为药物制剂中的处方设计、剂型选择和制备工艺等提供了可靠的化学理论根据。在制剂实践中，要联系药物的理化性质，了解各种药物可能发生的变化，以及这些变化是否会影响制剂产品的质量、疗效和是否会产生毒性等，进而选择最适宜的制剂条件和工艺。例如，青霉素 G 分子中含有 β-内酰胺环，由于环的张力很大，其酰胺键极易水解开环失活，在酸的催化下水解速度更快，因此青霉素 G 水溶液不稳定，不能做成水针，同时，由于其易被胃酸催化水解，也不能做成片剂口服，只能做成粉针剂。

2. 为药物分析奠定化学理论基础　通过药物化学学习，了解杂质来源，严防杂质引入，保证药物质量。此外，掌握药物的分子结构和功能基类型，可以选用合适的方法对药物进行鉴别、杂质检查和含量测定。例如，含有酚羟基的药物均可用其与 $FeCl_3$ 发生显色反应来进行鉴别。

3. 熟悉药物贮存保管的化学原理　许多药物在贮存过程中易受外界条件影响而发生各种变化，致使疗效降低或毒性增加，因此，每一种药物都应采用适宜的方法进行贮存，以确保药物质量。例如，麻醉乙醚在日光和空气中氧的作用下，会产生有毒的过氧化物，因此须在冷暗处避光密封保存。

4. 掌握药物结构修饰的基本方法　为了提高药物疗效，可通过结构修饰，增加药物的稳定性或水溶性，以便于制剂，通常采用成盐、成酯、酰胺化和磺化等化学方法对药物进行结构修饰。例如，将难溶于水的苯巴比妥和磺胺等药物制成钠盐，可增加其水溶性，便于制成注射剂。

自 测 题

一、选择题

【A型题】（最佳选择题）

题干在前，选项在后。每道题的备选项中，只有一个最佳答案，多选、错选或不选均为错误。

1. 药物化学的研究对象是（　　）
   A. 生物制品　　　　　　　B. 中成药
   C. 化学药物　　　　　　　D. 中药材
   E. 中药饮片

2. 药典内容的主要部分是（　　）
   A. 凡例　　　　　　　　　B. 正文
   C. 附录　　　　　　　　　D. 索引
   E. 前言

3. 我国现行的药品质量标准是（　　）
   A. 企业标准
   B. 药品管理法
   C.《中国药典》和局颁标准
   D. 药品生产质量管理规范
   E. 药品经营质量管理规范

【B型题】（配伍选择题）

一组试题共用一组备选项，备选项在前，题干在后。备选项可重复选用，也可不选用。每道题只有一个最佳答案，多选、错选或不选均为错误。

（第1～3题备选答案）
   A. 通用名　　　　　　　　B. 化学名
   C. 商品名　　　　　　　　D. 英文名
   E. 汉语拼音名

1. 泰诺是药物的（　　）

2. 对乙酰氨基酚是药物的（　　）

3. N-（4-羟基苯基）乙酰胺是药物的（　　）

（第4～6题备选答案）
   A. 杂质　　　　　　　　　B. 中国药典
   C. 药用规格　　　　　　　D. 包装规格
   E. 纯净度

1. 药物的纯杂程度是（　　）

2. 药物在生产和贮存过程中，引进或产生的药物以外的其他物质是（　　）

3. 我国现行的药品质量标准是（　　）

【X型题】（多项选择题）

题干在前，选项在后。每道题的备选项中有两个或多个答案，少选、多选或错选均为错误。

1. 药物化学的研究内容有（　　）
   A. 理化性质　　　　　　　B. 含量测定
   C. 寻找新药途径与方法　　D. 构效关系
   E. 制备方法

2. 化学药物的名称包括（　　）
   A. 通用名　　　　　　　　B. 英文名
   C. 别名　　　　　　　　　D. 商品名
   E. 化学名

3. 药物的作用靶点包括（　　）
   A. 受体　　　　B. 酶　　　　C. 离子通道
   D. 核酸　　　　E. 基因

4. 药物可以（　　）
   A. 预防疾病　　　　　　　B. 治疗疾病
   C. 缓解疾病　　　　　　　D. 诊断疾病
   E. 调节机体生理功能

二、简答题

1. 简述药物化学研究的主要任务和学习药物化学的基本要求。

2. 药物中杂质是如何引入的？

（孟彦波）

第 2 章

药物化学的基础知识

第 1 节　药物的变质反应

案例

注射用青霉素钠是白色结晶性粉末。本品应密闭，在凉暗干燥处保存，有效期 24 个月。本品适用于敏感细菌所致各种感染，如脓肿、菌血症、肺炎和心内膜炎等，可由肌内注射或静脉滴注给药。一般采用灭菌注射用水或 0.9% 的氯化钠做溶媒，尽量避免使用酸性的葡萄糖注射液做溶媒，须现用现配。

问题：1. 为什么青霉素钠盐或钾盐肌内注射只能静脉滴注给药而不能口服？

　　　2. 为什么青霉素钠盐必须做成粉针剂，且须现用现配？

药物在生产、制剂、贮存、使用等过程中，由于自身结构或外界因素的影响而发生各种变质反应，导致疗效下降或失效，甚至产生毒副作用，进而影响用药安全。药物的变质反应有水解、自动氧化、异构化、脱羧、聚合等，其中水解和自动氧化反应是最常见的变质反应。

一、药物的水解反应

水解反应是一类常见的药物变质反应，盐类、酯类、酰胺类及其衍生物、苷类、醚类、卤烃类以及其他结构类型的药物都会发生水解反应。

（一）水解反应的类型

1. 盐类的水解　盐类的水解是组成盐的离子键与水发生复分解反应，生成弱酸或弱碱。盐的水解反应一般可逆，若生成的弱酸或弱碱是难溶于水的沉淀，则水解反应向右进行，几乎可以完全水解。

$$BA + H_2O \rightleftharpoons BOH + HA$$

有机药物的强酸强碱盐在水中只电离而不水解。有机弱酸强碱盐、强酸弱碱盐、弱酸弱碱盐在水溶液中都会发生不同程度的水解反应，如磺胺嘧啶钠、地巴唑等。

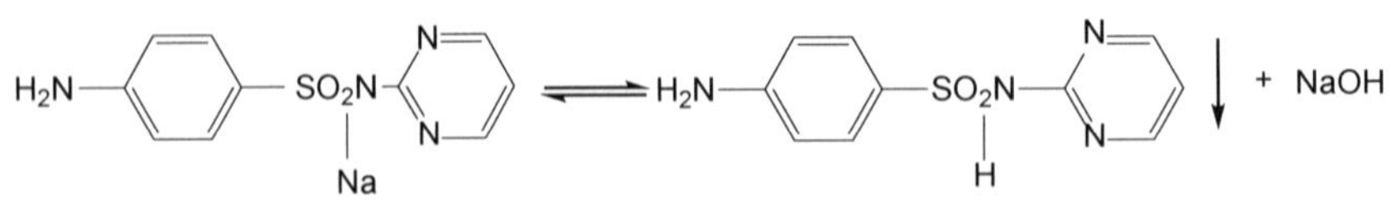

磺胺嘧啶钠　　　　　　　　　　　　　磺胺嘧啶

需要注意的是，单纯的盐类水解一般不改变有机药物的活性分子结构。虽然不会引起药物变质，但是水解产生的沉淀或混浊会影响制剂的稳定性。

2. 酯类的水解　酯类（RCOOR′）药物的水解最为普遍。酯类药物包括无机酸酯、脂肪酸酯、芳酸酯、芳链烃酸酯、杂环羧酸酯及内酯等，无机酸酯还包括亚硝酸酯、硝酸酯、硫酸酯、磺酸酯及磷酸酯等，均能发生水解反应，产生相应的酸和羟基化合物，如解热镇痛药阿司匹林可水解为水杨酸和乙酸。

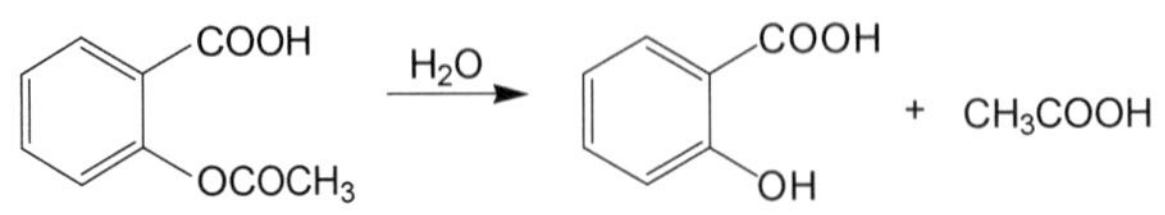

阿司匹林　　　　　　　　　　水杨酸　　　　　乙酸

酯类药物的水解反应在酸性及碱性下均可发生，碱性条件下的水解反应速度比酸性条件下的水解反应速度快，水解完全。

3. 酰胺类及其衍生物的水解　酰胺类（RCONHR'）包括链酰胺、芳（杂）酰胺和内酰胺等，均能在一定条件下水解，水解机制与酯类相似，产物为羧酸和氨或胺基化合物。其衍生物酰肼类（RCONHNH$_2$）、酰脲类（RCONHCONHR'）也易水解，如对乙酰氨基酚、异烟肼及苯巴比妥等。

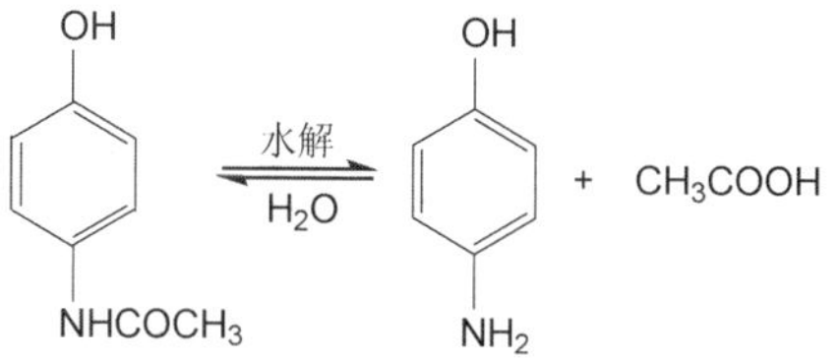

对乙酰氨基酚 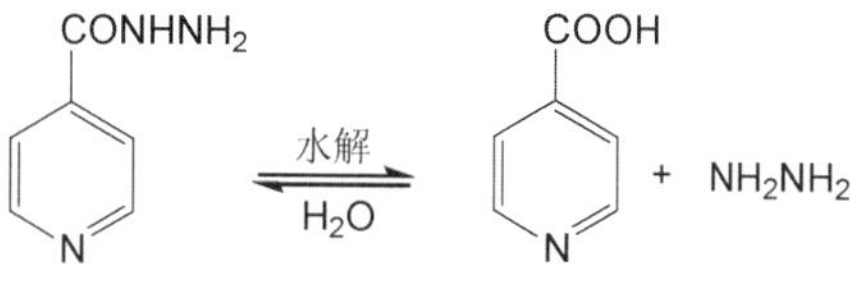　　　　　　　　　　异烟肼

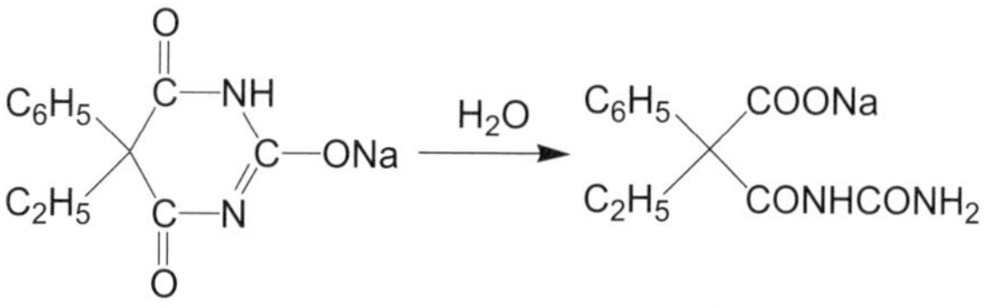

苯巴比妥

4. 苷类、醚类的水解　苷类、醚类如氨基糖苷类链霉素、苯海拉明等含有类似的结构（R—O—R'），其在酶或酸性条件下较易水解，一般是醚键受质子进攻形成烊盐，遇水分解为两分子含醇羟基的化合物。

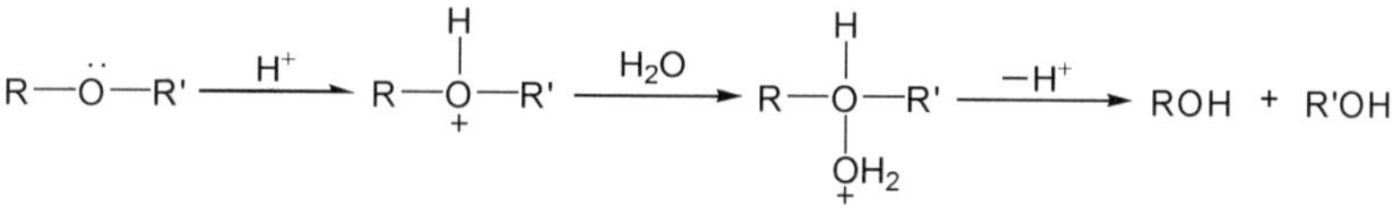

5. 卤烃类的水解　药物结构中含有活性较大的卤素时亦可水解，如氯胺 T、氮芥类等，因易水解，多制成粉针剂。

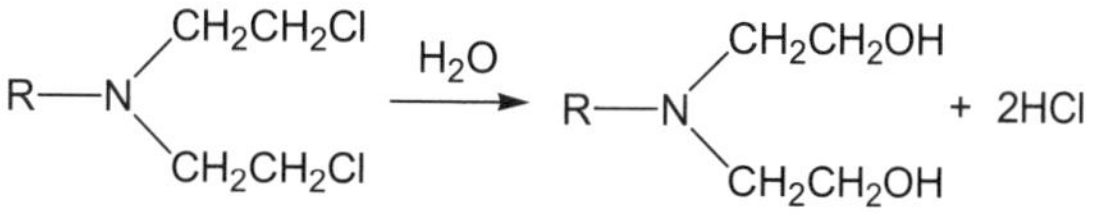

氮芥

6. 其他结构类型药物的水解　肟类药物、腙类药物、脒类药物等也易水解。

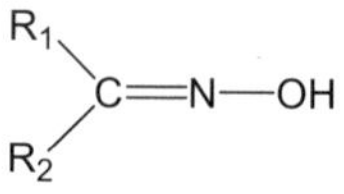

肟类药物 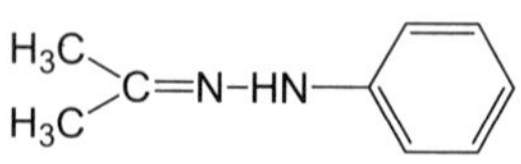　　　　　　腙类药物 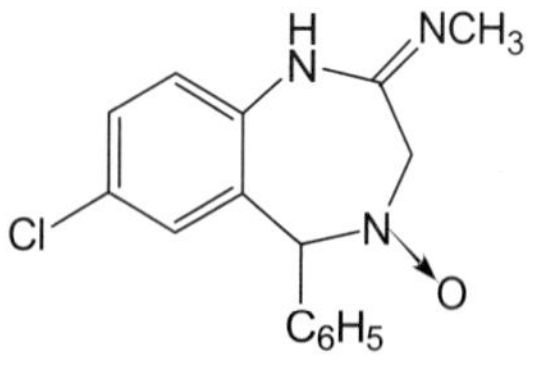　　　　　　脒类药物

（二）影响水解的结构因素

药物的水解性主要由化学结构决定。易水解基团的特性及其邻近取代基的电子效应和空间效应是影响药物水解性的内因。下面主要介绍结构因素对羧酸衍生物类药物水解的影响。

1. 电子效应　羧酸衍生物类药物（RCOX）的水解难易取决于酰基碳原子所带正电荷的大小，若 R 与 X 使酰基碳原子所带正电荷增大，则有利于亲核试剂进攻，酸性增强，水解速率加快；反之，则水解速率减慢。

（1）当 RCOX 的 R 相同，X 不同时，离去酸酸性越强，越易水解（C—X 键断裂，X 和质子形成 HX，称离去酸）。

离去酸酸性大小顺序是：HX＞RCOOH＞HOAr ＞ HOR′ ＞ H$_2$NCONHR ＞ H$_2$NNH$_2$ ＞ NH$_3$

因此，羧酸衍生物类药物水解速率的快慢程度是：酰卤＞酸酐＞酚酯＞醇酯＞酰脲＞酰肼＞酰胺。

（2）当 RCOX 的 R 不同，X 相同时，即不同羧酸与同一种化合物组成的羧酸衍生物，羧酸的酸性强者易于水解。

（3）无机酸酯比羧酸酯易水解，是因为无机酸酯极性较大，易与水分子结合。

（4）环状结构比相应的链状结构更易水解，即内酯和内酰胺类易水解；环数越小，环张力越大，越易水解；稠环比单环易水解。因为环状分子为刚性分子，键呈弯曲，酰基与所连接的原子不在同一平面，电子离域受限制，酰基碳原子的电子云密度较低，故易水解。

2. 空间效应

（1）空间位阻减弱水解：若引入体积较大的非亲核性取代基时，因产生空间位阻，不利于亲核试剂的进攻，水解减弱。例如，氯普鲁卡因比普鲁卡因稳定，利多卡因比普鲁卡因稳定，哌替啶也较稳定，不易水解。

普鲁卡因   氯普鲁卡因

（2）邻助作用加速水解：酰基邻近有亲核基团时，发生分子内亲核进攻，可发生催化作用，使水解加速，称为邻助作用。例如，阿司匹林在中性水溶液中能自动水解。

（三）影响水解的外界因素

1. **水分** 水分是水解的必要条件。易水解的药物在生产、贮存和使用中应注意防潮防水。可使用塑料或金属膜分片包装易水解的药片；极易水解药物的注射剂须做成粉针剂，并控制含水量；某些易水解的药物做成溶液剂时，可选用介电常数比水小的溶剂。

2. **酸碱度** 水解速度和溶液的 pH 有关。一般来说，羧酸衍生物、卤烃类和多肽类等药物在强酸、碱性条件下易水解，而苷类、醚类和多糖类在酸性条件下易水解。因此，加缓冲剂将药液调节至水解速度最小时的 pH（称为最稳定的 pH），是延缓水解的有效方法。选用缓冲剂时应考虑其对药物的稳定性、溶解度和疗效等的影响。

3. **温度** 水解随升温而加速，在药物的生产和贮存中应注意控制温度。注射剂的灭菌稳定和灭菌时间应充分考虑药物水溶液的稳定性。

4. **金属离子的影响** 一些重金属离子（如 Cu^{2+}、Zn^{2+}、Fe^{3+} 等）可以促进药物（如青霉素钠、维生素 C 等）发生水解。硬脂酸钙和硬脂酸镁是片剂常用的赋形剂，与某些药物共存时也可促进该药物的水解。为了避免金属离子对水解反应的催化作用，常加入金属离子配合剂乙二胺四乙酸二钠（EDTA-2Na）。

二、药物的自动氧化反应

很多有机药物具有还原性，能发生氧化反应。药物的氧化反应一般分为化学氧化反应和自动氧化反应。化学氧化反应主要用于药物的制备和分析，而药物在贮存过程中被空气中氧气缓慢氧化时，则发生自动氧化反应，药物变质反应中的氧化反应主要是指自动氧化反应，是导致药物变质的主要原因之一。

链接

　　常见的金属器皿的生锈，食物、油脂的酸败和橡胶、塑料的老化等现象，主要是这些物质与空气中的氧在常温或稍高温度下进行的一类复杂的自由基链式反应，即自动氧化反应所导致。

（一）易发生自动氧化反应的官能团类型及常见药物

　　发生自动氧化的药物结构类型包括酚类、芳胺类、巯基类、碳碳双键类、杂环类及其他类型。

　　1. 酚类与烯醇类　酚类（Ar-OH）结构的药物均易发生自动氧化生成有色的醌类化合物，例如，肾上腺素在空气中易氧化为红色的肾上腺素红，进一步聚合为棕色的多聚体。烯醇类（$RCH=CH-OH$）的自动氧化与酚类相似，例如，维生素C水溶液遇空气或硝酸银等氧化剂，生成去氢维生素C。

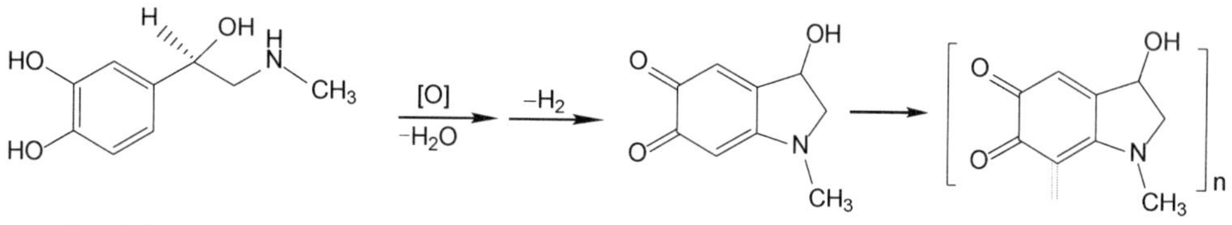

肾上腺素　　　　　　肾上腺素红　　　　　　多聚体

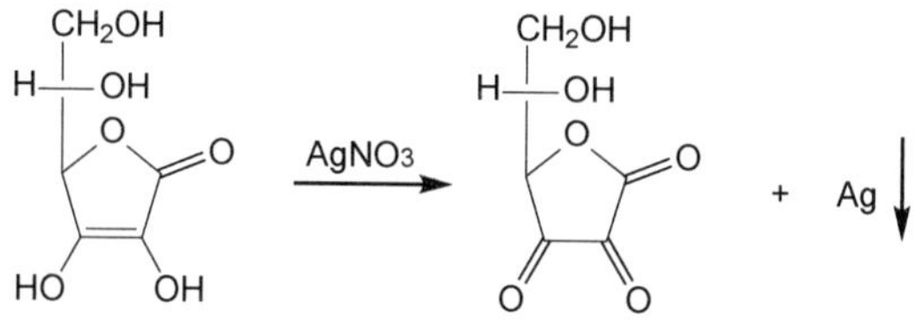

维生素C　　　　去氢维生素C

　　2. 碳碳双键类　具有碳碳不饱和双键（$RHC=CHR'$）类型的药物易被氧化为无活性的环氧化物。例如，维生素A易被氧化成无活性的环氧化物，在油性溶液中比在空气中稳定。

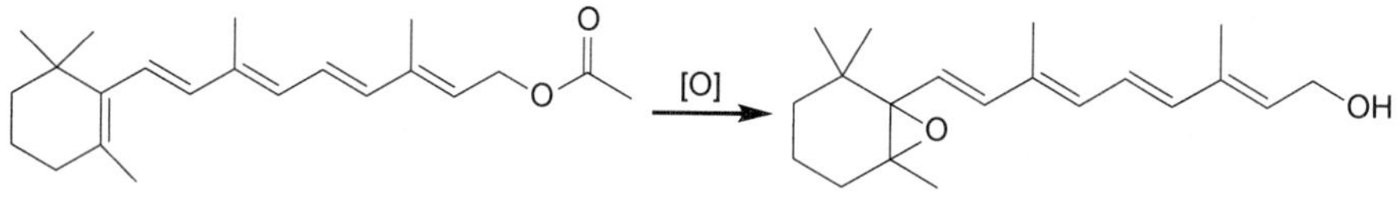

维生素A　　　　　　无活性的环氧化物

　　3. 巯基类　含巯基的药物（$R-SH$）较易氧化成二硫化合物，如二巯丁二钠、卡托普利等。

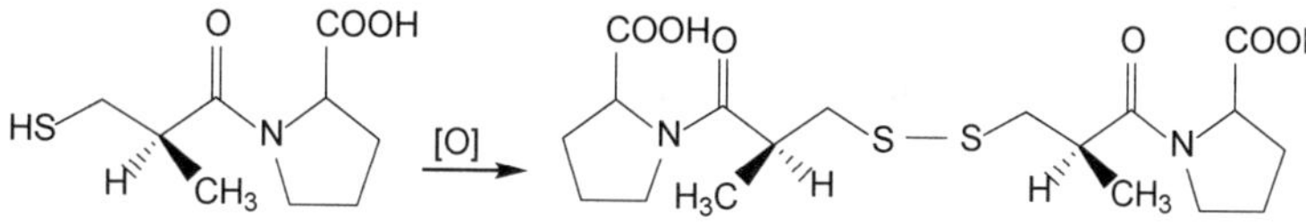

卡托普利

　　4. 芳胺类　具芳伯胺基（$ArNH_2$）的药物易自动氧化为有色的醌类、偶氮或氧化偶氮类化合物，如普鲁卡因、磺胺类药物等。

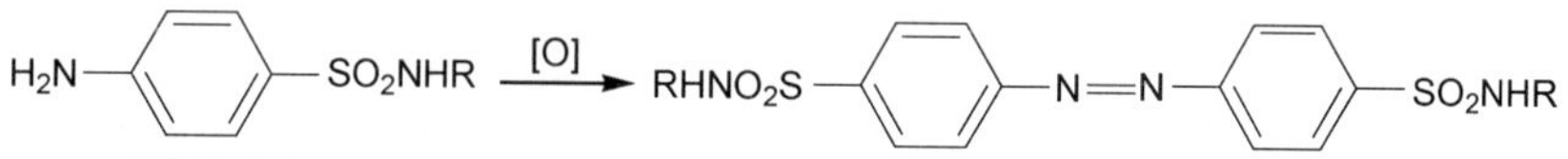

磺胺类药物　　　　　　　　　偶氮化合物

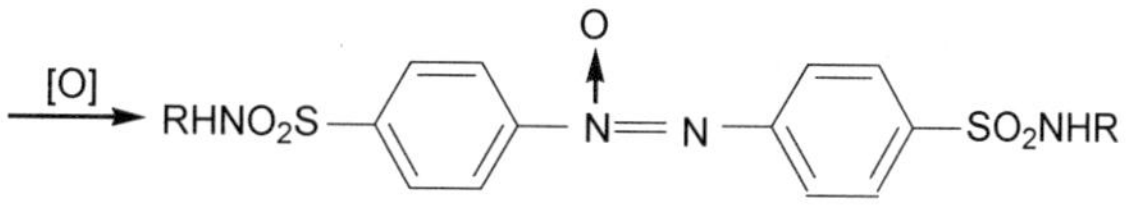

氧化偶氮化合物

　　5. 杂环类　含呋喃环、吲哚环、噻吩环、噻唑环以及吩噻嗪环等杂环结构的药物都能不同程度地被氧化。该反应比较复杂，可生成开环化合物或醌型化合物或在杂原子上生成氧化物。

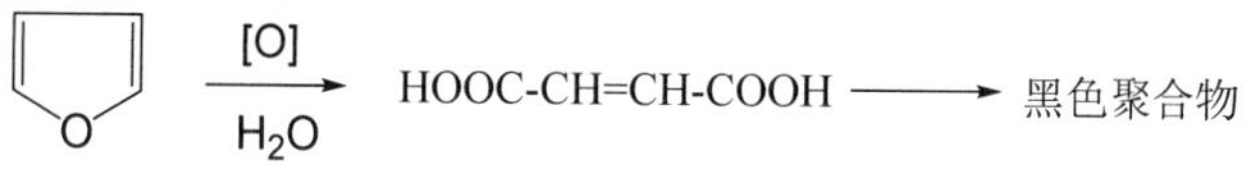

6. 其他类 醛类药物能被氧化生成相应的羧酸，如硫酸链霉素、吡哆醛、葡萄糖等。醇羟基一般情况下还原性较弱，但连烯二醇结构和 α-羟基 β-氨基结构的还原性增强，如维生素 C 和盐酸麻黄碱分别含有连烯二醇结构和 α-羟基 β-氨基结构，均易被氧化。

（二）影响自动氧化的结构因素

药物的自动氧化反应是指药物吸收空气中的氧气，自动发生的游离基链式反应。一般认为，药物自动氧化的第一步为 C—H、O—H、N—H、S—H 等键的断裂。常见的药物化学结构对自动氧化的影响如下。

1. C—H 键的自动氧化 一般来说，C—H 键的离解能越小，越易均裂成自由基，则越易自动氧化。醛基的 C—H 键、苯环侧链烷基 C—H 键以及醚、醇、胺、烯烃的 α 位 C—H 键，因受邻位极性基团的吸电子诱导效应影响，C—H 键电子云密度减少，致使键合能力减弱，离解能较小，故较易均裂氧化。

2. O—H 键的自动氧化

（1）酚类易被氧化。这是由于苯环和氧原子间存在 p-π 共轭，使电子云偏向苯环，O—H 键易断裂，有利于形成苯氧负离子，故易发生异裂自动氧化。儿茶酚胺类拟肾上腺素药都是邻二酚结构，相当于增加了一个供电子的羟基，且随着羟基数目的增多，越易发生自动氧化反应。即苯环上若引入氨基、羟基、烷氧基及烷基等供电子基时，易发生自动氧化，如吗啡、维生素 E 等。若引入羧基、硝基、磺酸基及卤素原子等吸电子基则较难发生自动氧化。

（2）烯醇与酚类相似，易发生 O—H 键的异裂自动氧化。例如，维生素 C 有连二烯醇结构，相当于邻二酚类药物，易氧化变色。

（3）醇的氧化不是 O—H 键的异裂或均裂，而是先发生 α 位 C—H 键的均裂，叔醇无 α 位 C—H 键，难以氧化，仲醇比伯醇易氧化。

3. N—H 键的自动氧化 胺类的 N—H 键可异裂氧化。

（1）芳胺比脂胺更易自动氧化。因为芳胺的 N 原子上的 p 电子与苯环发生 p-π 共轭，致使苯环上的电子云偏高，故易被氧化。常温下脂肪族胺不被空气氧化，而芳香族胺可被空气氧化成有色化合物。

（2）与苯酚相似，苯环上的取代基类型对芳胺的氧化有重要影响。例如，磺胺类药物的芳伯胺基因对位磺酰氨基的吸电子效应，还原能力弱于苯胺。

4. S—H 键的自动氧化 巯基的 S—H 键比酚类或醇类的 O—H 键更易自动氧化，是由于硫原子半径比氧原子大，其原子核对核外电子约束力较弱，易给出电子。如半胱氨酸极易被氧化，常用作油溶性抗氧剂。

（三）影响自动氧化的外界因素

1. 氧气 是发生自动氧化的必要条件，应尽量避免具还原性的药物与氧接触。可采取将药物密封，安瓿充惰性气体，注射用水预先煮沸排氧，加适当的抗氧剂等措施防止氧化。

> **链接**
>
> 药物制剂中的抗氧剂应选择比药物的还原性更强且无毒、无害、不影响药物作用的物质。由于抗氧剂的还原性比药物强，可避免或延缓药物的氧化变质。
>
> 常用的抗氧剂按溶解性可分为水溶性和脂溶性，常用的水溶性抗氧剂有亚硫酸氢钠、焦亚硫酸钠、硫代硫酸钠、维生素 C 等；常用的脂溶性抗氧剂有氢醌、二叔丁基对甲苯酚、维生素 E 等。

2. 光线 日光中的紫外线能催化自由基的形成，加速药物的自动氧化。同时，光的热辐射导致药物温度升高，也可加速氧化。采取黑纸包裹或棕色容器盛放药品，是避光抑制氧化的有效措施。

3. 酸碱度 自动氧化一般在碱性条件下易发生，在酸性下较稳定。故应将药液调至最稳定的 pH，延缓氧化。

4. **温度**　氧化反应随温度升高而加速，在药物的生产、制剂及贮存中应注意控制温度条件。

5. **重金属离子**　微量重金属离子如铁、铜、锌等可催化药物的自动氧化。可以在药液中添加 EDTA-2Na 等螯合剂来掩蔽重金属离子，以消除或减弱其催化作用。

三、药物的其他变质反应

（一）异构化反应

一些药物在光照、受热及溶液 pH 改变时会发生顺反异构、旋光异构和差向异构等异构化反应，导致药物变质，使疗效降低，甚至产生不良反应。

某些药物在制备或贮存的过程中发生异构化反应，使得药物的活性降低或丧失。例如，维生素 A 长期贮存，可部分发生顺反异构化，生成 4-顺式异构体和 6-顺式异构体，改变了维生素 A 的全反式构型，使其药理活性下降。

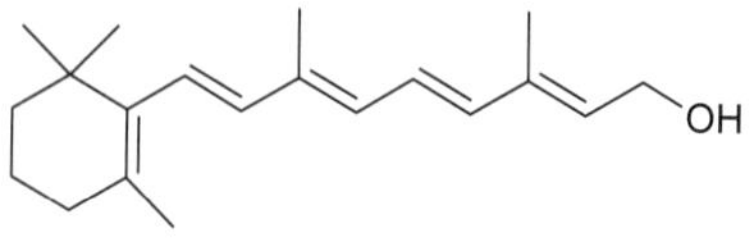

维生素 A

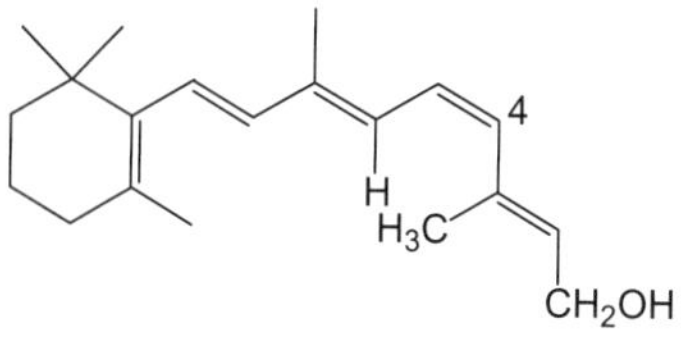

4-顺式异构体维生素 A 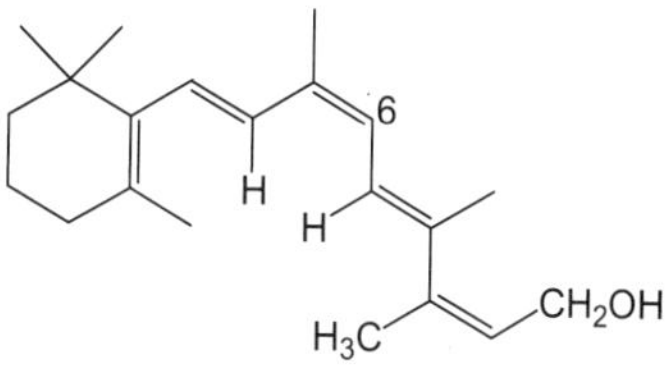　　　　　6-顺式异构体维生素 A

（二）脱羧、脱水反应

某些药物受酸、碱等因素影响会发生脱羧或脱水反应而变质。例如，维生素 C 在一定条件下可促使内酯环水解，并进一步发生脱羧反应生成糠醛，继而聚合呈色。

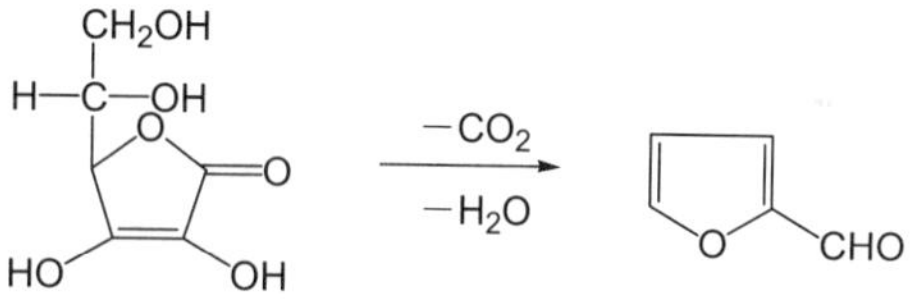

维生素 C　　　　　糠醛

（三）聚合反应

聚合反应也是引起药物变质的常见反应。例如，葡萄糖、维生素 C 等易发生聚合变色；氨苄青霉素易产生大分子聚合物，引发机体过敏反应。

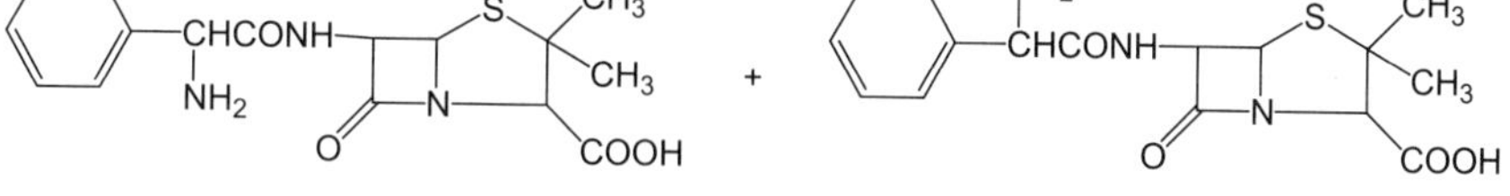

氨苄青霉素

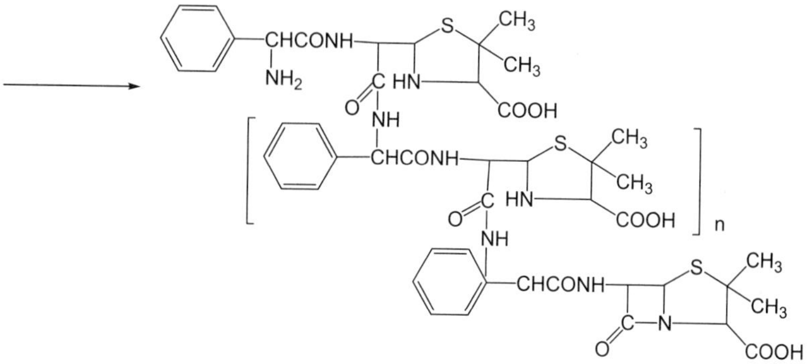

聚合物

四、二氧化碳对药物质量的影响

二氧化碳在空气中约占 0.03%的体积，极易溶于水。二氧化碳在水中溶解后部分与水作用形成碳酸，碳酸又会电离成 H^+ 和 CO_3^{2-}。

$$CO_2 + H_2O \rightleftharpoons H_2CO_3$$

$$H_2CO_3 \rightleftharpoons H^+ + HCO_3^- \rightleftharpoons 2H^+ + CO_3^{2-}$$

H^+ 和 CO_3^{2-} 都会直接影响药物的稳定性。

1. 改变药物的酸碱度　二氧化碳溶于水产生 H^+，可使水溶液的酸性增强，pH 降低。例如，氢氧化钠溶液吸收二氧化碳，转变为碳酸盐，其碱性减弱。

2. 促使药物分解变质　某些药物吸收二氧化碳后可引起药物的分解。如硫代硫酸钠注射液吸收二氧化碳后分解而析出硫的沉淀。

3. 导致药物产生沉淀　二氧化碳使药物水溶液发生沉淀的主要原因是：二氧化碳可以降低溶液的 pH，使一些酸性低于碳酸的弱酸强碱盐析出游离的难溶弱酸；二氧化碳使溶液含有 CO_3^{2-}，可与某些金属离子结合成难溶的碳酸盐。如氢氧化钙溶液、氯化钙溶液、葡萄糖溶液等吸收二氧化碳均会生成碳酸钙沉淀。

$$Ca^{2+} + CO_3^{2-} \longrightarrow CaCO_3 \downarrow$$

4. 引起固体药物变质　二氧化碳使固体药物变质的主要原因是固体药物在吸收二氧化碳的同时也吸收水分，在药物的表层发生化学反应，使一些碱性金属氧化物生成碱式碳酸盐，如氧化锌可吸收二氧化碳及水分转变成碱式碳酸锌。

考点：药物变质反应的类型及影响因素，二氧化碳对药物质量的影响

第 2 节　药　物　代　谢

药物进入体内至离开机体，经历 4 个过程——吸收（absorption）、分布（distribution）、代谢（metabolism）、排泄（excretion），称为 ADME 过程。其中药物经不同的途径进入体内被机体吸收后，在对机体产生药效和毒性的同时，机体组织也对其产生作用，在各种酶系的催化作用下，药物发生一系列化学反应，其化学结构发生转变，这个过程称为药物的生物转化，又称药物代谢。药物代谢多使有效药物转变为低效或无效的代谢物，或无效结构经代谢活化转变为有效结构。

药物代谢反应通常分为两相。第 I 相生物转化又称为药物官能团化反应，其实质是在药物分子中引入某些极性基团（如羟基、巯基、氨基、羧基），或将药物分子中潜在的这些基团暴露出来，使药物的极性和水溶性增加，易于排泄，也使药物的疗效发生改变，药物代谢类型包括氧化反应、还原反应、水解反应等；第 II 相生物转化又称结合反应，是药物与内源性物质（如葡萄糖醛酸、硫酸盐、氨基酸、谷胱甘肽等）经共价键结合，生成极性大、易溶于水和易排泄出体外的结合物。

药物经体内代谢后，其理化性质和生物活性都会发生改变，其中第 I 相反应对药物活性影响较大。由于催化反应时酶对底物化学结构有一定的要求，因此不同化学结构的药物，其代谢情况也不一样。

药物代谢必须在酶的催化下才能进行，这些催化药物代谢的酶又称药物代谢酶。细胞色素 P450 酶系（CYP450）是主要的药物代谢酶系，在药物及其他化学物质的代谢、去毒性反应中起到非常重要的作用。还原酶系主要催化药物在体内进行还原反应（包括得电子、加氢反应、脱氧反应等）的酶系，通常可使药物结构中的羰基转变成羟基，将非胺类含氮化合物还原成胺类，便于药物进行第 II 相的结合反应。过氧化物酶系属于血红素蛋白，与 CYP450 单加氧酶最为类似，这类酶以过氧化物作为氧的来源，在酶的作用下进行电子转移，通常是对杂原子进行氧化（如 *N*-脱烃基化反应）。水解酶系主要参与羧酸酯和酰胺类药物的水解代谢，这些非特定的水解酶大多存在于血浆、肝、肾和肠中，因此大

部分酯和酰胺类药物在这些部位发生水解反应。

一、药物的官能团化反应（第 I 相生物转化）

　　药物的官能团化反应又称为第 I 相生物转化，主要发生在药物分子的官能团上或分子结构中活性较高、位阻较小的部位，包括引入新的官能团及改变原有的官能团。

　　药物官能团化反应包括在酶的催化下进行的氧化、还原、水解等化学反应，参与药物生物转化的酶主要有细胞色素 P450 酶系、还原酶系、水解酶系等。

（一）氧化反应

　　大多数药物在代谢中都需经历氧化反应，主要在体内各种氧化酶的催化作用下进行。氧化反应在药物的生物转化过程中占有重要的地位。很多脂溶性药物通过酶系的作用，发生氧化反应，水溶性增加，利于排泄。有些药物还可通过生物氧化使药物活性增强，更好地发挥药物疗效。

链 接

　　肝脏是药物生物转化的主要器官，在肝细胞微粒体、胞液、线粒体等部位均存在有关生物转化的重要的氧化酶系。氧化酶系一般分为肝微粒体酶系和非微粒体酶系。前者是以肝中细胞色素 P450 为主体的双功能氧化酶系，对底物结构选择性较低，主要催化芳烃和饱和烃基的羟化、不饱和羟基的环氧化、杂原子去烃基化、$N(S)$-氧化、氧化脱氨、脱硫等多种代谢氧化反应。后者存在于肝外组织，常见的有醇（醛）脱氢酶、单胺氧化酶等，有结构选择性，能专一地进行醇、醛和胺类的氧化。

　　1. 芳环的氧化　含有芳环的药物在酶系的作用下，在芳环上加入一个氧原子形成环氧化物中间体，由于环氧化合物中间体不稳定，可以发生分子重排形成酚，这一过程称为羟化反应。芳环的氧化通常发生在立体位阻较小的部位。如苯巴比妥经代谢氧化，在结构中苯环空间位阻最小的对位形成一酚羟基，羟化后，镇静催眠作用消失。如果药物分子中含有两个芳环时，一般只有一个芳环发生氧化代谢。

　　生成的环氧化合物还会在谷胱甘肽 S-转移酶的作用下和谷胱甘肽生成硫醚，促进代谢产物的排泄。具有活性亲核基团的蛋白质和核酸等大分子与环氧化物共价键合，是产生毒性反应的分子基础，在一定条件下可致癌或引起肝坏死。胎儿和新生儿缺乏结合代谢酶系，对环氧化物的解毒无能为力。故孕期和哺乳期妇女用药，要避免使用能产生环氧化物等活性中间体的药物，以免影响胎儿和新生儿。

苯巴比妥　　　　　　　　　　　　对羟基苯巴比妥

　　2. 烯烃和炔烃的氧化　含烯烃药物的氧化是在双键位置形成环氧化物。这些环氧化物比较稳定，常常可以被分离出来。环氧化物作为中间体，可与水结合生成二醇，也可与谷胱甘肽等结合。例如，抗癫痫药卡马西平在体内代谢生成 10，11-环氧化物，是卡马西平产生作用的活性物质，是代谢活化产物。该环氧化物进一步代谢，被环氧化物水解酶水解产生 10S，11S-二羟基卡马西平，随尿液排出体外。

卡马西平　　　　　　　卡马西平环氧化物　　　　　　　二羟基卡马西平

　　炔烃类反应活性比烯烃大，氧化速度比烯烃快。若炔键的碳原子是端位碳原子，则形成烯酮中间体，该烯酮可被水解生成羧酸，也能和蛋白质进行亲核性烷基化反应；若炔键的碳原子是非端位碳原子，则炔烃类化合物和酶中的吡咯氮原子发生 *N*-烷基化反应，例如，甾体药物炔雌醇在体内发生这种反应而失去活性。

3. 饱和碳原子的氧化 长链烷烃的氧化常发生在空间位阻较小的侧链末端，生成羟基或羟基化合物。羟基化合物可被脱氢酶进一步氧化生成羧基，称为 *ω*-氧化，氧化发生在碳链末端倒数第二位碳原子上，称 *ω*-1 氧化。例如，抗癫痫药丙戊酸钠经 *ω*-氧化生成 *ω*-羟基丙戊酸钠和丙基戊二酸钠；经 *ω*-1 氧化生成 2-丙基-4-羟基戊酸钠。

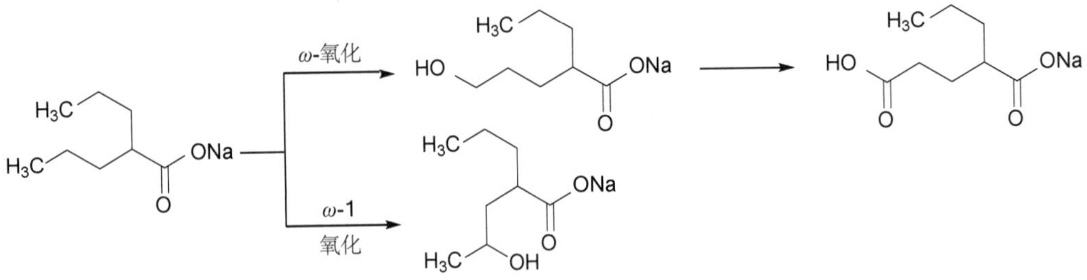

丙戊酸钠

脂环烃碳原子的氧化常发生在处于活化位置的甲基或亚甲基上。例如，甲苯磺丁脲苯环上的甲基比侧链上的正丁基活泼，故氧化成羟甲基化合物，可进一步氧化成羧酸。

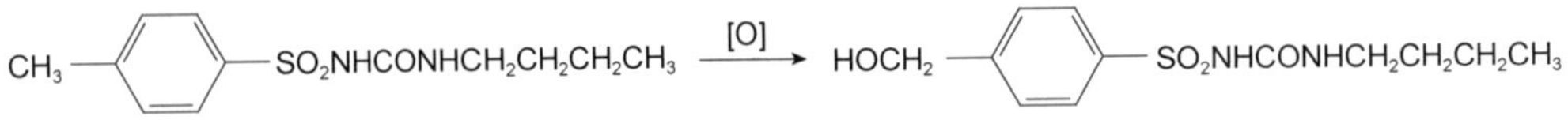

甲苯磺丁脲

4. 碳-杂原子的氧化 氧、氮和硫等杂原子上的烷基在体内代谢过程中可以脱去，称为去烷基氧化反应。

（1）C—O 的氧化反应：即 *O*-去烷基反应，在药物的氧化过程中较普遍，生成相应的醇和羰基化合物。例如，非那西丁在体内去乙基，可生成活性代谢物对乙酰氨基酚。

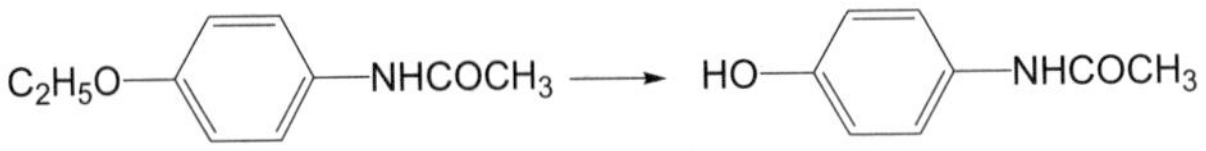

非那西丁

（2）C—N 的氧化反应：即 *N*-去烷基反应，在药物的氧化过程中较常见，生成相应的氨基和羰基化合物。例如，哌替啶氧化去烷基后，镇痛作用下降一半，致惊厥作用增加了两倍。

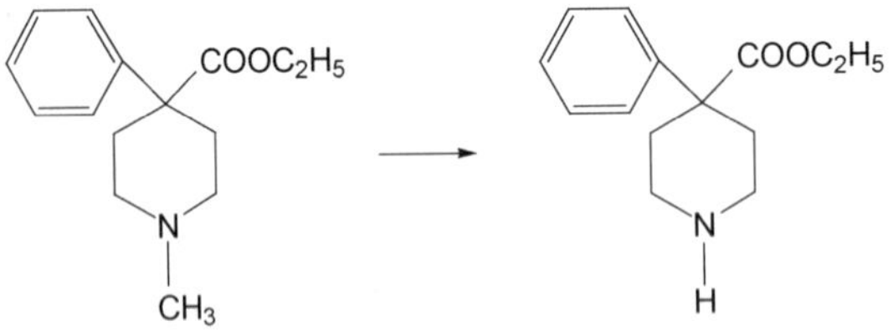

哌替啶

（3）C—S 的氧化反应：过程比较复杂，体内代谢主要有 *S*-脱烷基、脱硫和 *S*-氧化三种。*S*-氧化通常生成亚砜类代谢物，例如，西咪替丁氧化反应生成亚砜化合物。

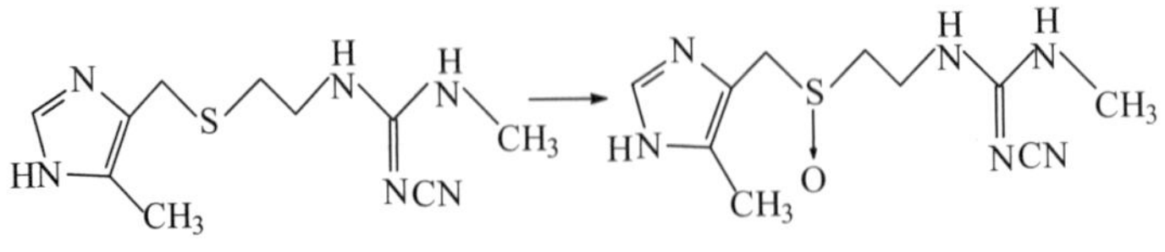

西咪替丁

5. 胺类的氧化 胺类的氧化代谢主要发生在两个部位，一个是在和氮原子相连接的碳原子上，发生 *N*-脱烷基化和脱胺反应，另一个是发生 *N*-氧化反应。

N-脱烷基和氧化脱胺本质上都是 C—N 键断裂，条件是与氮原子相连的烷基碳上应有氢原子（即

α-氢原子），该 α-氢原子被氧化成羟基，生成的 α-羟基胺不稳定，会发生自动裂解。胺类药物的脱 N-烷基代谢是这类药物主要的代谢途径之一。叔胺和仲胺代谢后产生两种以上产物，而伯胺代谢后，只有一种产物。例如，β 受体拮抗剂普萘洛尔可经由两条不同途径代谢，所得产物均无活性。

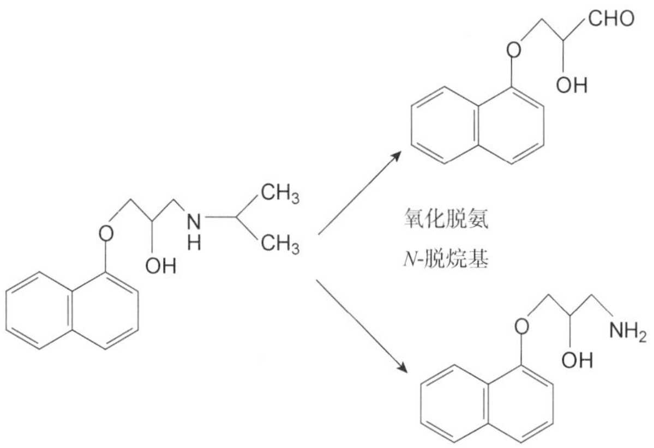

叔胺易发生 N-氧化反应，形成 N-氧化物，如氯丙嗪的氧化代谢。

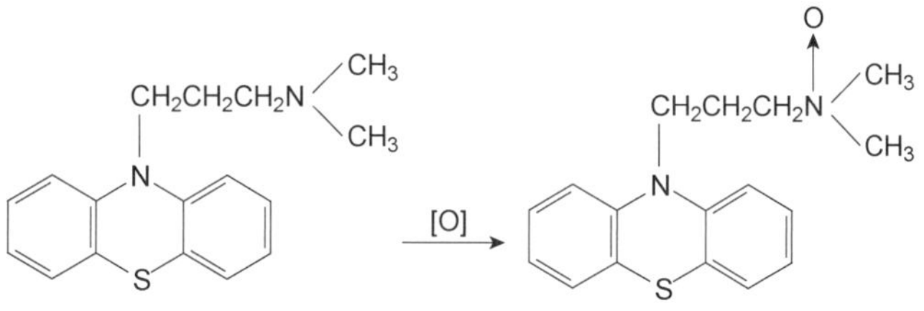

胺类化合物 N-脱烷基化得基团通常是甲基、乙基、丙基、异丙基、丁基、烯丙基、苄基以及其他 α-H 基团，取代基的体积越小，越容易脱去。叔胺和仲胺化合物的脱烷基化反应速度与其脂溶性有关，叔胺的脱烷基化反应速度比仲胺快。

6. 醇、醛的氧化　醇和醛类药物的氧化反应是在酶的作用下，氧化成相应的醛和羧酸。大部分伯醇在体内容易被氧化生成醛，但醛不稳定，在体内醛脱氢酶等酶的催化下进一步氧化生成羧酸。仲醇中一部分可被氧化生成酮，也有部分仲醇不发生氧化，和叔醇一样经结合反应直接排出体外。例如，维生素 A 的代谢即为发生氧化反应，生成维生素 A 醛和维生素 A 酸，其生物活性降低。

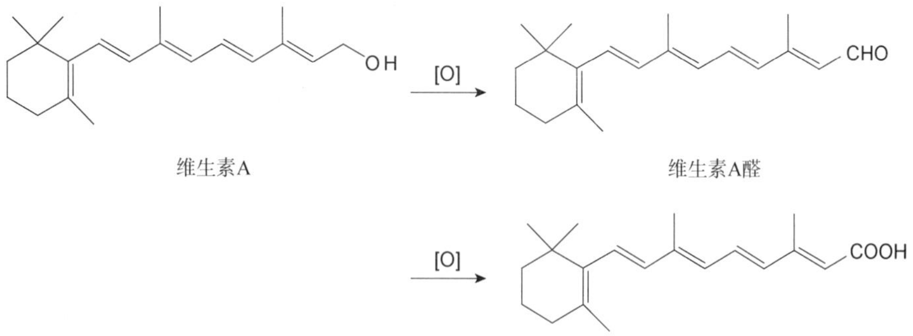

（二）还原反应

含羰基、硝基、偶氮基及卤素的药物在代谢过程中发生还原反应，相应基团还原成羟基、氨基等官能团，卤化物还原脱卤。还原产物的极性增加，有助于第Ⅱ相结合反应的进行和进一步的体内代谢。

1. 卤化物的脱卤还原　卤化物的脱卤还原，一般是指还原脱氯或脱溴，其碳-氟键则较牢固，不易脱落。例如，氟烷和甲氧氟烷可脱除溴和氯而保留氟。

$$CF_3CHBrCl \longrightarrow CF_3CH_3$$

氟烷

$$CHCl_2CF_2OCH_3 \longrightarrow CH_3CF_2CH_3$$

甲氧氟烷

2. 羰基化合物的还原 具有醛基或酮基的药物在还原酶的作用下被还原成相应的醇，进而氧化成醛或酸。一般情况下，含醛基的药物极少，体内醛亦几乎全部氧化生成羧酸，仅有少部分醛被还原成醇。

酮类药物在酶的催化作用下经代谢生成相应的仲醇。由于药物结构中的酮绝大多数是不对称酮，还原后得到的醇结构中往往引入新的手性碳原子，产生光学异构体，而体内酶的催化反应通常具有立体选择性。脂肪族和芳香族不对称酮羰基在酶的催化下，立体专一性还原生成一个手性羟基，主要是*S*-构型。例如，非甾体抗炎药物芬布芬在体内经还原后生成仲醇类代谢物。

CCH2CH2COOH
O
CHCH2CH2COOH
OH

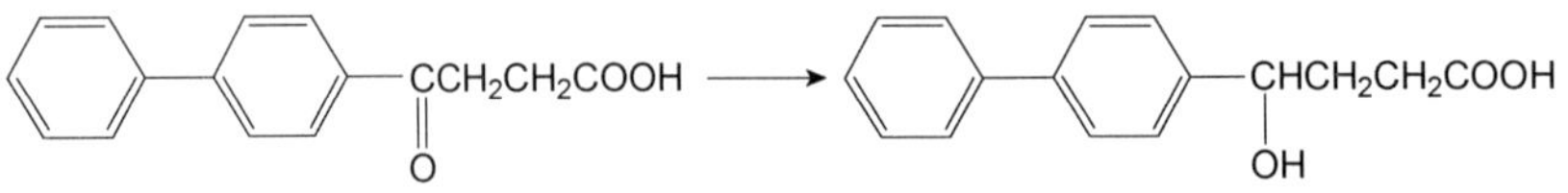

芬布芬

3. 硝基及偶氮化合物的还原 含有硝基及偶氮基的药物在酶的作用下，分子中的硝基和偶氮基均生成相应的芳伯胺类及芳胺类衍生物。

N
O
O-
N=O
N—OH
H
NH2

N=N—R
N—N—R
H H
NH2
+
R—NH2

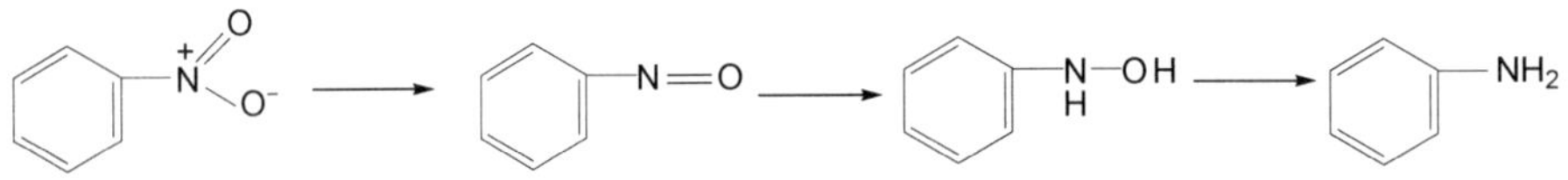

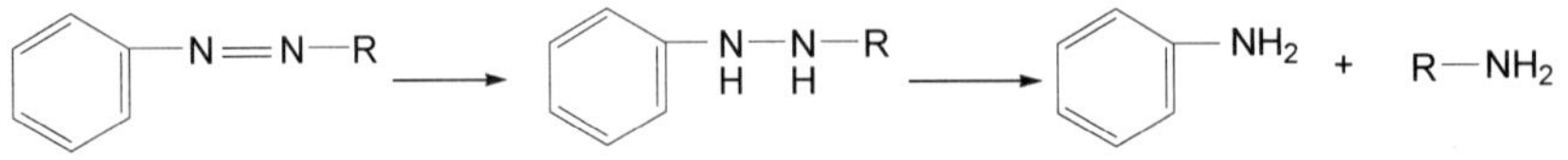

芳香族硝基在还原过程中生成芳香氨基，如氯霉素代谢发生还原反应，其间经历亚硝基、羟胺等中间步骤，其中羟胺毒性大，可致癌和产生细胞毒性。硝基苯长期使用会引起高铁血红蛋白症，也是由还原反应得到苯基羟胺所致。

（三）水解反应

药物在体内与水和脂质等一起转运，水解反应是药物代谢的常见反应。药物在体内的水解反应在酶的作用下进行，水解反应过程与体外药物水解反应相似。一般情况下酯的水解速度受结构的空间效应和电效应的影响较为明显，酰胺及酰肼的水解较相应酯的水解速度慢。

酯和酰胺药物的水解反应可以在酯酶和酰胺酶的催化下进行，这些酶主要分布在血液、肝脏微粒体、肾脏及其他组织中，也可以在体内酸或碱的催化下进行非酶的水解。例如，局部麻醉药普鲁卡因在体内代谢时绝大部分迅速被水解为对氨基苯甲酸和二乙氨基乙醇，很快失去局部麻醉作用。

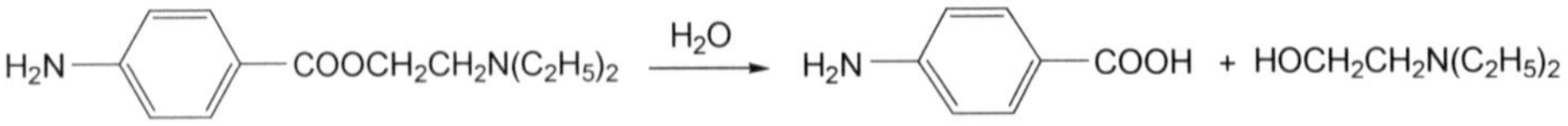

H2N
COOCH2CH2N(C2H5)2
H2O
H2N
COOH
+ HOCH2CH2N(C2H5)2

普鲁卡因

体内酯酶和酰胺酶的水解有立体专一性。例如，局部麻醉药丙胺卡因，在体内只有 *R*-（-）-异构体被水解，生成邻甲苯胺，而邻甲苯胺在体内会转变成 *N*-氧化物，产生高铁血红蛋白症的毒副作用。

O
H
N
HN
CH3
H3C
CH3
NH2
H3C

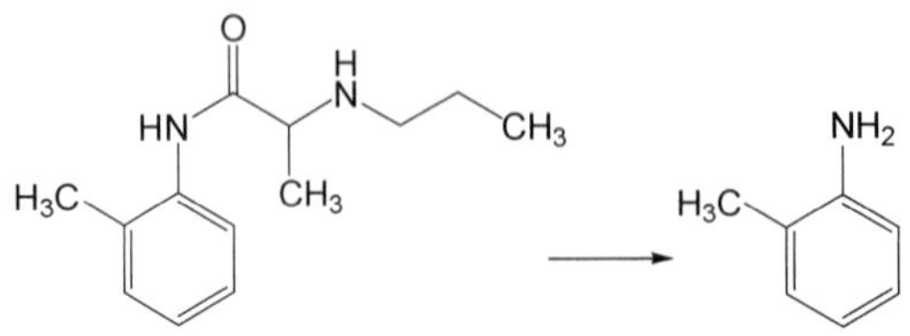

丙胺卡因

利用酯和酰胺在体内可进行水解代谢的性质，可将含有刺激性作用的羧基、不稳定的酚和醇基设计成酯的前药，在体内经水解释放出具有药理活性的药物，减少药物刺激，增加稳定性，延长作用时间，提高疗效。

考点：第Ⅰ相生物转化的反应类型

二、药物的结合反应（第Ⅱ相生物转化）

药物的结合反应又称第Ⅱ相生物转化，是在酶的催化下将内源性的极性小分子如葡萄糖醛酸、硫酸、氨基酸、谷胱甘肽等结合到药物分子中或第Ⅰ相药物代谢产物中。通过结合使药物去活化或产生水溶性的代谢物，有利于从尿和胆汁中排泄。结合反应分两步进行，首先内源性的小分子物质被活化，变成活性形式，然后经转移酶的催化与药物或药物第Ⅰ相的代谢产物结合，形成代谢结合物。药物在体内结合反应的类型主要有以下几种。

1. 与葡糖醛酸的结合 具有羟基、羧基、氨基和巯基等官能团基团的药物与体内的葡糖醛酸结合形成葡糖苷酸而排出体外。葡萄糖醛酸通常是活化型的尿苷-5-二磷酸-α-D-葡萄糖醛酸（UDPGA）。如对乙酰氨基酚的酚羟基与葡糖醛酸结合形成醚型 O-葡糖苷酸。

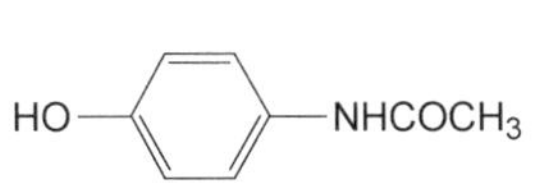

对乙酰氨基酚 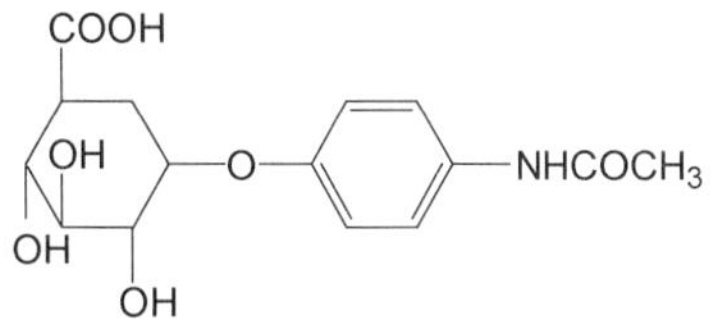　　　　　　　　　　醚型 O-葡糖苷酸

新生儿体内肝脏 UDPGA 转移酶活性较弱，易发生代谢障碍，导致药物在体内聚集产生毒性。例如，新生儿在使用氯霉素时，由于缺乏 UDPGA，不能使氯霉素和葡萄糖醛酸形成结合物而排出体外，导致药物在体内聚集，引起灰婴综合征。

2. 与硫酸基结合 具有羟基、氨基、羟氨基的药物或代谢物，在磺基转移酶的催化下，由体内活化型的硫酸化剂 3′-磷酸腺苷-5′-磷酰硫酸提供硫酸基，结合生成硫酸酯，该产物水溶性增大，毒性降低，易排出体外，如甲基多巴与硫酸基结合形成硫酸酯。

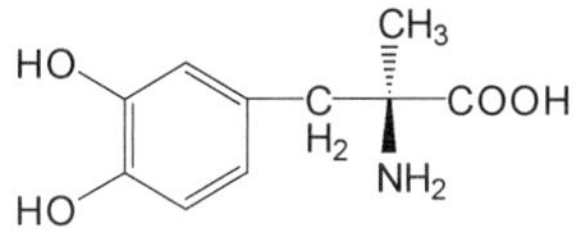

甲基多巴 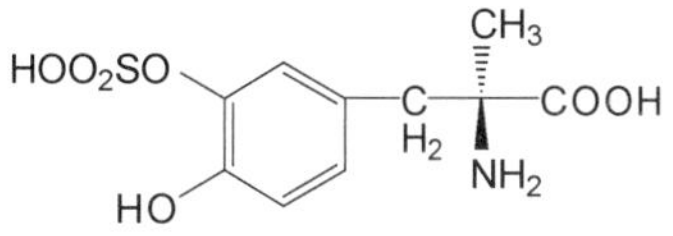　　　　　　　　　　甲基多巴硫酸酯

3. 与氨基酸的结合 含有芳基烷酸、芳基羧酸和杂环羧酸的药物，在辅酶 A 的参与下，先形成活化型酸，再与甘氨酸结合成酰胺，如异烟肼与甘氨酸结合成酰胺。

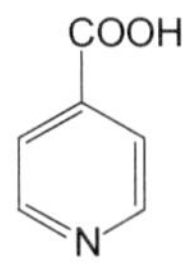

异烟肼 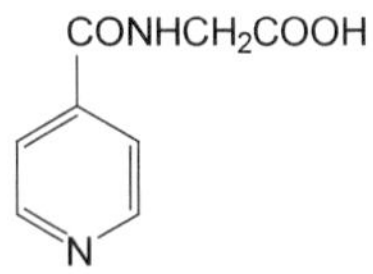　　　　　　　　异烟肼与甘氨酸结合的酰胺产物

4. 与谷胱甘肽的结合 谷胱甘肽（GSH）是由谷氨酸、半胱氨酸和甘氨酸组成的三肽，含有氨基和巯基等团。亲电性药物的分子与谷胱甘肽结合后，在酶的作用下降解并酰化，形成硫醚氨酸类代谢物。例如，对乙酰氨基酚的毒性代谢物与 GSH 反应后，形成的结合物水溶性增加。

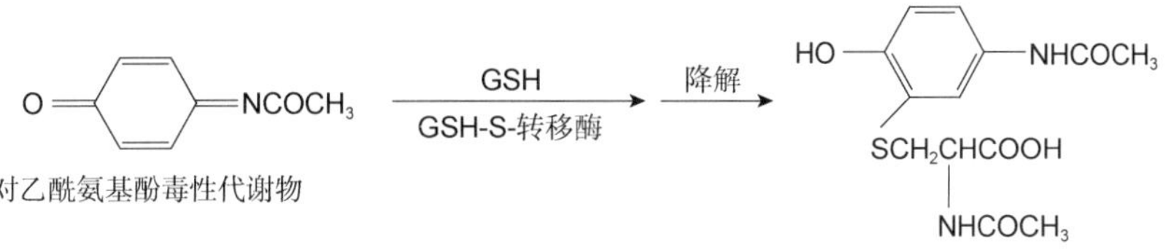

对乙酰氨基酚毒性代谢物

5. 乙酰化反应 含有氨基、磺酰基、肼基及酰肼基等官能团的药物，在辅酶 A 的参与下，进行乙酰化反应，形成乙酰化物。例如，异烟肼可经乙酰化反应生成异烟酰肼。

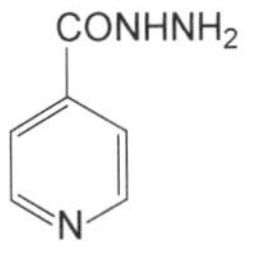

异烟肼 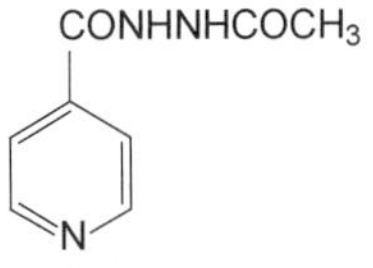   异烟酰肼

6. 甲基化反应   甲基化反应在药物的生物转化中是次要的结合途径，但在许多内源性物质的生物合成、生物胺代谢、灭活等方面起着重要的作用，能发生甲基化反应的药物主要有儿茶酚胺类、苯酚类及胺类等。

考点：第 Ⅱ 相生物转化的反应类型

三、生物转化与药物活性的关系

药物经生物转化后，其理化性质和生物活性多会发生改变，可归纳为以下几种情况。

1. 代谢灭活   由活性药物转化成无活性代谢物，是机体对药物灭活的主要方式，也是机体为了减弱或消除外来异物对其可能产生的损害和不利影响所采取的自我保护措施。例如，苯巴比妥经生物氧化后生成无催眠镇静作用的对羟基苯巴比妥而排出体外。

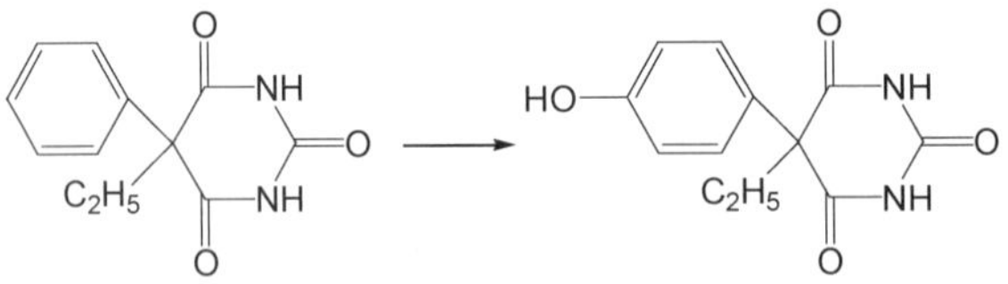

苯巴比妥   对羟基苯巴比妥

2. 代谢活化   由无活性药物转化成活性代谢物，前药多是按此原理设计而成。例如，无生物活性的氯胍经体内氧化后环合成环氯胍，而具有抗疟作用。

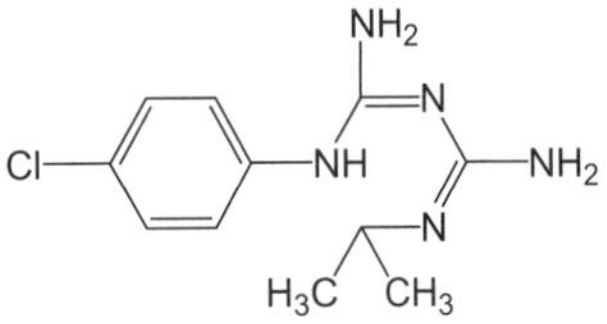

氯胍 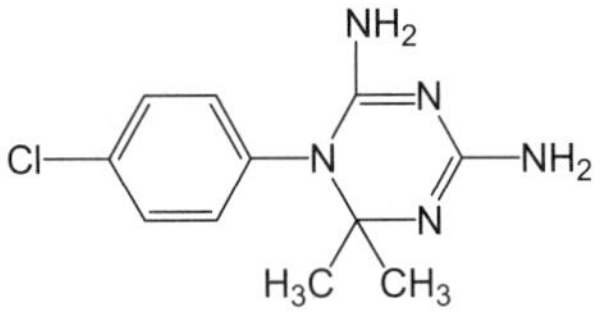   环氯胍

> **链接**
>
> 保持药物的基本结构，仅在官能团上作一些修改，以改进药物的缺点，称之为化学结构修饰。结构修饰后的衍生物常失去原药的生物活性，给药后，可在体内经酶或非酶的作用（多为水解）又转变成原药，使药效更好地发挥，这种无活性的衍生物称为前药。

3. 活性代谢   由活性药物转化成仍有活性的代谢物。如保泰松在体内代谢成羟基保泰松，羟基保泰松的药理作用弱于保泰松，但毒副作用比保泰松小。

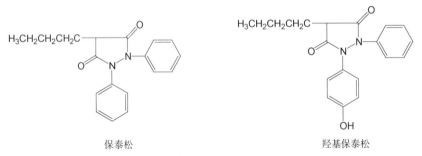

保泰松   羟基保泰松

4. 有毒代谢   由无毒性或毒性小的药物转化成毒性代谢物，可导致机体损伤。例如，利尿药呋塞米在机体内氧化后，在原结构的呋喃环上形成环氧化合物，此物质与肝脏蛋白质结合，可导致肝坏死。

呋塞米　　　　　　　　　　　　　　　呋塞米的环氧化合物

5. 活性改变　某些药物经生物转化后，代谢产物发生药理作用的改变。例如，抗抑郁药异烟酰异丙肼经体内酶的作用脱去异丙基成为异烟肼，后者失去原有的药理作用而具有抗结核作用。

异烟酰异丙肼　　　　　　　　　　　　　异烟肼

第 3 节　药物的构效关系

一、药物产生效应的因素

药物化学研究的中心内容之一是药物的化学结构如何影响生物活性。药物的化学结构与活性的关系，简称构效关系（structure-activity relationship，SAR）。药物的化学结构决定了其理化性质，并直接影响药物分子在体内的吸收、分布、代谢和排泄。理化性质是指一个分子所包含的官能团对其酸碱性、水溶性、分配系数、晶体结构和立体化学等的影响。为了设计更好的药物分子，药物化学工作者需要知道每一个官能团对分子理化性质的相对贡献，进行构效关系研究。

药物在体内的基本过程是给药、吸收、转运、分布并到达作用部位，产生药理作用（包括副作用）和排泄。药物分布到作用部位并达到有效的浓度是药物产生活性的重要因素之一，药物的转运过程与其理化性质有关；药物在作用部位与生物靶点的相互作用则是产生药效的另一个重要因素。即药物产生药效的两个主要的决定因素是药物在作用部位的浓度以及药物和生物靶点的相互作用。

能够与药物分子结合并产生药理效应的生物大分子称为药物作用的生物靶点。这些靶点主要包括受体、酶、离子通道和核酸等，存在于机体靶器官细胞膜上或细胞质内。迄今已发现的治疗药物靶点近 500 个，其中不包括抗菌、抗病毒、抗寄生虫药的作用靶点。生物靶点，尤其是 G 蛋白偶联生物靶点（GPCR）靶点占绝大多数。就目前上市的药物来说，以受体为作用靶点的药物约占 52%，以酶为作用靶点的药物约占 22%，以离子通道为作用靶点的药物约占 6%，以核酸为作用靶点的药物约占 3%，其余 17% 药物的作用靶点尚不清楚。

根据药物在体内的作用方式，可分为结构特异性药物（structurally specific drug）和结构非特异性药物（structurally nonspecific drug）。大多数药物通过与生物靶点或酶的相互作用而发挥药理作用，药物结构上细微的改变将会影响药效，这种药物称为结构特异性药物。相反，结构上微小的改变不改变生物活性的药物称为结构非特异性药物，例如，吸入型麻醉药的活性主要与药物在周围空气中的局部蒸汽压与药物本身的蒸汽压比率有关，属于结构非特异性药物。

典型的结构非特异性药物只有在高浓度时才有活性，而结构特异性药物即使在很低的浓度时也能产生生物效应，其原因之一是该类药物能利用效能扩增机制。例如，它们能激活生物靶点，产生第二信使，在细胞信号转导途径中携带和放大信号，从而发挥药物的生物效应。结构特异性药物的活性主要取决于药物与生物靶点的相互作用，药物与生物靶点形成复合物后才能产生药理作用，许多因素都能影响药物和生物靶点间的相互作用，如药物生物靶点的结合方式、药物的各官能团、药物的电荷分布及立体因素等，大多数药物属于此类。结构非特异性药物的作用主要取决于分子的物理或物理化学性质，而对化学结构或化学性质并无特异性要求。这类药物只要在体内具备某种相同的物理性质，就可产生相似的生物活性，如水溶解度、蒸气压、表面活性以及在不相混溶的两相溶剂间的分配性质等，这类药物数量较少。

二、药物的理化性质对药效的影响

药物口服给药后，经胃肠道吸收进入血液。药物在转运过程中，必须通过各种生物膜，才能到达作用部位或生物靶点部位。药物分布到作用部位并且在作用部位达到有效浓度，是药物与生物靶点结合的基本条件。但是，能和生物靶点良好结合的药物并不一定具有适合转运的适宜理化性质，例如，某些酶抑制剂在体外实验具有很强活性，但因其脂水分配系数过高或过低，不能在体内生物膜的脂相-水相脂相间的生物膜组织内转运，无法到达酶所在的组织部位，导致体内用药几乎无效。因此，设计新药时必须考虑到药物的理化性质。

（一）溶解度和脂水分配系数对药效的影响

脂水分配系数（P）是药物在正辛醇中和水中分配达到平衡时浓度之比值，即 $P = C_o / C_w$，常用 $\lg P$ 表示。C_o 表示药物在有机相中的平衡浓度，C_w 表示药物在水相中的平衡浓度。$P > 1$ 表示药物脂溶性大，$P < 1$ 表示药物水溶性大。选用正辛醇是为了模拟脂质的两亲性，因为它有一个极性基团（伯醇）和一个长的碳链，与构成脂质膜的脂肪酸相似。

药物转运扩散至血液或体液须有一定的亲水性，通过脂质的生物膜转运需有一定的亲脂性或疏水性。药物结构中增加氢键的给予体官能团或氢键的接生物靶点官能团，可增加药物的整体水溶性。这种官能团主要有羟基、氨基和羧基，可通过这些官能团判析药物的溶解度趋势。药物结构中增加亲脂性的烷基、卤素和芳环，可以增大药物的脂溶性。

一般来说，脂水分配系数应有一个适当的范围，才能显示最好的药效。例如，作用于中枢神经系统的药物需要穿过血脑屏障，适当增加药物亲脂性可增强活性，降低亲脂性则使活性降低。苯巴比妥和硫喷妥钠的脂水分配系数分别是 3 和 580，苯巴比妥给药后 15 分钟起效，硫喷妥钠由于引入 S 原子，脂溶性增加，吸收快，易于通过血脑屏障，静脉注射后 30 秒即起效。

（二）酸碱性和解离度对药效的影响

药物常以分子的形式通过生物膜，以离子的形式发挥作用，因此药物应有适宜的解离度。多数药物为弱酸或弱碱，其解离度由化合物的解离常数（pK）和溶液介质的 pH 决定，药物解离后以部分离子型和部分分子型两种形式存在。

酸性药性药物：$RCOOH + H_2O \rightleftharpoons RCOO^- + H_3O^+ \qquad pK_a = pH - \log \dfrac{[RCOO^-]}{[RCOOH]}$

碱性药物：$RNH_2 + H_2O \rightleftharpoons RNH_3^+ + OH^- \qquad pK_a = pH - \log \dfrac{[RNH_2]}{[RNH_3^+]}$

通过分子中的官能团是酸性成碱性，可以预测该分子在给定 pH 下是否可以被离子化。通过该分子中官能团的 pK 和分子周围环境的 pH，可定量预测分子的离子化程度。例如，巴比妥酸的 pK_a 为 4.12，在 pH 7.4 时，99% 以上解离，以离子状态存在，不能透过细胞膜和血脑屏障，故无镇静作用。胃液 pH 为 1～1.5，弱酸性药物如阿司匹林等多以分子型存在，易透过胃黏膜被吸收；弱碱性药物如磺胺类药物等多以离子型存在，则无法在胃内被吸收。

三、药物的结构因素对药效的影响

（一）药物的基本结构对药效的影响

药物的基本结构可以与某一特定受体结合，产生同一类型药理作用。同类药物中化学结构相同的部分称为该类药物的基本结构。药物的基本结构是决定结构特异性药物的药效活性的必需结构，具有结构的专属性，是药物结构改造和新药设计中不可改变的部分。

（二）官能团的作用

尽管药物的作用主要依赖于分子整体性，但分子中一些特定官能团可使整个分子结构和性质发生变化，从而影响药物与生物靶点的结合及药理活性，在药物计中需要考虑这些官能团的影响。一个药物分子中常有多种官能团，每种官能团对药物性质的影响不同，如诺氟沙星分子结构中含有六种以上不同性质的官能团，对活性、毒性、药代动力学等产生不同影响及综合影响。其基本结构及构效关系如图 2-1 所示。

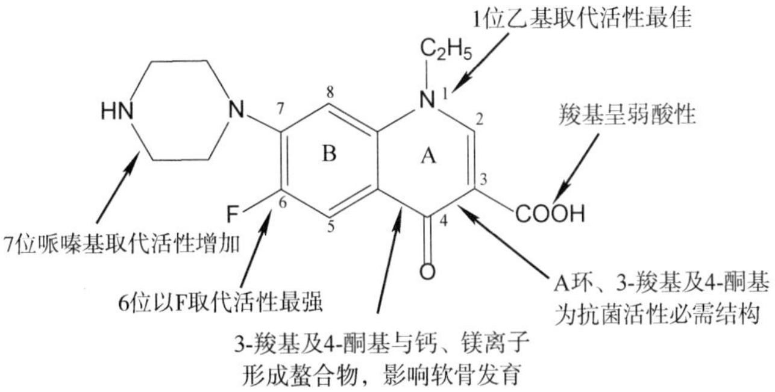

图 2-1　诺氟沙星基本结构及构效关系

1. **烷基**　具有一定的脂溶性和空间位阻效应，增加或缩短烷基链、形成支链或改变环的大小，都能影响分子的药理活性和强度。烷基链上仅改变一个—CH_2—的长度，或增加一个支链，都能改变分子的亲脂性，从而改变药物的吸收、分布和排泄。例如，利多卡因因其邻位两甲基使酰胺键受空间位阻的保护而不易水解，作用较普鲁卡因强而持久。

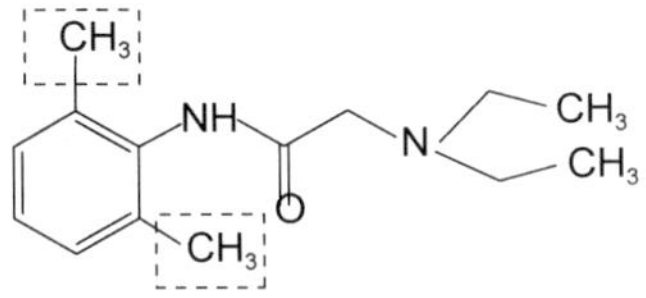

利多卡因

2. **卤素**　为电负性大于碳的疏水性原子，卤素的电负性随原子序数的增大而减小，而疏水性及体积均随原子序数的增大而增大。卤素的引入多增大脂溶性，但氟原子例外，其引入芳香族化合物中，增大脂溶性；引入脂肪族化合物中，却降低脂溶性，例如吩噻嗪类药物，2 位没有取代基时，几乎没有抗精神病作用，当2 位引入氯原子或三氟甲基时，活性增强。

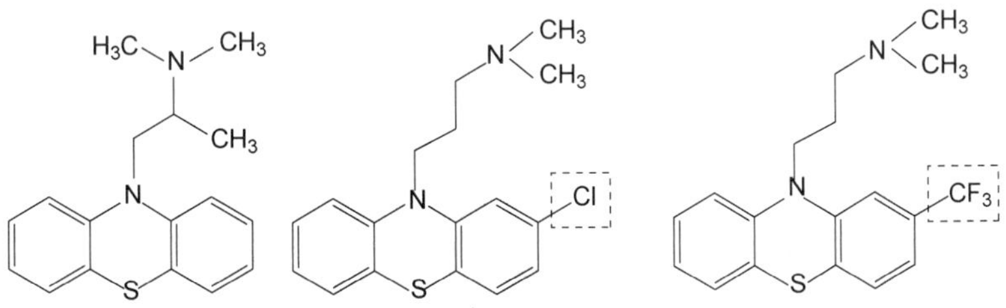

异丙嗪　　　　　　氯丙嗪　　　　　　三氟丙嗪

3. **羟基与巯基**　羟基中的氧原子电负性大于碳原子，可以增强与受体的结合力，增加药物的水溶性，进而影响和改变药物的生理活性。例如，山莨菪碱在 C-6 上比阿托品多一个羟基，其脂溶性降低，对中枢的作用也随之降低。

巯基亲和性较强，可与金属离子形成络合物。如卡托普利分子中的巯基与酶分子中的锌离子络合，抑制血管紧张素转移酶，而发挥抗高血压作用。

4. **磺酸基和羧基**　仅有磺酸基的化合物一般没有生物活性，引入磺酸基对活性没有影响，磺酸基在药物设计中常用于增加药物的亲水性和溶解度。羧酸的水溶性和解离度较磺酸基小，羧基成盐可增加物的水溶性。由于羧基在体内的 pH 条件下解离为阴离子，可与碱性氨基酸，特别是血清清蛋白、酶或生物靶点蛋白中的氨基酸结合，产生较强的离子性相互作用。先导化合物中含有羧基，在改造结构时常采用成酯或成酰胺的方式以优化其药动学或药效学特性，羧酸成酯后脂溶性增大，易被吸收。

5. **氨基和酰胺**　分子中含有氨基和酰胺的化合物易与生物大分子形成氢键，氨基易与生物靶点蛋白的羧基形成离子键，常显示很好的活性并表现出多种特有的生物活性。

（三）药物立体异构对药效的影响

蛋白质和其他大分子的折叠、弯曲，形成较为复杂的三维空间结构，其中与药物结合的活性位点，多类似于凹进去的口袋。多个药物结合点就位于口袋内的不同空间。药物要与生物靶点结合形成复合物，在立体结构上必须相互适应，有互补性。互补性越大，药物与位点结合越牢固，药效作用越强。本节主要介绍几何异构、光学异构和构象异构对药物活性的影响。

1. 几何异构 当药物分子中含有双键，或有刚性或半刚性的环状结构时，可产生几何异构体。几何异构体的理化性质和生物活性都有较大的差异，如顺、反式己烯雌酚，反式体有效，顺式体无效。由于人工合成的反式己烯雄酚中，两个羟基的距离是 1.45nm，与雌二醇两个羟基的距离近似，可表现出较强的雌激素生理活性。顺式己烯雌酚羟基间距离为 0.72nm，作用显著减弱。

2. 光学异构 光学异构分子中存在手性中心，两个对映体互为实物和镜像，又称为对映异构体。除了偏振光向不同的方向旋转外，光学异构体有着相同的物理性质和化学性质，但其生理活性则不同。某些药物中的光学异构体的药理作用相同，例如，左旋和右旋氯喹具有相同的抗疟活性。但大部分药物的左旋体和右旋体的生物活性并不相同，例如，R-（-）-异丙肾上腺素作为支气管舒张剂，作用比 S-（+）-异丙肾上腺素强 800 倍。这类药物需要通过三点与生物靶点结合，如图 2-2，R-（-）-肾上腺素通过三个基团与生物靶点三点结合：①氨基；②苯环及其两个酚羟基；③侧链上的醇羟基。而 S-异构体只有两个阴离子结合部位。

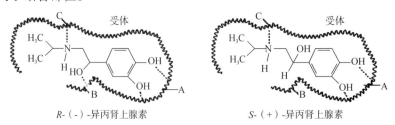

R-（-）-异丙肾上腺素 S-（+）-异丙肾上腺素

图 2-2 异丙肾上腺素

光学异构体在活性上的表现可有作用完全相同、作用相同但强度（有无或大小）不同、作用方式不同等几种类型，这与药物的手性中心在生物靶点结合中的部位有关。如药物的手性中心不在生物靶点结合的部位，则对映体的作用完全相同；如药物的手性中心在生物靶点结合的部位，则对映体或者作用强弱不同，或者作用方式不同，如由拮抗剂变成了激动剂。作用方式不同的对映体应该拆分后供药用。

3. 构象异构 由于碳碳单键的旋转或扭曲（键不断开）而引起的分子中原子或基团在空间的不同排列形式称为构象，这种因单键的旋转或扭曲产生的异构体称为构象异构体。由于相互作用力的影响，药物和生物靶点结合时，药物本身不一定采取它的优势构象。这是由于药物分子与生物靶点间存在相互的作用力，使药物与生物靶点相互适应达到互补，即分子识别过程的构象重组，我们把药物与生物靶点作用时所采取的实际构象为药效构象，药效构象不一定是药物的优势构象。

经典的抗精神病药物是多巴胺生物靶点阻滞剂，要求其构象和多巴胺有一定的构象相似性，才能和多巴胺生物靶点更好地结合发挥效应。例如，氯丙嗪由于苯环 2 位的氯原子引起了分子的不对称性，使侧链倾斜于含氯原子的苯环方向，X-射线衍射测定表明氯丙嗪这一构象和多巴胺的构象能部分重叠。若失去氯原子则不能保持这一构象，化合物也无抗精神病活性。

氯丙嗪顺式构象   多巴胺

（四）化学键的作用

结构特异性药物与特定的靶点，通常是生物大分子（例如受体或酶）发生相互作用形成药物-生物靶点复合物，才能产生药理作用，不同的化学键能维持这种药物-生物靶点复合物稳定，这些化学键可分为可逆和不可逆两类。药物与生物靶点以共价键结合是不可逆的，但在大多数情况下，药物与生物靶点结合是可逆的，可逆的结合方式主要有离子键、氢键、范德·瓦耳斯力（又称范德华力）等。这些化学键的总强度决定药物与生物靶点之间的亲和力。

1. 共价键　是药物与生物靶点相互作用最强的键，是由原子间共享电子而形成的，即成键的两个原子一个来自配体，一个来自生物靶点，共享一对电子。共价键的结合通常能导致配体与生物靶点不可逆的结合。某些有机磷酸酯类胆碱酯抑制剂和烷化剂类抗肿瘤药，都是通过与其作用的生物靶点间形成共价键结合而发挥作用的。

2. 离子键　是指药物带电荷的正（负）离子与生物靶点的负（正）离子之间因静电引力而产生的电性作用。在生理 pH 时，药物分子中的羧基、碱酰氨基和脂肪族氨基等基团均呈电离状态，季铵盐在任何 pH 时都呈电离状态。另一方面，主要由蛋白质构成的生物靶点，其分子表面也有许多可以电离的基团，如精氨酸和赖氨酸的碱性基团，在生理 pH 时全部硫水键质子化，生成带正电荷的阳离子。组氨酸的咪唑环、色氨酸的吲哚环也可以质子化，但程度较低，视环境条件而异。门冬氨酸和谷氨酸的酸性基团在生理 pH 时，通常完全电离成阴离子基团。

3. 氢键　电负性较强的原子（如 O、N、S 等）共价结合的氢可与另一带有相对负电荷的原子形成氢键。氢键是药物与生物靶点结合时普遍存在的，对药物的理化性质也有较大影响。如药物与水形成氢键，可增加药物的水溶性，如果药物分子内形成氢键则在水中的溶解度减小。

4. 疏水键　当药物分子中含有烷基链等非极性结构时，水分子在非极性结构外周有序地排列，体系的熵值很小。当药物亲脂部分与生物靶点亲脂部分相互接近时，在两个非极性区之间的水分子有序状态减少，导致体系的熵值增加，体系的自由能降低，稳定了两个非极性部分的结合，这种结合称为疏水键或疏水作用。

5. 金属配合物　金属配合物又称金属络合物，是由缺电子的金属离子和电荷密度相对丰富的配位体组成。一个金属离子可以与两个或两个以上的配位体形成配合物，如果是二齿以上的配位体，在形成配合物时往往形成环状化合物，通常有四、五和六元环，一般五元环以上较稳定。卡托普利与血管紧张素转化酶的作用方式是巯基与酶的锌离子形成四面体过渡态，是一种类似金属配合物的结合方式。

药物与生物靶点间往往会以多种键合方式相结合，两者间的作用部位越多、作用形式越多、相互间键合的作用力越强，药物的药效就越强。

考点： 药物结构因素对药效的影响，化学键的作用

第 4 节　新药研究与开发

药品分为新药和仿制药。新药指未曾在境内上市销售的药品或已上市但需改变剂型、改变给药途径的所有药物，可分为创新药和改良型新药。仿制药指仿与原研药品质量和疗效一致的药品。

新药研究与开发是药物化学学科的重要内容之一。新药研究与开发的关键是发现新药，即结构新颖的、有自主知识产权保护的新化学实体（new chemical entity，NCE）。NCE 是指在以前的文献中没有报道过，并能以安全、有效的方式治疗疾病的新化合物。新药研究与开发是一个创造性和探索性的研究工作，需要从基础科学到临床医学多学科的相互配合。一个新药从发现到上市主要经过两个阶段，即新药研究阶段和开发阶段。

新药研究通常分为四个阶段：靶分子的确定和选择、靶分子的优化、先导化合物的发现和先导化合物的优化。药物化学研究的重点是后两个阶段。新药开发（drug development）是在得到 NCE 后，通过各种评价使其成为可上市的药物。目前，新药从研究到上市的过程及所需的大致时间如图 2-3 所示。

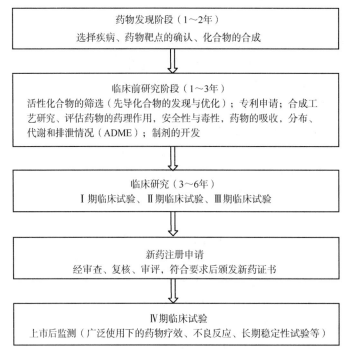

图 2-3　新药从发现到上市流程图

新药研究与开发是国际科技与经济竞争的战略制高点。国家对新药研发寄予厚望，近年来从政策导向、技术支撑、人才资源和资金投入等多个维度，为医药产业构建了可持续发展的创新环境。根据国家药品监督管理局（NMPA）及其药品审评中心（CDE）、Pharmadigger 数据库中的相关数据，2019年 1 月至 2020 年 7 月 NMPA 共批准 16 个 1 类化学创新药，16 个 1 类新药包括聚乙二醇洛塞那肽注射液等 15 个国产新药，以及 1 个达可替尼片进口新药，其中半数为抗癌药（见表 2-1）。

表 2-1　2019 年 1 月—2020 年 7 月 NMPA 批准的 1 类化学创新药

商品名	通用名	批准日期	批准适应证
孚来美	聚乙二醇洛塞那肽注射液	2019-05-05	成人 2 型糖尿病
欣比克	本维莫德乳膏	2019-05-29	成人轻中度寻常型银屑病
艾瑞卡	注射用卡瑞利珠单抗	2019-05-29	复发或难治性经典型霍奇金淋巴瘤
必特	可利霉素片	2019-06-24	敏感细菌引起的感染
九期一	甘露特钠胶囊	2019-11-02	阿尔茨海默病
豪森昕福	甲磺酸氟马替尼片	2019-11-22	治疗费城染色体阳性的慢性髓性白血病（Ph+ CML）慢性期成人患者
多泽润/VIZIMPRO	达可替尼片	2019-12-10	局部晚期或转移性非小细胞肺癌（NSCLC）
百泽安	替雷利珠单抗注射液	2019-12-26	复发或难治性经典型霍奇金淋巴瘤
则乐	甲苯磺酸尼拉帕利胶囊	2019-12-26	用于铂敏感的复发性上皮性卵巢癌、输卵管癌或原发性腹膜癌
瑞倍宁	注射用甲苯磺酸瑞马唑仑	2019-12-26	常规胃镜检查的镇静
凯力唯	盐酸可洛派韦胶囊	2020-02-11	丙肝病毒感染
阿美乐	甲磺酸阿美替尼片	2020-03-17	非小细胞肺癌
必立汀	苯环喹溴铵鼻喷雾剂	2020-03-17	过敏性鼻炎
百悦泽/BRUKINSA	泽布替尼胶囊	2020-06-02	淋巴癌
锐马	注射用苯磺酸瑞马唑仑	2020-07-16	镇静镇痛
新力莱	盐酸拉维达韦片	2020-07-29	丙肝病毒感染

数据来源：NMPA，CDE，Pharmadigger 数据库

2017 年是医药产业政策密集发布的一年，我国创新药研发进入了空前繁荣的阶段，审评审批速度也大大加快。2018 年获批的 1 类化学创新药 5 个；2019 年获批的 1 类化学创新药多达 10 个；2020 年上半年获批的 1 类化学创新药 6 个，国内药企研发创新药物的适应证主要集中在抗肿瘤和抗感染等领域。

一、先导化合物的开发

先导化合物（lead compound）简称先导物，又称原型物，是通过各种途径得到的具有一定生物活性的化合物。先导物可能由于活性小、选择性低或药代动力学差等原因，无法直接作为新药使用，但可以在该化合物结构基础上，进行一系列结构改造和修饰，得到符合要求的新药。一般而言，先导化合物的发现是新药研究的起始点，先导化合物的发现有多种途径和方法。

（一）从天然产物得到先导化合物

天然产物包括从动物、植物、微生物中得到的化合物。

1. 从植物中发现和分离获得　青蒿素（artemisinin）是从中药黄花蒿中分离出的抗疟有效成分，为新型结构的倍半萜过氧化物。实验证明其对耐氯喹的疟原虫有极高的杀灭作用，后采用结构修饰的方法合成了抗疟效果更好的蒿甲醚（artemether）和青蒿素琥珀酯（artesunate），疗效比青蒿素高 5 倍，毒性比青蒿素低。

青蒿素　　　　　　　蒿甲醚　　　　　　　青蒿素琥珀酯

2. 从微生物资源的开发中获得　近代应用超敏菌株与特异靶方法发现了许多新的抗生素，例如，从橘青霉菌的代谢物中发现的羟甲戊二酰辅酶 A（HMG-CoA）还原酶抑制剂美伐他汀（mevastatin）为新型降血脂药物的发现奠定了基础，随后洛伐他汀（lovastatin）、普伐他汀（pravastatin）相继问世。

3. 从活性内源性物的结构研究获得　内源性的神经递质、生物靶点或酶的底物就是初始的先导化合物。例如，避孕药炔诺孕酮和 17α-炔雄醇的先导化合物是甾体激素黄体酮和 17β-雌二醇；以炎症介质 5-羟色胺为先导化合物研发了抗炎药吲哚美辛。

4. 从海洋环境中获得　从海葵中分离的肽类毒素海葵毒素，具有强心作用。

（二）以现有药物作为先导化合物

已有的药物中有些可被选作先导物，进一步优化得到新药，可有以下几种类型。

1. 由药物副作用发现先导物药物　药物对机体常有多种药理作用，用于治疗的称治疗作用，其他的作用通常称为副作用。在药物研究中，常可以从已知药物的副作用出发找到新药，或将副作用与治疗作用分开而获得新药。在某些情况下，一个药物的副作用可能对另一种疾病有治疗作用。这需要了解药物的药效学基础，如果副作用与治疗作用的药效学基础不同，就有可能将两者分开，例如，吩噻嗪类抗精神失常药氯丙嗪及其类似物，是由结构类似的抗组胺药异丙嗪的镇静副作用发展而来的。

2. 通过药物的代谢研究发现先导化合物　药物通过体内代谢过程，可能被活化，也可能失活，甚至转化成有毒的化合物。在药物研究中，可以选择其活化形式，或以避免代谢失活或毒化的结构作为药物研究的先导物。例如，奥沙西泮（oxazepam）是地西泮（diazepam）的活性代谢物等。

3. 以现有突破性药物作先导　"me-too"药物是指化学结构与已有药物非常相似，但生物活性不同的一类药物。以现有突破性药物作为先导，有时可能得到比原"突破性"药物活性更好或有药代动力学特色的药物。例如兰索拉唑（lansoprazole）及其他拉唑类药物的研究以奥美拉唑（omeprazole）为先导物，其活性比奥美拉唑活性更强。

（三）利用组合化学和高通量筛选得到先导化合物

组合化学是近十几年发展起来的新合成技术与方法。组合化学化合物库的构建是将一些基本小分子，如氨基酸、核苷酸、单糖等通过化学或生物合成的手段装配成不同的组合，由此得到大量具有结构多样性的化合物分子。利用高通量筛选技术（high-throughput screening），以随机筛选和广泛筛选为基础寻找先导化合物。高通量筛选是利用生物化学、分子生物学、分子药理学和生物技术的研究成果，将已确定的能影响生命过程某些环节的酶、生物靶点、离子通道等药物作用靶标进行分离、纯化和鉴定，由此建立起来的分子、细胞水平的高特异性体外筛选模型，具有灵敏度高、特异性强、需用药量少、快速筛选的特点。在此基础上配合自动化操作系统，即可以实现高通量、快速、微量的筛选。

（四）利用计算机进行靶向筛选得到先导化合物

以生物靶点为基础，利用计算机软件对化合物进行靶向合理筛选和从头设计，已成为发现先导化合物的一个重要手段。

二、先导化合物的优化

在新药研究过程中，发现的先导化合物可能存在某些缺陷，如活性不高、化学结构不稳定、毒性较大、选择性不高、药代动力学性质不合理等，需要对先导化合物进行结构改造或修饰，使之成为理想的药物，这一过程称为先导化合物的优化。对先导化合物的优化有多种方法，大体可分为两大类：传统的药物化学方法和现代方法。现代方法指利用计算机辅助药物设计的手段和定量构效关系的方法进行先导化合物的优化，这些新方法是发现和优化先导化合物的常用手段，在药物设计中发挥着重要的作用，以下介绍对先导化合物进行优化的传统药物化学方法。

（一）生物电子等排体

生物电子等排体是具有相似的物理和化学性质，并能产生相似或拮抗的生物活性的分子或基团，可分为经典和非经典的生物电子等排体两类。

经典的生物电子等排体包括外层价电子相同的原子或基团、元素周期表中同一主族的元素以及环等价体。非经典的生物电子等排体指具有相似的空间排列、电性或其他性质的分子或基团，相互替换会产生相似或相反的生物活性的药物。设计中常用的生物电子等排体见表 2-2。

表 2-2　常用的生物电子等排体

生物电子等排体分类	相互替换的等排体
经典的生物电子等排体	
一价生物电子等排体	—F、—OH、—NH$_2$、—CH$_3$
二价生物电子等排体	—O—、—S—、—NH—
三价生物电子等排体	N=，—P=，CH=，—As=
非经典电子等排体	
羟基	—OH、—CH$_2$OH、—NHCOR
卤素	—Cl、—CF$_3$、—CN

利用生物电子等排体对先导化合物中的某一个基团逐个进行替换得到一系列的新化合物，是药物化学家设计研究药物的经典方法。例如，将 H$_2$ 生物靶点拮抗剂西咪替丁（cimetidine）结构中的咪唑环用呋喃环和噻唑环替换得到雷尼替丁（ranitidine）和法莫替丁（famotidine），它们的 H$_2$ 生物靶点拮抗作用均比西咪替丁强。

（二）前药设计

保持药物的基本结构，仅在某些官能团上作一定的化学结构改变的方法，称为化学结构修饰。将药物经过化学结构修饰后得到的在体外无活性或活性较小、在体内经酶或非酶的转化释放出活性药物而发挥药效的化合物，称为前体药物，简称前药（prodrug），修饰前的活性药物称为母药（parent drug）。

前药原理是利用化学方法，把具有生物活性的原药经化学结构修饰后转变为体外没有活性的衍生物，后者在体内需经酶促反应或其他化学反应，重新释放出原药后，再发挥药效。利用前药原理，可使先导化合物的药代动力学性质得到改善，但前药设计一般不增加其活性。前药设计的目的是增加药物的代谢稳定性，或干扰转运特点，使药物定向靶细胞，提高作用选择性，延长药物作用时间，或降低药物的副作用，或消除不适气味，或改变溶解度以适应剂型的需要。

应用前药原理可增加活性化合物的体内代谢稳定性，如雌二醇（estradiol）等天然雌激素在体内迅速代谢，作用时间短暂，与长链脂肪酸形成酯类，因不溶于水而贮存于体内脂肪组织中，成为延效制剂。再如，雌二醇戊酸（estdiol valerate）及苯甲酸雌二醇（estradiol benzoate）可在体内缓慢水解，释放出母体药物而延长疗效，作用时间可持续数周。

1. 药物化学结构的修饰方法

（1）成盐：成盐修饰适用于具有酸性或碱性基团的药物，目的是增加溶解度，便于制成注射剂，增加稳定性。

（2）成酯及成酰胺：分子中含羟基或羧基的药物，可成酯修饰，延长药物的半衰期，增加脂溶性，提高生物利用度。含氨基药物常常被修饰成酰胺，增加药物的化学稳定性和组织选择性，降低毒副作用，延长药物作用时间。

（3）其他修饰：常用的修饰方法有希夫碱、缩酮、肟化物、四氢噻唑、烯醇酯、偶氮等。

（三）软药设计

在历史上曾有人试图设计一类在体内不受任何酶攻击的药物，称之为"硬药"（hard drug），以避免有害代谢物的产生，实际上"硬药"并未取得应有的效果。相反，设计出容易代谢失活的药物，使药物在完成治疗作用后，按预先规定的代谢途径和可控的速率分解、失活并迅速排出体外，可以避免药物的蓄积毒性，这类药物被称为"软药"（soft drug）。软药设计（soft drug design）的方法可减少药物蓄积的副作用，应用广泛。

三、新 药 设 计

药物上市是一个耗资巨大并且漫长的过程。在过去的十年中，开发和推向市场的药物成本增加了近 150%，但是进入临床试验的药物有 90%最终未能进入临床应用。随着生物信息学和计算机技术的飞速发展，计算机辅助药物设计（computer aided drug design，CADD）取得了巨大的进步。目前，CADD 可以实现对成千上万个分子进行快速筛选，不仅降低了药物研发的成本，而且大大缩短了药物上市的时间，在药物研发过程中发挥重要的作用。因此，提高 CADD 的准确性和灵敏性也成为研究的热点。近年来，我国高性能计算技术取得了举世瞩目的成就，其中，伴随着合理药物设计方法主导的药物研发模式的转变，新药研发迎来了新的机遇。

（一）计算机辅助药物设计

计算机辅助药物设计是利用计算机的快速计算功能、全方位的逻辑判断功能、一目了然的图形显示功能，将量子化学、分子力学、药物化学、生命科学、计算机图形学和信息科学等学科交叉融合，从药物分子的作用机制入手进行药物设计的技术。生物靶点是生物体的细胞膜上或细胞内的特异性大分子，药物小分子称为配体（ligand）。药物产生药理作用时，首先须配体分布到生物靶点部位，并与生物靶点结合。生物靶点与配体结合部位是计算机辅助药物设计的重点研究问题，一般只涉及生物靶点中的几个氨基酸残基。计算机辅助药物设计就是利用计算机技术研究发现能够与靶酶或生物靶点结合的新的配体，因此，也称为计算机辅助配体设计（computer aided ligand design）。如果靶酶或生物靶点的三维结构已知，可进行直接药物设计（direct drug design）；如果生物靶点的三维结构未知，可采用间接药物设计（indirect drug design）。

1. 直接药物设计　又称基于靶点结构的药物设计，该法的最基本要求是确定作用生物靶点的三维空间构型，根据生物靶点结合位点的形状和性质要求，借助计算机自动构造出形状和性质互补的新的配基分子的三维结构，其理论基础是生物靶点结合位点与配基之间的互补性，生物靶点的三维结构可用 X-射线衍射法或蛋白质同源模建得到，也可从蛋白结构数据库（protein data bank，PDB）查询，下载所需的蛋白质结构。

直接药物设计常用的方法有分子对接法和从头设计法。

（1）分子对接法：是预测小分子配体与受体大分子相互匹配、相互识别而产生相互作用的一种方法。分子对接的理论基础是受体学说理论，其一是占领学说，即认为药物产生药效首先需要与靶标分子充分接近，然后在必要的部位相互匹配，这种匹配表现在药物与受体的互补性，包括立体互补、电性互补和疏水性互补；其二是诱导契合学说，即认为大分子和小分子通过适当的构象调整，得到一个稳定的复合物构象。因此，分子对接的过程就是确定复合物中两个分子的相对位置、取向和特定的构象，作为设计新药的基础。

（2）从头设计法：是基于生物靶点结构的全新药物设计，根据生物靶点活性位点的形状和性质要求，利用计算机在化合物的整个化学空间寻找与靶点形状和性质互补的活性分子。大多数情况下，这种设计基于生物靶点的三维结构。与三维结构数据库搜寻相比，全新配体设计策略可以设计出适合靶蛋白活性位点的新结构。从头设计方法一般包括五个过程：①获取生物靶点三维结构及其活性部位；②计算活性部位的结构性质；③在关键活性位点设置与之匹配的原子或基团；④在原始基团的基础上产生完整的分子，或用连接基团将上述原子或基团连接成完整的分子；⑤预测所设计的化合物与靶点的亲和性等。从头设计的核心是通过与靶点结构和性质的基本构建块获得新结构。根据构件块的不同，从头设计方法可分为原子生长法、分子碎片法和模板定位法。

2. 间接药物设计　是指在生物靶点三维空间结构未知的情况下，利用计算机技术对同一靶点具有活性的各种类型生物活性分子进行计算分析，得到三维构效关系模型，通过计算机显示其构象来推测生物靶点的空间构型，以此虚拟生物靶点的三维空间结构，并进行药物设计，因此又称为基于配体结构的药物设计。

间接药物设计包括药效团模型和定量结构-活性关系模型（quantitative structure-activity relationship，QSAR）。药效团是药效特征元素的集合，是保持药物活性所需的结构特征，可以反映药物在三维结构的共同原子、基因或化学功能结构及空间取向，这些往往决定着配体的活性，以此可以分析已知与受体结合的配体的共同药效特征，从而筛选药物。QSAR是以配体和靶点的三维结构为基础，根据分子内能变化和分子间相互作用的能量变化，将已知的一系列药物的理化性质和三维结构参数拟合出定量关系，再进行优化改造，因此QSAR不仅可以模拟结合受体的配体的结构特征，还可以预测药物的活性。

考点： 先导化合物优化的方式

自测题

一、选择题

【A型题】

1. 下列结构相比较，最易发生水解变质反应的是（　　）
   A. 酰脲类　　　　　　　　B. 酯类
   C. 酰胺类　　　　　　　　D. 醚类
   E. 卤代烃类

2. 含芳环的药物主要发生以下代谢（　　）
   A. 水解代谢　　　　　　　B. 开环代谢
   C. 脱烷基化代谢　　　　　D. 氧化代谢
   E. 还原代谢

3. 经代谢后产生毒性代谢产物的药物是（　　）
   A. 卡马西平　　　　　　　B. 苯妥英钠
   C. 呋喃苯胺酸　　　　　　D. 地西泮
   E. 普鲁卡因

4. 有机药物中含吩噻嗪环、肼基、巯基、酚羟基、芳伯氨基、烯键等结构的药物变质失效易受的影响因素是（　　）
   A. 湿度　　　　　　　　　B. 二氧化碳
   C. 氮气　　　　　　　　　D. 微生物
   E. 氧气

5. 氯霉素产生毒性的主要原因是其在体内发生了以下代谢（　　）
   A. 硝基还原为氨基　　　　B. 苯环上引入羟基
   C. 苯环上引入环氧结构　　D. 酰胺键发生水解
   E. 二氯乙酰侧链氧化成酰氯

6. 下列属于结构非特异性药物的是（　　）

A. 阿司匹林　　　　　　B. 盐酸普鲁卡因

C. 硫喷妥钠　　　　　　D. 恩氟烷

E. 地西泮

7. 引入下列哪个基团，可以增强药物的脂溶性（　　　）

A. 羧基　　　　　　　　B. 氨基

C. 磺酸基　　　　　　　D. 氟

E. 羟基

8. 不属于药物结构特性的是（　　　）

A. 空间结构　　　　　　B. 立体构象

C. 官能团　　　　　　　D. 分子之间作用

E. 溶解性

9. 下列药物是从天然药物的活性成分中发现的是（　　　）

A. 青蒿素　　　　　　　B. 雷尼替丁

C. 氢化可的松　　　　　D. 氟哌啶醇

E. 格列吡嗪

10. 下列属于从药物合成的中间体中发现的是（　　　）

A. 兰索拉唑　　　　　　B. 环胞苷

C. 氯丙嗪　　　　　　　D. 奥沙西泮

E. 洛伐他汀

【X型题】

1. 影响药物水解的外界因素主要有（　　　）

A. 水分　　　　　　　　B. 酸碱度

C. 温度　　　　　　　　D. 溶剂

E. 赋形剂

2. 下列属于第Ⅱ相生物结合反应类型的是（　　　）

A. 与葡萄糖醛酸的结合　B. 与硫酸基的结合

C. 与氨基酸的结合　　　D. 与谷胱甘肽的结合

E. 乙酰化结合和甲基化结合

3. 可发生自动氧化反应的官能团是（　　　）

A. 碳-碳双键结构　　　　B. 酚羟基结构

C. 烯醇式结构　　　　　D. 芳伯氨基结构

E. 巯基结构

4. 胺类药物的代谢途径包括（　　　）

A. N-脱烷基化反应　　　B. 氧化脱胺反应

C. N-氧化反应　　　　　D. N-酰化反应

E. 加成反应

5. 二氧化碳对药物质量的影响包括（　　　）

A. 改变药物的酸度　　　B. 使药物氧化变质

C. 使药物沉淀变质　　　D. 使药物分解变质

E. 固体药物变质

二、简答题

1. 维生素 A 为什么要装于铝制容器内，密封在凉暗处保存？

2. 药物在体内发生氧化、还原、水解等反应的本质是什么？

3. 为防止药物发生水解和自动氧化反应而变质，一般可采取哪些措施？

4. 请查阅相关资料，说明光学异构对药效的影响。

5. 请查阅相关资料，说明基于定量构效关系的新药设计。

（王　胤）

第3章

中枢神经系统药物

中枢神经系统药物（central nervous system drug）系指能选择性地作用中枢神经系统，对中枢神经活动起到抑制或兴奋的作用，可用于治疗相关的疾病。按治疗的疾病或药物作用分类，主要有镇静催眠药、抗癫痫药、抗精神失常药、镇痛药、中枢兴奋药。

| 案例 | 认识安眠药 |

　　患者女，45岁，顽固失眠三年，主要表现为入睡困难，10点上床睡觉，凌晨2～3点仍然难以入睡，后来借助服用安眠药（安定）入睡，逐渐产生了依赖性，停药就失眠。近段时间按常规剂量服用仍不能入睡，遂自行加大剂量，经常反复服用安眠药，导致第二天头昏脑胀，影响生活。

问题：1. 安定属于哪类药物？
　　　2. 如何正确使用安眠药？

第1节　镇静催眠药

　　镇静催眠药对中枢神经系统有广泛的抑制作用，镇静药可使服用者处于安静或思睡状态，催眠药可引起类似正常的睡眠，两者并无严格区别，常因剂量不同产生不同的治疗效果。通常较小剂量时产生镇静作用，较大剂量时产生催眠作用，大剂量时则产生麻醉、抗惊厥作用，故统称镇静催眠药。镇静催眠药长期应用，几乎都可产生耐受性和依赖性，突然停药时可产生戒断症状，其中大多数属于国家特殊管理的第二类精神药品，临床应用时要严格控制剂量，避免长期使用。

　　镇静催眠药按照化学结构可分为巴比妥类、苯二氮草类及其他类。

一、巴 比 妥 类

　　巴比妥类药物是巴比妥酸（丙二酰脲）的衍生物，是20世纪初使用时间较长、应用比较广泛的镇静催眠药。基本结构为：

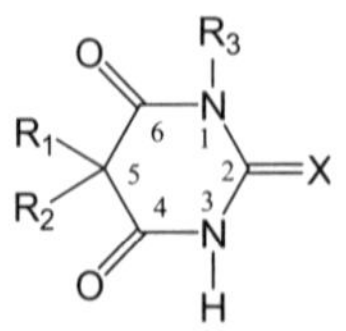

　　巴比妥酸本身并无治疗作用，只有5位碳上的两个氢原子被烃基取代才能呈现活性。5位取代基的不同，其作用时间也不同，通常按作用时间可分为长效（6～8 h）、中效（4～6 h）、短效（2～3 h）和超短效（1/4 h）四种类型。常用巴比妥类镇静催眠药见表3-1。

表 3-1　常用巴比妥类镇静催眠药

药物名称	化学结构	作用类型
苯巴比妥 phennobarbital	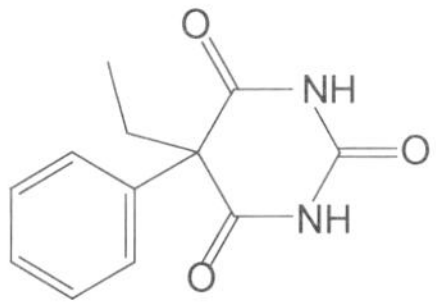	长效巴比妥类
异戊巴比妥 amobarbital	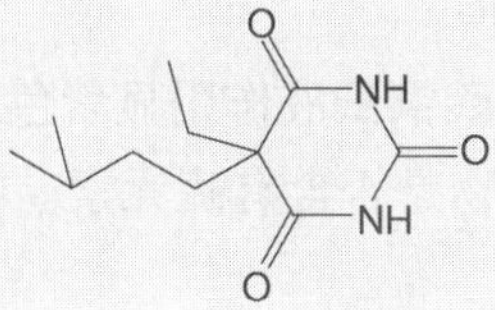	中效巴比妥类
司可巴比妥 secobarbital	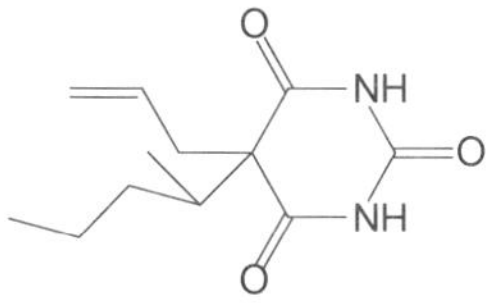	短效巴比妥类
硫喷妥钠 thiopental sodium	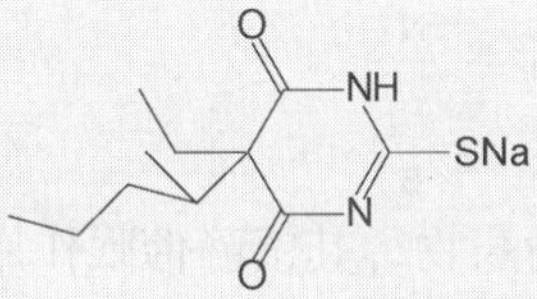	超短效巴比妥类

（一）理化性质

1. **性状**　巴比妥类药物一般为白色结晶或结晶性粉末，具有一定的熔点，加热多能升华，不溶于水，易溶于乙醇及有机溶剂。含硫巴比妥类药物，有不适臭味。在干燥空气中较为稳定，遇酸、氧化剂或还原剂时，其主环通常不会被破坏。

2. **弱酸性**　此类药物是丙二酰脲的衍生物，分子中含有内酰胺结构，亚胺结构上的氢原子，受相邻两个羰基的影响，性质很活泼，能使酰亚胺互变异构成烯醇式结构，显酸性。可与碱金属形成可溶性的盐类，如钠盐可供配制注射液使用，也可利用此性质，采用酸碱滴定法测定其含量。

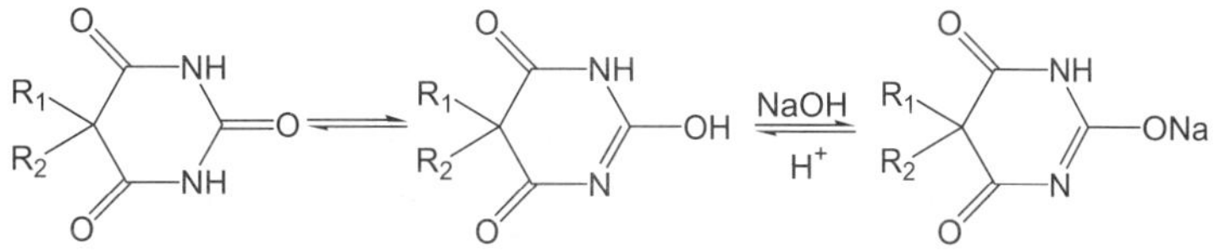

巴比妥类药物酸性很弱，比碳酸酸性弱，其钠盐水溶液不稳定，易吸收空气中二氧化碳而析出药物，使溶液呈现浑浊。故本类药物钠盐注射液不能与酸性药物配伍使用或暴露在空气中。

3. **水解性**　巴比妥类药物中的酰脲结构使其具有水解性，水解程度及产物与水解条件有关，随温度和 pH 的升高，水解速度加快。其钠盐水溶液室温放置即可水解，钠盐在吸湿的情况下也能水解成无效的物质。因此巴比妥类药物钠盐注射液须制成粉针剂，临用时配制。

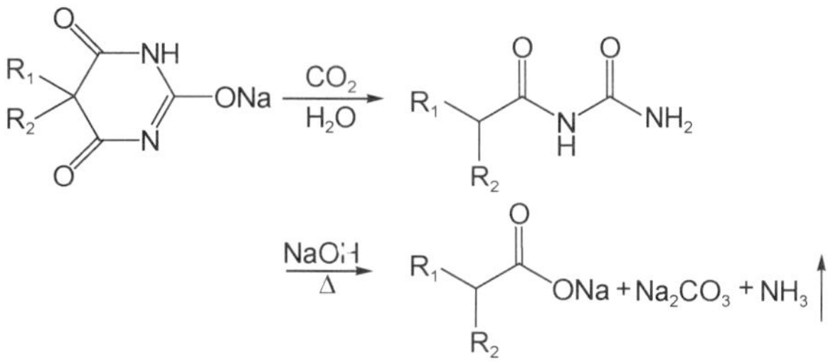

4. **与金属离子成盐反应**　巴比妥类药物具有丙二酰脲结构，可用丙二酰脲类药物的一般鉴别试验

进行鉴别。

（1）与硝酸银作用：在碳酸钠溶液中与硝酸银试液作用，生成白色可溶性的一银盐，加入过量的硝酸银试液，可生成白色不溶性的二银盐沉淀，该沉淀溶于氨试液。

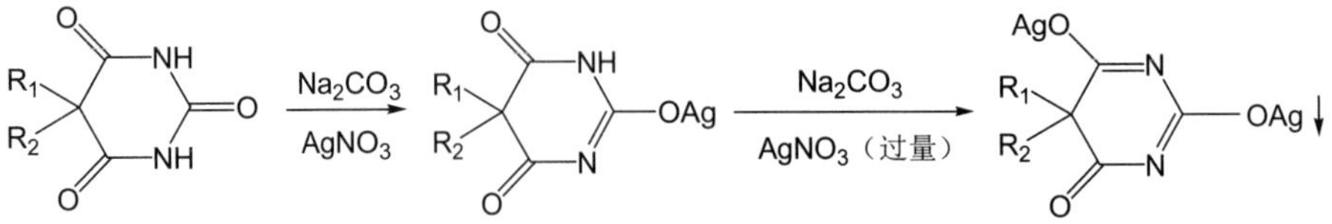

（2）与铜吡啶试液作用：与吡啶-硫酸铜试液作用显紫色或生成紫色沉淀，含硫的巴比妥类药物则显绿色，此反应可用于鉴别巴比妥类药物是否含有硫元素。

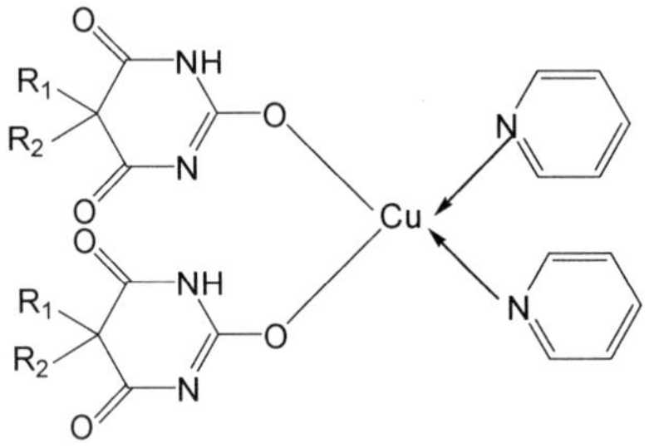

（二）构效关系

巴比妥类药物属于结构非特异性的药物，其镇静催眠作用的强弱和快慢，与药物的解离常数 pK_a 和脂水分配系数密切相关，作用时间的长短与药物在体内代谢难易程度有关。

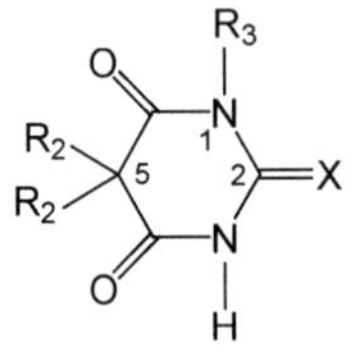

1. **解离常数 pK_a 对药效的影响**　通常药物是以分子形式透过细胞膜，以离子形式发挥作用，这就要求药物要有一定的解离度。在生理 pH7.4 时，巴比妥类药物解离的程度不同，透过细胞膜和通过血脑屏障、进入脑内的药物量也有差异，因此其镇静催眠作用的强弱和作用的快慢也就不同。巴比妥类药物解离常数与其 5 位碳上取代基数目有关，见表 3-2。

表 3-2　常用巴比妥类药物的 pK_a 及镇静催眠作用

药物名称	5 位碳上取代基数目	pK_a	未解离/ %	镇静催眠作用
巴比妥酸	0	4.12	0.05	无
苯巴比妥	2	7.40	50.00	有
司可巴比妥	2	7.70	66.61	有
异戊巴比妥	2	7.90	75.97	有

2. **脂水分配系数对药效的影响**　药物必须有适当的脂水分配系数，才有利于药物在体内的转运和分布。中枢神经系统的药物需要透过血脑屏障才能发挥作用，因此亲脂性对于巴比妥类药物的镇静催眠作用影响很大。

（1）巴比妥类药物 5 位碳上的两个氢必须都被取代，取代基碳原子总数为 4～8 个，脂水分配系数较合适，具有良好的镇静催眠作用。

（2）巴比妥类药物 2 位碳上氧原子被硫原子代替，如硫喷妥钠，则脂溶性增大，药物起效快，作用时间短。

（3）巴比妥类药物氮原子上引入甲基，如海索巴比妥，可降低酸性和增加脂溶性，起效快。

3. 巴比妥类药物在体内作用的持续时间与药物在体内代谢难易程度有关。5 位碳上取代基的氧化反应是巴比妥类药物代谢的主要途径。

（1）当 5 位碳上取代基为饱和直链烷烃或芳烃时，不易被代谢氧化成为溶于水的结合物，难以通过肾脏排出，因此停留在体内的时间长，即药物的镇静催眠作用时间长，如苯巴比妥为长效巴比妥。

（2）当 5 位碳上取代基为支链烷烃或不饱和烃基时，易被氧化代谢，易被排出，其镇静催眠作用时间短，如异戊巴比妥为短效巴比妥。

苯巴比妥 Phenobarbital

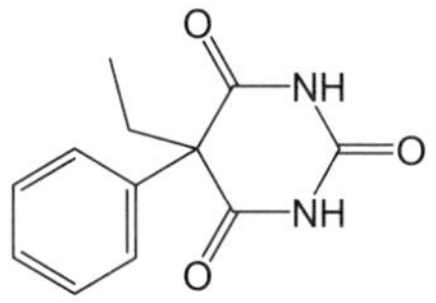

化学名为 5-乙基-5-苯基-2，4，6（1*H*，3*H*，5*H*）-嘧啶三酮，又名鲁米那。

本品为白色有光泽的结晶性粉末；无臭，味微苦。本品能溶于乙醇或乙醚，略溶于三氯甲烷，极微溶于水。熔点为 174.5～178℃。

本品的酰亚胺基可互变异构成烯醇式结构，显弱酸性，pK_a 为 7.40，在氢氧化钠或碳酸钠溶液中溶解，可得到苯巴比妥钠，其 10% 水溶液 pH 为 9.5～10.5，与酸性药物接触或吸收空气中的二氧化碳，可析出苯巴比妥沉淀。

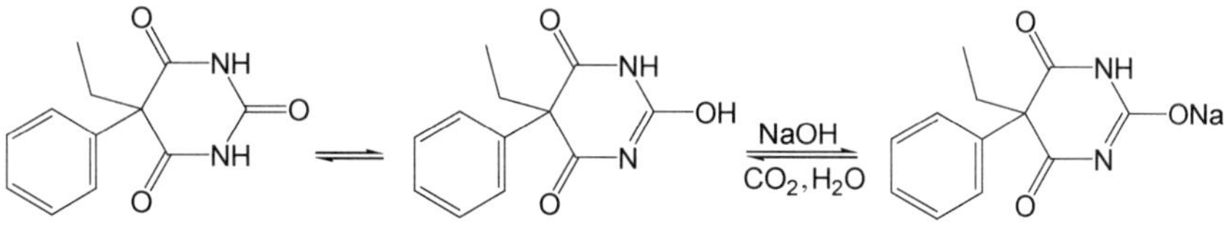

本品的固体在干燥空气中较稳定，钠盐水溶液放置易水解，生成 2-苯基丁酰脲而失去活性。

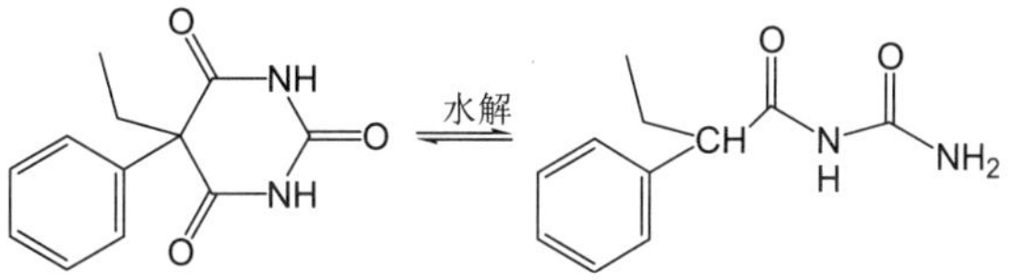

本品在碳酸钠溶液中与硝酸银试液作用，生成可溶性的一银盐，加入过量的硝酸银试液可生成不溶性的二银盐沉淀，该沉淀溶于氨试液。与吡啶-硫酸铜试液作用显紫色。

本品分子中具有苯环，可与亚硝酸钠-硫酸试液作用，立即显橙黄色，随后转为橙红色。与甲醛-硫酸试液作用，接界面产生玫瑰红色。此反应可用于区别不含苯基的巴比妥类药物。

本品具有镇静催眠和抗惊厥作用。临床上用于治疗焦虑、失眠，也可治疗惊厥及癫痫大发作。主要副作用为用药后头晕和困倦等后遗效应，久用可产生耐受性和依赖性，多次连用可出现蓄积中毒以及呼吸抑制等。

异戊巴比妥 Amobarbital

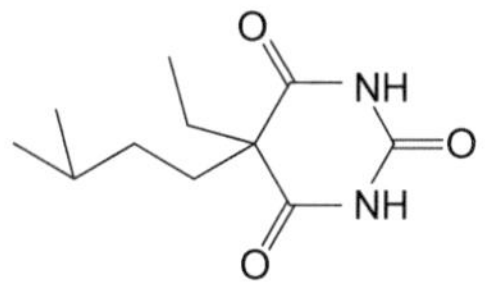

化学名为 5-乙基-5-（3-甲基丁基）-2，4，6（1*H*，3*H*，5*H*）-嘧啶三酮。

本品为白色结晶性粉末；无臭，味苦。本品易溶于乙醇或乙醚，溶于氯仿中，极微溶于水。熔点为 155～158.5℃。

本品的酰亚胺基可互变异构成烯醇式结构，呈弱酸性，pK_a 为 7.8。在氢氧化钠或碳酸钠溶液中溶解，可得到异戊巴比妥钠，其 5% 水溶液 pH 为 9.5～11.5，与酸性药物接触或吸收空气中的二氧化碳，可析出异戊巴比妥沉淀。

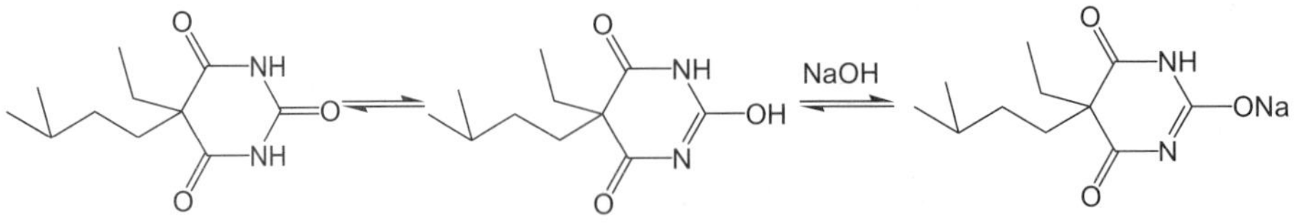

异戊巴比妥钠

其钠盐为白色的颗粒或粉末；常做成注射剂使用。

钠盐水溶液很不稳定，易水解，分解成 2-异戊基丁酰脲而失去活性。水解的速度受温度和 pH 影响，随着温度和 pH 增高，其分解加速。故异戊巴比妥钠注射液须制成粉末，密封于安瓿，临用时配制。

在本品的碳酸钠溶液中加入过量的硝酸银试液，可生成白色的不溶的二银盐沉淀。

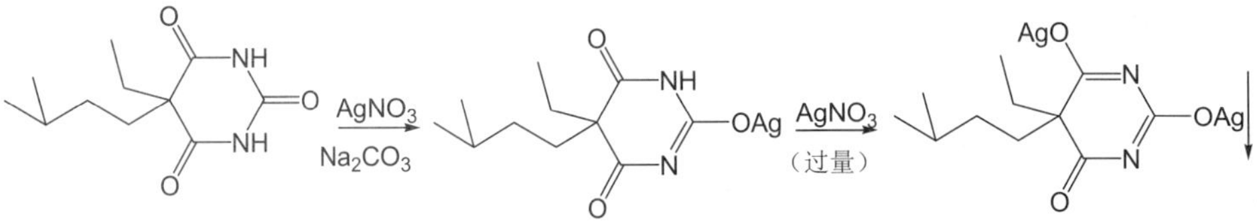

本品与吡啶和硫酸铜试液作用，生成紫蓝色的络合物。

本品对中枢神经系统有抑制作用，因剂量不同而表现出镇静、催眠、抗惊厥等不同作用。本品为中效镇静催眠药，持续时间 3～6 小时，主要用于催眠、镇静、抗惊厥（小儿高热惊厥、破伤风惊厥、子痫、癫痫持续状态）以及麻醉前给药。

硫喷妥钠　Thiopental Sodium

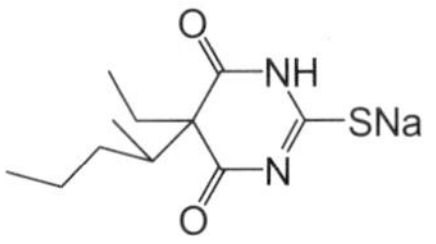

化学名为（±）-5-乙基-5-（1-甲基丁基）-2-硫代巴比酸钠。

本品为淡黄色粉末；有类似蒜臭气，味苦。本品极易溶于水，水溶液不稳定。

本品与吡啶和硫酸铜试液作用，显绿色。

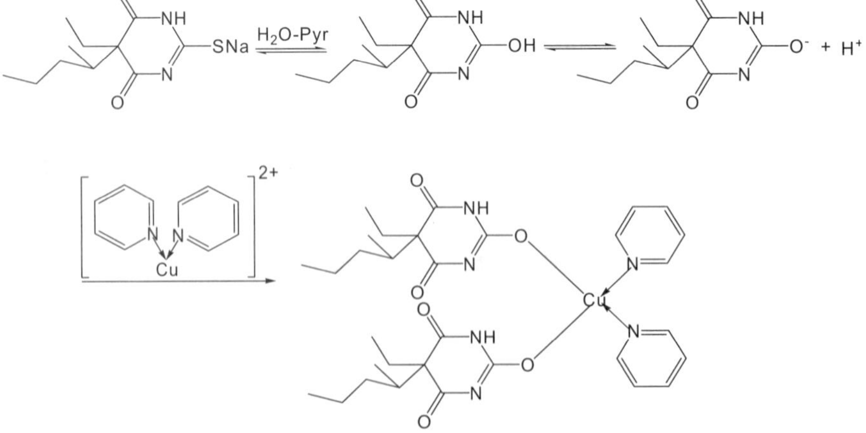

本品脂溶性高，pK_a 为 7.6，静脉注射后迅速通过血脑屏障，对中枢系统产生抑制作用，依所用剂量大小，出现镇静、安眠及意识消失等不同的作用。本品可降低脑耗氧量及脑血流量，在脑缺氧时对脑起保护作用。本品对肝、肾功能无明显影响，大剂量时对肝功能有轻微抑制；手术中低血压可使尿量减少，药物排泄时间延长；本品可降低眼压，但不影响糖代谢。

本品用于全麻诱导、复合全麻及小儿基础麻醉。

链 接　巴比妥类药物的依赖性

　　长期连续服用巴比妥类药物，可导致患者产生精神依赖。此时，快动眼睡眠时间延长，梦魇增多，迫使患者继续用药，终至成瘾。此时突然停药，患者常出现严重的戒断症状，表现为激动、失眠、焦虑，甚至惊厥。因此，巴比妥类药物目前临床少用于镇静催眠。苯巴比妥类、戊巴比妥主要用于抗癫痫；硫喷妥钠偶用于小手术或内窥镜检查时做静脉麻醉。

考点：巴比妥类药物的理化性质及构效关系

二、苯二氮䓬类

　　苯二氮䓬类药物是 20 世纪 60 年代上市的第二代镇静催眠药，同时具有抗焦虑、抗惊厥的作用，此类药物成瘾性小，安全范围大，因此逐渐替代了巴比妥类药物，已成为临床上镇静、催眠、抗焦虑的首选药物。

（一）苯二氮䓬类药物发展

　　苯二氮䓬类药物是 1，4-苯并二氮杂䓬的衍生物，首先用于临床的是氯氮䓬，又名利眠宁。在氯氮䓬的结构改造中，人们发现其分子中氮上的氧和脒的结构都不是活性的必要部分，对其进行结构简化，得到同类药物地西泮（安定），其作用较氯氮䓬强，除治疗神经症外，亦是控制癫痫持续状态的较好药物。后又对地西泮进行结构改造，得到了一系列的苯二氮䓬药物，其结构特征为具有苯环和七元亚胺内酰胺环。常见药物如下表 3-3。

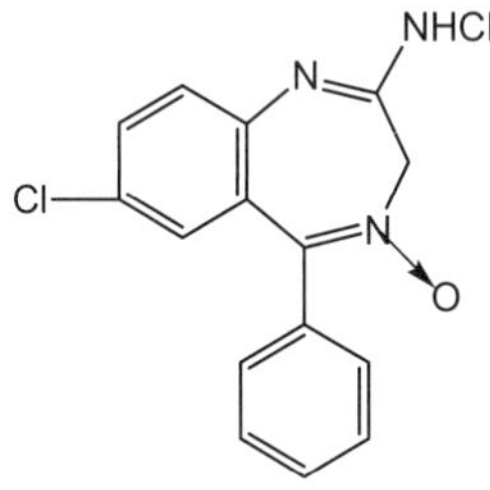

氯氮䓬
chlordiazepoxide

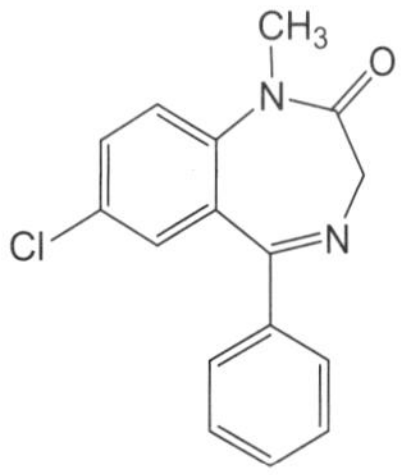

地西泮
diazepam

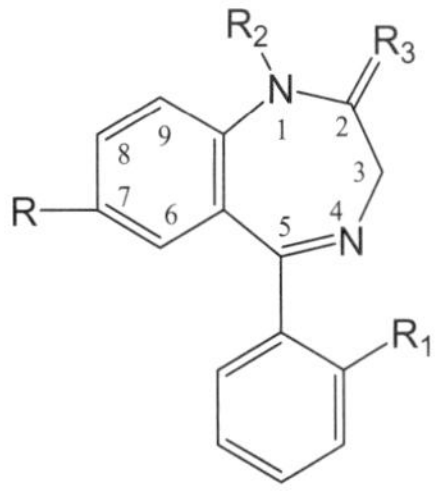

苯二氮䓬类药物基本结构

表 3-3　常见的苯二氮䓬类镇静催眠药物

药物名称	取代基				作用特点
	R	R_1	R_2	R_3	
硝西泮	NO_2	H	H	O	具有催眠、抗焦虑及较强的抗惊厥作用，可引起近似生理性睡眠，抗癫痫作用强
氯硝西泮	NO_2	Cl	H	O	抗癫痫作用较强，作用迅速，具有广谱抗癫痫作用
氟地西泮	Cl	F	CH_3	O	具有较好的催眠作用，治疗因焦虑所致失眠效果较好
劳拉西泮	Cl	Cl	H	O	奥沙西泮 5 位苯环的邻位上引入氯原子所得，作用较奥沙西泮强且持久，有明显的诱导睡眠作用

（二）苯二氮䓬类作用机制

　　苯二氮䓬类药物与中枢苯二氮䓬受体结合发挥作用，可增强中枢抑制性神经递质 γ-氨基丁酸（GABA）的神经传递功能和突触抑制效应，还能增强 GABA 和 GABA 受体相结合的作用。

（三）苯二氮䓬类构效关系

（1）A 环为七元亚胺内酰胺环，是活性必需结构。

（2）A 环 1 位取代基对活性的影响：1 位甲基取代使活性增强，如地西泮；随着取代基的增加，作用时间延长，如氟托西泮为长效药物。

（3）B 环 7 位有吸电子基团可增加活性，吸电子越强，作用越强，其次序为 $NO_2 > Br > CF_3 > Cl$。

（4）A 环 1，2 位并入三氮唑环可提高药物的代谢稳定性，而且提高了与受体的亲和力，活性显著增加，如艾司唑仑、阿普唑仑等。

（5）A 环 4，5 位双键被饱和或并入四氢噁唑环增加镇静和抗抑郁作用，如氯沙唑仑、美沙唑仑。

（6）C 环 2 位引入吸电子基团，可增强活性，如劳拉西泮、氯硝西泮等。

（7）A 环 3 位引入羟基降低其毒性，可以增加其分子的极性，易与葡糖醛酸结合排出体外，3 位羟基衍生物多保持原有药物的活性，在临床较原药更加安全，如奥沙西泮。

地西泮　Diazepam

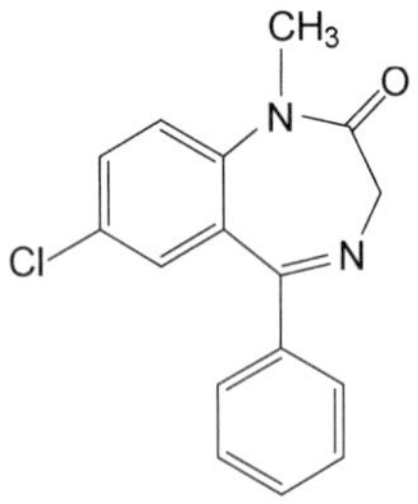

化学名为 1-甲基-5-苯基-7-氯-1，3-二氢-2H-1，4-苯并二氮杂䓬-2-酮，又名安定。

本品为白色或类白色结晶性粉末；无臭，味微苦。本品易溶于三氯甲烷及丙酮，可溶于乙醇，几乎不溶水。熔点为 130～134℃。

本品分子中具有内酰胺及亚胺结构，在酸或碱性溶液中，受热易水解，生成黄色的 2-甲氨基-5-氯-二苯甲酮和甘氨酸。水解开环反应发生在二氮杂䓬环的 1，2 位或 4，5 位，或两个反应过程平行进行。其中 4，5 位开环为可逆的，在酸性条件下开环，在中性和碱性条件下又闭环。口服本药物后，在胃酸作用下，4，5 位开环，当开环的衍生物进入碱性的肠道后，又闭环成原药。因此，4，5 位间开环，不影响药物的生物利用度。

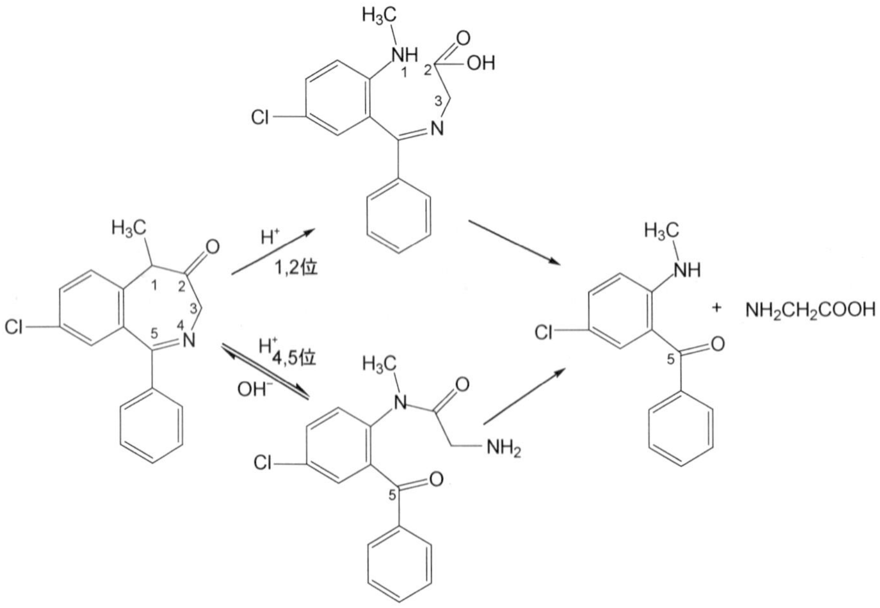

地西泮水解开环

本品溶于硫酸，在紫外光灯（365nm）下观察，显黄绿色荧光。

本品溶于稀盐酸，加碘化铋钾试剂，即产生橙红色沉淀，放置后颜色加深。

地西泮的体内代谢主要在肝脏进行，代谢途径为 N-1 位去甲基、C-3 位的氧化，代谢产物仍有活性，被开发成药物使用，即为替马西泮、奥沙西泮。它们疗效与地西泮相似，毒副作用小，适宜于老年人和肝肾功能不良者。

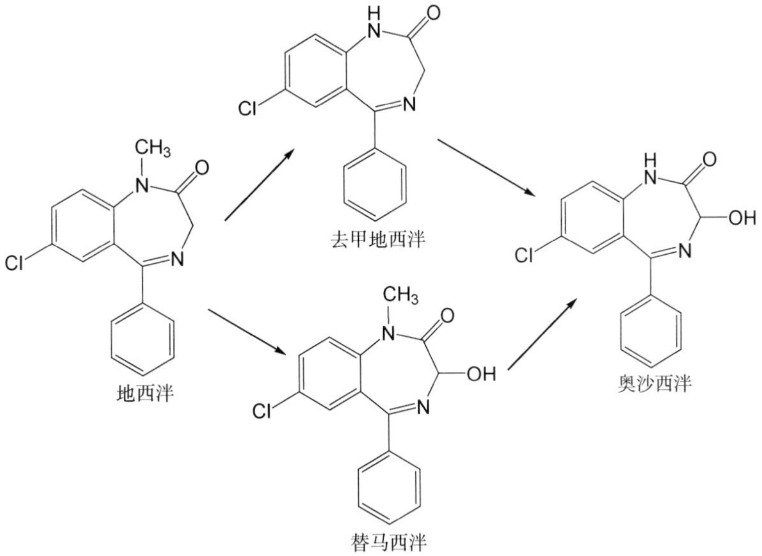

去甲地西泮

地西泮

替马西泮

奥沙西泮

地西泮的体内代谢途径

本品具有抗焦虑、镇静、催眠、抗癫痫等作用。临床用于治疗焦虑症、失眠及各种神经症。

奥沙西泮 Oxazrpam

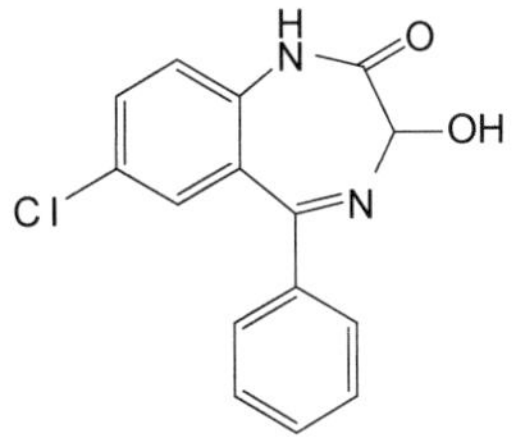

化学名为 5-苯基-3-羟基-7-氯-1，3-二氢-2H-1，4-苯并二氮杂䓬-2-酮，又名去甲羟基安定、舒宁。

本品为白色或类白色结晶性粉末；几乎无臭。本品易溶于乙醇、三氯甲烷及丙酮，对光稳定，极微溶于乙醚，几乎不溶于水。熔点为 198～202℃。

本品在酸或碱中加热水解，能生成 2-苯甲酰基-4-氯苯胺，经重氮化，与 β-萘酚偶合，生成橙色的偶氮化合物，放置后色渐变深。该反应可用于和 1 位甲基取代的苯二氮䓬类（地西泮）的鉴别。

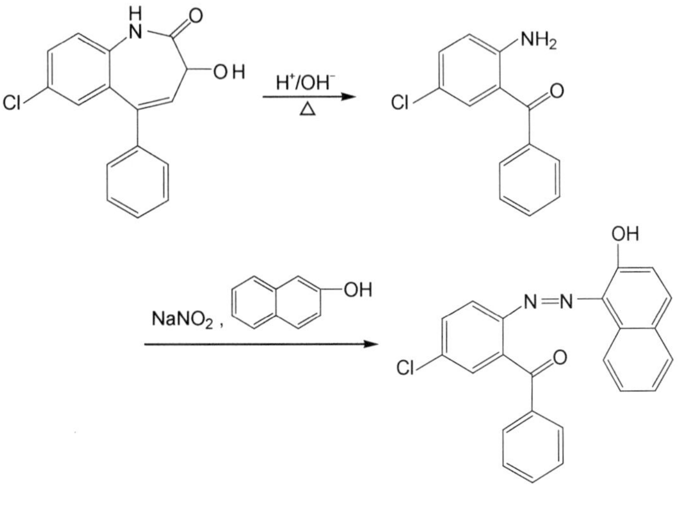

本品是地西泮的活性代谢产物，其药理作用与地西泮相似但较弱，毒性低，副作用小，用于神经症、失眠及癫痫的辅助治疗，适用于老人和肾脏功能不良者。

艾司唑仑 Estazolam

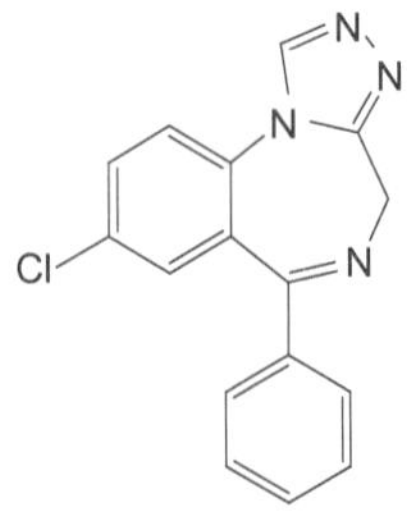

化学名为6-苯基-8-氯-4H-[1，2，4]-三氮唑[4，3-α][1，4]苯并二氮杂䓬，又名舒乐安定。

本品为白色或类白色结晶性粉末；无臭，味微苦。本品易溶于氯仿及醋酐，可溶于甲醇，略溶于乙酸乙酯或乙醇，几乎不溶于水。熔点为229～232℃。

本品的苯二氮杂䓬结构在1，2位上并入了三唑环，不但增强了代谢稳定性，使药物不易在1，2位水解开环，而且增加了药物与受体的亲和力，因此活性增强。

本品的 5，6-亚胺键结构不稳定，在酸性、室温条件下，即可发生水解开环，碱性条件下则可逆性闭环，不影响药物的生物利用度。

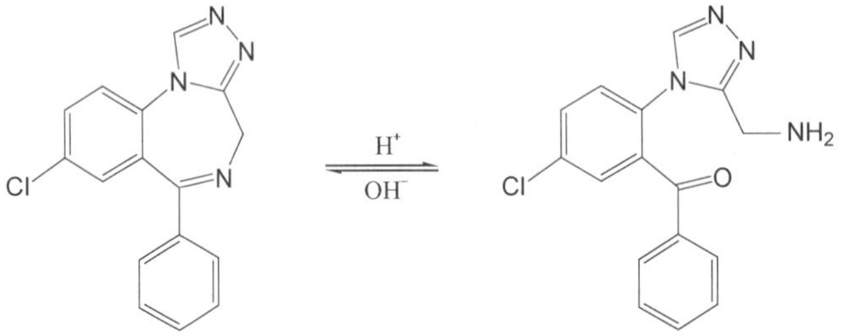

本品在稀盐酸溶液中加热煮沸15min，三唑环可开环，放冷后能发生重氮化-偶合反应。

本品加硫酸，在紫外光灯（365nm）下观察，显天蓝色荧光。

本品可用于焦虑、失眠、镇静及癫痫大小发作和术前镇静等，用量少，毒副作用小。

阿普唑仑 Alprazolam

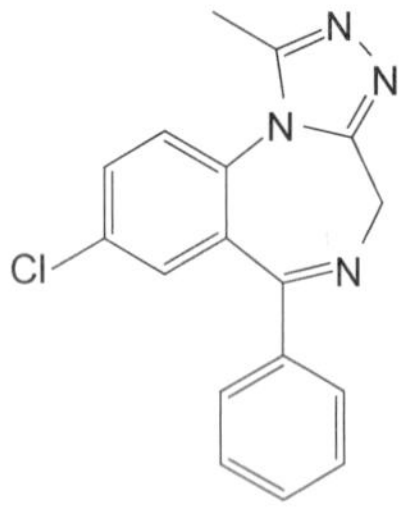

化学名为1-甲基-6-苯基-8-氯-4H-[1，2，4]三氮唑[4，3-α][1，4]苯并二氮杂䓬。

本品为白色结晶或白色粉末，无臭、味微苦。熔点为228～228.5℃。本品易溶于氯仿，几乎不溶于水。

本品作用比地西泮强10倍，体内代谢产物4-羟基阿普唑仑，生物活性为原药的1/2，主要用于焦虑、紧张，激动，也可用于催眠或焦虑的辅助用药。抑郁症患者应慎用。口服吸收快而完全，血浆蛋白结合率约为80%。口服后1～2小时血药浓度达峰值，2～3天血药浓度达稳态。半衰期一般为12～15小时，老年人为19小时。

考点：苯二氮杂䓬类药物的构效关系及代表药物

三、其 他 类

（一）醛类

水合氯醛（chloral hydrate）是最早用于催眠的有机药物，口服或直肠给药易从肠道吸收，起效快，是一种安全、可靠的催眠药。缺点是有特臭、味微苦及胃肠道刺激。三氯福司是水合氯醛的衍生物，作用和水合氯醛相似，无水合氯醛的不良反应。

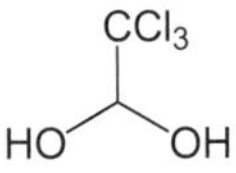

水合氯醛 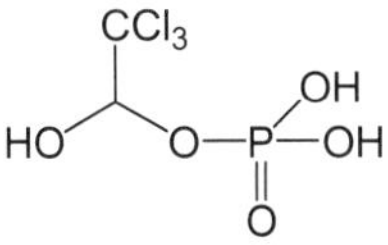　　　　　　　　三氯福司

（二）具有酰胺结构的杂环化合物

哌啶二酮类如格鲁米特（导眠能）和喹唑酮类如甲喹酮（安眠酮），作用的强度和时间类似于巴比妥类药物。

20 世纪 90 年代，随着唑吡坦的上市和使用人群的增加，这些安全性更高的非苯二氮草类新型镇静催眠药物，如佐匹克隆、丁螺环酮等，逐渐成为目前主要的镇静催眠药，见表 3-4。

表 3-4　其他镇静催眠药

药物名称	化学结构	作用特点
甲丙氨酯 meprobamate	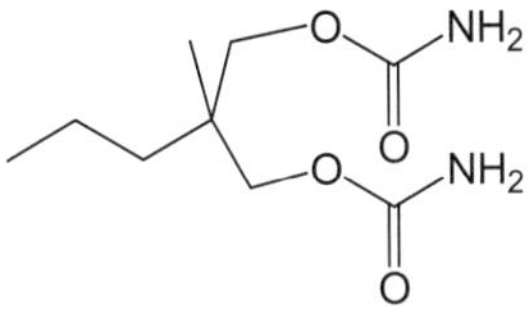	主要用于治疗神经症的焦虑、紧张和失眠，也用于精神紧张性头痛及眩晕症，作用较弱
格鲁米特 glutethimide	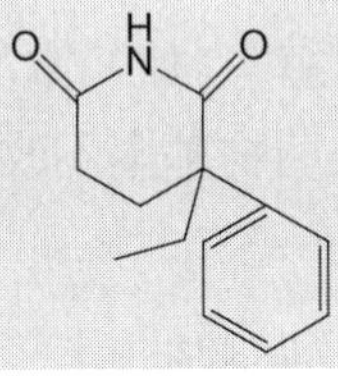	用于神经性失眠、夜间易醒及麻醉前给药，服后 30 分钟即能入睡，能维持睡眠 4～8 小时
甲喹酮 methaqualone	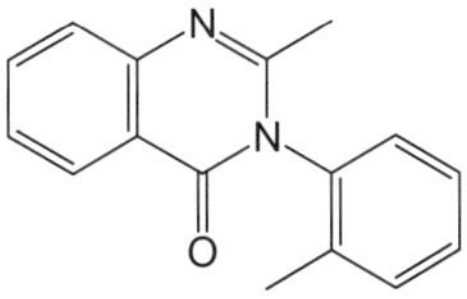	镇静催眠作用起效快、作用时间长，用于治疗神经衰弱、失眠及麻醉前给药
唑吡坦 zolpidem	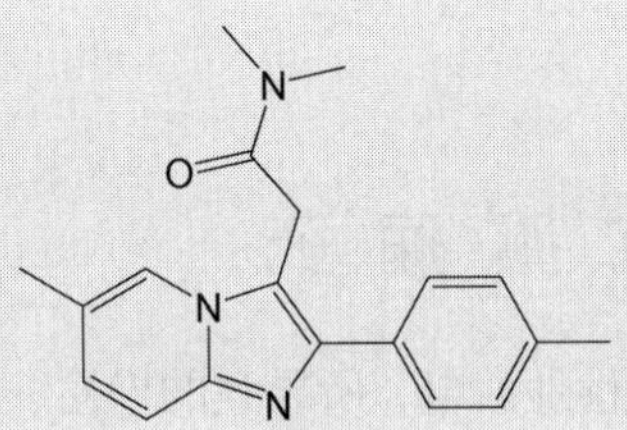	选择性与苯二氮草ω-1 受体亚型结合，具有较强的镇静催眠作用，而对呼吸系统无抑制作用，抗惊厥和肌肉松弛作用较弱，极少产生耐药性、依赖性
佐匹克隆 zopiclone	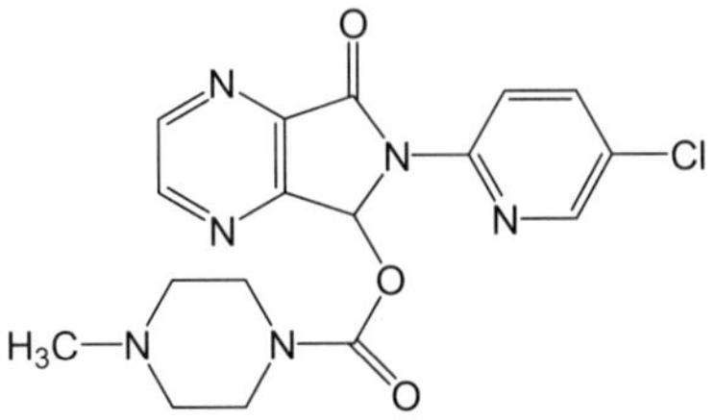	吡咯酮类药物，作用于 GABA 受体-氯离子通道复合物的特殊点上，催眠作用迅速，并可提高睡眠质量，被称为"第三代催眠药"，但长期使用会产生戒断症状
丁螺环酮 buspirone	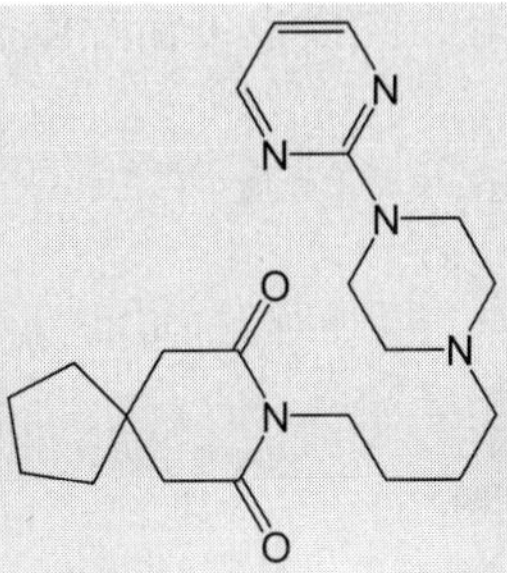	属于新型的氮杂螺环癸烷双酮类抗焦虑药，没有镇静催眠作用，不会引起嗜睡副作用，特别适用于驾驶、高空作业等人员使用

唑吡坦 Zolpidem

化学名为 *N*，*N*，6 -三甲基-2-（4-甲基苯基）-咪唑并[1，2-*a*]吡啶-3-乙酰胺。

唑吡坦结构特点是吡唑并吡啶，本品在肝脏进行首过代谢，生物利用度为 70%，代谢以氧化为主，代谢途径如下图。

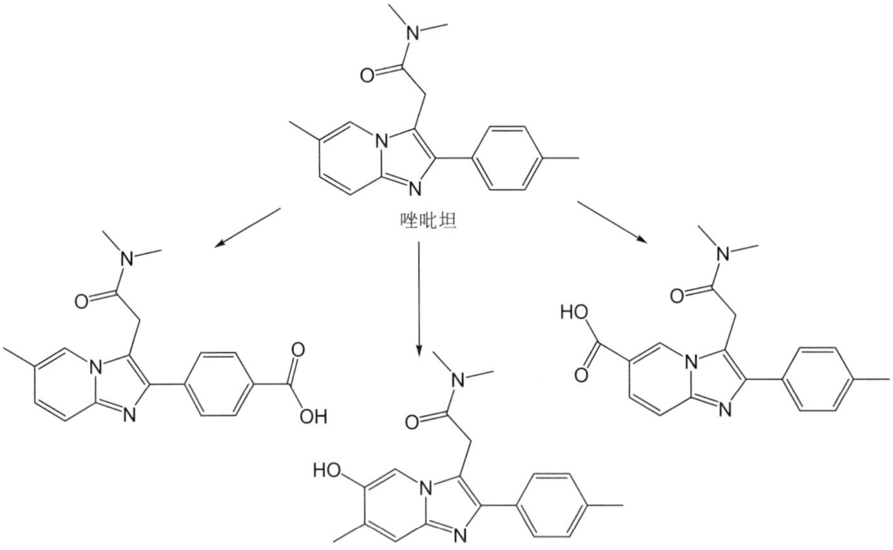

唑吡坦

唑吡坦的代谢途径

唑吡坦镇静催眠作用很强，口服后吸收迅速，半衰期短（2 h）。本类药物治疗指数高，安全性高，在提高睡眠质量等方面较苯二氮杂䓬类药物更理想，本类药物基本不改变正常的生理睡眠结构，无成瘾性和耐受性。

链 接　《麻醉药品和精神药品品种目录》收录的镇静催眠药

一类精神药品：司可巴比妥、三唑仑、甲喹酮、甲氯喹酮。

二类精神药品：巴比妥、戊巴比妥、异戊巴比妥、苯巴比妥、氯氮䓬、地西泮、氯硝西泮、氟西泮、劳拉西泮、硝西泮、奥沙西泮、替马西泮、阿普唑仑、咪达唑仑、艾司唑仑、唑吡坦、佐匹克隆、甲丙氨酯。

第2节　抗 癫 痫 药

癫痫是由于大脑局部神经元过度兴奋，产生阵发性地放电，所导致的慢性、反复性和突发性的大脑功能失调。表现为不同程度的运动、感觉、意识、行为和自主神经障碍等。抗癫痫药可抑制大脑神经的兴奋性，用于防止和控制癫痫的发作。大部分患者需要长期用药，要注意该类药物的毒性反应和副作用。

巴比妥类药物和苯二氮杂䓬类药物中的苯巴比妥和地西泮、氯硝西泮、硝西泮等药物在临床广泛用于癫痫的治疗，本节不再做介绍。将巴比妥类药物分子的羰基去掉一个，可以得到一个五元环的乙内酰脲类化合物，具有抗惊厥作用，由此发现了苯妥英。在巴比妥类药物结构基础上进一步改造，得到一些药物，如三甲双酮、卡马西平、扑米酮、乙琥胺等，同样也可治疗癫痫病。

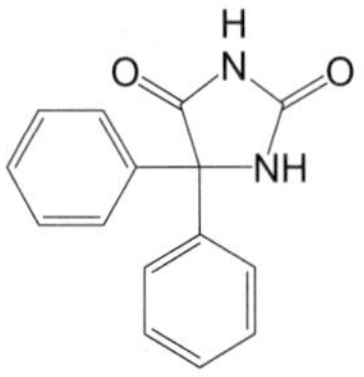

苯妥英
phenytoin

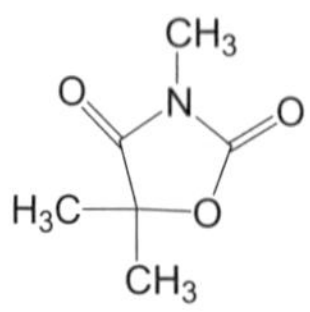

三甲双酮
trimethadione

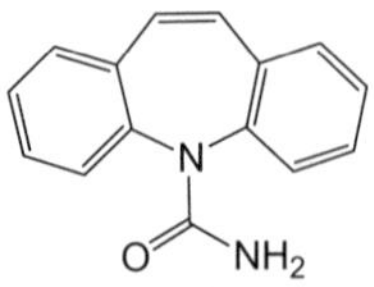

卡马西平
carbamazepine

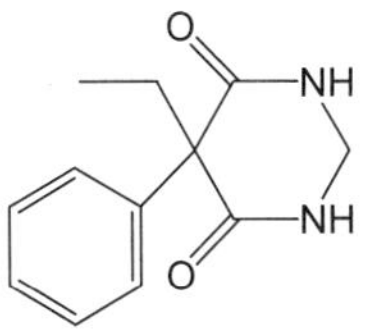

扑米酮
primidone

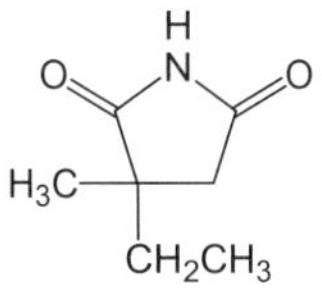

乙琥胺
ethosuximide

抗癫痫药物的代表药物有：苯妥英钠、卡马西平、丙戊酸钠、加巴喷丁等。

苯妥英钠 Phenytoin Sodium

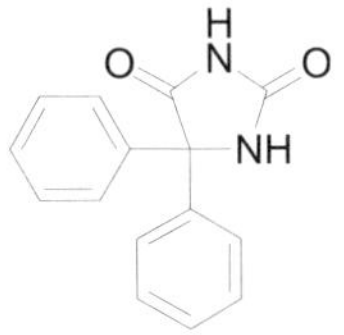

化学名为 5，5-二苯基-2，4 咪唑烷二酮钠盐，又名大伦丁钠。

本品为白色粉末；无臭、味苦；微有引湿性。易溶于水，溶于乙醇，几乎不溶于乙醚或氯仿。

本品分子中具有内酰脲结构，在碱性溶液中受热易水解，可生成二苯基脲基乙酸，最后生成二苯基氨基乙酸，并释放出氨气。

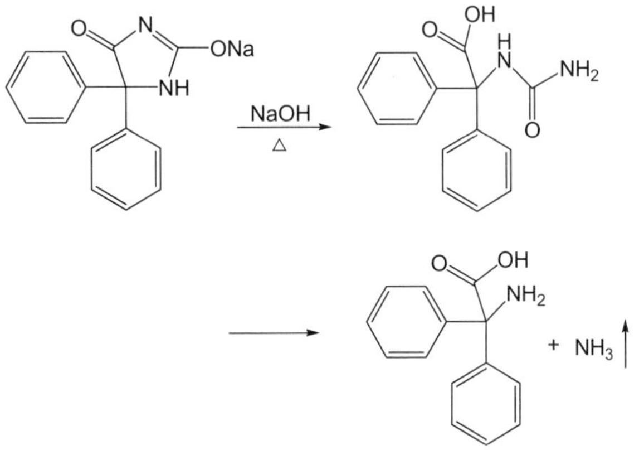

本品水溶液呈碱性，在空气中渐渐吸收二氧化碳，析出苯妥英，使溶液浑浊。所以本品及其水溶液都应密闭保存。

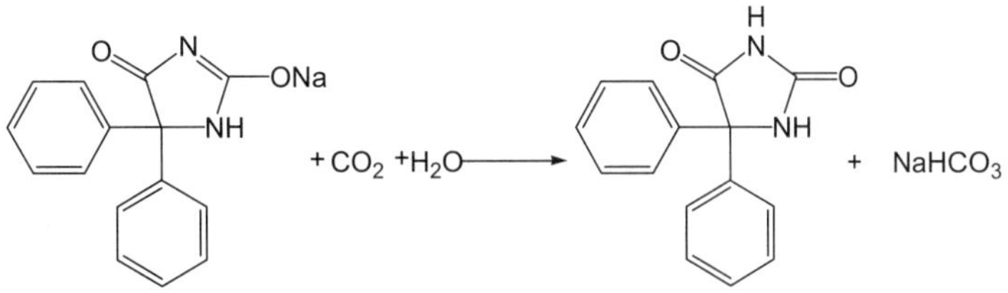

本品水溶液加氯化汞试液，可生成白色沉淀，在氨试液中不溶。

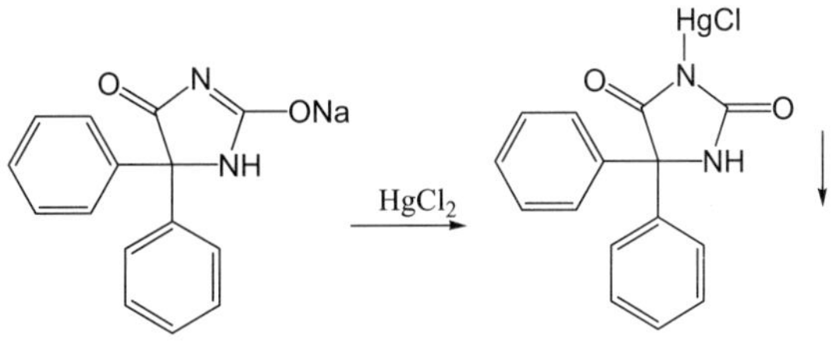

本品与吡啶-硫酸铜试液作用显蓝色。

本品在肝脏内代谢，代谢物主要为无活性的 5-（4-羟基苯基）-5-苯乙内酰脲，与葡萄糖醛酸结合排出体外。代谢过程易受到其他药物如氯霉素、青霉素、异烟肼等的抑制，使血药浓度增加。

本品具有抗癫痫和抗心律失常作用，对癫痫大发作的治疗效果较好，也可用于三叉神经痛的治疗。

卡马西平 Carbamazepine

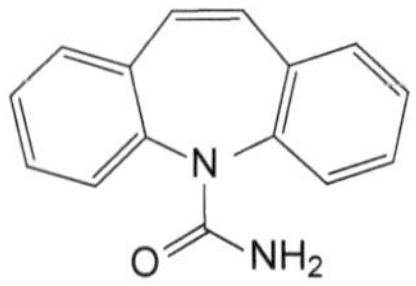

化学名为 5H-二苯并[b，f]氮杂䓬-5-甲酰胺，又名酰胺咪嗪。

本品为白色或几乎白色的结晶性粉末；几乎无臭。本品易溶于氯仿，略溶于乙醇，几乎不溶于水或乙醚。熔点为 189～193℃。

本品的三环结构由两个苯环和氮杂䓬环骈合而成，为大共轭体系，在 285 nm 波长处有最大吸收。

本品在干燥状态及室温下较稳定。片剂在潮湿的环境中可生成二水合物使片剂表面硬化，溶解和吸收困难，药效下降至原来的 1/3。本品长时间光照，易发生聚合和氧化反应，固体表面由白色变橙色，部分生成二聚体和 10，11-环氧化物等，故应避光密闭保存。

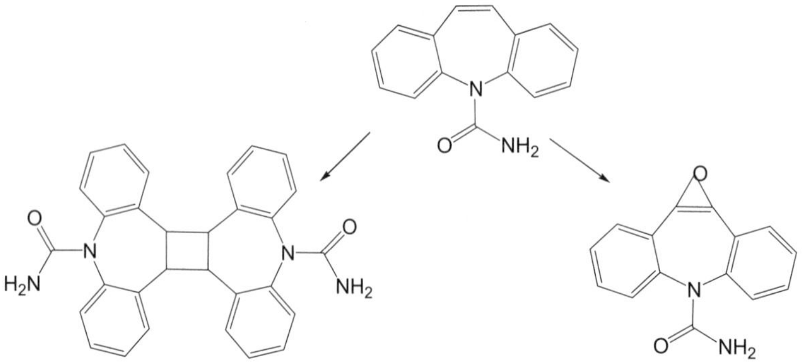

二聚体　　　　　　　　　　　　　　10，11-环氧化物

本品与硝酸共热，显橙红色。

本品的水溶性差，口服吸收较慢且不规则，通常在肝脏内代谢，代谢产物为有活性的 10，11-环氧卡马西平，在血浆和脑中的浓度可达原药的 50%，该代谢产物进一步羟基化，结合成无活性的葡萄糖醛酸苷，从尿中排出。代谢途径如下。

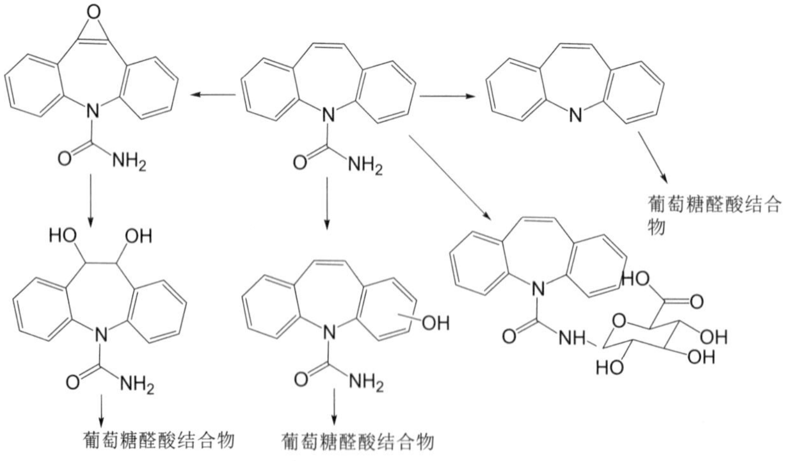

卡马西平的代谢途径

本品临床上用于治疗癫痫大发作和综合性局灶性发作。本品较常见的不良反应为视物模糊、复视、眼球震颤等中枢神经系统反应，以及头晕、乏力、恶心、呕吐等，对血象、肝功能等也有影响。

丙戊酸钠　Sodium Valproate

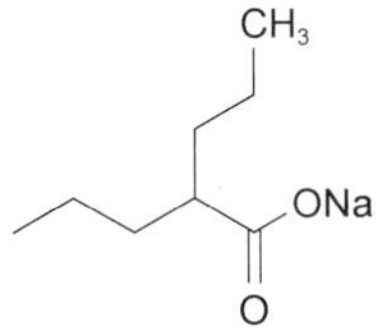

化学名为 2-丙基戊酸钠，又名地巴京。

本品为白色结晶性粉末或颗粒；味微涩。本品极易溶于水，易溶于甲醇或乙醇，几乎不溶于丙酮。

本品对酸、碱、热、光比较稳定，具有极强的吸湿性，加入少量有机酸（如硬脂酸）生成复合物，可改善其吸湿性。

本品加入醋酸氧铀溶液与罗丹明的饱和苯溶液，苯层显粉红色，在紫外灯下，显橙色荧光。

本品为广谱高效抗癫痫药，能抑制 γ-氨基丁酸（GABA）的代谢，提高脑内的 GABA 浓度，抑制癫痫性冲动的扩散，发挥抗癫痫作用。本品大部分在肝脏代谢，包括与葡萄糖醛酸结合和部分氧化过程，主要由肾脏排出，少量随粪便排出。本品能通过胎盘，分泌入乳汁。

临床上主要用于儿童的失神性发作、癫痫大发作的治疗，对各种小发作效果较好。

加巴喷丁 Gabapentin

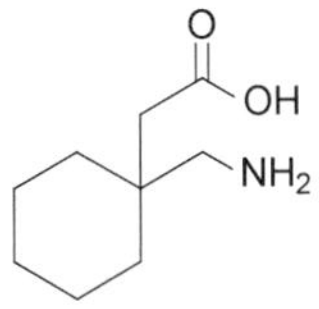

化学名为 1-氨基甲基-环己烷乙酸。

本品具有明显抗癫痫作用，对部分性癫痫发作和继发全身性强直阵挛性癫痫发作有效。小剂量有镇静作用，并可改善精神运动性功能。本品口服易吸收，2～3 小时达峰浓度。生物利用度与剂量有关，口服单剂量 300mg 时，生物利用度为 60%；但剂量增加，生物利用度反而降低。本品广泛分布于全身，在胰腺、肾脏分布尤多。本品可用于常规治疗无效的某些部分性癫痫发作患者，作为辅助治疗，亦可用于治疗部分性癫痫发作继发全身性发作。

拉莫三嗪 Lamotrigine

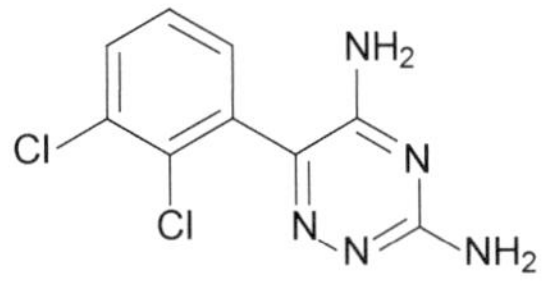

化学名为 3，5-二氨基-6-（2，3-二氯苯基）-1，2，4-三嗪。

本品为白色或类白略显黄色。在异丙醇中结晶，微溶于水。熔点为 216～218℃。

本品为苯基三嗪类化合物，是一种新型的抗癫痫药。实验证明，本品可抑制戊四氮和电刺激所致的惊跳，能缩短病灶、皮质和海马区兴奋后的放电时间，对抗部分和全身性癫痫发作，其作用机制可能是通过抑制脑内兴奋性氨基酸谷氨酸、天门冬氨酸的释放，产生抗癫痫作用。

本品口服吸收完全，生物利用度为 100%。服药 2.5 小时达血药峰浓度，主要经肝脏代谢，经肾脏排出。平均血浆 $t_{1/2}$ 为 29 小时。

本品临床上主要用于其它抗癫痫药不能控制的部分性和全身性癫痫发作的辅助治疗，也可用于治疗合并有伦诺克斯-加斯托综合征（LGS）的癫痫发作。

奥卡西平 Oxcarbazepine

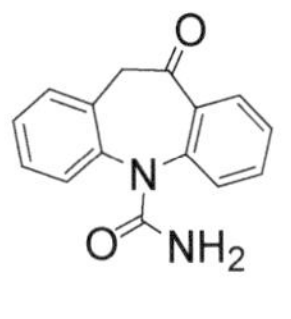

化学名为 10，11-二氢-10-氧代-5*H*-二苯骈[*b*，*f*]氮杂-5-羧酰胺。

本品及其在体内的代谢物羟基衍生物均具有抗惊活性，可用于局限性及全身性癫痫发作，其作用机制可能是阻断脑细胞的电压依赖性钠通道，进而阻止病灶放电的散布。

口服后易自消化道吸收，在体内大部分被代谢成有抗惊活性的羟基衍生物，其代谢物的 $t_{1/2}$ 约 9 小时。本品可单独应用，或与其他抗癫痫药合用，用于治疗局限性及全身性癫痫发作。

链接　抗癫痫药物的用药原则

1. 小剂量开始逐渐调整至控制发作为限；
2. 单一用药无效时才考虑合用，一般不超过 3 种；
3. 有规律服药：坚持长期治疗可减少复发，一般多在 1～2 年内逐渐减量直至停药；
4. 不宜随便换药，确需换时应在逐渐减少原用药物剂量的同时逐渐增加新用药的剂量，以防止诱发发作；
5. 用药时注意不良反应，例如，皮疹、皮炎等，定期查血、尿常规及肝功能。

考点：抗癫痫药的代表药物，苯妥英钠密闭保存的原因

第3节　抗精神失常药

抗精神失常药（drug for psychiatric disorder）是用以治疗各种精神疾病的一类药物。根据药物的主要适应证，抗精神失常药可分为抗精神病药、抗抑郁药、抗躁狂症药和抗焦虑药四类。

抗精神病药

抗精神病药可在不影响意识清醒的条件下，控制兴奋、躁动、妄想和幻觉等症状，对神经活动具有较强的选择性抑制。抗精神病药主要用于治疗精神分裂症，故又称抗精神分裂症药、强安定药。

自 20 世纪 50 年代初，氯丙嗪用于治疗精神病以来，药物治疗逐渐成为精神疾病治疗的主要方法。通常抗精神病药按母核化学结构可分为吩噻嗪类、丁酰苯类、噻吨类（又称为硫杂蒽类）和其他类。

一、吩噻嗪类

20 世纪 50 年代初，临床使用抗组胺药物异丙嗪时，人们观察到异丙嗪具有较强的抑制中枢神经的作用，对异丙嗪进行结构改造，合成了一系列衍生物。其中，氯丙嗪具有较强的抗精神病作用，是第一个用于治疗精神病的吩噻嗪类药物。

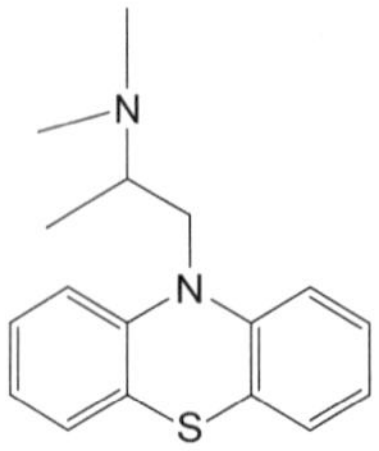

异丙嗪
promethazine

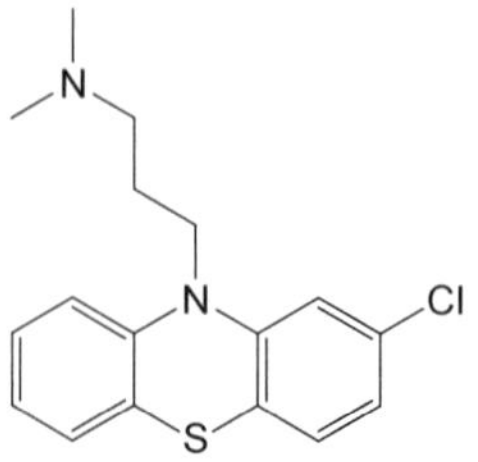

氯丙嗪
chlorpromazine

随着氯丙嗪研究的深入，人们发现氯丙嗪虽然具有较好的疗效，但其毒性和副作用也大，为此对氯丙嗪进行了结构改造，得到一系列吩噻嗪类抗精神病药，见表3-5。

表 3-5 吩噻嗪类抗精神病药物

基本结构

药物名称	取代基		作用特点
	R	R₁	
氯丙嗪 chlorpromazine	Cl	CH₂CH₂CH₂N（CH₃）₂	用于治疗精神分裂症和躁狂症，大剂量时可用于镇吐、人工冬眠等
乙酰丙嗪 acetylpromazine	COCH₃	CH₂CH₂CH₂N（CH₃）₂	作用基本与氯丙嗪相似，抗精神病作用比氯丙嗪弱
三氟丙嗪 triflupromazine	CF₃	CH₂CH₂CH₂N（CH₃）₂	作用基本与氯丙嗪相似，抗精神病作用比氯丙嗪强
三氟拉嗪 trifluoperazine	CF₃	CH₂CH₂CH₂N◯NCH₃	抗精神病作用和镇吐作用比氯丙嗪强，作用快而持久
奋乃静 perphenazine	Cl	CH₂CH₂CH₂N◯NCH₂CH₂OH	作用与氯丙嗪相似，镇吐作用较强，镇静作用较弱
美索达嗪 mesoridazine	$\overset{O}{\underset{}{\parallel}}$SCH₃	CH₂CH₂◯N—CH₃	抗精神病作用相似于氯丙嗪，但锥体外系反应少

吩噻嗪类药物的构效关系如图 3-1。

1. 吩噻嗪环上 2 位的氯原子是活性必要原子，可用其他吸电子基团取代，活性强弱顺序为：CF₃＞Cl＞COCH₃。

2. 吩噻嗪环 10 位侧链为三个直链碳原子与碱性基团相连，常为叔胺，碱性杂环如哌嗪比叔胺的活性大；将药物侧链含有的羟基与长链脂肪酸成酯，改变药物脂溶性，可以延长药物作用时间，得到长效的抗精神失常药。

3. 5 位硫原子可由 C 或 C—C、C═C 取代，仍具有抗精神病作用。

4. 10 位氮原子可由 C 替代并通过双键与碱性侧链相连，仍保持药效。

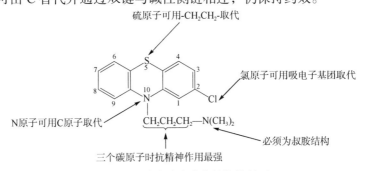

图 3-1 吩噻嗪类药物的构效关系

盐酸氯丙嗪 Chlorpromazine Hydrochlorde

化学名 N，N-二甲基-2-氯-10H-吩噻嗪-10-丙胺盐酸盐，又名冬眠灵。

本品为白色或乳白色结晶性粉末；有微臭，味极苦。本品有引湿性；遇光渐变色。本品易溶于水、乙醇或氯仿，不溶于乙醚或苯。熔点为194～198℃。

本品水溶液呈酸性反应，注射液的pH应为3.0～5.0，遇碱可析出游离氯丙嗪沉淀，故本品不能与碱性药物配伍使用。

本品结构中有吩噻嗪环，由于吩噻嗪母核易被氧化，氯丙嗪在空气或日光中放置，逐渐变为红色。为防止变色，其注射液在生产中加入连二亚硫酸钠、亚硫酸氢钠或维生素C等抗氧剂，部分患者用药后，在强烈日光照射下可发生严重的光毒性反应。氯丙嗪的光毒性反应如下。

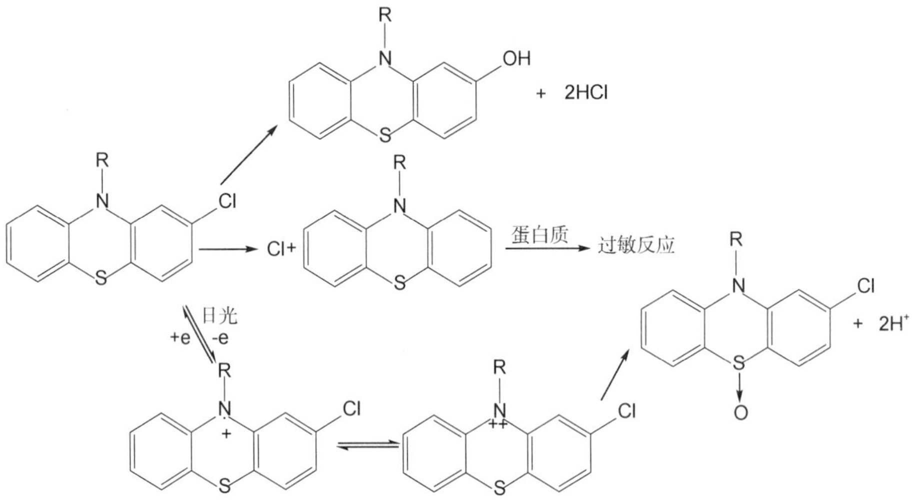

氯丙嗪的光毒性反应

本品水溶液遇氧化剂时氧化变色，加硝酸后可形成自由基或醌式结构而显红色，与三氯化铁试液作用，显稳定的红色。这是吩噻嗪类化合物的共有反应。

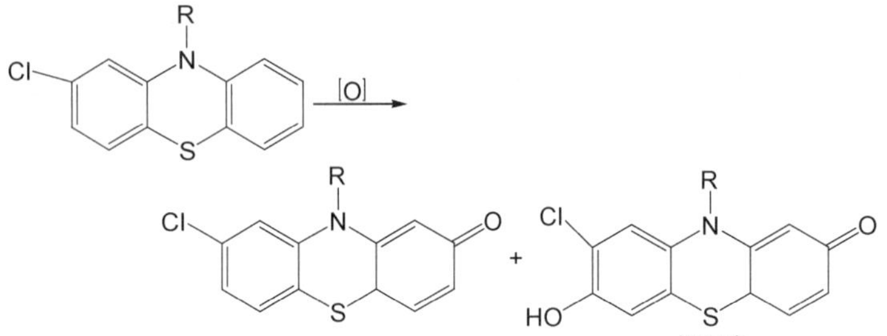

深红色

氯丙嗪可口服吸收，但没有明显的吸收规律，个体差异大，在肝脏代谢时，经微粒体药物代谢酶氧化，体内代谢产物在尿中就可检查多达20种，代谢过程主要有N-氧化、硫原子氧化、苯环的羟基化等产物，氧化产物和葡萄糖醛酸结合后通过肾脏排出。

氯丙嗪的作用机制是与多巴胺受体结合，阻断神经递质多巴胺与受体的结合，从而发挥作用，它还可与中枢胆碱受体、肾上腺素受体、组胺受体和5-羟色胺受体结合，对这些受体都有一定程度的抑制作用，产生多种药理作用。氯丙嗪和多巴胺的X射线衍射结构测定表明，在氯丙嗪的优势构象中，当10位侧链倾斜于有氯原子取代的苯环方向（称为顺式构象）时，与多巴胺构象部分重叠，这是该类药物具有抗精神病作用的重要结构特征。

本品在临床上主要用于治疗精神分裂症和躁狂症，亦用于镇吐、强化麻醉及人工冬眠。其主要副作用有口干、视物模糊、上腹部不适、乏力、嗜睡、便秘等。本品对肝功能有一定影响，长期应用可引起锥体外系反应。产生光毒性反应的患者，在服药期间要避免阳光过度照射。

奋乃静 Perphenazine

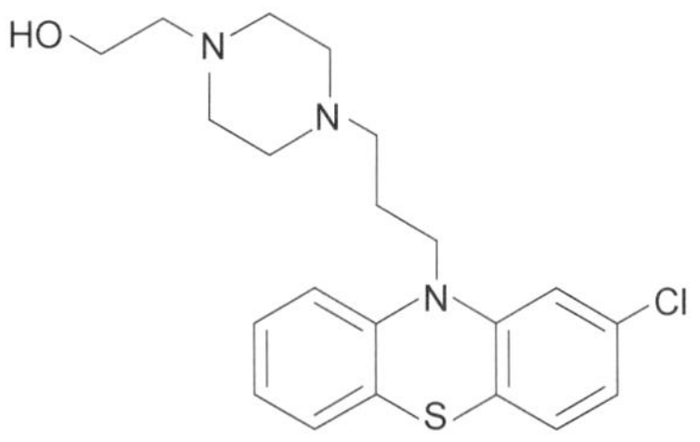

化学名为 4-{ 3-[2-氯吩噻嗪-10-基]丙基}-1-哌嗪乙醇。

本品为白色或淡黄色结晶性粉末。几乎不溶于水，易溶于稀盐酸。本品在光照条件下，易氧化变色，变色产物可能是由于生成了不同的醌式结构显色，故应避光密闭保存。本品临床上主要用于治疗精神分裂症及狂躁症。

二、丁酰苯类和噻吨类

（一）丁酰苯类及其衍生物

20 世纪 50 年代人们在研究镇痛药哌替啶的构效关系时，将哌啶环上的甲基改为丁酰苯基，发现了丁酰苯类，该药物除具有镇痛作用外，还具有类似氯丙嗪的作用。氟哌啶醇是最早用于临床的丁酰苯类药物，对躁狂症和忧郁症均有效，无吩噻嗪类药物的毒性反应，对氟哌啶醇进行结构改造，得到一系列丁酰苯类抗精神病药，见表 3-6。

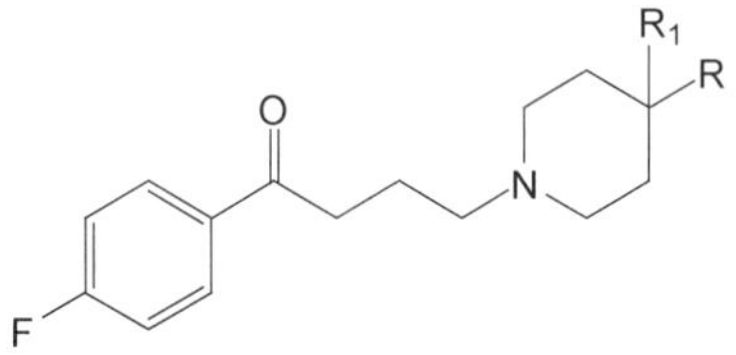

基本结构

表 3-6 丁酰苯类抗精神病药物

药物名称	取代基		作用特点
	R_1	R	
氟哌啶醇 haloperidol	OH	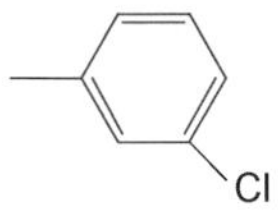	作用与氯丙嗪相似，抗焦虑症、抗精神病作用强而久，对精神分裂症与其他精神病的躁狂症状均有效。本品镇吐作用亦较强，但镇静作用弱，锥体外系反应强
三氟哌多 trifluperidol	OH	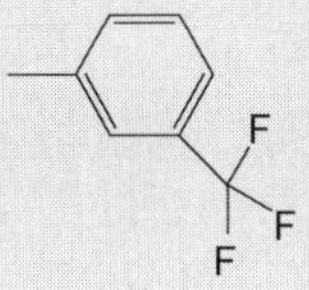	药理作用同氟哌啶醇，但作用快而强。本品对精神分裂症慢性症状疗效较好，用于精神分裂症的治疗
苯哌利多 benperidol	H	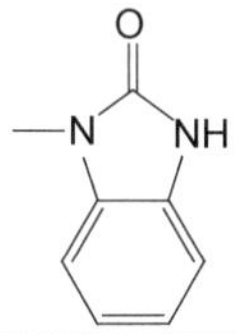	早期用于精神分裂症的治疗，但锥体外系反应极强

氟哌啶醇 Haloperidol

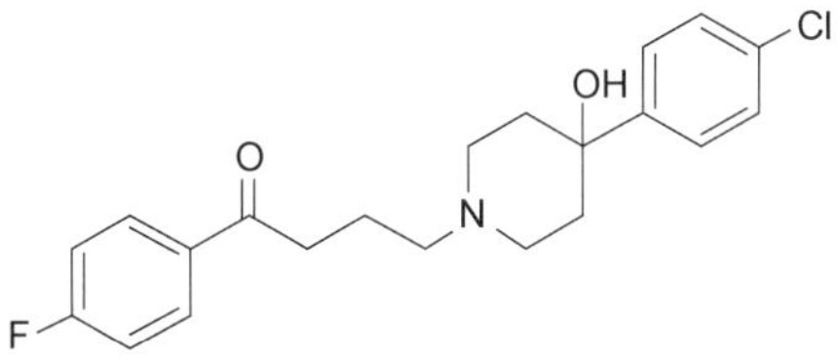

化学名为 1-（4-氟苯基）-4-[4-（4-氯苯基）-4-羟基-1-哌啶基]-1-丁酮。

本品为白色或类白色结晶性粉末；无多晶现象，无臭，无味。本品溶于三氯甲烷，略溶于乙醇，微溶于乙醚，几乎不溶于水。熔点为 149～153 ℃。

本品在室温避光条件下稳定，可贮存 5 年，受光照射，颜色加深。在 105 ℃ 干燥时，发生部分降解，降解产物可能是脱水产物。

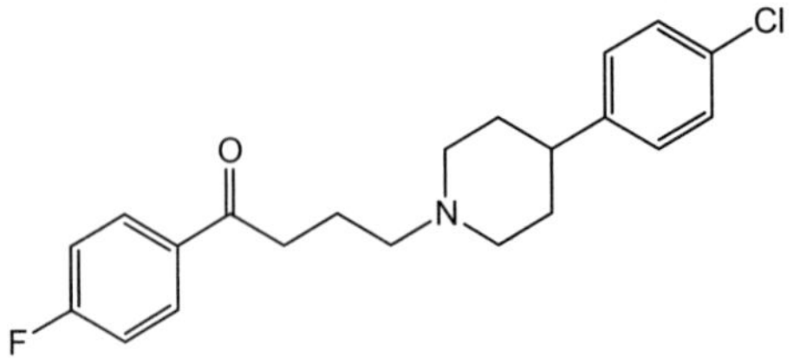

氟哌啶醇的脱水产物

本品加工成片剂时，要注意辅料不要选用乳糖，因氟哌啶醇可与乳糖中的杂质 5-羟甲基-2-糠醛发生加成反应。

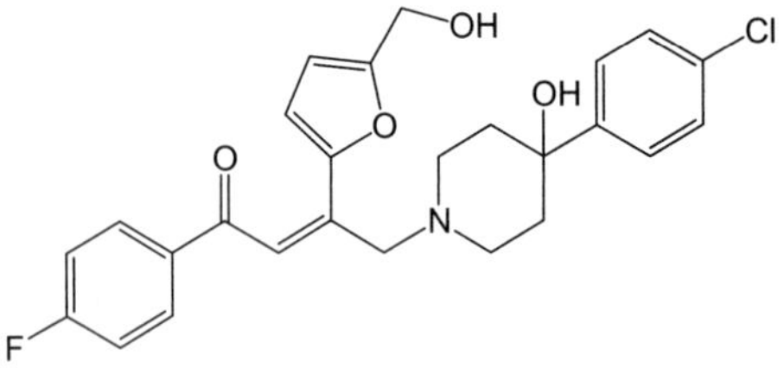

氟哌啶醇与5-羟甲基-2-糠醛的加成产物

本品作用时间相对较短，在临床多用于治疗精神分裂症、躁狂症。本品口服后，在胃肠道吸收较好，在肝脏代谢，经肾脏排出，会产生首过效应，代谢过程以氧化 N-脱烷基反应和酮基的还原反应为主。

链接　丁酰苯类抗精神病药物的构效关系

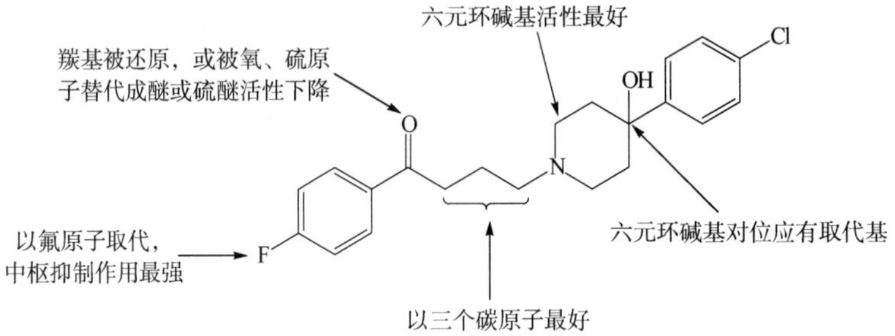

（二）噻吨类（硫杂蒽类）

在氯丙嗪的改造中，将吩噻嗪环的 10 位 N 原子换成 C 原子，并通过双键与侧链相连，得到硫杂蒽类抗精神病药，如氯普噻吨和珠氯噻吨。

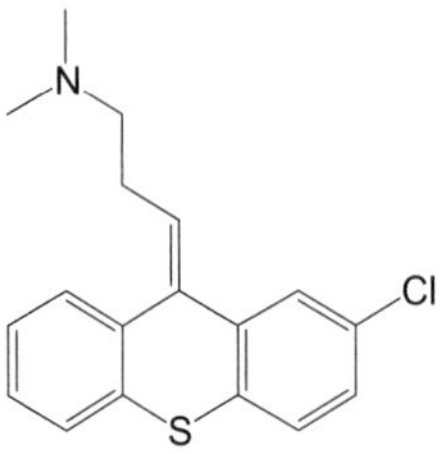

氯普噻吨

chlorprothixene

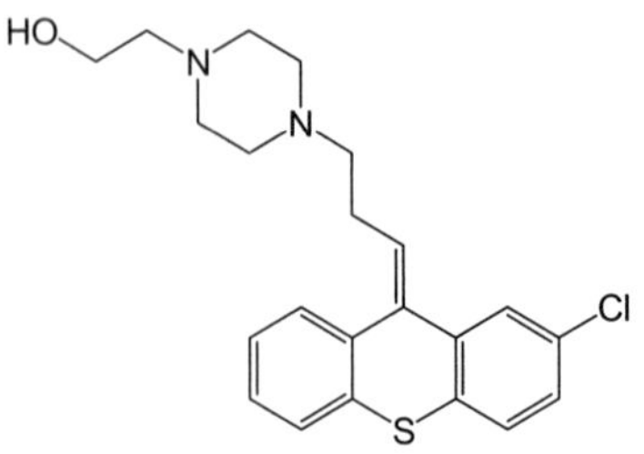

珠氯噻吨

zuclopenthixol

三、其 他 类

（一）二苯并氮䓬类

此类药物最早用于临床的是氯氮平，其作用机制与经典的抗精神病药物不同，被认为是非典型的抗精神病药物。与经典的抗精神病药物相比，锥体外系反应及迟发性运动障碍等毒副作用较轻，可用于治疗多种类型的精神分裂症。在氯氮平的结构改造研究中又得到一些抗精神病药物，如洛沙平和氯噻平等。

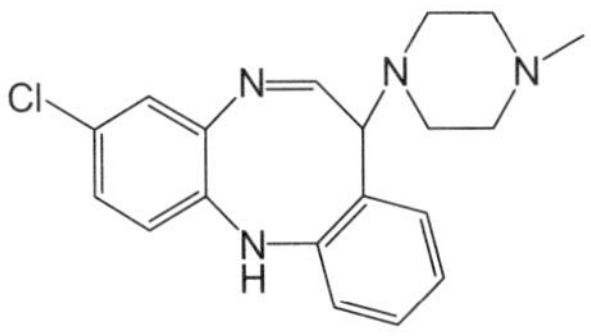

氯氮平　　　　　　　　洛沙平　　　　　　　　氯噻平
clozapine　　　　　　　loxapine　　　　　　　clothiapine

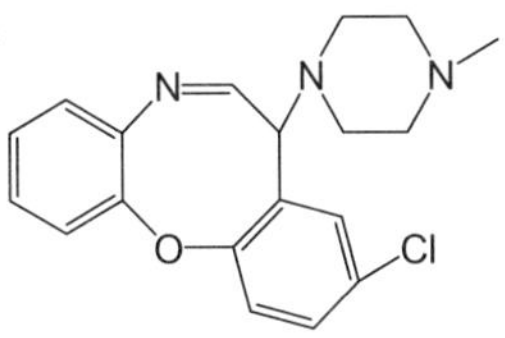

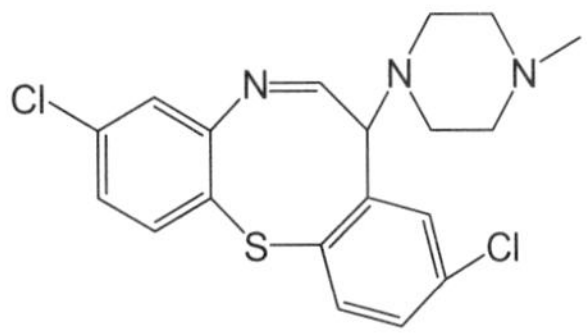

（二）苯甲酰胺类

在普鲁卡因的结构改造中得到苯甲酰胺类抗精神病药物，如舒必利（Sulpiride）和奈莫必利（nemonapride），具有较强的抗精神病和镇吐作用。

舒必利 Sulpiride

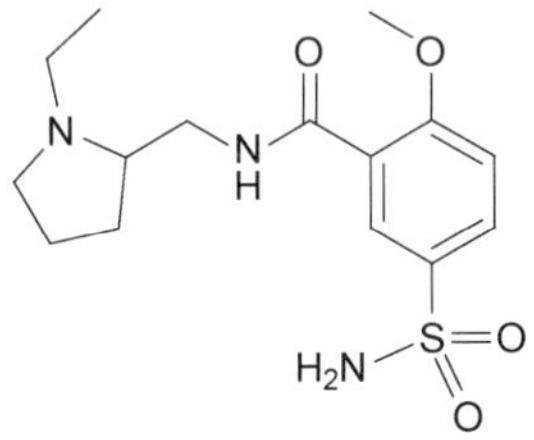

化学名为 *N*-[甲基-（1-乙基-2-吡咯烷基）]-2-甲氧基-5-（氨基磺酰基）-苯甲酰胺，又称消呕宁，止呕灵，硫苯酰胺。

本品为白色结晶性粉末，无臭、味苦。溶于冰醋酸或稀醋酸，难溶于醇和丙酮中，几乎不溶于水、乙醚、氯仿及苯中。熔点为 175～182℃，熔融时同时分解。

本品属苯甲酰胺类抗精神病药，作用特点是选择性阻断中脑边缘系统的多巴胺（DA）受体，对其他递质受体影响较小，抗胆碱作用较轻，无明显镇静和抗兴奋躁动作用，本品还具有强止吐和抑制胃液分泌作用。本品对淡漠、退缩、木僵、抑郁、幻觉和妄想症状的效果较好，适用于精神分裂症单纯型、偏执型、紧张型及慢性精神分裂症的孤僻、退缩、淡漠症状，对抑郁症状有一定疗效。

考点：抗精神病药按化学结构分类及代表药物；吩噻嗪类药物的共有反应

抗 抑 郁 药

抑郁是情感活动发生障碍的精神失常症，以情绪异常低落为主要临床表现，常有强烈的自杀倾向，伴有自主神经或躯体性伴随症状。抑郁症现已成为世界第四大健康问题。

抗抑郁药可用于治疗抑郁症或抑郁状态，临床常用的抗抑郁药物按照作用机制的不同可分为单胺氧化酶抑制剂（MAOIs）、选择性 5-羟色胺再摄取抑制剂（SSRIs）、去甲肾上腺素重摄取抑制剂（NRI）和其他类。其中，单胺氧化酶抑制剂因毒副作用较大，现已使用较少。

在氯丙嗪结构改造中，将吩噻嗪环的 5 位硫原子换成乙撑基（$CH_2—CH_2$）、乙烯基（$CH＝CH$），使中间的环成为七元环，或同时将 10 位氮原子换成碳原子，得到三环类抗抑郁药如丙米嗪、阿米替林、氯米帕明、多塞平等，此类药物副作用小，显效快，用于治疗抑郁症。此类药物通过抑制神经突触前端去甲肾上腺素和 5-羟色胺的重摄取发挥作用。

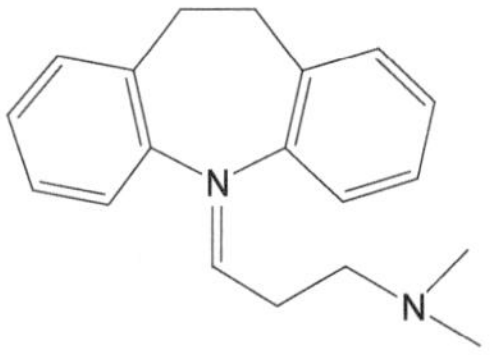

丙米嗪
imipramine

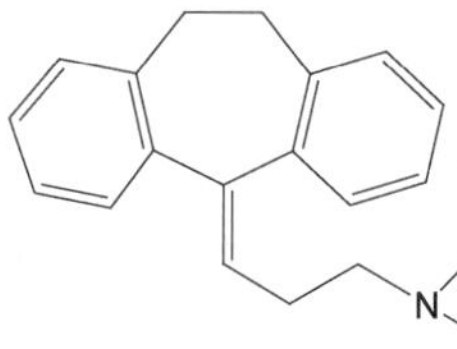

阿米替林
amitriptyline

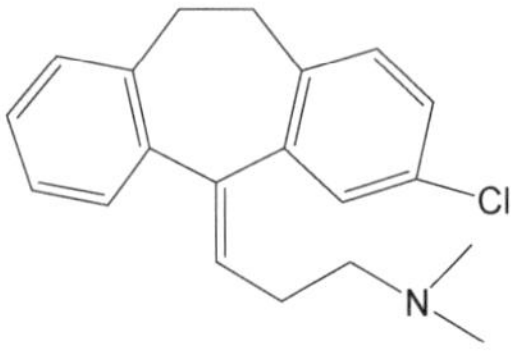

氯米帕明
clomipramine

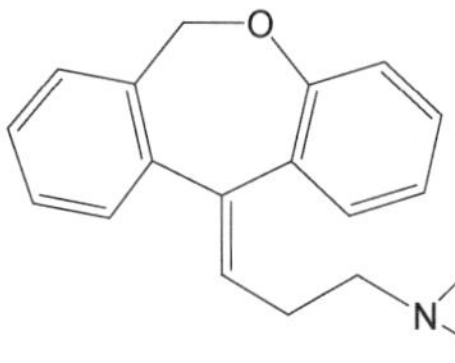

多塞平
doxepin

5-羟色胺再摄取抑制剂可选择性抑制突触前膜对 5-羟色胺再摄取，提高突触间隙中 5-羟色胺的浓度，从而起到抗抑郁的作用。本类药物口服吸收良好，生物利用度高，耐受性好，疗效与三环类抗抑郁药相当，不良反应较三环类抗抑郁药少，现已成为临床主要应用的抗抑郁药，如氟伏沙明、氟西汀、帕罗西汀、西酞普兰、舍曲林等。

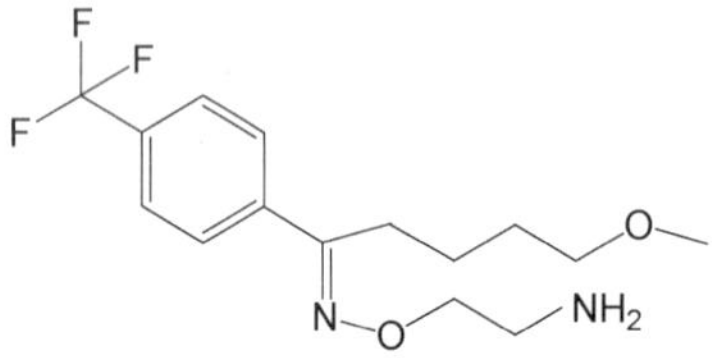

氟伏沙明
fluvoxamine

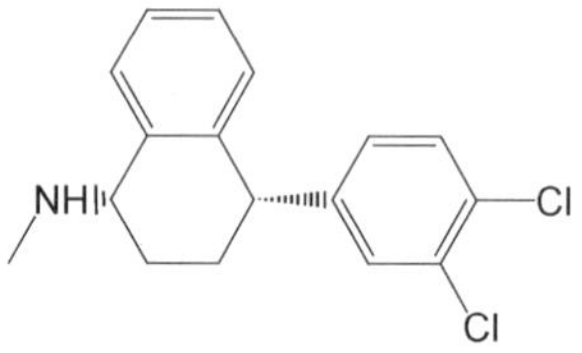

舍曲林
sertraline

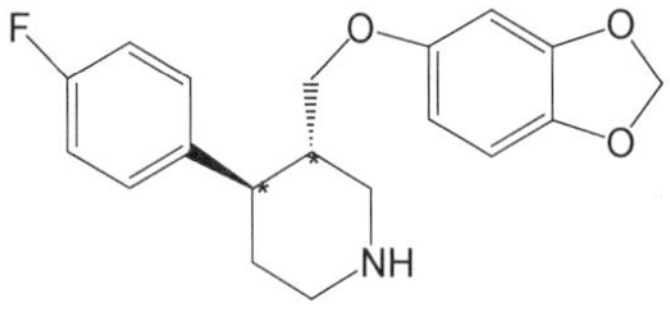

帕罗西汀
paroxetine

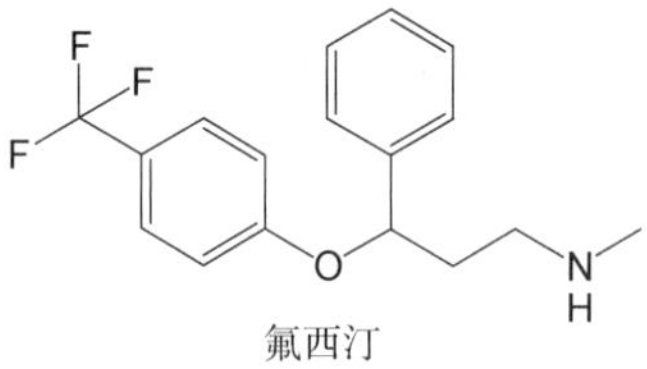

氟西汀
fluoxetine

丙米嗪　Imipramine

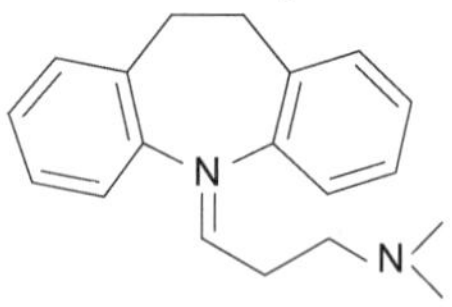

化学名为 N，N-二甲基-10，11-二氢-5H-二苯并[b，f]氮杂䓬-5-丙胺。

本品固体及水溶液在通常情况下稳定，在稳定性的加速试验中发生降解。本品加硝酸显深蓝色，可用于鉴别。

本品用于治疗内源性抑郁症、反应性抑郁症及更年期抑郁症，也可用于小儿遗尿。其作用机制是抑制内源性生物胺的重吸收。

本品在肝脏中代谢，大部分生成活性代谢物去甲丙米嗪，即地昔帕明，也具有抗抑郁作用。丙米嗪和地昔帕明均可过血脑屏障，经过 2-羟基化失活，大部分与葡萄糖醛酸结合，经肾脏排出体外。

盐酸阿米替林　Amitriptyline Hydrochloride

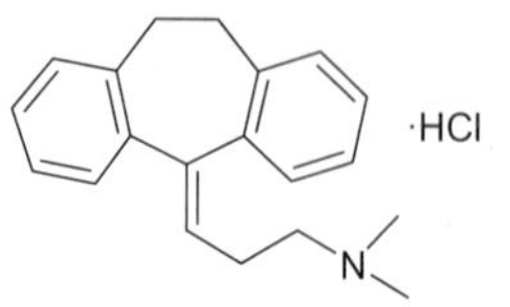

·HCl

化学名为 *N*，*N*-二甲基-3-[10，11-二氢-5*H*-二苯并[*a*，*d*]环庚三烯-5-亚基]-1-丙胺盐酸盐。

本品为无色结晶或白色、类白色粉末；无臭或几乎无臭。本品在水、甲醇、乙醇或三氯甲烷中易溶，在乙醚中几乎不溶。熔点为 195～199℃。

本品具有双苯并稠环共轭体系，并且侧链含有脂肪族叔胺结构，对日光较敏感，易被氧化，故需避光保存。

本品为临床最常用的三环类抗抑郁药，能选择性地抑制中枢突触部位对去甲肾上腺素的再摄取，可提高抑郁症患者情绪兴奋性，改善思考缓慢、行为迟缓及食欲不振等症状。一般用药后 7～10 日可产生明显疗效。本品口服吸收完全，8～12 小时达血药高峰浓度。本品经肝脏代谢，主要代谢产物为去甲替林，仍有活性。本品与代谢产物分布于全身，可透过胎盘屏障，从乳汁排泄，最终代谢产物自肾脏排出体外。本品排泄较慢，停药 3 周仍可在尿中检出。

本品适用于各型抑郁症或抑郁状态。对内因性抑郁症和更年期抑郁症疗效较好，对反应性抑郁症及神经症的抑郁状态亦有效。对兼有焦虑和抑郁症状的患者，疗效优于丙米嗪。本品亦用于治疗小儿遗尿症。

盐酸氟西汀　Fluoxetine Hydrochloride

化学名为（±）*N*-甲基-3-苯基-3-（4-三氟甲基苯氧基）丙胺盐酸盐，又名百忧解。

本品为白色或类白色结晶性粉末。微溶于水，易溶于甲醇。

本品有一手性碳原子，临床使用外消旋体，其中 *S*-异构体的活性较强。

本品为选择性的 5-羟色胺重摄取抑制剂，可提高 5-羟色胺的体内浓度，改善患者的抑郁状态。与三环类抗抑郁药疗效相当，但抗胆碱受体的副作用和心脏毒性较小。本品主要用于各类抑郁症、强迫症、神经性厌食症。

盐酸帕罗西汀　Paroxetine Hydrochloride

化学名为（3*S*）反式-3-[1，3-苯并二噁茂-5-基氧（基）甲基]-4-（4-氟苯基）哌啶盐酸盐，又称赛乐特。

本品白色或类白色结晶性粉末，无臭、味微苦。本品易溶于甲醇，在乙醇中溶解，在水中微溶。

本品为选择性中枢神经 5-羟色胺再摄取抑制剂，可使突触间隙中 5-羟色胺浓度增高，发挥抗抑郁作用。本品的选择性较氟西汀、舍曲林或丙米嗪强。本品无镇静作用，正常剂量对心率、血压无影响，停药时易发生戒断反应，应逐渐减量。

临床上常用的抗抑郁症药物，除去甲肾上腺素再摄取抑制剂（三环类抗抑郁药）、单胺氧化酶抑制剂、选择性 5-羟色胺再摄取抑制剂外，还包括对 5-羟色胺和去甲肾上腺素均有抑制作用的药物，以文拉法辛为代表。此类药物可用于治疗焦虑性抑郁症，对中度和重度抑郁症有良好效果。

其他抗抑郁药物见表 3-7。

表 3-7　其他抗抑郁药物

药物名称	化学结构	作用特点
文拉法辛 venlafaxine		5-羟色胺和去甲肾上腺素的重摄取抑制剂,抗抑郁作用与三环类抗抑郁药相似或更强,不良反应较少
吗氯贝胺 moclobemide		选择性和可逆性的单胺氧化酶抑制剂,可以提高脑内单胺类神经递质的水平,具有作用持续时间短和可逆性的特点
舍曲林 sertraline		选择性抑制中枢神经 5-羟色胺重摄取,口服吸收慢而持久,大量药物经肝脏首过效应形成活性较弱的去甲基舍曲林

> **链接**
>
> 　　SSRIs 类抗抑郁药的 5 种药物被我国精神医学界形象地称为抗抑郁药的"五朵金花",分别为:氟西汀(百优解)、帕罗西汀(赛乐特)、舍曲林(左洛复)、氟伏沙明(兰释)以及西酞普兰(喜普妙)。而 2002 年上市的艾司西酞普兰被喻为"第六朵金花",艾司西酞普兰为西酞普兰的左旋异构体,为高度选择性的 5-HT 再摄取抑制剂,对去甲肾上腺素和多巴胺再摄取作用微弱,其作用为西酞普兰右旋体作用的 100 倍,不良反应较西酞普兰更为轻微。

考点:抗抑郁药的代表药物

抗躁狂症药

　　躁狂症是一种从情感高涨、思维奔逸和活动增多为典型表现的情感性精神障碍,发病原因不明,氯丙嗪、氟哌啶醇等抗精神失常药可用于治疗躁狂症,最常用的是锂盐类药物碳酸锂。碳酸锂对正常人的精神活动没有影响,对躁狂症发作有特效。临床上常用无机盐碳酸锂治疗躁狂抑郁症的躁狂状态,常用量与中毒量比较接近,有个体差异。

抗焦虑药

　　抗焦虑药物是指人体使用后,在不明显或不严重影响中枢神经其他功能的前提下,选择性地消除焦虑症状的一类药物,主要包括巴比妥类、苯二氮䓬类、非苯二氮䓬类、抗抑郁药和 β 受体拮抗药。抗焦虑药物的主要适应症是焦虑、紧张、恐惧、失眠,常用于各种焦虑障碍、心身疾病、睡眠障碍、应激障碍等疾病的治疗。

　　目前临床上巴比妥类药物已很少使用。苯二氮䓬类药物为目前应用最广泛的抗焦虑药,对于控制精神焦虑、紧张和伴随的不安有明显效果。由于其抗焦虑作用快而强、副作用少、安全性高,临床应用广泛,代表药物如阿普唑仑、艾司唑仑等。非苯二氮䓬类药物的代表药物是丁螺环酮、坦度螺酮。抗抑郁药也有明显的抗焦虑作用,例如,三环类的抗抑郁药多塞平、氟伏沙明等。β 受体拮抗剂,如普萘洛尔(心得安)等,能阻断周围交感神经的 β 肾上腺素能受体,对躯体性焦虑尤其是焦虑症的心血管症状有效。

第4节　镇　痛　药

　　疼痛是一种不愉快的知觉和情绪,是许多疾病的常见症状,剧烈疼痛还会引起血压降低、呼吸衰竭甚至休克等严重反应。因此,在许多情况下要对患者进行镇痛治疗。镇痛药主要作用于中枢神经系统的特定部位，可选择性地减轻或消除患者的痛觉，而不影响其他感觉。

常用于镇痛的药物有两大类，一类是抑制前列腺素生物合成的解热镇痛药和非甾体抗炎药，通常用于外周的钝痛；另一类是与阿片受体作用的镇痛药，习惯上称作麻醉性镇痛药，简称镇痛药，主要用于急性锐痛，如盐酸吗啡、盐酸哌替啶、盐酸美沙酮、喷他佐辛等。两类药的作用机制不同，适应证和副作用也不同。本节主要介绍麻醉性镇痛药。

镇痛药可导致呼吸抑制，不合理使用或者滥用会产生生理依赖性和精神依赖性，导致成瘾症，因此其应用受到严格限制。我国对镇痛药进行了严格的监管。

链接　癌症疼痛的三阶梯镇痛疗法

癌症疼痛遵循 WHO 推荐的三阶梯镇痛疗法。

第一阶梯：轻度疼痛患者选用非阿片类镇痛药。开始时患者疼痛较轻，可选用非阿片类镇痛药，主要为非甾体抗炎药，代表药为阿司匹林，也可选用胃肠道反应较轻的对乙酰氨基酚和布洛芬等。

第二阶梯：中度疼痛患者选用弱阿片类药。当非阿片类镇痛药不能控制疼痛时，应加用弱阿片类药，以提高镇痛效果，代表药为可待因，也可选用曲马多、布桂嗪等。

第三阶梯：重度疼痛患者选用强阿片类药。代表药为吗啡，多采用口服缓释或控释制剂，也可选用哌替啶、美沙酮、芬太尼等。

一、吗啡及其衍生物

吗啡具有悠久的药用历史，存在于罂粟浆果浓缩物即阿片中。阿片中至少含有 25 种生物碱，其中吗啡的含量最高，为 9%～17%。1804 年人们从阿片中提取分离得到纯品吗啡，1847 年确定分子式，1927 年阐明化学结构，1952 年完成全合成，1968 年证明其绝对构型。20 世纪 70 年代后，吗啡的作用机制逐渐被阐明。

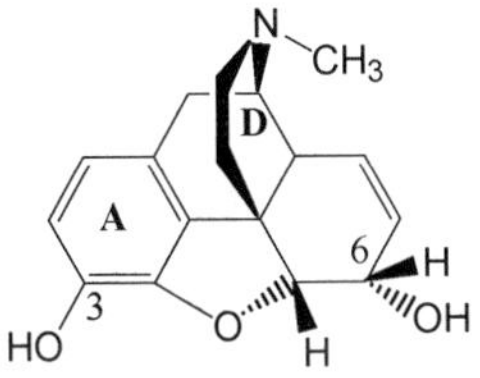

吗啡
morphine

吗啡具有优良的镇痛、镇咳和镇静作用，但易成瘾，对呼吸中枢有抑制作用，为了降低或消除吗啡成瘾性、呼吸抑制等副作用，得到更好的镇痛药，人们对吗啡的 3 位羟基、6 位羟基、N-甲基等进行了结构改造，得到许多吗啡的半合成衍生物，如镇咳药可待因、成瘾性更大的镇痛药海洛因、吗啡中毒的解毒剂烯丙吗啡、吗啡专一的拮抗剂纳洛酮、长效拮抗性镇痛药丁丙诺啡等。

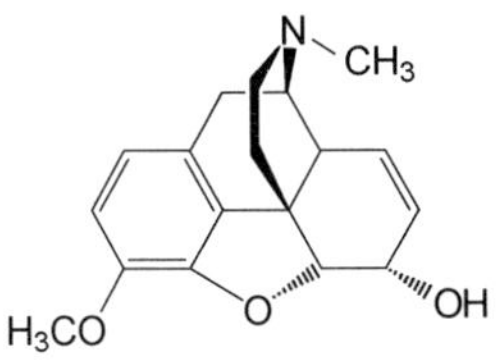

可待因
codeine

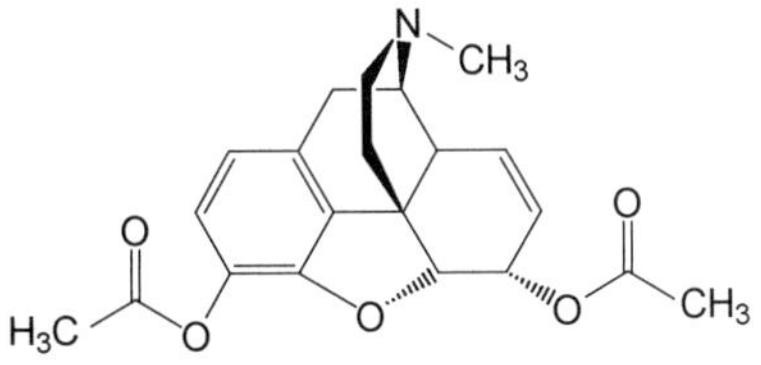

海洛因
heroin

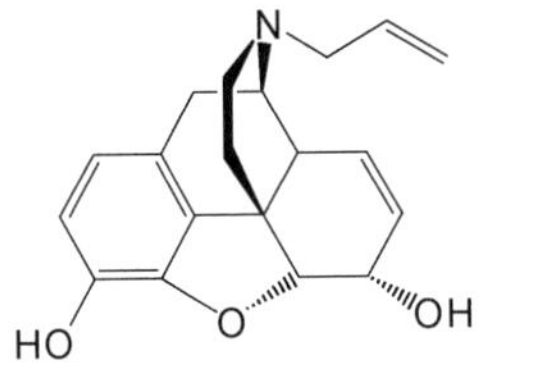

烯丙吗啡
nalorphine

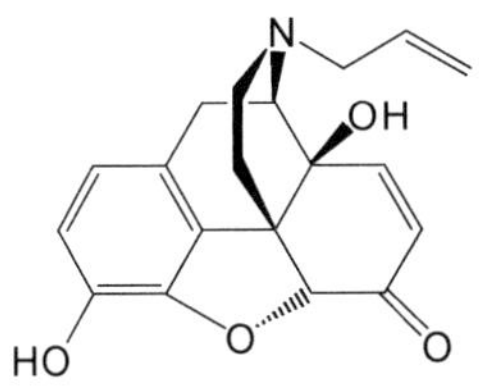

纳洛酮
naloxone

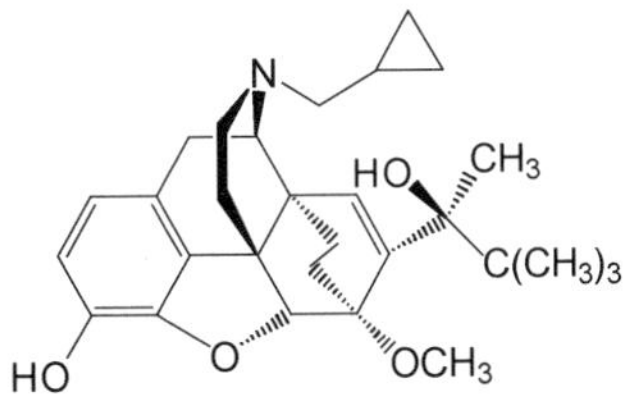

丁丙诺啡
buprenorphine

盐酸吗啡 Morphine Hydrochloride

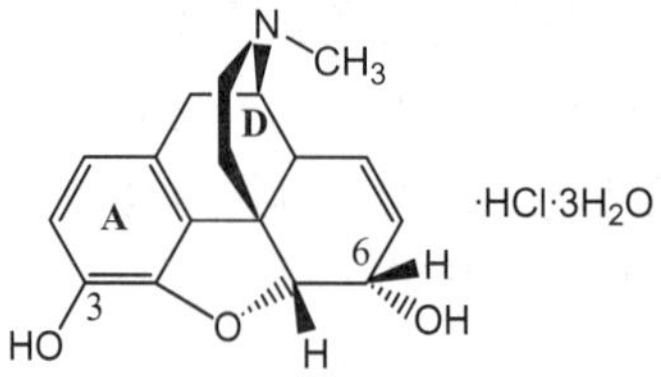

化学名为 17-甲基-3-羟基-4，5α-环氧-7，8-二脱氢吗啡喃-6α-醇盐酸盐三水合物。

本品为白色、有丝光的针状结晶或结晶性粉末，无臭；遇光易变质。本品在水中溶解，略溶于乙醇，几乎不溶于三氯甲烷或乙醚。

吗啡分子中具有五个环，分别为 A、B、C、D、E。其中含有部分氢化的菲环（A、B、C）和一个哌啶环（D）。环上有五个手性碳原子（5R、6S、9R、13S、14R）。B/C 环呈顺式，C/D 环呈反式，C/E 环呈顺式。天然存在的吗啡为左旋体，吗啡的空间构象呈三维的"T"型，A、B、E 环构成"T"型的垂直部分，C 和 D 环为其水平部分。

吗啡结构中既有酚羟基，又有叔胺基，为两性化合物。吗啡及其盐类，在光照下能被空气氧化，生成毒性较大的伪吗啡（又称双吗啡）和 N-氧化吗啡。伪吗啡的毒性较大。故本品应避光，密闭保存。

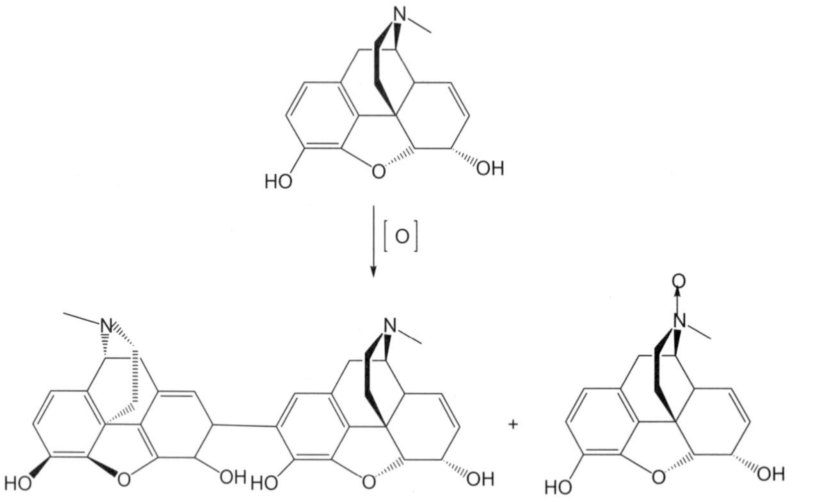

伪吗啡　　　　　　　　　　　　　　N-氧化吗啡

本品的水溶液在酸性条件下稳定，在中性或碱性下易被氧化。故在配制吗啡注射液时，应调整 pH 为 3～4，还可充入氮气，加入焦亚硫酸钠、亚硫酸氢钠等抗氧剂，以保持其稳定。

本品在酸性溶液中加热，可脱水并进行分子重排，生成阿扑吗啡。阿扑吗啡是多巴胺受体的激动剂，对呕吐中枢有较强的兴奋作用，临床上作为催吐药物。

阿扑吗啡具有邻苯二酚的结构，极易被氧化，可用稀硝酸氧化成邻苯二醌而显红色，该反应可用作鉴别。

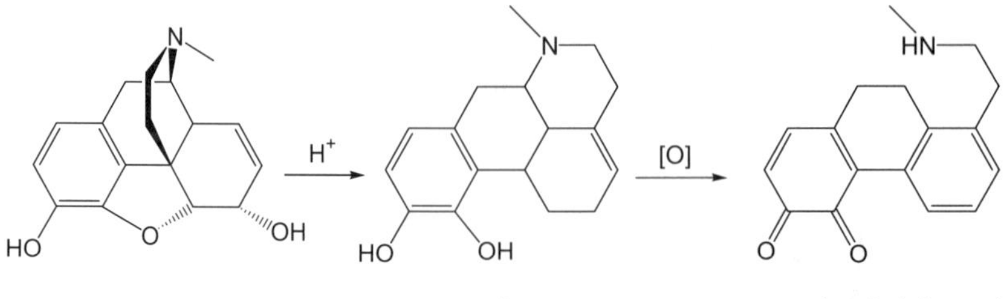

阿扑吗啡　　　　　　　　　邻醌化合物（红色）

吗啡可被铁氰化钾氧化生成伪吗啡，铁氰化钾则被还原生成亚铁氰化钾；再与三氯化铁试液反应生成亚铁氰化铁而呈蓝色，可待因无此反应。

$$C_{17}H_{19}NO_3 \ + \ K_3[Fe(CN)_6] \longrightarrow C_{34}H_{36}N_2O_6 \ + \ K_4[Fe(CN)_6]$$

$$K_4[Fe(CN)_6] \ + \ FeCl_3 \longrightarrow Fe_4[Fe(CN)_6]_3 \ + \ KCl$$

　　吗啡有多种颜色反应可用作鉴别,例如,盐酸吗啡的水溶液与中性三氯化铁试液反应显蓝色;与甲醛硫酸试液反应,显蓝紫色;与钼硫酸试液反应显紫色,继而变为蓝色,最后变为棕绿色。

　　本品口服后,在胃肠道易吸收,但肝脏的首过效应显著,因此生物利用度低,常用于皮下注射。吗啡作用于阿片受体,产生镇痛、镇静、镇咳作用。本品临床上主要用于抑制剧烈疼痛,亦用于麻醉前给药。

考点: 吗啡的鉴别反应

二、合成镇痛药

　　对吗啡骨架做适当改变,依次打开 E、C、B、D 环,简化其结构,产生了苯基哌啶类、氨基酮类、苯吗喃类、吗啡烃类及其他类等全合成镇痛药。

(一)苯基哌啶类

　　苯基哌啶类药物首先用于临床的是哌替啶,其结构较吗啡简单,仅具有吗啡的 A 环和 D 环,镇痛作用约为吗啡的十分之一,具有起效快、作用时间短、成瘾性弱等特点,不良反应较少,口服效果较吗啡好。在哌替啶的构效关系研究中,发现了芬太尼,其镇痛机制与吗啡相似,为阿片受体的强激动剂,具有高效、高亲脂性和持效时间短的特点,镇痛剂量的呼吸抑制作用轻,成瘾性较弱,作用强度约为吗啡的 80 倍、哌替啶的 500 倍,常用其枸橼酸盐。

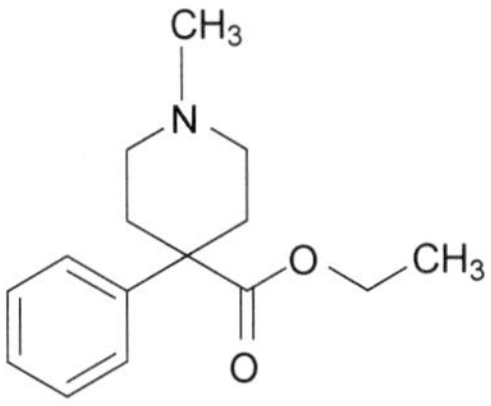

哌替啶 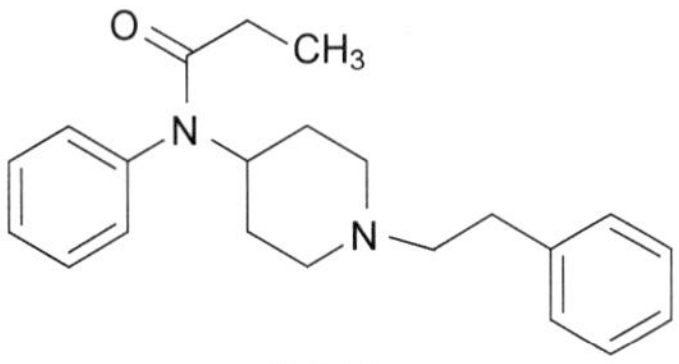　　　　　　　　　　芬太尼

(二)氨基酮类

　　氨基酮类镇痛药美沙酮为开链类阿片受体的激动剂,是一个高度柔性分子。美沙酮结构中有两个苯环及二甲氨基和酮基,但无哌啶环。

(三)苯吗喃类

　　苯吗喃类为三环化合物(相当于吗啡的 A、B、D 环),代表性药物有喷他佐辛,又名镇痛新,是第一个用于临床的非成瘾性阿片类镇痛药。喷他佐辛结构中有三个手性碳原子,具有旋光性,其左旋体活性为右旋体的 20 倍,临床用其外消旋体。

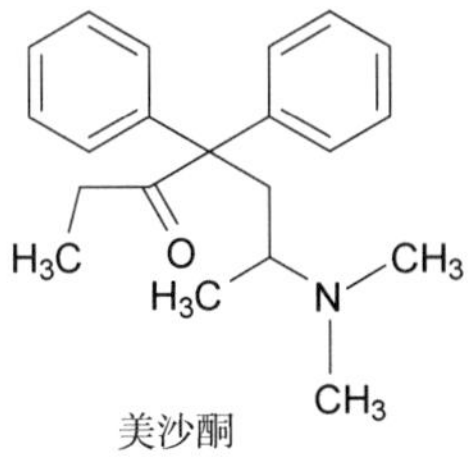

美沙酮 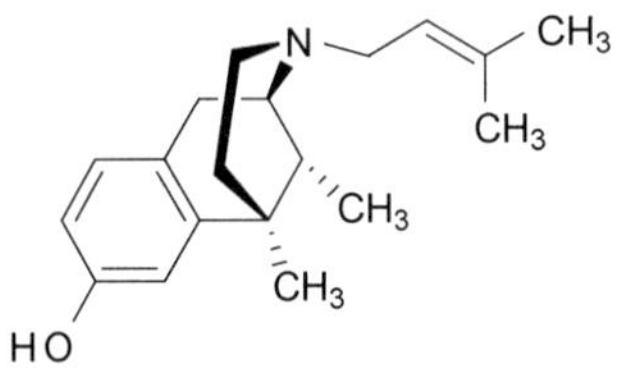　　　　　　　　　　喷他佐辛

(四)吗啡喃类

　　吗啡喃类化合物是吗啡分子去除呋喃环后的衍生物。N-甲基吗啡喃(N-methylmorphinan)镇痛作用弱,在其结构中引入 3-羟基,其左旋体称左啡诺(levorphanol),镇痛作用是吗啡的 4 倍。布托啡诺被称为拮抗性镇痛药,该药物是阿片 κ 受体激动剂、μ 受体拮抗剂,成瘾性小,对中度至重度疼痛安全而有效。

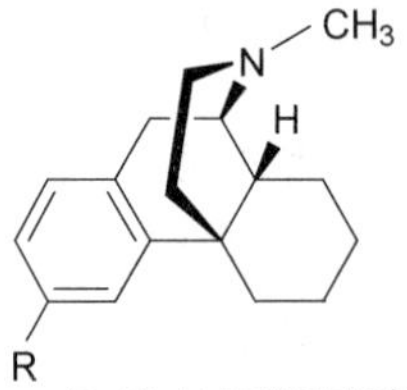

R=H, *N*-甲基吗啡喃
R=OH, 左啡诺

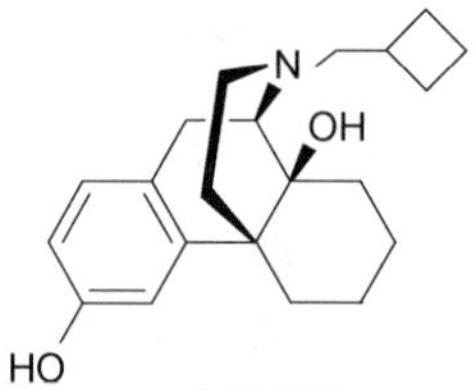

布托啡诺

盐酸哌替啶   Pethidine Hydrochloride

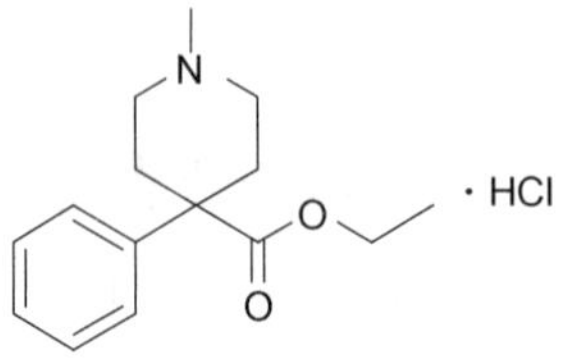

化学名为 1-甲基-4-苯基-4-哌啶甲酸乙酯盐酸盐，又名度冷丁。

本品为白色结晶性粉末；无臭或几乎无臭。本品易溶于水或乙醇，溶于氯仿，几乎不溶于乙醚。熔点为 186～190℃。本品易吸潮，遇光变质，故应密闭保存。

本品具酯的特性，在酸催化下易水解，在 pH 为 4 时最稳定。本品与碳酸钠溶液作用，析出油滴状的物质，放置后渐凝为黄色或白色固体。

本品乙醇溶液与三硝基苯酚的乙醇溶液反应，生成黄色结晶性的沉淀。

本品与甲醛-硫酸试液反应，显橙红色。

本品在肝脏代谢，主要代谢产物为水解后的哌替啶酸、N 上脱甲基的去甲哌替啶和去甲哌替啶酸，并以葡萄糖醛酸结合物经肾脏排出，其中去甲哌替啶的镇痛活性仅为哌替啶的一半，其致惊厥作用较强。

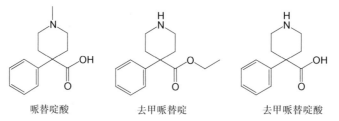

哌替啶酸   去甲哌替啶   去甲哌替啶酸

本品为典型的阿片受体激动剂，镇痛活性为吗啡的 1/10，但成瘾性小，不良反应少。由于起效快，作用时间较短，本品常用于分娩时镇痛，对新生儿的呼吸抑制作用较小。临床上主要用于各种创伤性疼痛和平滑肌痉挛引起的内脏剧痛。

枸橼酸芬太尼   Fentanyl Citrate

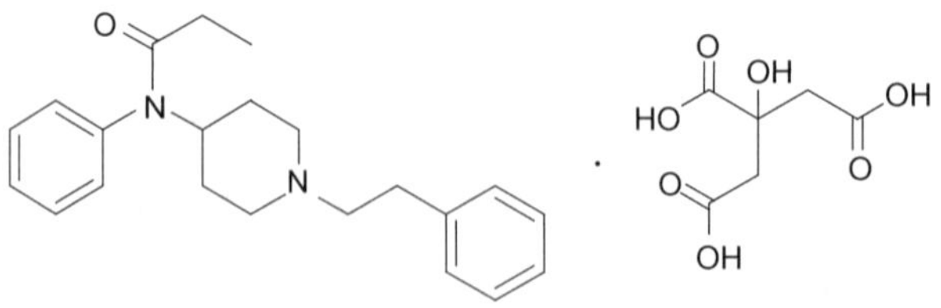

化学名为 *N*-[1-（2-苯乙基）-4-哌啶基]- *N*-苯基-丙酰胺枸橼酸盐。

本品为白色结晶性粉末；味苦。本品易溶于热异丙醇，溶于甲醇，略溶于水或三氯甲烷。熔点为148～151℃。

本品的水溶液呈酸性反应。水溶液加入三硝基苯酚试液，搅拌后可析出沉淀。

本品的水溶液显枸橼酸盐的鉴别反应。

本品为强效镇痛药，作用迅速，维持时间短，镇痛剂量对呼吸抑制作用轻，成瘾性较弱。临床用于外科手术中和术后及癌症等的镇痛，还可与麻醉药合用，作为辅助麻醉用药。

盐酸美沙酮　Methadone Hydrochloride

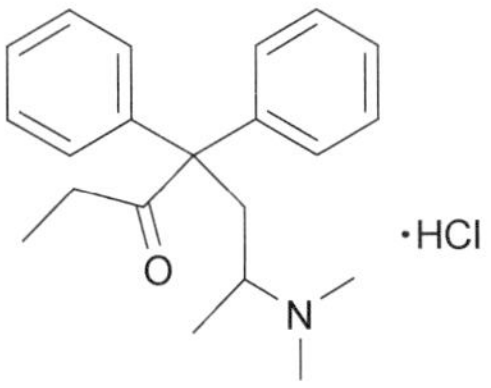

化学名为 4，4-二苯基-6-（二甲氨基）-3-庚酮盐酸盐。

本品为无色结晶或白色结晶性粉末；无臭。本品易溶于乙醇或三氯甲烷，溶于水，不溶于乙醚。熔点为 230～234℃。

本品分子中含有一个手性碳原子，具有旋光性。其左旋体活性大于右旋体。临床上常用其外消旋体。

本品 l% 的水溶液，pH 为 4.5～6.5。

本品游离碱的有机溶液在 30℃ 贮存时，形成美沙酮的 N-氧化物。

本品的羰基位阻较大，羰基化学反应活性较低，不发生一般羰基的反应，如不能生成缩氨脲或腙，也不能被钠汞剂或异丙醇铝还原。

本品水溶液与常见生物碱试剂能生成沉淀，如与苦味酸产生沉淀；与甲基橙试液作用，生成黄色复盐沉淀；加入氢氧化钠试液呈碱性，析出游离碱，熔点为 76℃。

本品水溶液光照时部分发生分解，分解反应如下，溶液变成棕色，pH 也发生改变。

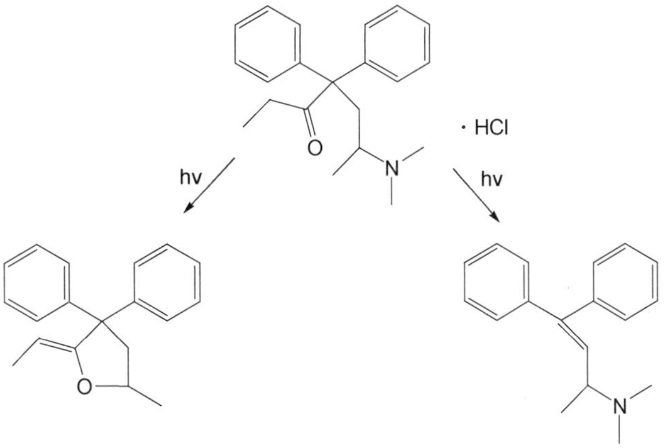

盐酸美沙酮水溶液光照分解反应

本品在体内主要代谢途径是 N-氧化、N-去甲基化、苯环羟化及羰基氧化、还原反应等。

本品起效慢，作用时效长，但毒性较大，有效剂量与中毒量比较接近，安全度小，但成瘾性较小。临床主要用于阿片、吗啡、海洛因成瘾者的脱毒治疗（脱瘾疗法）。

喷他佐辛　Pentazocine

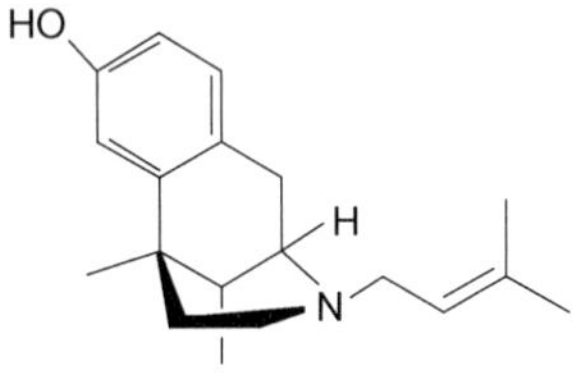

化学名为（±）-1，2，3，4，5，6-六氢-6，11-二甲基-3-（3-甲基-2-丁烯基）-2，6-亚甲基-3 一苯并吖辛因-8-醇，又名镇痛新。

本品为白色或类白色结晶性粉末；无臭，味微苦。本品易溶于三氯甲烷，溶于乙醇，略溶于乙醚，微溶于苯和醋酸乙酯，不溶于水。熔点为 150～155℃。

本品结构具有叔氮原子，可与酸成盐，临床常用其盐酸盐。

本品结构具有酚羟基，其稀硫酸溶液遇三氯化铁呈黄色，盐酸溶液可使高锰酸钾溶液褪色。

本品是第一个用于临床的非成瘾性阿片类合成镇痛药。喷他佐辛结构中有三个手性碳原子，具有旋光性，其左旋体活性为右旋体的 20 倍，临床上用其外消旋体，用于中度至重度疼痛。

三、构 效 关 系

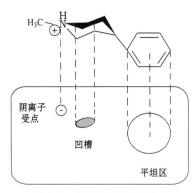

图 3-2　阿片受体三点模型

吗啡及其衍生物的化学结构具有较大的区别，大量的构效关系研究认为，这类药物通过与体内中枢神经系统中具有三维立体结构的阿片受体结合，发挥镇痛作用。

1954 年，人们根据吗啡及其衍生物的共同药效基团，提出了阿片受体的三点模型理论（图 3-2）。即设想阿片受体主要包括三部分：①一个适合芳环的平坦区，可与药物的平坦芳香环发生疏水结合；②一个阴离子部位，能与镇痛药的阳离子发生静电结合作用；③一个合适的凹槽部位，能与药物的凸出部位相适应。

对吗啡及其衍生物和全合成镇痛药的结构分析表明，这类药物属于结构特异性药物，药物进入体内，与中枢神经系统中具有三维立体结构的阿片受体结合，从而发挥出镇痛活性。因此，镇痛药分子应包括以下三个结构部分：①分子结构中具有一个平坦的芳环结构；②分子中应具有一个碱性中心，在生理 pH 条件下，大部分电离为阳离子，碱性中心与平坦的芳环结构在同一平面；③分子中含有哌啶或类似哌啶的空间结构，而烃基部分在立体构型中应突出于平面的前方。

吗啡及其衍生物都具有上述结构特点，结构简化后的全合成镇痛药如哌替啶、喷他佐辛等可通过键的旋转，也能全部或部分满足上述构象要求。美沙酮为开链化合物，通过羰基碳原子的部分正电荷与氮原子的未共用电子对的相互作用，形成类似哌啶环的立体构象，满足了镇痛药的构象要求。

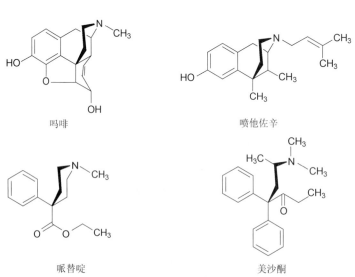

吗啡　　　　　　　　　　　喷他佐辛

哌替啶　　　　　　　　　　美沙酮

考点： 阿片受体的三点模型理论

四、其他类镇痛药物

除吗啡及其衍生物外，还有许多非作用于阿片受体的合成镇痛药，见表 3-8。

表 3-8　其他的镇痛药物

药物名称	化学结构	作用特点
右丙氧芬 dextropropoxyphene	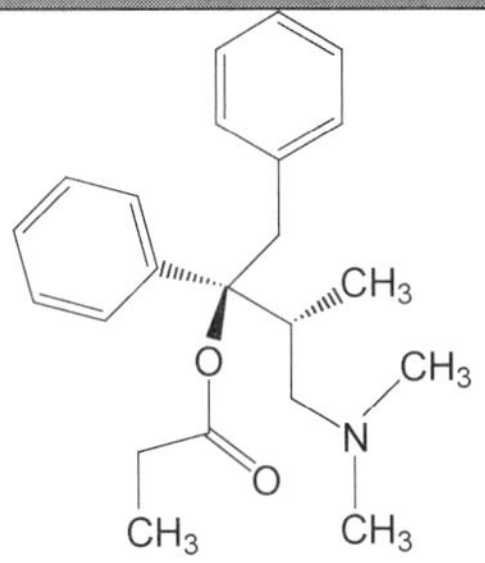	临床上使用右旋体，用于轻度和中度疼痛的镇痛，其镇咳作用很小，其左旋体主要用于镇咳，几乎无镇痛作用。本品具有吗啡型的依赖性
盐酸布桂嗪 bucinnazine hydrochloride	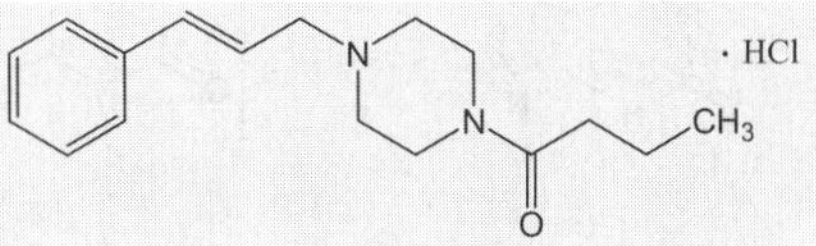	又名强痛定，是阿片受体的激动性拮抗剂，临床用于各种疼痛，如神经痛、术后疼痛、腰痛、癌性疼痛等。连续使用可致耐受和成瘾
苯噻啶 pizotifen	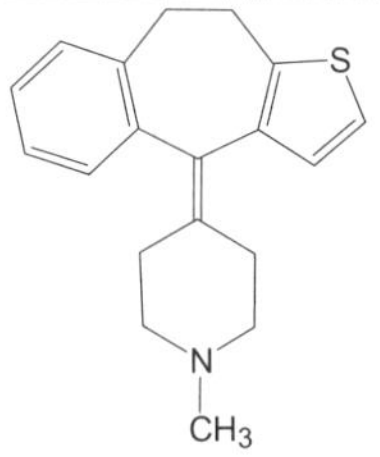	组胺 H_1 受体拮抗剂，具有较强的抗组胺作用及抗乙酰胆碱作用，用于预防偏头痛，有镇静作用
盐酸曲马多 tramadol hydrochloride	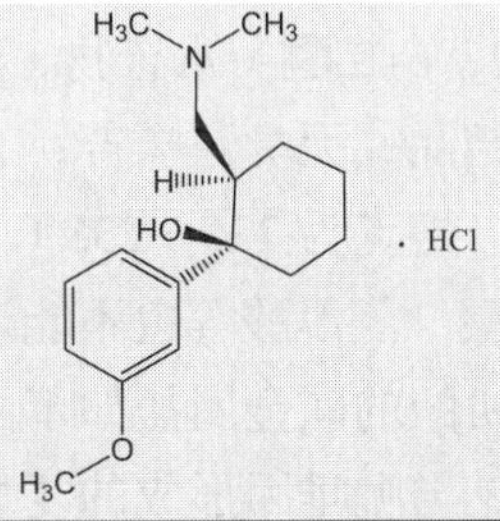	为阿片受体激动剂，部分镇痛效果是因其抑制了去甲肾上腺素、5-羟色胺的重摄取，阻断疼痛的传导而产生，镇痛作用显著。临床常用外消旋体，用于中度急慢性疼痛。本品对呼吸抑制作用小，成瘾性小

第 5 节　中枢兴奋药

中枢兴奋药是能提高中枢神经功能的药物，用于各种危重疾患所致的呼吸抑制及呼吸衰竭患者的抢救。根据药物对中枢神经不同部位的选择性，中枢兴奋药可分为：①大脑皮质兴奋药，又称精神兴奋药，如咖啡因等；②延髓兴奋药，可对呼吸中枢起兴奋作用，常用于救治呼吸功能衰竭，如尼可刹米、洛贝林等；③促进大脑功能恢复的药物，又称为促智药和老年痴呆治疗药，如甲氯芬酯、吡拉西坦等。

中枢兴奋药按照来源及化学结构可分为黄嘌呤类、酰胺类及其他类。

一、黄 嘌 呤 类

黄嘌呤类生物碱主要是黄嘌呤的 N-甲基衍生物，如咖啡因、茶碱、可可碱等，多存在于植物中，如咖啡豆含有较多的咖啡因；茶叶中含有咖啡因和少量的茶碱及可可碱；可可豆中含有较多可可碱及少量的茶碱。咖啡因、可可碱和茶碱具有相似的药理作用，但是作用的强度不同。中枢兴奋作用，咖啡因在三者中最强，茶碱最弱；兴奋心脏、松弛平滑肌作用，茶碱在三者中最强，咖啡因最弱。

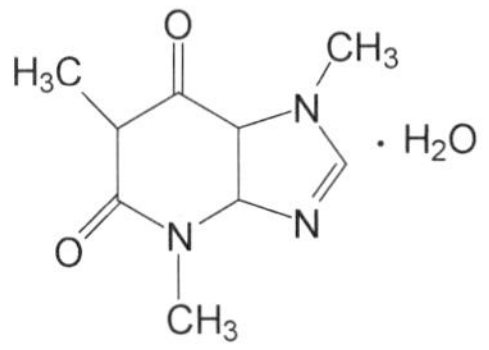

咖啡因　　　　　　　　茶碱　　　　　　　　可可碱
caffeine　　　　　　　theophylline　　　　　theobromine

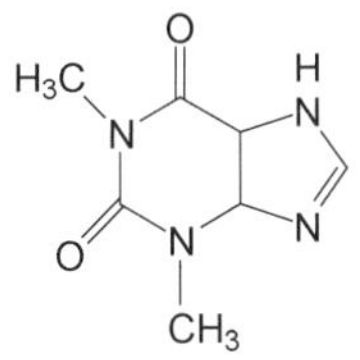

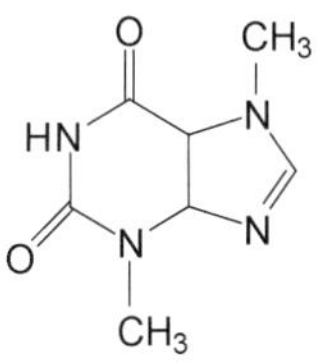

黄嘌呤类药物口服吸收好，其结构与核苷酸及代谢产物如次黄嘌呤、黄嘌呤、尿酸的结构相似，体内易于代谢排出，故毒副作用较低。在对黄嘌呤衍生物的药物结构修饰中，人们又发现了许多作用特点各异的药物，如盐酸洛贝林、二羟丙茶碱、氨茶碱等。

氨茶碱（aminophylline）为茶碱与乙二胺所成的复盐，含无水茶碱 77%～83%，属弱酸弱碱盐，暴露于空气易吸收二氧化碳并析出茶碱，水溶液呈碱性，放置后发生浑浊。本品除能舒张支气管外，还有强心、利尿作用，主要用于支气管哮喘、喘息性支气管炎以及心源性哮喘，也用于肾性水肿的利尿。

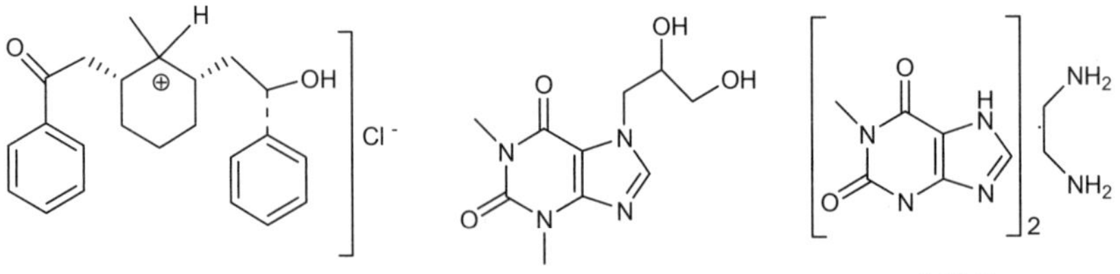

盐酸洛贝林
lobeline Hydrochloride

二羟丙茶碱
diprophylline

氨茶碱
aminophylline

咖啡因　Caffeine

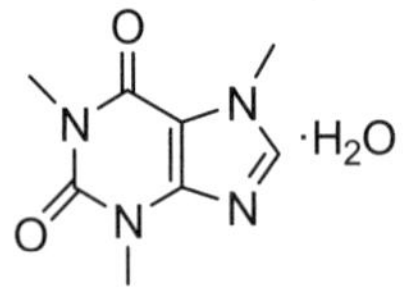

化学名为 1，3，7-甲基-3，7-二氢-1H-嘌呤-2，6-二酮一水合物，又名咖啡碱。

本品为白色或带极微黄绿色、有丝光的针状结晶；无臭，味苦；有风化性。本品易溶于热水或三氯甲烷，略溶于水、乙醇或丙酮，极微溶于乙醚。熔点为 235～238℃。

咖啡因的碱性极弱，pK_a 为 0.6，与强酸如盐酸、氢溴酸等也不能形成稳定的盐。为了增加咖啡因在水中的溶解度，以便制成注射液使用，可用有机酸的碱金属盐如苯甲酸钠、水杨酸钠或枸橼酸钠等与其形成复盐，例如，安钠咖注射液就是苯甲酸钠与咖啡因形成的复盐。

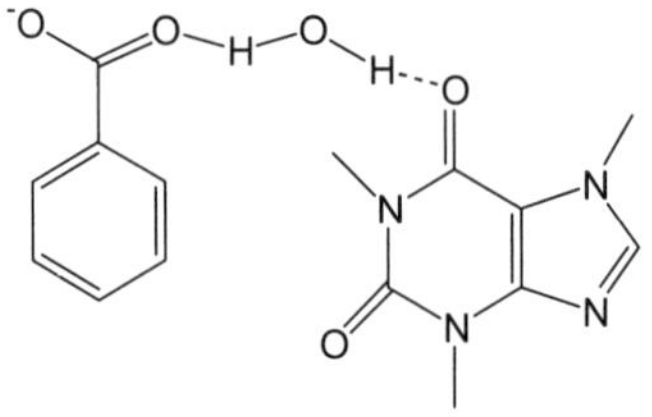

安钠咖

咖啡因为黄嘌呤类生物碱，具有紫脲酸铵反应，即与盐酸、氯酸钾置水浴上共热蒸干，所得残渣遇氨即显紫色；再加氢氧化钠试液数滴，紫色即消失。

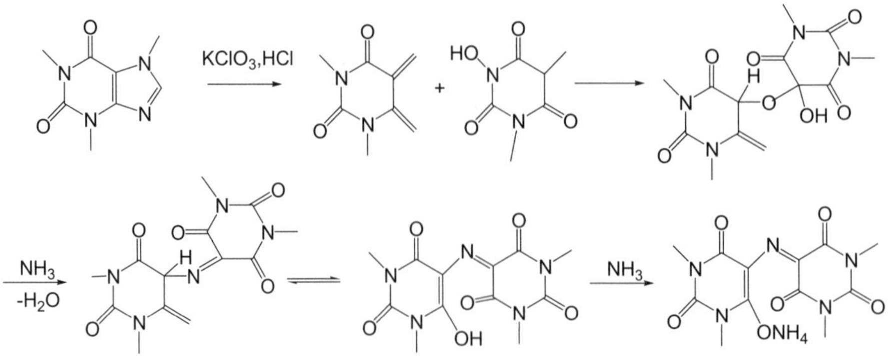

四甲基紫脲酸铵

本品的饱和水溶液加碘试液，可生成沉淀，再加稀盐酸即生成红棕色沉淀，并能在稍过量的氢氧化钠溶液中溶解。

咖啡因具酰脲结构，对碱不稳定，与碱共热，可分解为咖啡碱。石灰水的碱性较弱，不会导致分解。

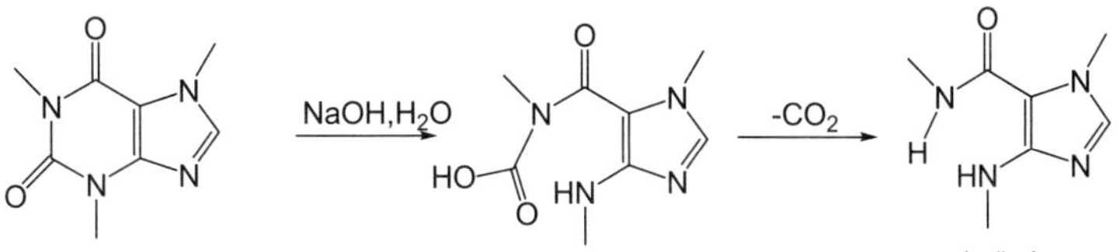

本品用于中枢性呼吸衰竭、循环衰竭、神经衰弱和精神抑制等。

咖啡因在肝脏内代谢可脱去 N 上的甲基，在 8 位氧化成尿酸。产物分别为 1-甲基黄嘌呤、7-甲基黄嘌呤、1，7-二甲基黄嘌呤、1-甲基尿酸、7-甲基尿酸和 1，3-二甲基尿酸。

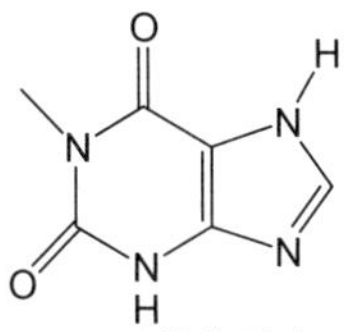

1-甲基黄嘌呤 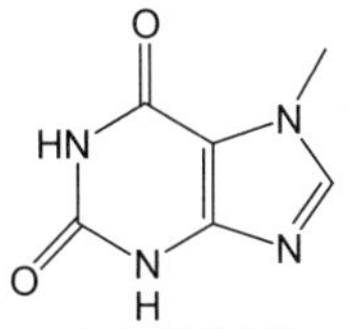　　　　7-甲基黄嘌呤 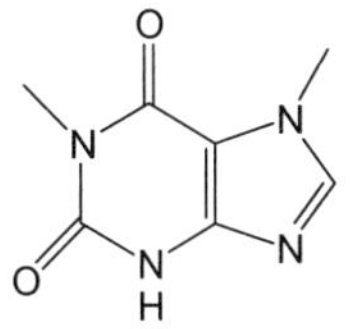　　　　1,7-二甲基黄嘌呤

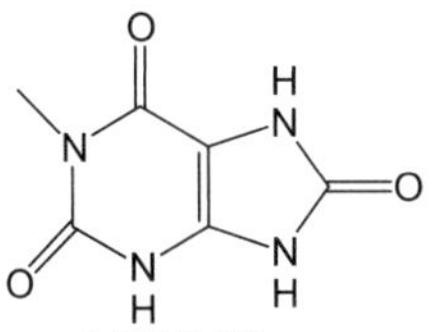

1-甲基尿酸 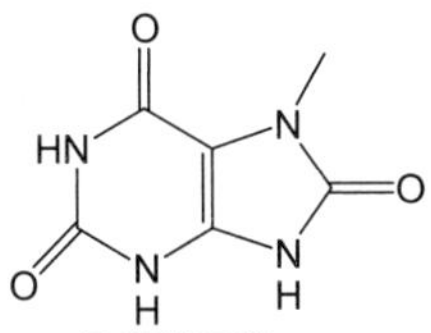　　　　7-甲基尿酸 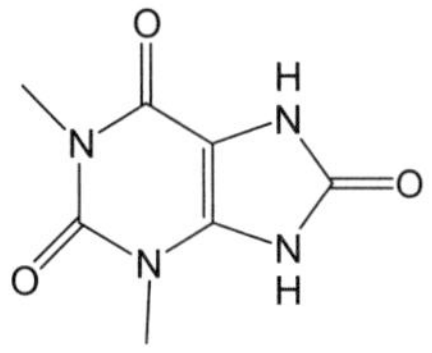　　　　1,7-二甲基尿酸

考点：咖啡因的紫脲酸胺反应

茶碱　Theophylline

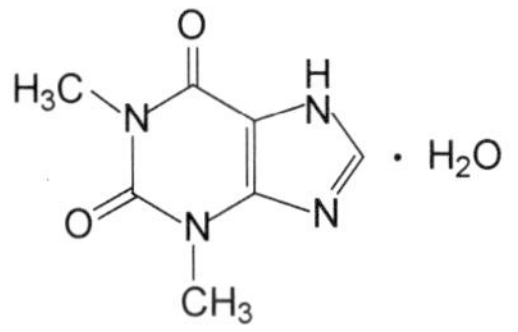

化学名为 1，3-二甲基-3，7-二氢-1*H*-嘌呤-2，6-二酮一水合物。

本品为白色结晶性粉末；无臭，味苦。本品在乙醇或三氯甲烷中微溶，在水中极微溶，在乙醚中几乎不溶，在氢氧化钠溶液或氨溶液中易溶。

本品为黄嘌呤类生物碱，具有紫脲酸铵反应，即与盐酸、氯酸钾置水浴上共热蒸干，所得残渣遇氨即显紫色；再加氢氧化钠试液数滴，紫色即消失。

本品用于治疗急、慢性哮喘。茶碱难溶于水，为提高其水溶性，将本品与乙二胺或胆碱成盐为氨茶碱、胆茶碱，供临床应用。

> **链接**　茶碱的作用机制
>
> 　　茶碱类药物对气道平滑肌具有较强的直接松弛作用，目前认为茶碱的支气管扩张作用机制是其可抑制磷酸二酯酶（PDE），该作用打断了细胞内核苷的循环途径，提高了平滑肌细胞内的 cAMP 浓度。此外，茶碱能阻断腺苷受体，促进内源性儿茶酚胺的释放。茶碱还能增强气道纤毛清除功能，具有抗炎作用。

二、酰　胺　类

酰胺类中枢兴奋药主要有尼可刹米、茴拉西坦和吡拉西坦等。尼可刹米为延髓兴奋药，主要用于各种原因导致的呼吸衰竭。茴拉西坦和吡拉西坦为促进大脑功能恢复的药物。

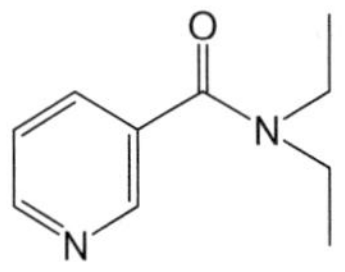

尼可刹米
nikethamide

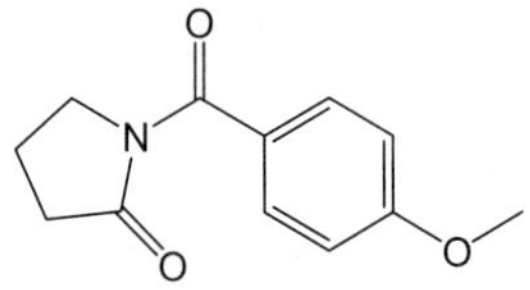

茴拉西坦
aniracetam

吡拉西坦　Piracetam

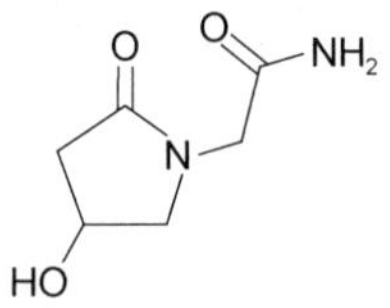

化学名为2-（2-氧代-吡咯烷-1-基）乙酰胺，又名脑复康。

本品为白色或类白色结晶性粉末；无臭，味苦。本品易溶于水，略溶于乙醇，几乎不溶于乙醚。熔点为151~154℃。本品5%水溶液pH为5.0~7.0。

本品水溶液加高锰酸钾试液和氢氧化钠试液，溶液呈紫色，渐变成蓝色，最后呈绿色。

本品具有五元内酰胺类结构（吡咯烷酮），为γ-氨基丁酸（GABA）的衍生物。本品对中枢作用的选择性强，精神兴奋的作用弱，无精神药物的副作用，无成瘾性。

本品口服后分布到大部分组织器官，易通过血脑屏障及胎盘屏障，直接经肾脏排出。

本品可直接作用于大脑皮质，具有激活、保护和修复神经细胞的作用。临床用于老年精神衰退综合征、阿尔茨海默病，也可用于脑外伤所致记忆障碍及弱智儿童等。

通过改变吡拉西坦中2-吡咯烷酮的1位和4位取代基，可以得到一系列用于改善脑功能的药物，如奥拉西坦、茴拉西坦和普拉西坦等。

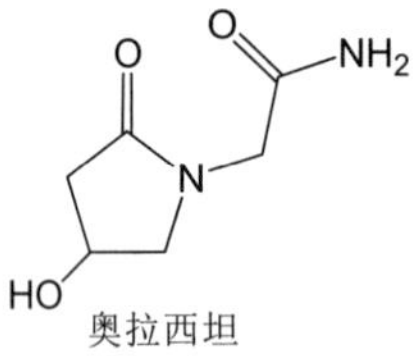

奥拉西坦
oxiracetam

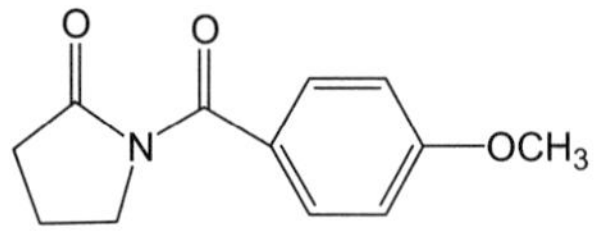

茴拉西坦
aniracetam

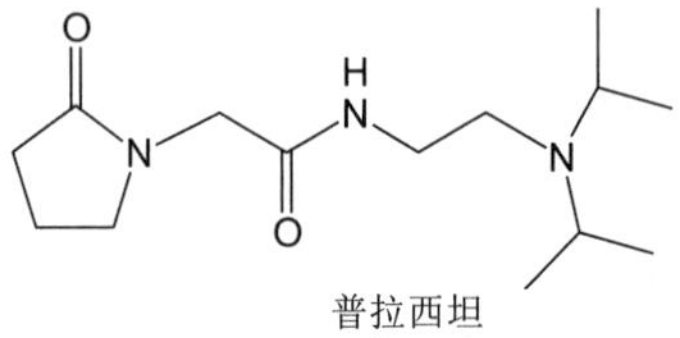

普拉西坦
pramiracetam

考点：吡拉西坦的鉴别反应

三、其 他 类

其他类中枢兴奋药主要为兴奋大脑皮质的药物，如吡硫醇、甲氯芬酯。

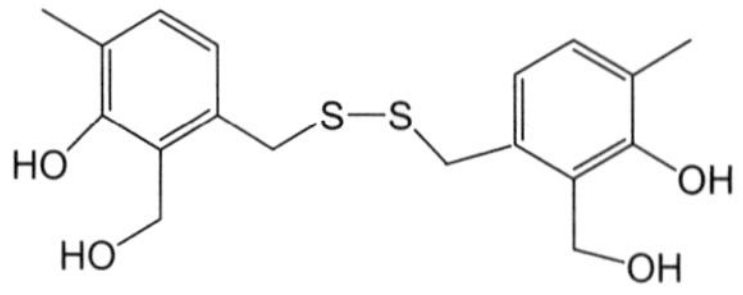

吡硫醇
pyritinol

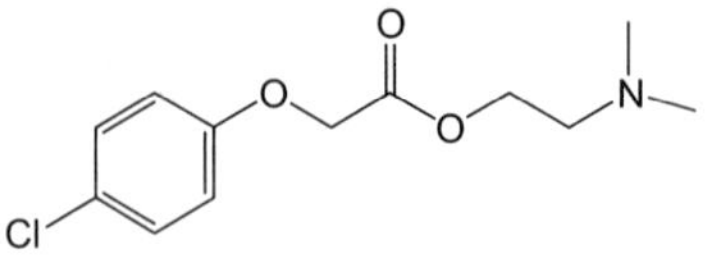

甲氯芬酯
meclofenoxate

盐酸甲氯芬酯　Meclofenoxate Hydrochloride

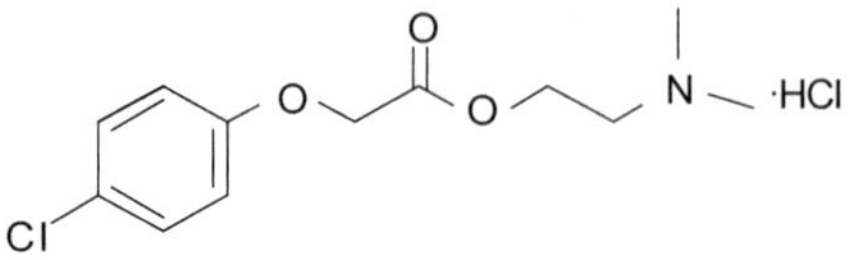

化学名为 2-（二甲基氨基）乙基对氯苯氧基乙酸酯盐酸盐。

本品为白色结晶性粉末；略有特异臭，味酸苦。本品极易溶于水，易溶于乙醚，溶于三氯甲烷。熔点为 137～142℃。

本品 1%水溶液 pH 为 3.5～4.5。

本品为酯类化合物，水溶液不稳定，易水解。本品在弱酸条件下稳定，pH 增高时水解速度加快，pH>5 时易被水解，水解产物之一为对氯苯甲酸，熔点为 158～160℃，可用于鉴别。

本品与枸橼酸饱和醋酐溶液共热，渐显深紫红色。

本品水溶液加溴试液，即产生淡黄色沉淀或浑浊。

本品可促进脑细胞的氧化还原代谢，增加对糖的利用，并能调节细胞代谢，对中枢抑制者有兴奋作用。临床用于治疗意识障碍、外伤性昏迷、新生儿缺氧、儿童遗尿症及老年精神病等。

盐酸多奈哌齐　Donepezil Hydrochloride

化学名为 2，3-二氢-5，6-二甲氧基-2-{[（1-苯甲基）-4-哌啶基]甲基}-1H-茚酮盐酸盐。

本品为白色粉末；溶于水和冰醋酸。

本品能抑制乙酰胆碱酯酶，具有高度专一性，可增加脑内乙酰胆碱酯酶的含量。本品可用于治疗阿尔茨海默病，是一种长效的阿尔茨海默病的对症治疗药物。

其他中枢兴奋药物见表 3-9。

表 3-9　其他的中枢兴奋药物

药物名称	化学结构	作用特点
利斯的明 rivastigmine		氨基酸甲酯类选择性乙酰胆碱酯酶抑制剂，用于轻、中度阿尔茨海默病
石杉碱甲 huperzine-A		可逆性胆碱酯酶抑制剂，用于治疗重症肌无力，可改善脑功能，对脑血管硬化或早老性记忆障碍均有改善作用
氢溴酸加兰他敏 galanthamine hydrobromide		有较弱的抗胆碱酯酶作用，对中枢神经的作用比较强，可使受损的神经肌肉传导恢复，改善各种末梢神经肌肉障碍的麻痹状态。临床上用于治疗脊髓损伤后遗症，肌肉萎缩及重症肌无力等

自 测 题

一、选择题
【A 型题】

1. 地西泮具有以下哪类结构母核（　　）
   - A. 环丙二酰脲类
   - B. 苯并二氮䓬类
   - C. 吩噻嗪类
   - D. 丁酰苯类
   - E. 二苯并氮杂䓬类

2. 下列哪种化学鉴别方法可以区分吗啡和可待因（　　）

   - A. 与中性 $FeCl_3$ 显色
   - B. 紫脲酸铵反应
   - C. 重氮化加 α-萘酚显色
   - D. 加 $AgNO_3$ 产生沉淀
   - E. 与吡啶-硫酸铜显色

3. 下列药物中临床上被用作催吐剂的是（　　）
   - A. 伪吗啡
   - B. 吗啡
   - C. 双吗啡
   - D. 阿扑吗啡
   - E. 美沙酮

4. 下列药物中属于哌啶类的合成镇痛药有（   ）

    A. 布桂嗪   B. 美沙酮

    C. 哌替啶   D. 喷他佐辛

    E. 苯噻啶

5. 下列镇痛药中可用于戒除海洛因成瘾的药物是（   ）

    A. 美沙酮   B. 哌替啶

    C. 吗啡   D. 右丙氧芬

    E. 芬太尼

6. 苯巴比妥可与吡啶和硫酸铜溶液作用，生成（   ）

    A. 绿色络合物   B. 紫色络合物

    C. 白色胶状沉淀   D. 氨气

    E. 红色溶液

7. 盐酸吗啡加热的重排产物主要是（   ）

    A. 双吗啡   B. 可待因

    C. 苯吗喃   D. 阿扑吗啡

    E. N-氧化吗啡

8. 咖啡因的结构如下图，其结构中 R_1、R_3、R_7 分别为（   ）

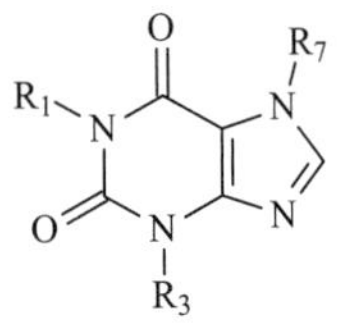

    A. H、CH_3、CH_3 B. CH_3、CH_3、CH_3

    C. CH_3、CH_3、H   D. H、H、H

    E. CH_2OH、CH_3、CH_3

9. 巴比妥类药物具有弱酸性是因为分子中具有（   ）

    A. 羰基   B. 二酰亚胺基

    C. 氨基   D. 嘧啶环

    E. 苯环

10. 苯巴比妥不具有下列哪种性质（   ）

    A. 呈弱酸性   B. 溶于乙醚、乙醇

    C. 有硫磺的刺激气味 D. 钠盐易水解

    E. 与吡啶-硫酸铜试液成紫堇色

11. 盐酸哌替啶与下列试液显橙红色的是（   ）

    A. 硫酸甲醛试液   B. 乙醇溶液与苦味酸溶液

    C. 硝酸银溶液   D. 碳酸钠试液

    E. 二氯化钴试液

12. 黄嘌呤类生物碱具有的特征反应为（   ）

    A. 铜-吡啶反应   B. 紫脲酸胺反应

    C. 维他立反应   D. 麦芽酚反应

    E. 重氮化-偶合反应

13. 临床上使用的咖啡因注射液，为增加其水中溶解度的物质是（   ）

    A. 水杨酸   B. 盐酸

    C. 苯甲酸钠   D. 乙醇

    E. 硝酸

14. 第一个用于临床的非麻醉性合成镇痛药是（   ）

    A. 丁啡诺酮   B. 苯胺

    C. 水合氯醛   D. 喷他佐辛

    E. 茴拉西坦

15. 苯二氮杂䓬类镇静催眠药在酸、碱中可发生水解反应是因为分子中具有（   ）

    A. 羰基   B. 酯基

    C. 七元亚胺内酰胺环 D. 内酰胺基

    E. 酚羟基

16. 巴比妥类药物的钠盐及苯妥英钠水溶液放置过程中变浑浊，是与空气中哪种气体接触引起的（   ）

    A. 氮气   B. 氧气

    C. 二氧化碳   D. 氢气

    E. 二氧化硫

17. 由地西泮代谢产物开发使用的药物是（   ）

    A. 奥沙西泮   B. 三唑仑

    C. 艾司唑仑   D. 阿普唑仑

    E. 硝西泮

18. 临床上用于抗抑郁症的药物是（   ）

    A. 盐酸氯米帕明   B. 盐酸氯丙嗪

    C. 丙戊酸钠   D. 氟哌啶醇

    E. 硝西泮

19. 氯丙嗪在空气或日光中放置，逐渐变为红色，结构中易氧化的部分是（   ）

    A. 二甲基氨基   B. 侧链部分

    C. 酚羟基   D. 吩噻嗪环

    E. 甲基

20. 吗啡易氧化变色是因为分子中具有（   ）

    A. 酚羟基   B. 醇羟基

    C. 哌啶环   D. 醚键

    E. 甲基

【X型题】

1. 影响巴比妥类药物镇静催眠作用的强弱和起效快慢的理化性质和结构因素是（   ）

    A. pK_a B. 脂溶性

    C. 5 位取代基的氧化性质

    D. 5 取代基碳的数目

    E. 酰胺氮上是否含烃基取代

2. 注射剂最好在临用前配制的是（   ）

    A. 三氟哌啶醇   B. 甲丙氨酯

    C. 苯妥英钠   D. 苯巴比妥钠

    E. 硝西泮

3. 对光敏感易氧化变色的药物是（   ）

    A. 盐酸氯丙嗪   B. 丙戊酸钠

    C. 奋乃静   D. 地西泮

    E. 卡马西平

4. 属于黄嘌呤类的中枢兴奋剂有（   ）

    A. 尼可刹米   B. 可可豆碱

    C. 安钠咖   D. 二羟丙茶碱

    E. 茴拉西坦

5. 吗啡的化学结构中具有（　　　）

    A. 四个环
               B. 哌啶环

    C. 5 个手性碳原子
     D. 苯环

    E. 酸性结构功能基和碱性结构功能基

二、简答题

1. 巴比妥类药物具有哪些共有的化学性质?

2. 巴比妥类药物的钠盐及苯妥英钠的注射剂为何常制成粉针剂?

3. 简述镇痛药的构效关系，举例说明合成镇痛药的分类。

4. 试分析吗啡注射液放置过久颜色变深的原因。为避免或减缓此现象产生，在配制吗啡注射液时可采取哪些措施?

（陈改敏）

第4章

外周神经系统药物

外周神经系统也称周围神经系统，它一端与中枢神经系统的脑或脊髓相连，另一端通过各种末梢装置与机体其他器官、系统相联系。根据其神经功能的不同，分为传出神经系统和传入神经系统，因此外周神经系统药物包括作用于传出神经系统的药物和作用于传入神经系统的药物。

根据释放递质的不同，传出神经分为两大类：胆碱能神经和肾上腺素能神经。药物作用于这些神经，会产生拟似或拮抗作用。传出神经系统药物根据其药理作用选择性、作用部位和作用性质（拟似或拮抗递质）不同，传统上分为四大类，即拟胆碱药、抗胆碱药、拟肾上腺素药和抗肾上腺素药。

案例	有机磷中毒急救

患者男，24岁，因20min前口服敌敌畏15 ml入院治疗。体检：嗜睡状，大汗淋漓，呕吐数次。全身皮肤湿冷，无肌肉震颤。双侧瞳孔2～3mm，对光反射存在。体温、脉搏、呼吸及血压基本正常，双肺呼吸音粗。实验室检查：白细胞计数14.2×10^3L，中性粒细胞93%，余未见异常。诊断为急性有机磷农药中毒。入院后，用2%碳酸氢钠洗胃，静脉注射阿托品10mg/次，共3次。另静脉滴注山莨菪碱10mg，碘解磷定1g，并给予青霉素、庆大霉素输液治疗，患者瞳孔直径5～6mm，心率72次/min，律齐，皮肤干燥，颜面微红。不久痊愈出院。

【临床分析】　1. 口服有机磷中毒的患者洗胃时应注意哪些问题？

2. 如何正确使用阿托品？

3. 为什么在使用M受体拮抗剂后，又给予碘解磷定治疗？

第1节　拟胆碱药

乙酰胆碱（acetylcholine，ACh）是胆碱能神经递质，其生物合成是在胆碱能神经末梢的胞质液中，由胆碱和乙酰辅酶A在胆碱乙酰转移酶的催化下合成，大部分进入囊泡与ATP、蛋白多糖结合并贮存，小部分以游离形式存在于细胞质中。当神经冲动到达时，乙酰胆碱从囊泡中释放出来，与突触前膜和突触后膜上的胆碱受体结合，使受体兴奋，产生一系列的生理反应。乙酰胆碱释放后，很快能被乙酰胆碱酯酶水解失活。

乙酰胆碱

acethlcholine

胆碱受体分为毒蕈碱（muscarine）样胆碱受体（简称M受体）和烟碱（nicotine）样胆碱受体（简称N受体）两大类。M受体是能选择性与毒蕈碱结合的胆碱受体，兴奋时呈现M样作用，表现为心脏抑制，血管扩张，胃肠道、支气管平滑肌收缩，瞳孔缩小和腺体分泌增加等症状；N受体是能选择性与烟碱结合的胆碱受体，兴奋时表现为植物神经节兴奋，肾上腺释放肾上腺素，骨骼肌收缩等。当中枢神经系统的M受体和N受体与乙酰胆碱结合而兴奋时，表现为兴奋、不安、震颤，甚至惊厥。

临床上使用的拟胆碱药按作用机制分为两大类，一类为乙酰胆碱的类似物，直接作用于胆碱受体；另一类为胆碱酯酶抑制剂，通过抑制胆碱酯酶的活性，增强乙酰胆碱的生物效应。

一、直接作用于胆碱受体的拟胆碱药

这类药物又可分为两种类型，一类为完全拟胆碱药，如氯化氨甲酰胆碱（卡巴胆碱），既作用于 M 胆碱受体，也作用于 N 胆碱受体，兴奋平滑肌作用显著，结构中的氨甲酰基使其不易被胆碱酯酶破坏，作用强而持久，临床曾用于治疗腹气胀和尿潴留，但是毒副作用大，不易被抗胆碱药解救，现仅用于人工晶体植入、白内障摘除、角膜移植等需缩瞳的眼科手术。

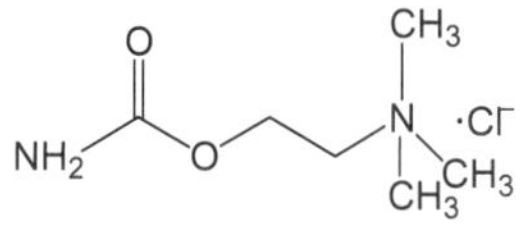

氯化氨甲酰胆碱

carbamylcholine chloride

另一类为 M 样作用的拟胆碱药，如毛果芸香碱，只与 M 胆碱受体结合，对 N 胆碱受体无作用，能产生 M 样的生理作用。

硝酸毛果芸香碱　Pilocarpine Nitrate

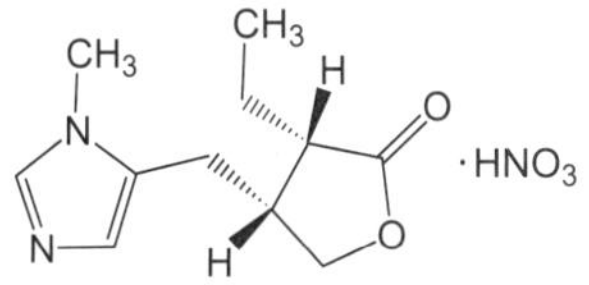

化学名为（3S，4R）-3-乙基二氢-4[（1-甲基-1H-5-咪唑基）甲基]-2（3H）-呋喃酮硝酸盐，又名硝酸匹鲁卡品。

本品是从芸香科植物毛果芸香及其他同属植物的叶子中提取的一种咪唑类生物碱，现已能人工合成，其水溶液性质稳定。

本品为无色结晶或白色结晶性粉末；无臭；遇光易变质。本品在水中易溶，在乙醇中微溶，在氯仿或乙醚中不溶。熔点为 174～178℃，熔融时同时分解。比旋度为 +80°～ +83°。

本品为顺式结构，受热可异构化，生成较稳定的反式异构体——异毛果芸香碱。后者的生理活性仅为毛果芸香碱的 1/6～1/20。

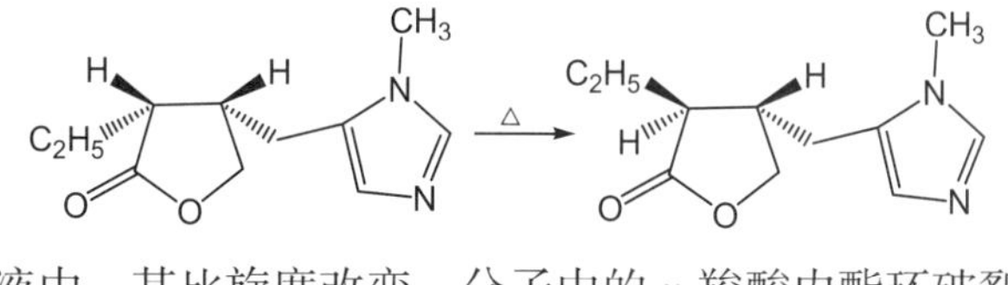

毛果芸香碱在碱性溶液中，其比旋度改变，分子中的 γ-羧酸内酯环破裂，水解生成毛果芸香酸的碱盐而失去活性。

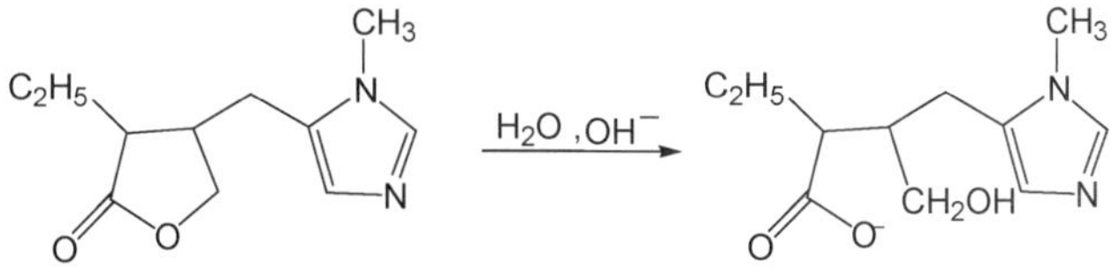

本品为芳叔胺类生物碱，其咪唑环上的两个氮原子的碱性分别是 pK_1 为 7.15，pK_2 为 12.57，可与一元酸生成稳定的盐酸盐或硝酸盐，药用其硝酸盐。

本品能与 M 胆碱受体结合，促进腺体分泌，缩小瞳孔，降低眼内压，调节痉挛。临床主要用于青光眼的治疗和缩瞳，本品与阿托品交替使用，可防止炎症时虹膜与晶状体粘连。

本品滴眼液的角膜透性良好。用 1% 硝酸毛果芸香碱滴眼液滴眼后，10～30 分钟开始缩瞳，降眼压作用达峰时间约为 75 分钟，缩瞳持续时间为 4～8 小时，维持降眼压作用时间为 4～14 小时。滴眼时应避免药液流入鼻腔后吸收，吸收后的不良反应主要表现为 M 样作用，可用阿托品拮抗。

考点： 毛果芸香碱的顺反异构及水解反应

二、乙酰胆碱酯酶抑制剂

乙酰胆碱酯酶抑制剂（acetylcholinesterase inhibitor，AChEI）又称抗胆碱酯酶药。乙酰胆碱酯酶抑制剂能与乙酰胆碱酯酶（AChE）的酶解部位或负离子部位等活性部位结合，从而阻碍乙酰胆碱酯酶对乙酰胆碱的水解。由于形成的结合物分解慢或不易分解，酶的酯解部位不能游离，胆碱酯酶受到竞争性抑制，神经末梢所释放的乙酰胆碱在受体部位浓度增高，从而增强并延长了乙酰胆碱的生理作用，因此是间接的拟胆碱药。临床上主要用于诊断和治疗重症肌无力、青光眼，防治术后腹胀、麻痹性肠梗阻及膀胱收缩无力、尿潴留等。

根据与酶结合形成复合物后水解的难易程度，此类药物可分为可逆性乙酰碱酯酶抑制剂和不可逆性乙酰胆碱酯酶抑制剂。

（一）可逆性乙酰胆碱酯酶抑制剂

此类药物能与乙酰胆碱竞争乙酰胆碱酯酶的活性中心，使乙酰胆碱酯酶暂时失活，但因其结合的并不牢固，经过一段时间后，乙酰胆碱酯酶又可恢复活性。第一个用于临床的抗胆碱酯酶药为毒扁豆碱（physostigmine），但因其天然资源有限，又不易合成，而且毒性较大，药理作用缺乏特异性，并有成瘾性等，现已少用。

对毒扁豆碱进行结构改造，引入季铵离子，得到了疗效较好的溴新斯的明（neostigmine bromide）、溴吡斯的明（pyridostigmine bromide）等。

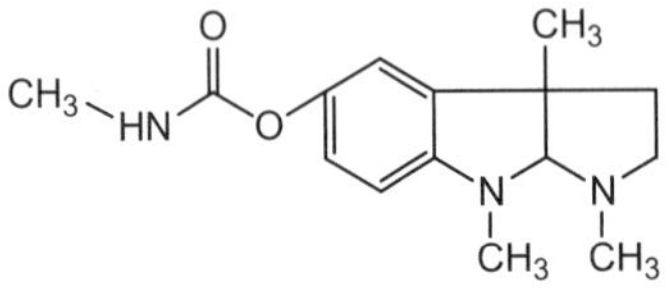

毒扁豆碱　physostigmine 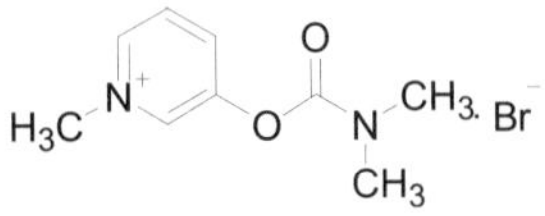　　　　溴吡斯的明　pyridostigmine bromide

溴新斯的明　Neostigmine Bromide

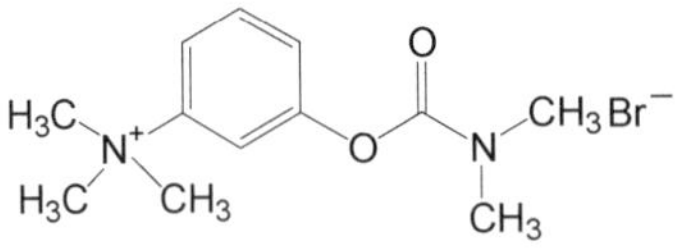

化学名为溴化-3-[（二甲氨基）甲酰氧基]-*N*，*N*，*N*-三甲基苯铵。

本品为白色结晶性粉末；无臭、味苦。本品极易溶于水，易溶于乙醇或氯仿，几乎不溶于乙醚。熔点 171～176℃，熔融时同时分解。

本品属季铵盐生物碱，碱性较强，与一元酸可形成稳定的盐。

本品分子中虽具有酯键，但在一般条件下较稳定，不易水解。与氢氧化钠溶液共热时，酯键水解生成间二甲氨基酚钠及二甲氨基甲酸钠，前者与重氮苯磺酸试剂发生偶合反应，生成红色偶氮化合物；后者进一步水解为具有氨臭的二甲胺，并可使红色的石蕊试纸变蓝。

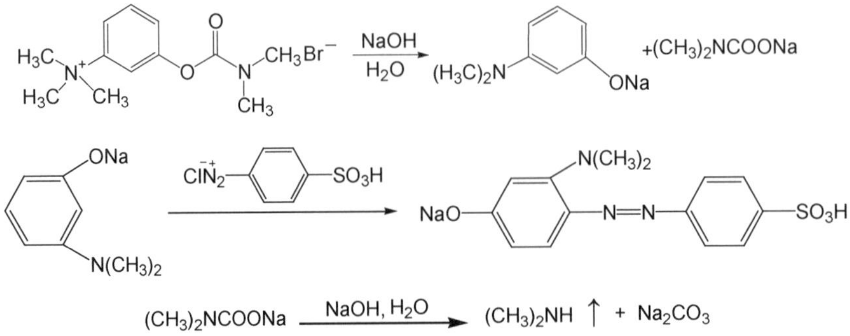

本品与硝酸银试液反应，可生成淡黄色微乳状沉淀，此沉淀微溶于氨试液，而不溶于硝酸。

本品毒性较毒扁豆碱小，对骨骼肌作用强，缩瞳作用较弱，临床用于治疗重症肌无力，手术或药物引起的腹气胀及尿潴留，阵发性室上性心动过速等，并可作为非去极化型肌松药的拮抗剂，解除筒箭毒碱的中毒症状。大剂量时可引起恶心、呕吐、腹泻、流泪、流涎等，用阿托品对抗。本品禁用于支气管哮喘、机械性肠梗阻及尿路梗死等。

本品口服吸收差且不规则。口服达峰时间为 1～3 小时，平均血浆半衰期为 0.87 小时，生物利用度为 1%～2%。本品既可被血浆中胆碱酯酶水解，亦可在肝脏中代谢。用药量的 80% 可在 24 小时内经尿排出，其中原形药物占给药量 50%，15% 以 3-羟基苯-3-甲基铵的代谢物排出体外。

（二）不可逆性乙酰胆碱酯酶抑制剂及胆碱酯酶复活剂

一些有机磷酸酯类衍生物与乙酰胆碱酯酶活性中心结合，形成难以水解的复合物，时间稍久发生"老化"，使酶的活性不能恢复，故称为不可逆性乙酰胆碱酯酶抑制剂，其结果导致乙酰胆碱在体内堆积，发生一系列中毒症状，在临床上无使用价值。

有机磷酸酯类农药如敌敌畏、对硫磷、敌百虫、乐果等，进入人体后，与胆碱酯酶作用，原理与不可逆抗胆碱酯酶药相似，其与胆碱酯酶的结合更为牢固。结合点在胆碱酯酶的酯解部位丝氨酸的羟基，此羟基的氧原子具有亲核性，而有机磷酸酯类分子中的磷原子是亲电子性的，因此磷、氧二原子间易于形成共价键结合，生成难以水解的磷酰化胆碱酯酶，使胆碱酯酶失去水解乙酰胆碱的能力，造成乙酰胆碱在体内大量积聚，引起一系列中毒症状。若不及时抢救，酶在几分钟或几小时内就"老化"。此时即使用胆碱酯酶复活药，也不能恢复酶的活性，必须等待新生的胆碱酯酶出现，才有水解乙酰胆碱的能力，这个恢复过程需 15～30 天。因此一旦中毒，必须迅速抢救，要及时应用胆碱酯酶复活剂，而且要持续进行，从而使胆碱酯酶在老化之前就被活化，恢复酶的功能。

当有机磷酸酯中毒后，可同时从两方面进行解救。一方面利用抗胆碱药，解除乙酰胆碱所引起的中毒症状；另一方面应用胆碱酯酶复活剂，使已经失活的胆碱酯酶重新恢复活性。

羟胺能使磷酰化胆碱酯酶复活，但其毒性较大，且在体内作用不强，未在临床使用。碘解磷定在体内也能与磷酰化胆碱酯酶中的磷酰基结合，将胆碱酯酶游离出来而恢复活性，碘解磷定与有机磷酸酯类结合成无毒物质由尿液排出体外。但由于碘解磷定为季铵盐，不易透过血脑屏障，因此对中枢神经系统的解毒作用不明显。

H_2N —— OH

羟胺
hydroxylamine

碘解磷定
pralidoxime iodide

考点：溴新斯的明酯键水解反应

碘解磷定　Pralidoxime Iodide

化学名为 1-甲基-2-吡啶甲醛肟碘化物，又名解磷定、派姆碘化物（pralidoxime iodide，PAM-1）。

本品为黄色颗粒状结晶性粉末；无臭，味苦。本品溶于水或热乙醇，微溶于乙醇，不溶于乙醚。熔点 220～227℃，熔融时同时分解。本品遇光易变质，应遮光、密封保存。

本品水溶液不稳定，遇光易缓慢氧化析出碘而使溶液呈黄色。其注射剂常加 5% 葡萄糖作为稳定剂，以防止碘的析出。

分子中所含有的肟基在不同 pH 条件下，水解的产物不同。当 pH 小于 4 时，主要是酸催化水解生成醛类化合物，当 pH 大于 4 时，主要是碱催化水解生成氰化物并进一步分解生成极毒的氰离子。因此，《中国药典》2020 年版规定本品注射液 pH 值为 3.5～5.0，并须检查氰化物，禁与碱性药物配伍。

本品含有肟的结构，与少量三氯化铁试液反应生成黄色肟铁盐，如再加三氯化铁试液，则可氧化 I⁻ 为 I_2，而与季铵盐生成棕色的复盐沉淀。

本品属季铵盐类，可与碘化铋钾试液反应，产生红棕色沉淀。

本品主要用于中度、重度有机磷酸酯类中毒的治疗。用药后，骨骼肌的反应最明显，肌束颤动迅速缓解，而 M 样中毒症状难以消除，故常与阿托品合用，对抗体内过度堆积的乙酰胆碱，控制 M 样症状。本品由于含碘，有时会引起咽痛及腮腺肿大，用药时应注意。

本品血药浓度口服后 15 分钟在血中即可测得，2～3 小时达峰值，以后逐渐下降。$t_{1/2}$ 为 1.7 小时，27% 以原形经尿液排泄。本品经静脉注射后迅速分布全身，不与血浆蛋白结合，不透过血脑屏障。本品吸收后在肝脏迅速代谢，4 小时内肾脏排泄 83%，在体内无蓄积作用。

考点：碘解磷定分子中肟结构的反应

第 2 节　抗 胆 碱 药

抗胆碱药又叫胆碱受体拮抗剂，对胆碱受体具有高亲和性，但是无内在活性，故它们与胆碱受体结合后，阻断了乙酰胆碱或拟胆碱药与受体的结合，产生抗胆碱作用。按照其作用部位，抗胆碱药物分为平滑肌解痉药、中枢性抗胆碱药、骨骼肌松弛药和神经节阻断药四类。骨骼肌松弛药能阻止乙酰胆碱与神经肌肉终板膜上的 N_2 胆碱受体结合，阻碍神经冲动的传递，产生肌松作用，临床作为麻醉辅助药使用。神经节阻断药能选择性地同神经节中的 N_1 胆碱受体结合，从而阻断神经冲动的传递，用于治疗高血压，效果较好。本节着重介绍平滑肌解痉药和中枢性抗胆碱药。

一、平滑肌解痉药

本类药物能够阻断乙酰胆碱与 M 受体的结合，从而竞争性拮抗乙酰胆碱及各种拟胆碱药的 M 样作用，具有松弛内脏平滑肌、解除痉挛、抑制腺体分泌、扩大瞳孔、加快心率等作用，适用于治疗胃肠道痉挛、消化性溃疡，也可用于散瞳、眼底检查及验光等。

颠茄生物碱类（托烷类生物碱）是最早应用于临床的抗胆碱药。它们是从茄科植物颠茄、曼陀罗、莨菪、东莨菪及唐古特莨菪等植物中提取分离得到的一类生物碱，其中供药用的主要有阿托品、山莨菪碱、东莨菪碱、樟柳碱等。

阿托品	山莨菪碱	东莨菪碱	樟柳碱
atropine	anisodamine	scopolamine	anisodine

颠茄生物碱类解痉作用的构效关系研究表明，分子结构中莨菪醇的 6，7-位氧桥和 6-位羟基以及莨菪酸 α-位羟基的存在对其中枢作用有重要影响。当 6，7-位有氧桥存在时，可增加分子的亲脂性，使其中枢作用增强；而当 6-位具有羟基存在时，则增加分子的亲水性，使中枢作用减弱。

阿托品作用范围广，但选择性差，副作用多，针对其局限性，改变其化学结构，合成了一系列阿托品的代用品，例如，后马托品扩瞳时间短，不抑制腺体分泌；溴甲基阿托品对中枢作用较弱，胃肠道作用强。

后马托品	溴甲基阿托品
homatropine	mebropine

将叔胺类解痉药季铵化，不仅可以增加解痉效能，而且还能减弱中枢作用，如溴本辛（methantheline bromide）、溴丙胺太林（propantheline bromide）等。

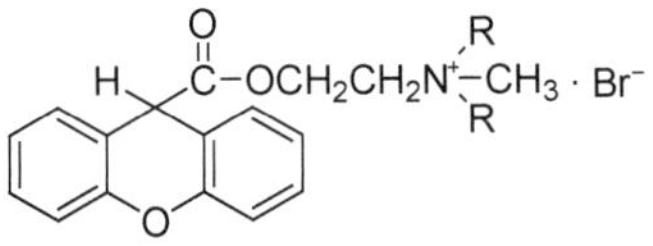

R=　—C₂H₅　　　　溴本辛

R=　—CH(CH₃)₂　　溴丙胺太林

链接 阿托品的发现

1984 年波兰学者 Drost Karbowska 等在研究滨藜叶枸杞（*L.halimifolium*）的生物碱成分时，首次从其根皮和叶子中发现了阿托品和东莨菪碱。之后，印度学者 Harsh 又对宁夏枸杞干燥的根皮中此类生物碱含量进行了测定，得出阿托品和东莨菪碱的含量分别为 0.42%和 0.25%。

硫酸阿托品　Atropine Sulfate

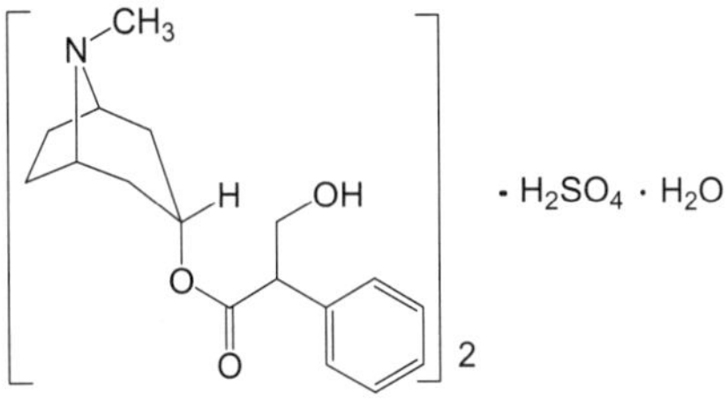

化学名为 α-（羟甲基）-苯乙酸-8-甲基-8-氮杂双环[3，2，1]-3-辛酯硫酸盐一水化合物。

本品为无色结晶或白色结晶性粉末；无臭，味苦；在空气中有风化性，遇光易变化。本品极易溶于水，易溶于乙醇，难溶于氯仿、丙酮和乙醚。熔点不低于 189℃，熔融时同时分解。

阿托品分子内虽有 4 个手性碳原子，但其莨菪醇部分 3 个手性碳原子有对称因素，而无光学活性，莨菪酸部分 1 个手性碳原子也易消旋化。这种变旋作用不仅使其效价稳定，也使毒性降低，故阿托品为外消旋体。

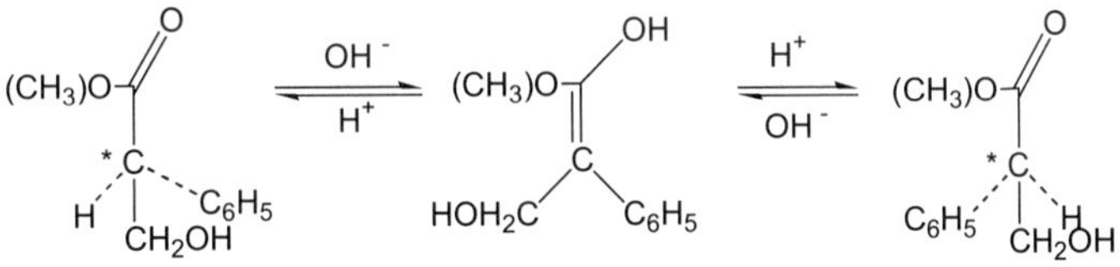

本品分子中具有酯键，易水解，碱性条件下更易水解。水解后生成莨菪醇和消旋莨菪酸，故本品水溶液 pH 为 3.5～4.0 时稳定。本品应遮光，密封保存。

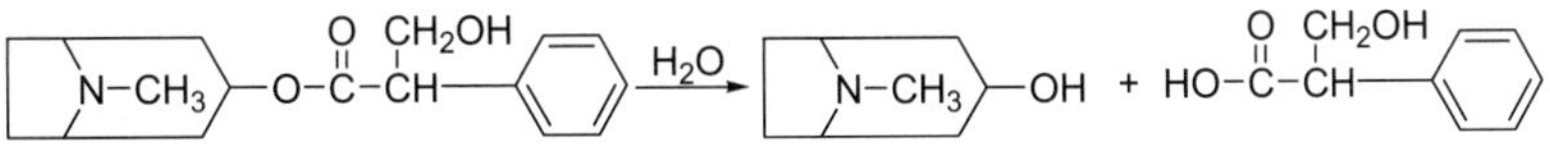

本品与发烟硝酸共热，可生成黄色三硝基衍生物，再加入醇制氢氧化钾试液和一小粒固体氢氧化钾，即生成紫堇色的醌型化合物，后转暗红色，最后颜色消失，此反应称维他立（Vitali）反应，为莨菪酸的专属反应。

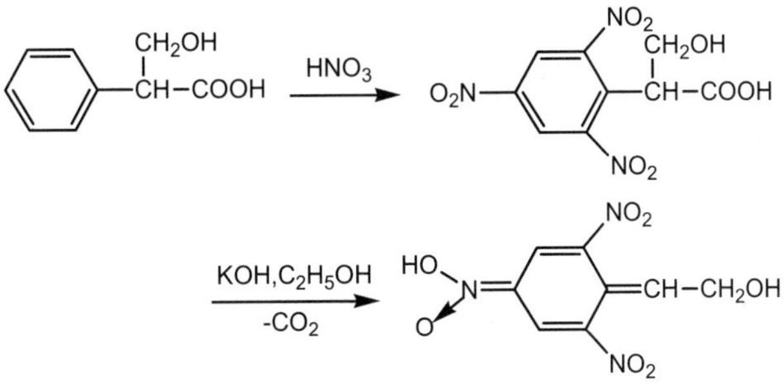

本品游离体，因碱性较强，与氯化汞作用，可析出黄色氧化汞沉淀，加热后转变成红色。

$$2C_{17}H_{23}NO_3 + HgCl_2 + H_2O \longrightarrow HgO\downarrow + 2C_{17}H_{23}NO_3 \cdot HCl$$

将本品与硫酸及重铬酸钾加热时，水解生成的莨菪酸被氧化生成苯甲醛，有苦杏仁的特异臭味。

本品可与多种生物碱沉淀剂反应产生沉淀。

阿托品能竞争性地阻断 M 胆碱受体，产生扩瞳、调节功能性麻痹、抑制腺体分泌、松弛多种内脏平滑肌、加快心率等作用，临床用于治疗平滑肌痉挛导致的胃肠等绞痛，也用于有机磷中毒、感染性休克及眼科诊疗（如虹膜睫状体炎、眼底检查及验光）等。本品应遮光，密封保存。

本品易从胃肠道及其他黏膜吸收，也可从眼或少量从皮肤吸收。口服 1 小时后即达峰效应，$t_{1/2}$ 为 3.7～4.3 小时。本品的血浆蛋白结合率为 14%～22%，分布容积为 1.7L/kg，可迅速分布于全身组织，可透过血脑屏障，也能通过胎盘。一次剂量的一半经肝代谢，其余半数以原形经肾排出。

链接 阿托品中毒的临床症状

阿托品的剂量超过 5～16 mg，则中毒症状明显，最小致死量为 80～130 mg。中毒后临床表现为：①用药过量可引起口干、吞咽困难、声音嘶哑、面红、皮肤干燥、头痛、心动过速、心悸、发热、瞳孔散大、视物模糊、排尿困难；②对中枢神经系统的作用可致谵妄、狂躁、眩晕、幻觉、摸空动作和共济失调，中毒症状可持续数小时至数日；③病情严重者，发生昏迷、血压下降，最终出现呼吸衰竭而死亡。

考点：硫酸阿托品的酯键水解；维他立反应

溴丙胺太林　Propantheline Bromide

化学名为溴化 N-甲基-N-（1-甲基乙基）-N-[2-（9H-9-基甲酰氧基）-乙基]-2-丙铵，又名普鲁本辛。

本品为白色或类白色粉末；无臭，味微苦，微有引湿性。本品极易溶于水、乙醇、氯仿，不溶于乙醚。水溶液显酸性反应。溶点 157～164℃，熔融时同时分解。

本品具有酯键的结构，加碱水解后再加酸，析出咕吨酸，熔点 213～219℃，熔融时同时分解。咕吨酸遇硫酸显亮黄或橙黄色，并显微绿色荧光。

本品为抗胆碱药，季铵化合物，不易透过血脑屏障，中枢神经系统副作用小，临床主要用于治疗胃肠道痉挛、胃及十二指肠溃疡、胆汁排出障碍及妊娠呕吐等，应密封保存。

二、中枢性抗胆碱药

研究表明，当中枢内乙酰胆碱分泌增加或多巴胺分泌相对减少时，就会出现震颤、肌肉强直和运动功能障碍等症状，简称震颤麻痹症。治疗可采用抗胆碱药物，以抑制中枢内乙酰胆碱的作用，或用左旋多巴以增加脑内多巴胺的含量，或两者合用，均能获得较好疗效。

左旋多巴

levodopa

　　阿托品、东茛菪碱等药物最早用于治疗震颤麻痹症，但它们对中枢作用的选择性不高，副作用较多，现已不用。对其化学结构进行改造，得到了中枢选择性较高的抗胆碱药盐酸苯海索。

盐酸苯海索　*Benzhexol Hydrochloride*

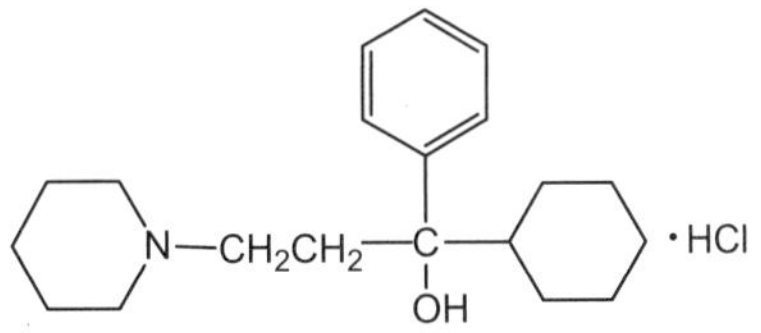

　　化学名为 1-环己基-1-苯基-3-（1-哌啶基）-1-丙醇盐酸盐，又名安坦。

　　本品为白色轻质结晶性粉末；无臭，味微苦，后有刺痛麻痹感。本品微溶于水，易溶于甲醇、乙醇和氯仿。熔点 250～256℃，熔融时同时分解。

　　本品溶解在温热的乙醇中后，滴加氢氧化钠试液至碱性，析出苯海索沉淀，用乙醇重结晶，熔点为 112～116℃。

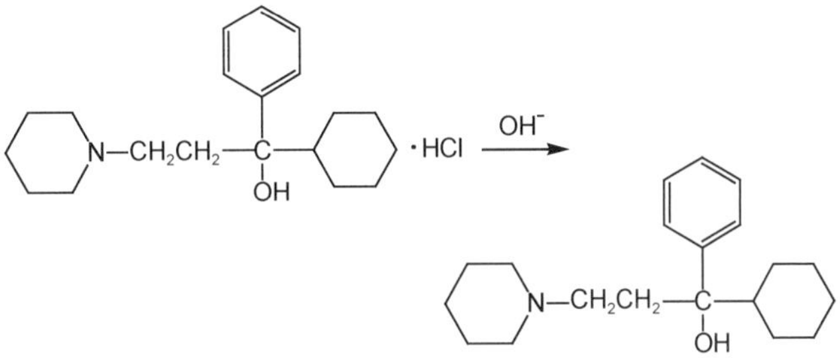

　　本品遇三硝基苯酚试液，即发生黄色沉淀。

　　本品为抗震颤麻痹药，主要用于帕金森病。本品应密闭保存。

第 3 节　拟肾上腺素药

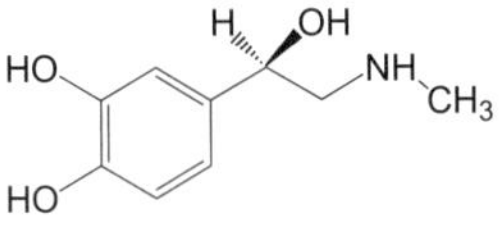

　　肾上腺素（adrenaline）是由肾上腺髓质分泌的神经递质。1904 年，人们首次合成了肾上腺素的消旋体，其生理活性只有天然左旋体的一半。随后，肾上腺素消旋体拆分成功，证明了人工合成的左旋体与天然物完全相同。后来人们逐步发现，当肾上腺素能神经兴奋时，人体内还广泛存在着去甲肾上腺素（noradrenaline，NA）和多巴胺（dopamine，DA），三者存在于中枢、外周以及其他组织中，对传出神经系统的功能起着重要的作用。

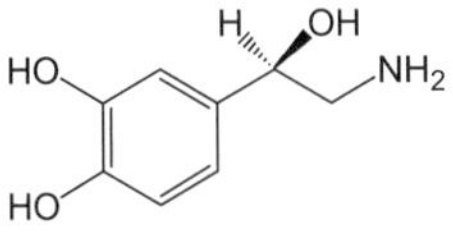

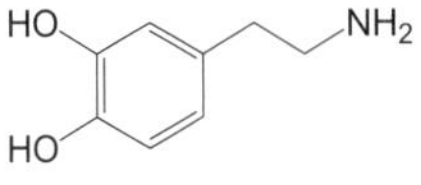

　　拟肾上腺素药又称肾上腺素能激动剂，是一类能与肾上腺素受体结合，使肾上腺素受体兴奋，产生肾上腺素样作用的药物。

| 肾上腺素 | 去甲肾上腺素 | 多巴胺 |
| adrenaline | noradrenaline | dopamine |

　　肾上腺素受体分为 α 受体、β 受体和多巴胺受体（DA 受体）三种类型，它们又分为不同的亚型，不同亚型在体内分布部位不同，产生的生理效应也不尽相同。肾上腺素具有 α 和 β 受体兴奋作用，用于意外心搏骤停和过敏性休克的急救；去甲肾上腺素主要兴奋 α 受体，用于治疗休克时低血压；多巴胺在体内为肾上腺素和去甲肾上腺素的前体，具有 β 受体兴奋作用，亦有一定的 α 受体兴奋作用，适用于治疗各种类型的休克。三者在体内均易受多种酶的作用而失去活性，在消化道中易被破坏，故仅供注射使用。

　　按化学结构，拟肾上腺素药可分为苯乙胺类、苯异丙胺类。

一、苯 乙 胺 类

肾上腺素类药物的基本结构为苯乙胺，通过对苯环、氮原子以及侧链上取代基的改造，得到了一系列对 α 受体和 β 受体具有较高选择性、作用强的类似物。临床上常用的具有兴奋 α 和 β 受体的药物有肾上腺素、多巴胺。兴奋 α₁ 受体的药物有去氧肾上腺素，它可使血管收缩，外周阻力增加，用于防治低血压和抗休克；兴奋 α₂ 受体的药物有甲基多巴和可乐定，它们能使心率、心输出量和外周阻力降低，具有降低血压的作用。其中，可乐定能通过影响交感神经中枢，激动外周交感神经突触前膜的 α₂ 受体，引起血压下降，临床用于原发性高血压及继发性高血压，也用于预防偏头痛。异丙肾上腺素对 β 受体有兴奋作用，可使支气管舒张，常用于治疗哮喘。对 β₁ 受体有兴奋作用的药物有多巴酚丁胺和普瑞特罗，二者能够增加正性肌力和心搏输出量，可用于治疗心力衰竭和抗休克；对 β₂ 受体有兴奋作用的药物有沙丁胺醇、克仑特罗和氯丙那林等，它们能使支气管平滑肌舒张，用于治疗哮喘和支气管痉挛。

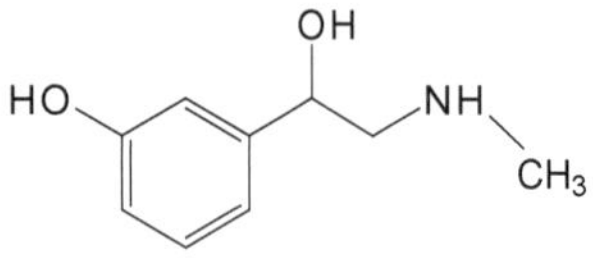

去氧肾上腺素
phenylephrine

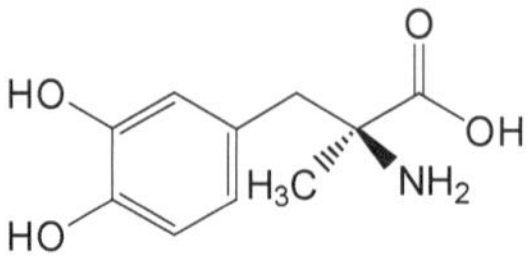

甲基多巴
methyldopa

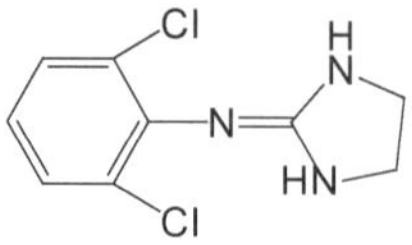

可乐定
clonidine

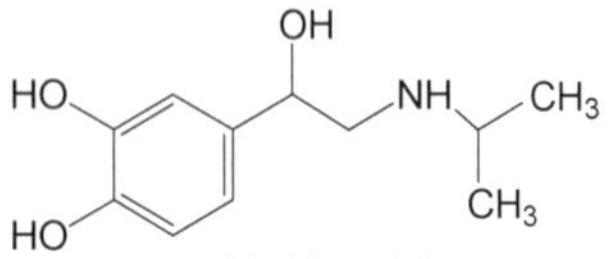

异丙肾上腺素
isoprenaline

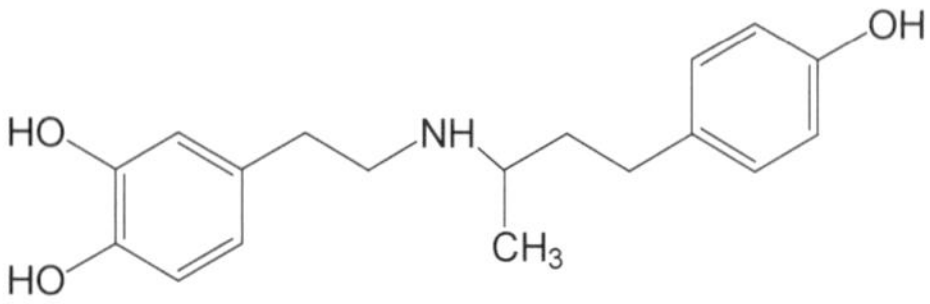

多巴酚丁胺
dobutamine

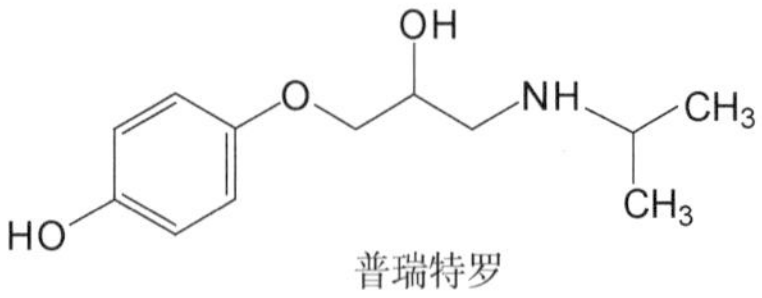

普瑞特罗
prenalterol

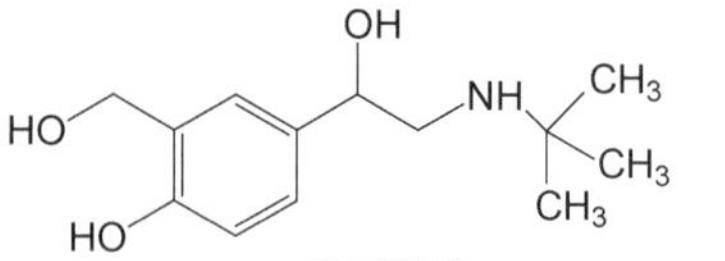

沙丁胺醇
salbutamol

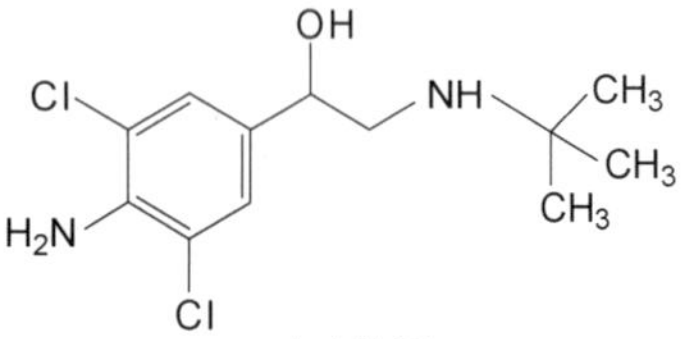

克仑特罗
clenbuterol

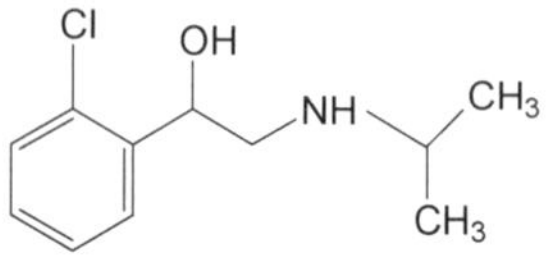

氯丙那林
clorprenaline

肾上腺素　Adrenaline

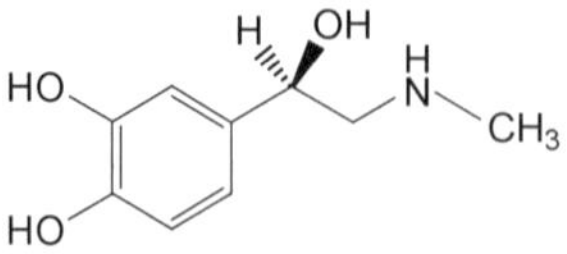

化学名为（R）-4-[2-（甲氨基）-1-羟基乙基]-1，2-苯二酚，又名副肾碱。

本品是内源性物质，主要由肾上腺髓质分泌，可从牛、羊等家畜的肾上腺中提取，内源性肾上腺素的 β-碳构型为 R 构型，比旋度呈左旋；合成的肾上腺素为外消旋体，活性仅为左旋体的 1/12，药用的左旋体是从合成的外消旋体中拆分制得。

本品为白色或类白色结晶性粉末；无臭，味苦；熔点为 206～212℃，熔融时同时分解；比旋度为 -50°～-53.5° [2%盐酸溶液（9→200）]。本品在水中极微溶解，在乙醇、乙醚、氯仿、脂肪油和挥发油中不溶，在无机强酸或强碱溶液中易溶，在氨水和碳酸钠溶液中不溶。本品的饱和水溶液呈弱碱性反应；在中性或碱性水溶液中不稳定易分解；水溶液在室温放置或加热可发生消旋化而降低活性；尤其在 pH 4 以下时，消旋化的速度较快。

本品含有儿茶酚胺结构，某些弱氧化剂（由二氧化锰、碘等）或空气中的氧气均能使其氧化变质，生成醌型化合物肾上腺素红，呈红色，并可进一步聚合成棕色多聚物，故常在其制剂中加入抗氧剂防止氧化。

肾上腺素红　　　　　　多聚物

日光、加热及微量金属离子均可加速上述反应。为了延缓本品氧化变质，《中国药典》2020 年版规定本品注射液 pH 为 2.5～5.0；加金属离子螯合剂乙二胺四醋酸二钠；加抗氧剂焦亚硫酸钠；注射用水经惰性气体或氮气饱和，安瓿内同时冲入上述气体；100℃流通蒸汽灭菌 15min；并且遮光，减压严封，置阴凉处存放。

本品的稀盐酸溶液加过氧化氢试液，煮沸，即显血红色；遇三氯化铁试液即显翠绿色，加氨试液，即变紫色，最后变为紫红色。

本品对肾上腺素 α 和 β 受体均具有激动作用，在不同组织器官表现出不同的效应，具有兴奋心脏、收缩血管、松弛支气管平滑肌的作用。本品临床上用于过敏性休克、心搏骤停的急救，控制支气管哮喘的急性发作，还可用于局部鼻黏膜充血和齿龈出血等。本品与局部麻醉药合用可以延长麻醉作用时间，减少中毒危险，还可减少手术部位的出血。但剂量过大或静注过快会使血压急剧升高而诱发脑出血，故应严格控制剂量及使用时间。

本品在体内可被儿茶酚氧位甲基转移酶（COMT）和单胺氧化酶（MAO）等的作用而失去活性，在消化道中易被破坏，故口服无效，临床上以盐的形式注射使用。

考点：肾上腺素注射液的抗氧化措施

重酒石酸去甲肾上腺素　Noradrenaline Bitartrate

化学名为（R）-（-）-4-（2 氨基-1-羟乙基）-1，2-苯二酚（R，R）-二羟基丁二酸盐一水合物，又名酒石酸正肾上腺素。

本品为白色或几乎白色结晶性粉末；无臭，味苦。本品易溶于水，微溶于乙醇，在乙醚、氯仿中不溶。熔点 100～106℃，熔融时同时分解并显浑浊。比旋度为-10.0°～-12.0°。

本品具有邻苯二酚结构，遇光、空气或弱氧化剂易氧化变质。本品在 pH6.5 的缓冲液中加碘液，氧化生成去甲肾上腺素红，用硫代硫酸钠使碘色消退，溶液显红色。

本品含有酒石酸，可与 10%氯化钾反应生成酒石酸氢钾结晶性沉淀，可供鉴别。

$$HC_4H_4O_6^- + K^+ \longrightarrow KHC_4H_4O_6 \downarrow$$

本品为非选择性的 α 受体激动剂，对 α_1、α_2 受体均有激动作用，对 β_1 受体作用较弱，对 β_2 受体几乎无作用；具有较强的血管收缩和升高血压的作用。本品临床用于治疗各种休克，口服用于治疗消化道出血。若给药浓度过高、时间过长，或药液漏出血管外均可使局部血管强烈收缩，引起组织缺血坏死，还可造成急性肾功能衰竭，故用药时应予注意。

盐酸异丙肾上腺素　Isoprenaline Hydrochloride

化学名为 4-［（2-异丙胺基-1-羟基）乙基］-1，2-苯二酚盐酸盐，又名喘息定。

本品为白色或类白色结晶性粉末，无臭，味微苦。本品易溶于水，略溶于乙醇，不溶于氯仿或乙醚。熔点 165.5～170℃，熔融时同时分解。本品遇光、空气或弱氧化剂易氧化变质，故注射剂应加抗氧剂，避光保存，避免与金属接触。

本品分子中的烃胺基呈弱碱性，可与多种酸成盐。

本品水溶液加三氯化铁试液，生成深绿色络合物，滴加 5%碳酸氢钠溶液即变蓝色，后变红色。肾上腺素遇三氯化铁试液，生成紫色，转呈紫红色；去氧肾上腺素则显翠绿色。

本品遇过氧化氢试液显橙黄色，肾上腺素与之反应后显血红色，去甲肾上腺素与之反应后显黄色。

本品水溶液加盐酸至 pH 为 3.0～3.5，加碘试液放置片刻，则被碘氧化成异丙肾上腺素红，过量的碘用硫代硫酸钠还原除去，溶液即显淡红色。

本品遇磷钨酸试液，即生成白色沉淀，放置后渐变为淡棕色；肾上腺素则不产生沉淀。

本品主要在肝内代谢，通过肾脏排出。

本品左旋体（R 构型）的支气管扩张作用比右旋体（S 构型）强 800 倍，药用品为消旋体。

本品对 β_1 和 β_2 受体均有较强的兴奋作用，有改善心肌传导和扩张周围血管作用，临床用于治疗心源性或感染性休克、完全性房室传导阻滞、心搏骤停。另外，本品可作为支气管扩张剂用于治疗呼吸道疾病，加支气管哮喘、过敏性哮喘等。本品禁用于冠心病、心律失常和甲状腺功能亢进患者。

沙丁胺醇　Salbutamol

化学名为 1-（4-羟基-3-羟甲基苯基）-2-（叔丁氨基）乙醇，又名舒喘灵。

本品为白色或类白色结晶性粉末。本品在水中易溶，在乙醇中极微溶解，在氯仿或乙醚中几乎不溶。熔点 151～155℃，熔融时同时分解。

本品具有酚羟基结构，其水溶液加三氯化铁试液，振摇，溶液显紫色，加碳酸氢钠试液，溶液转为橙红色。

本品能选择性兴奋平滑肌 β_2 受体，有较强的支气管扩张作用，不易被代谢失活，因而口服有效，作用时间长。本品从胃肠道吸收，大部分在肠壁和肝脏代谢，主要经肾脏排出。临床上主要用于支气管哮喘、哮喘型支气管炎及肺气肿患者的支气管痉挛等。

本品不良反应主要有震颤、恶心、心率增快等，这与消旋体中的右旋体沙丁胺醇激动骨骼肌慢收缩纤维 β_2 受体有关，左旋体则无此作用。

链接　瘦肉精—克伦特罗

"瘦肉精"是一类能够促进瘦肉生长、抑制肥肉生长的物质，可以提高瘦肉率，常用作饲料添加剂。在中国通常指克伦特罗，当它以超过治疗剂量5～10倍的用量用于家畜饲养时，即有显著的营养"再分配效应"——促进动物体蛋白质沉积、促进脂肪分解，抑制脂肪沉积，能显著提高瘦肉率和饲料转化率，使动物增重。但是该药物代谢慢，动物体内残留量很大。健康人摄入大量残留盐酸克伦特罗的猪肉可导致中毒，表现为心慌、肌肉震颤、头痛以及脸部潮红等。

考点：苯乙胺类拟肾上腺素药的代表药物

二、苯异丙胺类

麻黄碱（ephedrine）于 20 世纪 30 年代应用于临床，与肾上腺素相似，麻黄碱同样能够兴奋 α 和 β 受体，主要治疗支气管哮喘、鼻塞及低血压。由于其分子中不含儿茶酚结构，性质比较稳定，肾上腺素能激动作用较弱，但药效维持时间较长，可以口服。

麻黄碱是从中药麻黄等植物中提取得到的生物碱，其化学结构属于苯异丙胺衍生物，现已能人工合成，化学性质稳定。服用麻黄碱后可以明显增加运动员的兴奋程度，使运动员不知疲倦，超水平发挥，但对机体有极大的副作用。因此，这类药品属于国际奥委会严格禁止的兴奋剂。

目前临床使用较好的苯异丙胺类衍生物还有甲氧明（methoxamine）和间羟胺（metaraminol），是兴奋 α_1 受体的药物。

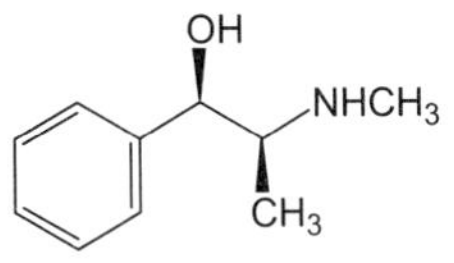

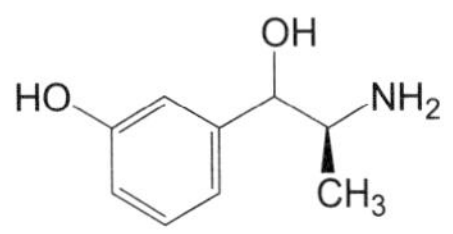

| 麻黄碱 | 甲氧明 | 间羟胺 |
| ephedrine | methoxamine | metaramino |

盐酸麻黄碱　Ephedrine Hydrochloride

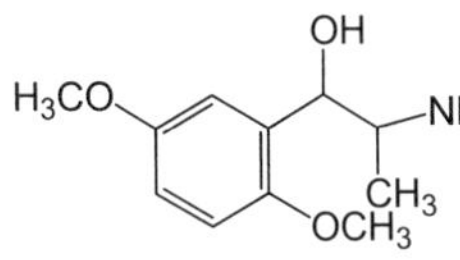

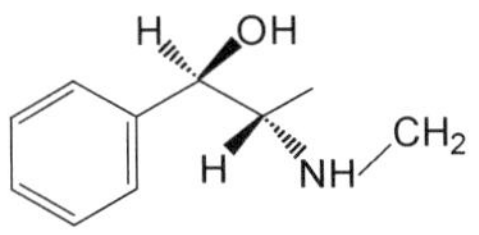

化学名为（1R，2S）-2-甲氨基-苯丙烷-1-醇盐酸盐，又名盐酸麻黄素。

本品为白色针状结晶或结晶性粉末；无臭，味苦。易溶于水和乙醇，不溶于乙醚、氯仿。熔点217～220℃。水溶液呈左旋性，较稳定，遇光、空气、热不易被破坏。比旋度为-33°～ -35°（5%水溶液）。

麻黄碱的分子中有两个手性碳原子，具有四个光学异构体；其中一对（1R，2S）和（1S，2R）为赤糖型，称为麻黄碱，另一对（1S，2S）和（1R，2R）为苏阿糖型，称为伪麻黄碱；构型为（1R，2S）(-)-麻黄碱的分子中与羟基相连的碳原子与去甲肾上腺素 R 构型一致，能够兴奋 α 和 β 受体，直接发挥拟肾上腺素作用，还能促进肾上腺素能神经末梢释放递质，间接地发挥拟肾上腺素作用；而麻黄碱的右旋对映体（1S，2R）(+)-麻黄碱没有直接作用，只有间接作用。麻黄碱的苏阿糖型（1S，2S）(+)-伪麻黄碱具有药理活性，可作为药物。

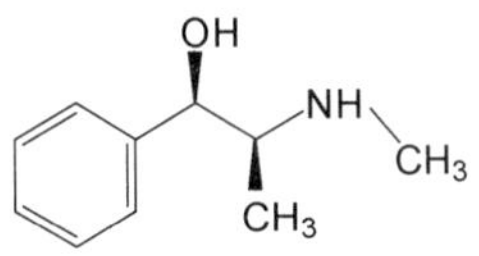

| (-)-麻黄碱（1R，2S） | (-)-伪麻黄碱（1R，2R） | (+)-麻黄碱（1S，2R） | (+)-伪麻黄碱（1S，2S） |

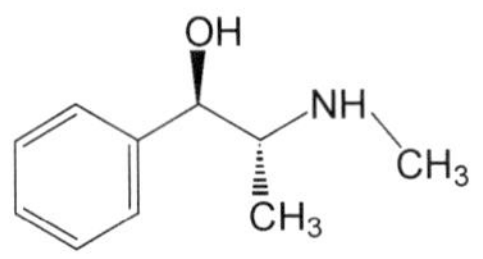

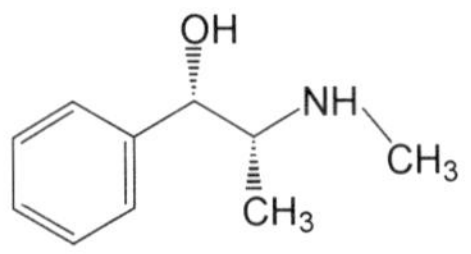

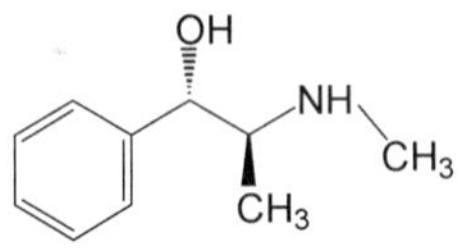

本品水溶液与碱性硫酸铜试液作用，仲胺基与铜离子形成紫色配合物，加乙醚振摇，静置分层，配合物的二水合物溶于乙醚层呈紫红色，四水合物溶于水层呈蓝色。这是侧链氨基醇结构的特征反应。

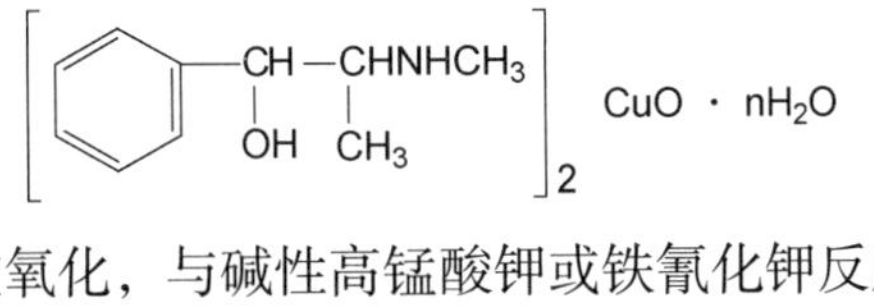

本品 β-碳原子上的羟基易被氧化，与碱性高锰酸钾或铁氰化钾反应时，生成甲胺与苯甲醛，前者可使红色石蕊试纸变蓝，后者具有苦杏仁的特殊气味。

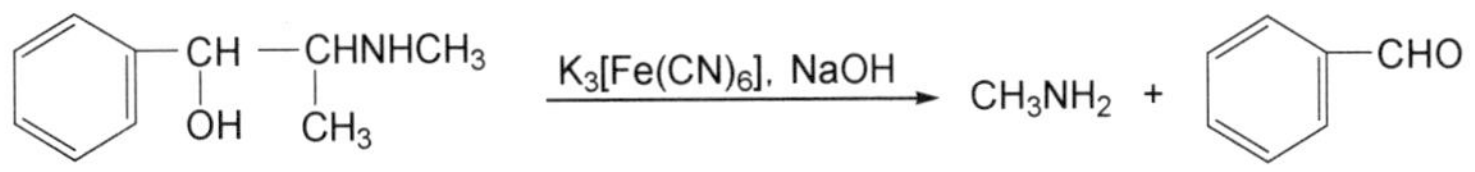

本品在甲醇中与二硫化碳作用，生成氨荒酸衍生物，再与硫酸铜反应，则生成黄色的氨荒酸铜盐，加碱后变成黑棕色。

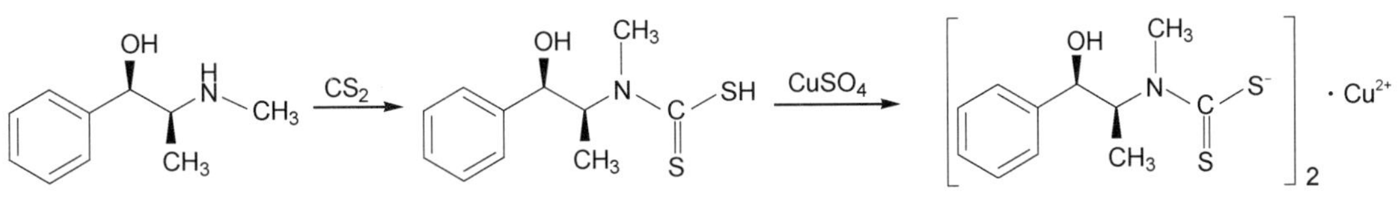

| 氨荒酸衍生物 | 氨荒酸铜盐 |

本品的苯环上不带有酚羟基，不受儿茶酚甲基转移酶的影响，作用强度较肾上腺素低，但作用时间延长，具有较强的中枢兴奋作用；另外，α 碳原子上带有一个甲基，不易被单胺氧化酶代谢，故稳定性增加，但活性降低，中枢毒性增大。口服后易被体内吸收，并可进入脑脊液；吸收后少量发生胺氧化或 N-去甲基化，大部分以原形经尿排泄。临床上主要用于治疗支气管哮喘、鼻黏膜肿胀及低血压等。

考点：麻黄碱的光学异构体；侧链氨基醇结构的特征反应

盐酸伪麻黄碱   Pseudoephedrine Hydrochloride

化学名为（1S，2S）-2-甲氨基-苯丙烷-1-醇盐酸盐。

本品为白色结晶性粉末；无臭，味苦。本品易溶于水和乙醇，微溶于氯仿。熔点为 183～186℃。水溶液稳定，遇空气、日光、热不易被破坏。

本品是麻黄碱的光学异构体，但伪麻黄碱的碱性比麻黄碱略强，可与酸形成易溶于水的盐，如草酸麻黄碱难溶解于水，而草酸伪麻黄碱在水中的溶解度较大，制备时利用这种性质可把两者分离开来。

本品的拟肾上腺素作用比麻黄碱稍弱，对肾上腺素能受体没有直接作用，但对心脏及中枢神经系统的副作用明显减少。

本品临床上常用于减轻鼻和支气管充血，控制支气管哮喘、过敏性反应等，是很多复方感冒药的主要成分。

三、拟肾上腺素药构效关系

通过对苯乙胺和苯异丙胺类化合物及衍生物的研究，人们发现了很多性质稳定、口服有效和作用选择性更强的新药，其构效关系如下。

常用拟肾上腺素药的基本结构：

1. 拟肾上腺素药都具有 β 苯乙胺骨架结构，苯环与侧链氨基之间隔两个碳原子时作用最强。

2. X 多为一个或两个酚羟基。苯环上的羟基，会使作用强度增加，尤以 3，4 位羟基最明显，但羟基易受体内酶的影响而使作用时间缩短。如具有两个酚羟基的肾上腺素作用强度为无酚羟基取代的麻黄碱的 100～300 倍，但作用时间是麻黄碱的 1/10～1/7；去氧肾上腺素含有一个酚羟基，其作用强度和作用时间介于肾上腺素和麻黄碱之间。如去掉 X，药物的极性减弱，中枢作用增强，外周作用减弱，代表药物如麻黄碱。

3. Y 多为仲醇基，不同光学异构体的活性有显著差异。通常左旋体（绝对构型为 R 构型）的活性远大于右旋体。如肾上腺素、去甲肾上腺素和异丙肾上腺素的左旋体活性分别比右旋体的活性强约 12 倍、70 倍和 800 倍。

4. R_1 为氢原子即为苯乙胺类，如肾上腺素和异丙肾上腺素；R_1 为甲基则为苯异丙胺类，如麻黄碱等。甲基的空间位阻使该类药物不易受酶的破坏而使稳定性增加，时效延长，但药物的作用强度减弱，毒性增加，且随着 α 碳原子上烃基的增大，药物的毒性增加，强度更弱。

5. R_2 取代基的大小可显著影响 α 和 β 受体效应。随着烃基的增大，其 α 受体作用逐渐减弱，β 受体作用逐渐增强。如无烃基取代的去甲肾上腺素，主要表现为 α 受体作用，N-甲基取代的肾上腺素，同时兼有 α 和 β 受体效应，N-异丙基取代的异丙肾上腺素，则主要表现为 β 受体作用。

考点：拟肾上腺素药的构效关系

第 4 节　抗肾上腺素药

肾上腺素受体拮抗剂（adrenoceptor antagonist）能通过阻断肾上腺素能神经递质或外源性肾上腺素受体激动剂与肾上腺素受体的相互作用，产生与肾上腺素能神经递质作用相反的生物活性。根据肾上腺素受体拮抗剂对 α、β 受体选择性的不同，可分为 α 受体拮抗剂和 β 受体拮抗剂。

一、α 受体拮抗剂

本类药物能选择性阻断与血管收缩有关的 α 受体，而与血管舒张有关的 β 受体不受影响，血管舒张，导致血压下降，这种现象称为"肾上腺素作用的翻转"。根据对受体的选择性，本类药物又分为两类：选择性 α_1 受体拮抗剂和非选择性 α 受体拮抗剂。首先发现的选择性 α_1 受体拮抗剂是哌唑嗪，其结构属于喹唑啉类，能通过扩张血管而降低血压。其类似物还有特拉唑嗪、多沙唑嗪等，这类药物在降压时一般不引起反射性心动过速，且副作用小，可作为首选抗高血压药。非选择性 α 受体拮抗剂可同时阻断 α_1 受体和 α_2 受体，主要药物有酚妥拉明和妥拉唑啉等，这类药物在临床上主要用于改善微循环，治疗外周血管痉挛性疾病及血栓闭塞性脉管炎等。

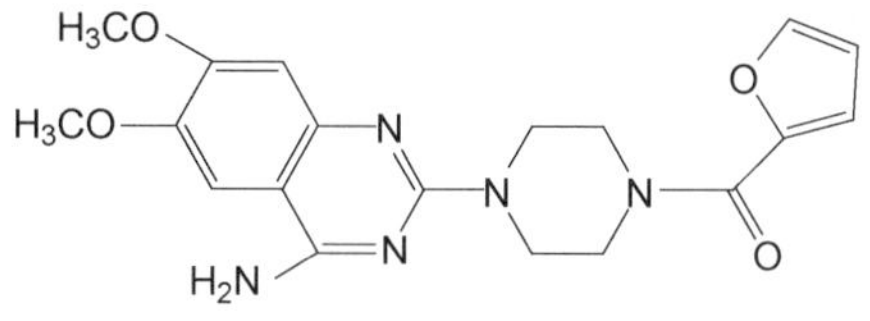

哌唑嗪
prazosin

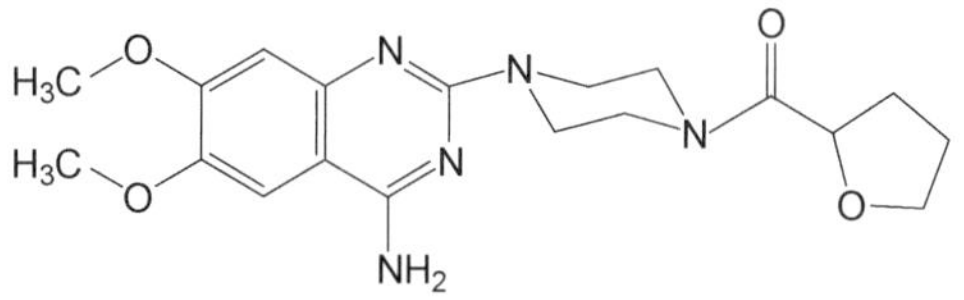

特拉唑嗪
terazosin

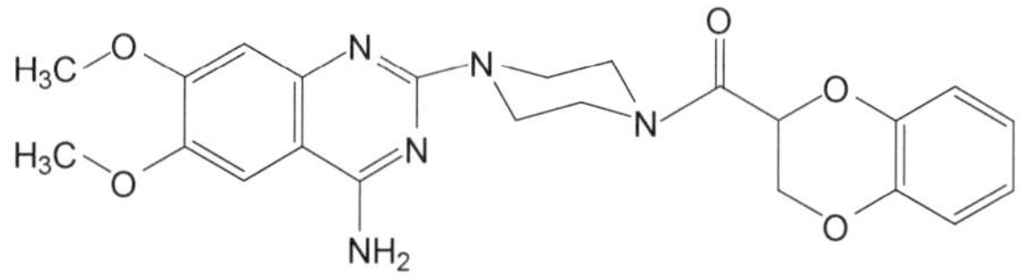

多沙唑嗪
doxazosin

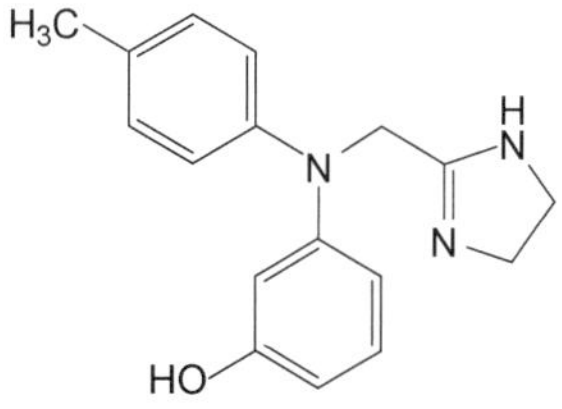

酚妥拉明
phentolamine

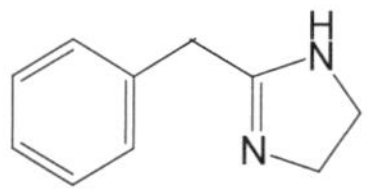

妥拉唑啉
tolazoline

盐酸哌唑嗪　Prazosin Hydrochloride

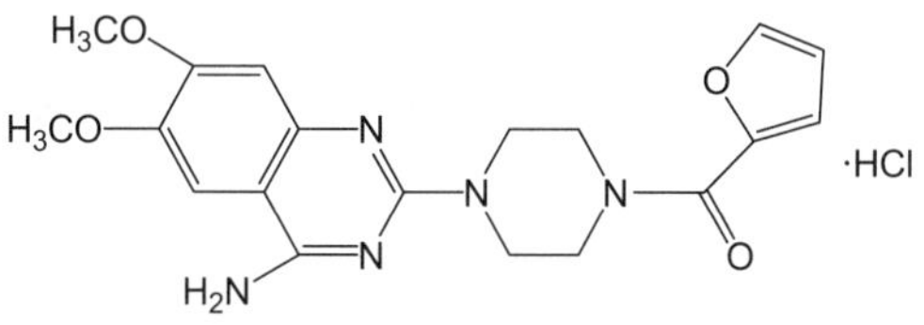

化学名为 1-（4-氨基-6，7-二甲氧基-2-喹唑啉基）-4-（2-呋喃甲酰）哌嗪盐酸盐。

本品为白色或类白色结晶性粉末；无臭，无味。本品在乙醇中微溶，在水中几乎不溶。

本品结构中具有氨基，能与 1，2-萘醌-4-磺酸钠反应，生成紫堇色的对醌型缩合物。

本品适用于轻、中度高血压，还可用于中、重度慢性充血性心力衰竭及心肌梗死后心力衰竭的治疗。

> **链接**　哌唑嗪的"首剂现象"
>
> 部分患者首次使用哌唑嗪后会发生较为严重的体位性低血压、晕厥和心悸等，即首剂现象，尤其在饥饿、直立体位或低盐时更易发生，这可能与受体的敏感度有关。为防止首剂现象，可采用以下措施：①首次减少剂量；②睡前服用；③若已用利尿剂降压药者，给药前一天停用利尿剂。

甲磺酸酚妥拉明   Phentolamine Mesylate

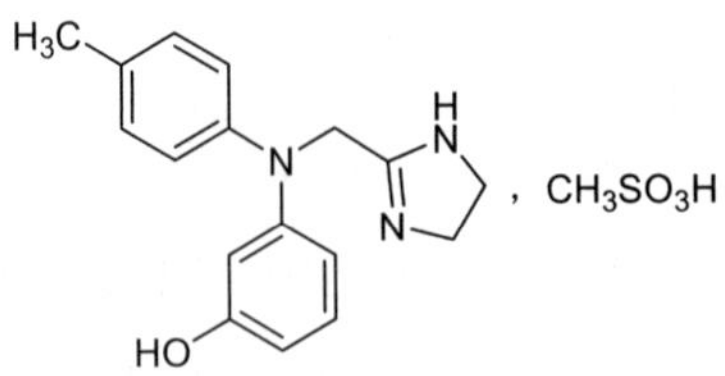

化学名为 3-[[（4，5-二氢-1H-咪唑-2-基）甲基]（4-甲苯基）氨基]苯酚甲磺酸盐。

本品为白色或类白色的结晶性粉末；无臭，味苦。本品易溶于水或乙醇，微溶于三氯甲烷。熔点为 176～181℃，熔融时同时分解。

本品有血管舒张作用，用于外周血管痉挛性疾病及室性早搏等。

二、β 受体拮抗剂

这类药物可竞争性地与 β 受体结合而产生拮抗神经递质或抑制 β 受体激动剂的效应,可减慢心率,减弱心肌收缩力,并降低外周血管阻力,从而减少心肌耗氧量,缓解心绞痛,同时,本品还具有抗心律失常和抗高血压的作用。根据 β 受体拮抗剂对 $β_1$ 和 $β_2$ 两种受体亚型亲和力的差异,将 β 受体拮抗剂分为三种类型:①非选择性 β 受体拮抗剂,如普萘洛尔;②选择性 $β_1$ 受体拮抗剂,如阿替洛尔、美托洛尔等;③非典型的 β 受体拮抗剂,如拉贝洛尔。

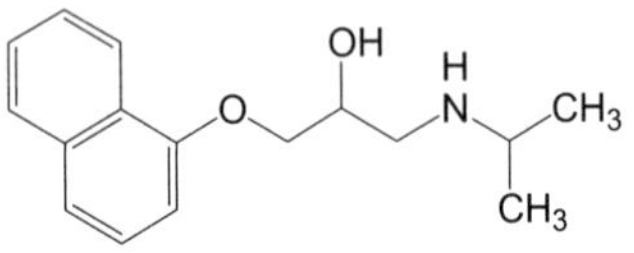

普萘洛尔
propranolol

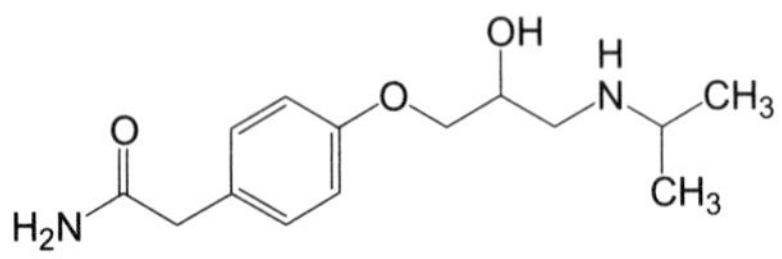

阿替洛尔
atenolol

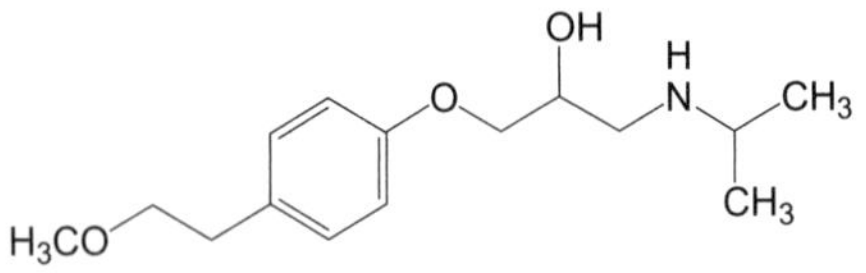

美托洛尔
metoprolol

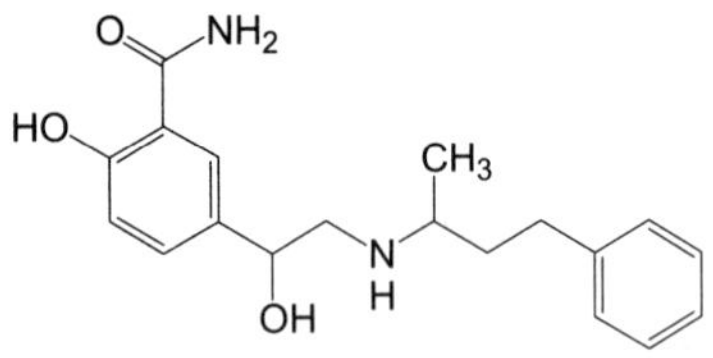

拉贝洛尔
labetalol

盐酸普萘洛尔   Propranolol Hydrochloride

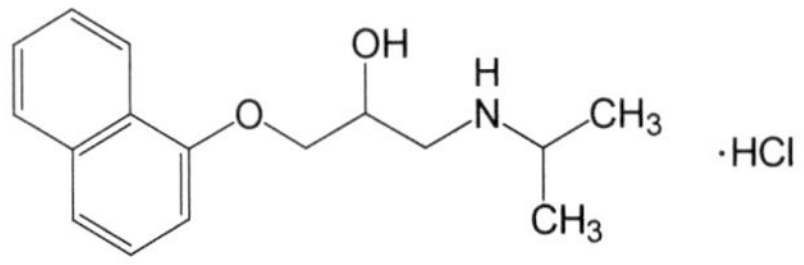

化学名为 1-异丙氨基-3-（1-萘氧基）-2-丙醇盐酸盐，又名心得安。

本品为白色或类白色的结晶性粉末；无臭，味微甜后苦。本品在水或乙醇中溶解，在氯仿中微溶。熔点 162～165℃。药用品为外消旋体。

本品在碱性条件下较稳定，在稀酸中易分解，遇光易变质。本品溶液与硅钨酸试液作用生成淡红色沉淀。

本品为外消旋混合物，其左旋体有 β 受体阻断作用；右旋体的 β 受体阻断作用则很弱，但有奎尼丁样作用和局麻作用。

本品主要用于心绞痛、窦性心动过速、心房扑动及颤动，也用于期前收缩（早搏）和高血压、甲状腺功能亢进等。主要缺点是其高度脂溶性易透过血脑屏障，产生中枢效应，并可引起支气管痉挛及哮喘。

考点： 抗肾上腺素药的分类

第 5 节　组胺 H_1 受体拮抗药

组胺（histamine）是广泛存在于人体的一种自体活性物质，与过敏性疾病和消化道溃疡疾病有很大关系。组胺在体内由 L-组氨酸脱羧而成，组织中的组胺是以无活性的结合型存在于肥大细胞和嗜碱性粒细胞的颗粒中，在皮肤黏膜、支气管黏膜、胃黏膜和肺脏中含量较多。机体受到理化刺激或发生过敏反应，可引起这些细胞脱颗粒，导致组胺释放，与组胺受体结合而产生生物效应。

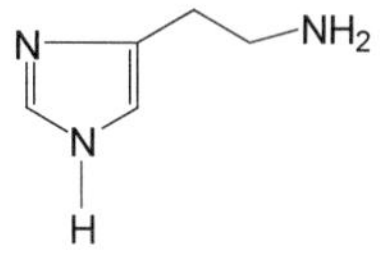

组胺
histamine

抗组胺药物即拮抗组胺对人体的生物效应作用的药物。目前发现的组胺受体有 H_1、H_2、H_3 和 H_4 受体四个亚型，其生理作用也不相同。H_1 受体分布于支气管和胃肠道平滑肌以及其他广泛的组织或器官中，组胺作用于 H_1 受体，引起肠道、子宫、支气管等器官的平滑肌收缩，严重时引起支气管平滑肌痉挛而呼吸困难，还可引起毛细血管舒张，导致血管通透性增加，产生水肿和痒感，出现过敏反应的症状。H_2 受体主要分布于胃、十二指肠壁细胞膜，组胺作用于 H_2 受体，引起胃酸分泌增加，导致消化性溃疡。H_3 受体主要分布在中枢神经系统，调节心功能、胃酸分泌、过敏反应、睡眠和觉醒、认知和记忆、惊厥抽搐等，现已发现了一批有着潜在止咳、治疗心肌缺血、止泻或减少胃酸分泌作用的 H_3 受体激动剂类药物和治疗癫痫等中枢神经系统疾病的 H_3 受体拮抗剂类药物。H_4 受体是近年来新发现的组胺受体，首先在小肠内发现，可介导免疫和炎症反应，与调节免疫功能有关，目前尚处于研究阶段。

H_1 受体拮抗药能阻断 H_1 受体在体内的作用，具有抗变态反应的药理活性，临床上主要用于抗过敏、防治呕吐和眩晕等。

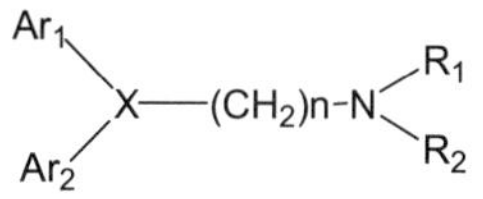

H_1 受体拮抗药的基本结构

H_1 受体拮抗药种类很多，按化学结构可分为氨基醚类、乙二胺类、丙胺类、三环类、哌嗪类、哌啶类等。

一、氨基醚类 H_1 受体拮抗剂

苯海拉明具有较好的抗组胺作用，但有嗜睡、神经过敏和中枢抑制等副作用。为了克服其缺点，对其进行结构改造，得到了氯马斯汀，这是氨基醚类中第一个非镇静性的抗组胺药物，作用强，起效快，并有显著的止痒作用。

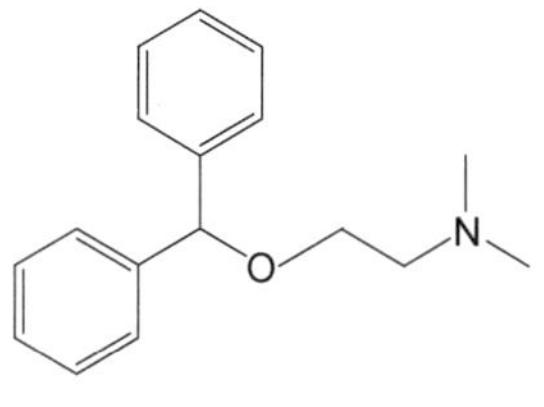

苯海拉明
diphenhydramine

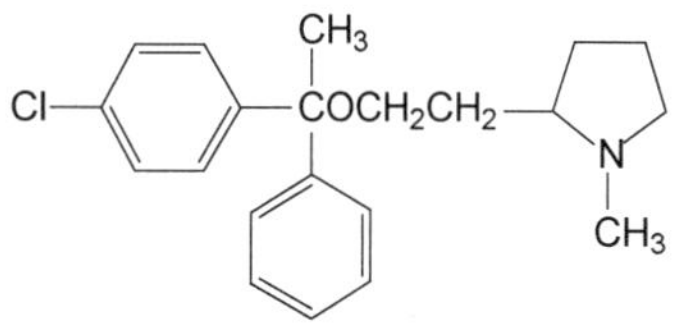

氯马斯汀
clemastine

盐酸苯海拉明　Diphenhydramine Hydrochloride

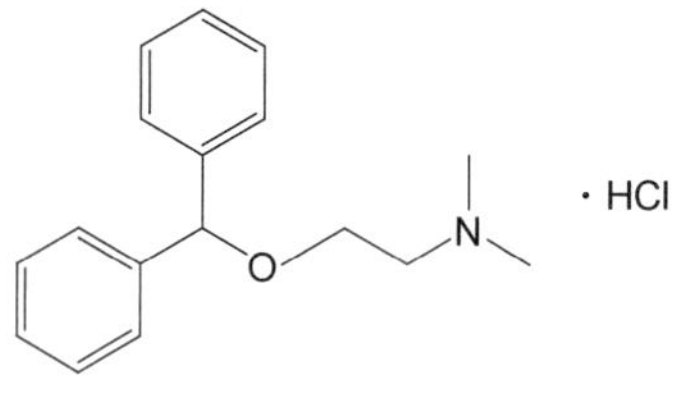

化学名称为 N，N-二甲基-2-（二苯基甲氧基）乙胺盐酸盐。

本品为白色结晶粉末；无臭，味苦。本品微溶于乙醚或苯，溶于水、乙醇、氯仿。熔点 167～171℃。

本品为醚类化合物，化学性质不活泼。纯品对光稳定，当含有二苯四醇等杂质时，在光照条件下会渐渐变色，在碱性溶液中稳定。

本品能被过氧化氢、酸性重铬酸钾或碱性高锰酸钾溶液氧化，均生成二苯甲酮。

本品遇硫酸初显黄色，继而变橙红色，加水稀释后，呈白色乳浊液。

本品分子中有两个苯环连接同一个 α-碳原子，存在共轭效应，比一般醚类化合物更易受酸的催化而分解，生成二苯甲醇和二甲氨基乙醇。

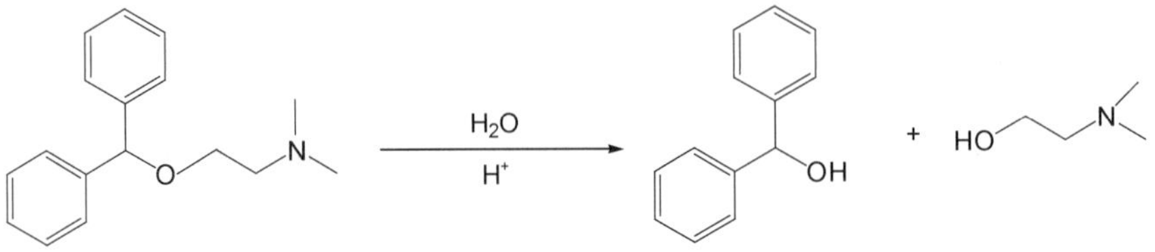

二苯甲醇   二甲氨基乙醇

本品有镇静、止呕、防晕等作用，主要用于过敏性疾病，也常用于乘车、乘船引起的恶心、呕吐、头晕等。

二、乙二胺类 H₁受体拮抗剂

运用生物电子等排原理，将氨基醚类结构中的—O—用—NH—替代，可获得乙二胺类的抗组胺药物。第一个用于临床的此类药物是安体根，其活性高，毒性较低，对其进行结构改造，得到曲吡那敏，其抗组胺作用比苯海拉明略强而持久，嗜睡作用等副作用较少，用于过敏性皮炎、湿疹、过敏性鼻炎和哮喘等。

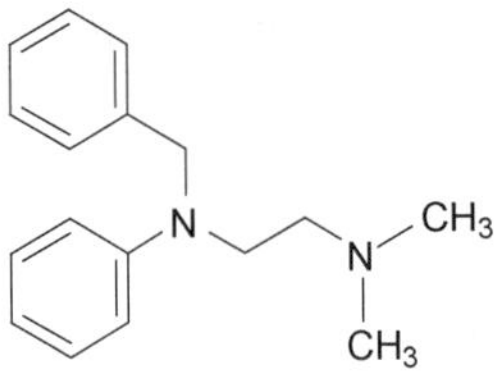

安体根   曲吡那敏
antergen   tripelennamine

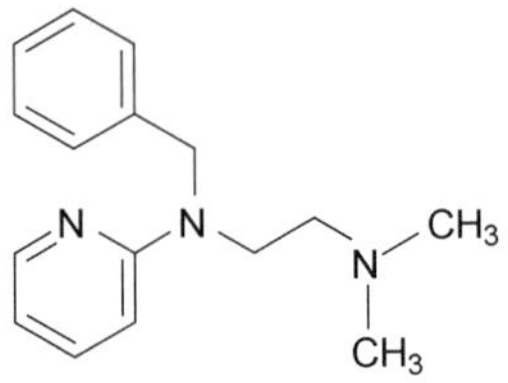

三、丙胺类 H₁受体拮抗剂

本类药物是从氨基醚类药物简化了一个氧原子后所得。与氨基醚类相比，丙胺类药物的脂溶性和抗组胺作用有所增强，作用时间延长。主要药物有氯苯那敏、吡咯他敏等。

马来酸氯苯那敏   Chlorphenamine Maleate

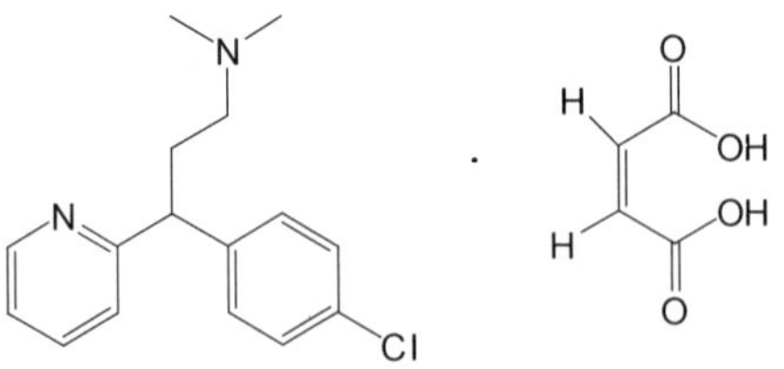

化学名为（±）-3-（4-氯苯基）-N，N-二甲基-3-（2-吡啶基）丙胺马来酸盐，又名扑尔敏。

本品为白色结晶性粉末；无臭，味苦。本品易溶于水、乙醇、三氯甲烷，微溶于乙醚。熔点为 131～135℃。本品具有升华性，升华物有特殊晶形可做鉴定。

本品分子中的马来酸是较强的酸，故其水溶液呈酸性。

本品结构中有一个手性碳原子，存在一对光学异构体，右旋体活性比左旋体高，药用为外消旋体。

本品具有叔胺结构，与枸橼酸-醋酐试液在水浴中加热，呈红紫色。

本品为常用抗过敏药，主要用于过敏性鼻炎、荨麻疹、各种过敏性皮肤病等。副作用有嗜睡、口渴、多尿等。

四、三环类 H₁ 受体拮抗剂

将氨基醚类或丙胺类等 H₁ 受体拮抗药的两个芳环通过一个基团以邻位相连，形成三环结构，就得到三环类 H₁ 受体拮抗药，如赛庚啶、氯雷他定、富马酸酮替芬。这个基团可以是碳原子，也可以是一个杂原子或乙烯基，还可以是一个碳原子和一个杂原子。

盐酸赛庚啶　Cyproheptadine Hydrochloride

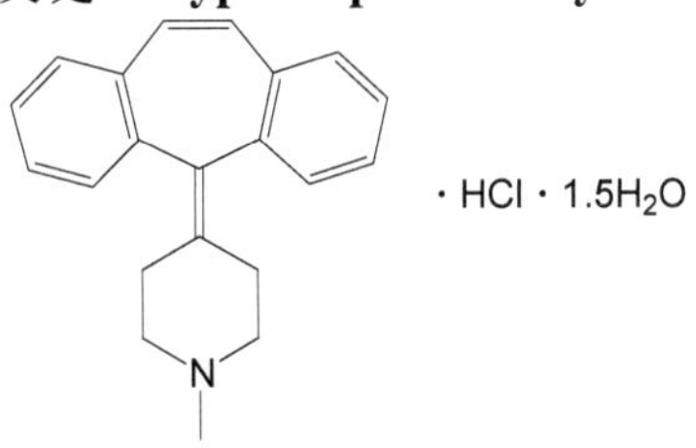

·HCl·1.5H₂O

化学名为 4-（5H-二苯并[a，d]环庚烯-5-亚基）-1-甲基哌啶盐酸盐倍半水合物。

本品为白色至微黄色的结晶性粉末；几乎无臭，味微苦。本品在甲醇中易溶，三氯甲烷中溶解，乙醇中略溶，水中微溶，乙醚中几乎不溶。熔点为 252～253℃。

本品含用 1.5 分子结晶水，在溶解过程中溶液会产生乳化现象。

本品与硫氰酸钠生成针状结晶；和碘化钾生成棒状扇形结晶。

本品具有叔胺结构，与甲醛硫酸试液作用，显灰绿色。

本品结构中含有不饱和双键，对光敏感，应遮光、密闭保存。

临床上主要用于荨麻疹、血管性水肿、过敏性结膜炎、过敏性鼻炎等过敏性、瘙痒性皮肤病。

富马酸酮替芬　Ketodifen Fumarate

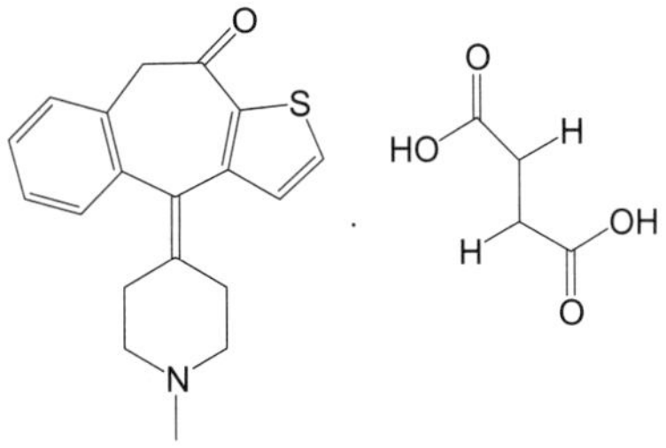

化学名为 4，9-二氢-4（1-甲基-4-亚哌啶基）-10H-苯并［4，5］环庚［1，2-b］噻吩-10 酮反丁烯二酸盐。

本品为类白色结晶性粉末；无臭，味苦。本品在甲醇中溶解，在水或乙醇中微溶，在丙酮或三氯甲烷中极微溶解。熔点为 191～195℃，熔融时同时分解。

本品加硫酸，即显橙黄色，加水后橙黄色消失。

本品分子中的富马酸为不饱和酸，遇高锰酸钾，双键被氧化，高锰酸钾液褪色并生成二氧化锰棕色沉淀。

本品分子结构中含用酮基，加二硝基苯肼试液，置水浴中加热，即生成红棕色絮状沉淀。

本品兼有组胺 H₁ 受体拮抗作用和抑制过敏反应介质释放作用，不仅抗过敏作用较强，且药效持续时间较长，故其可以预防各种支气管哮喘发作，对外源性哮喘的疗效比对内源性哮喘更佳。本品临床常用于过敏性鼻炎，过敏性支气管哮喘。

氯雷他定　Loratadine

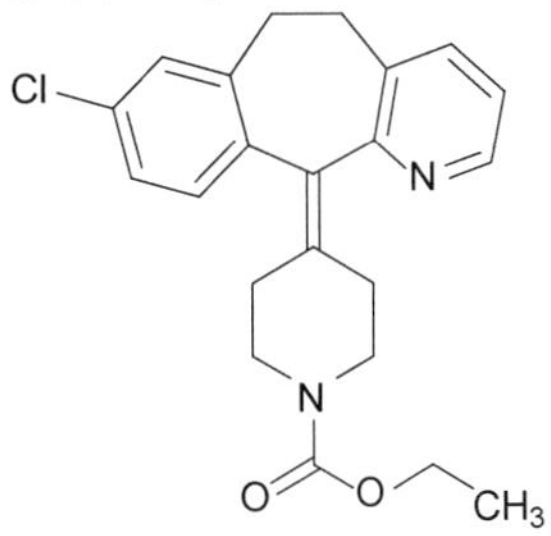

化学名为 4-（8-氯-5，6-二氢-11H-苯并[5，6]环庚烷[1，2-b]吡啶-11-亚基）-1-羧酸乙酯。

本品为白色或微黄色的粉末；易溶于乙醇、丙酮和三氯甲烷，不溶于水。

本品为三环类非镇静性抗组胺药，临床用于治疗过敏性鼻炎、慢性荨麻疹及其他过敏性瘙痒性皮肤病。

五、哌嗪类 H₁ 受体拮抗剂

将 H₁ 受体拮抗药的基本结构中两个 N 原子环化成哌嗪环，同样具有很好的抗组胺活性，且作用时间长，如西替利嗪等。

盐酸西替利嗪　Cetirizine Hydrochloride

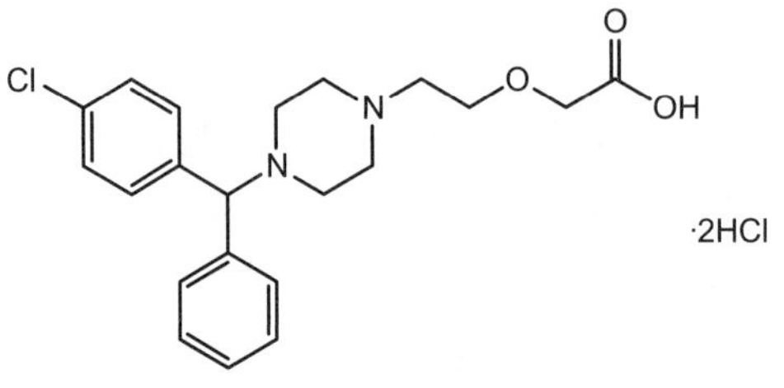

化学名为（±）-2-[4-[（4-氯苯基）苯基甲基]-1-哌嗪基]乙氧基乙酸二盐酸盐。

本品为白色或几乎白色粉末。本品溶于水，几乎不溶于丙酮、三氯甲烷。

本品对光较敏感，应遮光密封保存。

本品结构中含有一个手性碳，具有旋光性，左旋体活性比右旋体活性更强，临床使用的是消旋体。

本品为选择性组胺 H₁ 受体拮抗药，无明显抗胆碱或抗 5-羟色胺作用，中枢抑制作用较轻，属于非镇静性抗组胺药。

本品临床上主要用于季节性鼻炎、常年性过敏性鼻炎及荨麻疹等。

六、哌啶类 H₁ 受体拮抗剂

哌啶类是非镇静性 H₁ 受体拮抗药的主要类型，如特非那定、阿司咪唑和咪唑斯汀等。

特非那定　Terfenadine

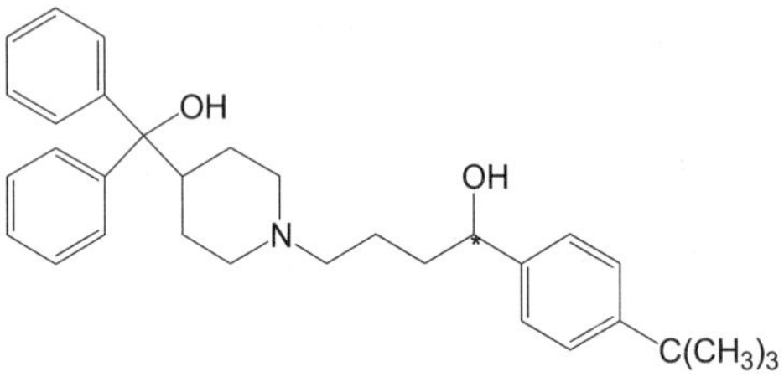

化学名为 α-[4-（1，1-二甲基乙基）苯基]-4-（羟基-二苯甲基）-1-哌啶丁醇。

本品是哌啶类 H₁ 受体拮抗剂第一个非镇静性抗组胺药物，几乎没有中枢镇静作用，抗组胺作用强，仅具有微弱的抗胆碱鼻炎和抗 5-羟色胺或抗肾上腺素作用，临床上主要用于治疗季节性鼻炎和非季节性过敏性鼻炎、荨麻疹及枯草热。

阿司咪唑　Astemizole

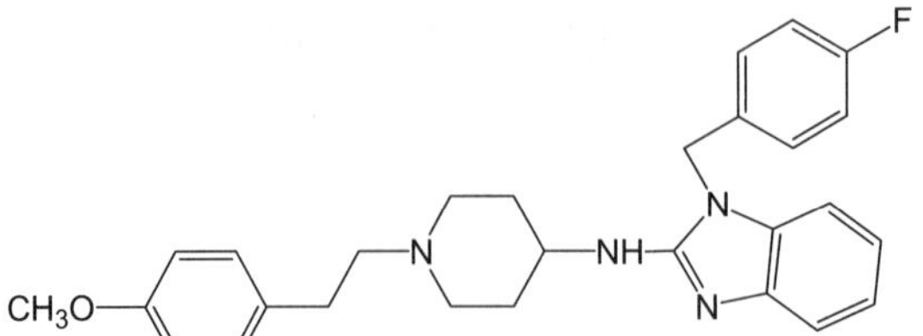

化学名为 1-（4-氟苯基甲基）-N-[1-[2-（4-甲氧基苯基）乙基]-4-哌啶基]-1H-苯并咪唑-2-胺。

本品无抗胆碱作用，几乎无中枢神经系统作用，是长效无嗜睡副作用的抗组胺药物，临床上主要用于治疗常年性和季节性过敏性鼻炎、过敏性结膜炎、慢性荨麻疹等疾病。

咪唑斯汀　*Mizolastine*

化学名为 2-[[[1-[(4-氟苯基)甲基]-1*H*-苯并咪唑-2-基]-4-哌啶基]甲基-氨基]-4（3*H*）-嘧啶酮。

本品为白色结晶，熔点为 217℃。

本品是特异性、选择性的外周组胺 H_1 受体拮抗剂，具有抗组胺和抗变态反应活性。临床上主要用于治疗荨麻疹和过敏性鼻炎。

链接　H_1 受体拮抗剂

组胺 H_1 受体拮抗剂（H_1 receptor antagonists，H_1RAS）以其对细胞上组胺受体位点的可逆性竞争作用而阻止组胺作用于靶细胞，通过拮抗 H_1 受体而发挥抗过敏作用。传统地按其药理作用不同分为：第一代 H_1RAS，如氯苯那敏、赛庚啶、羟嗪等；第二代 H_1RAS，如西替利嗪、氯雷他啶、咪唑斯汀、阿司咪唑等；第三代 H_1RAS，如非索非那丁、去甲基阿司咪唑、脱羧基氯雷他啶等。

考点：组胺 H_1 受体拮抗药的化学结构分类

自测题

一、选择题

【A型题】

1. 分子中含有内酯结构而易被水解的药物是（　　）
   - A. 硝酸毛果芸香碱
   - B. 溴新斯的明
   - C. 碘解磷定
   - D. 硫酸阿托品
   - E. 氢溴酸山莨菪碱

2. 在碱性条件下能分解出极毒氰离子的药物是（　　）
   - A. 硝酸毛果芸香碱
   - B. 氢溴酸山莨菪碱
   - C. 碘解磷定
   - D. 硫酸阿托品
   - E. 溴新斯的明

3. 关于硫酸阿托品叙述不正确的是（　　）
   - A. 平滑肌解痉药
   - B. 具有旋光性
   - C. 含有叔胺氮原子
   - D. 具有 Vitali 反应
   - E. 易被水解

4. 分子中含有结晶水，易风化的药物是（　　）
   - A. 溴丙胺太林
   - B. 溴新斯的明
   - C. 氢溴酸山莨菪碱
   - D. 硝酸毛果芸香碱
   - E. 硫酸阿托品

5. 盐酸苯海索为（　　）
   - A. 拟胆碱药
   - B. 抗胆碱酯酶药
   - C. 平滑肌解痉药
   - D. 中枢性抗胆碱药
   - E. 骨骼肌松弛药

6. 属于胆碱酯酶复活剂的药物是（　　）
   - A. 溴新斯的明
   - B. 溴丙胺太林
   - C. 氢溴酸山莨菪碱
   - D. 氯化琥珀胆碱
   - E. 碘解磷定

7. 硫酸阿托品注射液通常调 pH3.5～4.0，是因为易被（　　）
   - A. 氧化
   - B. 还原
   - C. 水解
   - D. 脱水
   - E. 聚合

8. 具有左旋性的药物是（　　）
   - A. 硝酸毛果芸香碱
   - B. 硫酸阿托品
   - C. 氢溴酸山莨菪碱
   - D. 盐酸苯海索
   - E. 溴新斯的明

9. 结构中无酚羟基的药物是（　　）
   - A. 肾上腺素
   - B. 异丙肾上腺素
   - C. 去甲肾上腺素
   - D. 麻黄碱
   - E. 间羟胺

10. 麻黄碱有四个旋光异构体，活性最强的是（　　）
    - A. 1*R*，2*S*（-）
    - B. 1*S*，2*R*（+）
    - C. 1*R*，2*R*（-）
    - D. 1*S*，2*S*（+）
    - E. 1*R*，2*S*（±）

11. 又名喘息定的药物是（　　）
    - A. 多巴胺
    - B. 肾上腺素
    - C. 盐酸异丙肾上腺素
    - D. 盐酸麻黄碱

E. 重酒石酸去甲肾上腺素

12. 拟肾上腺素的基本结构中苯环与氨基相隔碳原子数为
（　　　）

A. 1　　　　　　　　　　　　B. 2

C. 3　　　　　　　　　　　　D. 4

E. 5

【B 型题】

（第 1～5 题备选答案）

A. 直接作用于胆碱受体的拟胆碱药

B. 抗胆碱酯酶药

C. 胆碱酯酶复活剂

D. 平滑肌解痉药

E. 中枢性抗胆碱药

1. 硫酸阿托品（　　　）

2. 盐酸苯海索（　　　）

3. 碘解磷定（　　　）

4. 硝酸毛果芸香碱（　　　）

5. 溴新斯的明（　　　）

（第 6～10 题备选答案）

A. 副肾碱　　　　　　　　　B. 喘息定

C. 正肾素　　　　　　　　　D. 多巴胺

E. 麻黄碱

6. 重酒石酸去甲肾上腺素又称（　　　）

7. 结构中无醇羟基的药物（　　　）

8. 无酚羟基，通常不需遮光保存的药物（　　　）

9. 盐酸异丙肾上腺素又称（　　　）

10. 肾上腺素又称（　　　）

【X 型题】

1. 分子中含有酯键的药物是（　　　）

A. 硝酸毛果芸香碱　　　　　B. 溴新斯的明

C. 碘解磷定　　　　　　　　D. 硫酸阿托品

E. 氢溴酸山莨菪碱

2. 阿托品的水解产物为（　　　）

A. 莨菪碱　　　　　　　　　B. 莨菪醇

C. 山莨菪碱　　　　　　　　D. 莨菪酸

E. 消旋莨菪酸

3. 遇光易变质需遮光、密封保存的药物是（　　　）

A. 硝酸毛果芸香碱　　　　　B. 溴新斯的明

C. 碘解磷定　　　　　　　　D. 硫酸阿托品

E. 盐酸苯海索

4. 能发生 Vitali 反应的药物是（　　　）

A. 溴丙胺太林　　　　　　　B. 氢溴酸山莨菪碱

C. 溴新斯的明　　　　　　　D. 碘解磷定

E. 硫酸阿托品

5. 属于苯乙胺类药物有（　　　）

A. 重酒石酸去甲肾上腺素　　B. 盐酸麻黄碱

C. 肾上腺素　　　　　　　　D. 异丙肾上腺素

E. 甲氧明

6. 与肾上腺素相符的理化性质有（　　　）

A. 左旋性　　　　　　　　　B. 酸碱两性

C. 易被氧化　　　　　　　　D. 可被消旋化

E. 易被水解失效

7. 结构中含有酚羟基，可与三氯化铁试液作用显色的药物
是（　　　）

A. 盐酸麻黄碱

B. 盐酸异丙肾上腺素

C. 肾上腺素

D. 重酒石酸去甲肾上腺素

E. 甲氧明

8. 关于盐酸异丙肾上腺素的叙述正确的是（　　　）

A. 又名副肾素　　　　　　　B. 属于苯乙胺类

C. 易溶于水　　　　　　　　D. 具有邻苯二酚

E. 应遮光密封

9. 配制盐酸肾上腺素注射液时，为防止被氧化应采取的措
施有（　　　）

A. 充惰性气体　　　　　　　B. 加抗氧剂

C. 加金属络合剂　　　　　　D. 控制 pH 在 3.6～4.0

E. 流通蒸汽灭菌 15 分钟

10. 关于拟肾上腺素药构效关系的叙述正确的是（　　　）

A. 苯环与氨基相隔两个碳原子作用最强

B. 苯环上有酚羟基作用减弱，时间延长

C. 左旋体是 S 构型活性强

D. 氨基侧链 α 碳上引入甲基时肾上腺素受体激动作
用减弱

E. 氨基上有无取代基及取代基的大小对受体的选择
无影响

二、简答题

1. 碘解磷定注射液为什么禁与碱性药物配伍？

2. 简述麻黄碱的性质及在临床上的用途。

3. 生产和配制盐酸肾上腺素注射液时需采取哪些抗氧
化措施？

（孟彦波）

麻醉药（anesthetic agent）是指能可逆性、暂时地使机体局部或全面感觉消除，特别是疼痛觉消除，以利于进行外科手术的药物。麻醉药根据其作用范围可分为全身麻醉药（general anesthetic）和局部麻醉药（local anesthetic）两大类。全身麻醉药作用于中枢神经，由浅入深抑制大脑皮质，可引起患者所有的意识、感受和反射活动消失，用于大型手术或不能用局部麻醉药的患者。局部麻醉药作用于外周神经，对神经细胞的膜电位起稳定作用或降低膜对钠离子的通透性，可逆性地阻断感觉神经的传导，产生局部麻醉作用，适用于小型手术或局部手术。这两类药物的作用在允许的剂量范围内具有可逆性，随着药物的浓度降低，麻醉消失，神经功能完全恢复，不损害机体细胞结构。

考点：全身麻醉药与局部麻醉药的不同

第1节 全身麻醉药

全身麻醉药根据给药途径不同，又分为吸入麻醉药（inhalation anesthetic）和静脉麻醉药（intravenous anesthetic）两类，适于大型手术，其不良反应较多，危险性较大。理想全身麻醉药的特点是：①起效快，停药后清除迅速。②对身体无害，尤其对心、肝、肾等器官无影响。③麻醉剂量、深度和时间易于控制。④性质稳定，易于贮存，使用方便。

一、吸入麻醉药

（一）概述

吸入麻醉药是一类化学性质不活泼的挥发性液体或气体，其化学结构类型主要有烃类、卤烃类、醚类及无机化合物等。它通过肺通气摄取和排出，药物吸入后经肺泡进入血液而到达脑组织，当其脑组织分压达到一定水平时，发挥全身麻醉作用，其麻醉深度可通过调节吸入气体中的药物浓度加以控制。

早期应用于临床的吸入麻醉药有乙醚、氧化亚氮、氯仿（又名三氯甲烷）等。麻醉乙醚抑制中枢神经系统而产生麻痹和肌肉松弛作用，麻醉期清楚、容易控制，但易燃易爆，现已少用；氧化亚氮麻醉作用弱，但具有良好的镇痛作用，毒性低，仍然应用于临床；氯仿因毒性较大而被临床淘汰。

链接

据《钱江晚报》报道，2017年11月27日，浙江云和警方在省公安厅禁毒总队的指导下，将非法经营一万多瓶笑气的9名嫌疑人抓捕归案，并对其中3人采取刑事拘留措施，全国首例"笑气入刑"案件被移送起诉，具有积极的标杆意义。

"笑气"学名一氧化二氮（N_2O），是一种无色有甜味气体，在一定条件下能支持燃烧，但在室温下稳定，有轻微麻醉作用，因能致人发笑而得名。吸食笑气可能会造成肺部损伤、大脑供氧不足等，不良商家出售含有笑气的奶油气弹、奶油枪、气球等，严重危害人体的健康。

为克服早期吸入麻醉药的缺点，寻找更好的全身麻醉药，人们在烃类或醚类结构中引入氟原子，形成氟代烃和氟代醚类药物，既降低药物的易燃性，同时增加麻醉效果，如临床上常用的氟烷、恩氟烷等。

氟烷 flurane　　　　　　　恩氟烷 enflurane

氟烷麻醉作用比乙醚强，但安全性不及麻醉乙醚，可引起肝肾损害及心律失常。恩氟烷为新型高效的吸入麻醉药，作用强，起效快，使用剂量小，但镇痛作用不理想，可引起心律失常。该类药物的毒性比氯仿小，但也有一定的肝毒性。临床上其他氟代烃和氟代醚类药如表 5-1 所示。

表 5-1　其他氟代烃和氟代醚类全麻药

药物通用名、英文名	性状	适应证
异氟烷 isoflurane	无色透明液体，略有刺激性醚样臭，性质稳定，在石灰中分解	全身麻醉诱导、维持麻醉
七氟烷 sevoflurane	挥发性液体，对热、强酸稳定，不燃烧、不爆炸	适用各种手术，尤在小儿、口腔科、门诊手术麻醉领域有独特价值
地氟烷 desflurane	挥发性液体，可与碱石灰接触	成人全麻的诱导和维持，小儿全麻的维持
甲氧氟烷 methoxyflurane	无色澄明液体，有水果味，在室温下不燃不爆，对氧、空气、光线、湿气、碱、石灰等比较稳定	对呼吸道的刺激作用较乙醚轻。其全麻效能最强，镇痛效果好。可在静脉麻醉或基础麻醉后作全麻的维持

（二）代表药物

麻醉乙醚　Anesthetic Ether

$$CH_3CH_2OCH_2CH_3$$

化学名为乙醚。

本品为无色澄明、易流动的液体；有特臭，味灼烈、微甜。本品有极强的挥发性及燃烧性，蒸气与空气混合后，遇火易发生爆炸。本品在水中溶解，与乙醇、氯仿、苯、石油醚、脂肪油或挥发油均能任意混合。沸点为 33.5℃～35.5℃，相对密度 0.713～0.718。

本品在光照和空气中可发生自动氧化，生成二羟乙基过氧化物、乙亚基过氧化物等过氧化物和醛等杂质，颜色逐渐变黄。

二羟基过氧化物　　　　　　乙亚基过氧化物

过氧化物及醛等对呼吸道有刺激性，能引起肺水肿及肺炎等，严重时甚至引起死亡。因此本品应遮光，几乎装满，严封或熔封，在阴凉避火处保存。贮存 2 年后，应重新检查，符合规定才能使用。

本品与新制的碘化钾淀粉试剂混合振摇 1 min，置暗处放置 0.5 h，如显色，说明有过氧化物生成，因为过氧化物可氧化碘化钾析出游离的碘，使液层染色。《中国药典》2020 年版规定两液层均不得染色。

本品为较安全的全身麻醉药，有局部刺激作用，表现为流涎、流泪、呼吸道分泌增多等。本品可用于各种大、小手术的全麻，既可单独使用，也可与其他药物合用，组成复合麻醉，自容器内取出超过 24 h，即不宜作麻醉用。

考点：麻醉乙醚的化学结构特点及临床应用

氟烷　Halothane

化学名为 1，1，1-三氟-2-氯-2-溴乙烷。

本品为无色、易流动的重质液体，相对密度 1.871～1.875。本品有类似氯仿的香气，味甜有烧灼感。本品微溶于水，可与乙醇、氯仿、乙醚或非挥发性油类任意混溶。

本品性质稳定，遇光、热和湿空气能缓慢分解，生成氢卤酸（如 HBr、HF、HCl）等，因此常加入麝香草酚作稳定剂，并在冷暗处密封保存。

本品具有含氟有机物的典型反应：经氧瓶燃烧法进行有机破坏后，吸收于稀氢氧化钠溶液中，生成氟化钠，加茜素氟蓝试液和 pH4.3 的醋酸-醋酸钠缓冲液，再加硝酸亚铈试液，即形成蓝紫色螯合物。

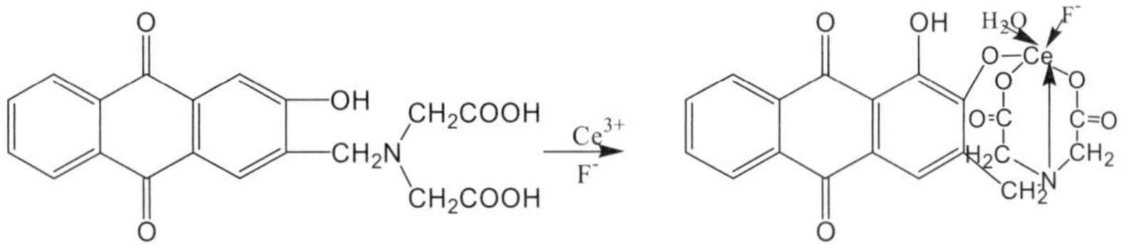

蓝紫色

本品不溶于硫酸，加入等体积硫酸后，因密度大于硫酸，其沉于底部，形成两层。

本品麻醉作用为麻醉乙醚的 2～4 倍，对呼吸道无刺激，麻醉诱导时间短，不易引起分泌物过多、咳嗽、喉痉挛等，用于全身麻醉及麻醉诱导。本品不如麻醉乙醚安全，可引起肝肾损害及心律失常等。

考点：氟烷的作用特点

二、静脉麻醉药

（一）概述

静脉麻醉药为非挥发性全身麻醉药，通常是一些水溶性的化合物，多数为盐类。该类药物以静脉给药方式产生全身麻醉作用，起效迅速，能够避免呼吸道黏膜刺激，不良反应较少，使用方便，但是麻醉深浅程度不易控制，排出较慢。静脉麻醉药单用仅适合短时间、镇痛要求不高的小手术，联合适用于吸入麻醉的诱导及复合全身麻醉。

早期临床上应用的静脉麻醉药是超短效的巴比妥类药物，如硫喷妥钠（thiopental sodium）、己烯巴比妥（hexobarbital）等。该类药物具有较高的脂溶性，极易透过血脑屏障到达脑组织，麻醉作用快，药物吸收后迅速分布到全身各组织器官，因此麻醉持续时间较短，仅能维持数分钟，故临床主要用于诱导麻醉、基础麻醉及复合麻醉等。

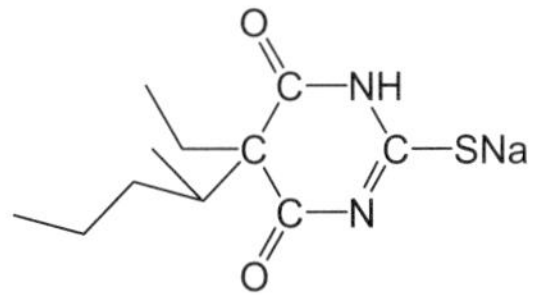

硫喷妥钠 thiopental sodium 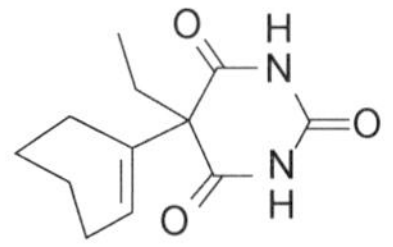　　　　　环己烯巴比妥 hexobarbital

随着麻醉药的深入研究与发展，特别是麻醉设备、监测麻醉技术等的应用，全身麻醉的使用比例明显上升，许多有创和无创诊断性检查与治疗对麻醉的依赖、人们对静脉麻醉与镇痛的要求日益增高，促进了非巴比妥类静脉麻醉药的不断发展。现在临床已广泛使用多种类型麻醉药物，如氯胺酮、羟丁酸钠、依托咪酯、丙泊酚等。

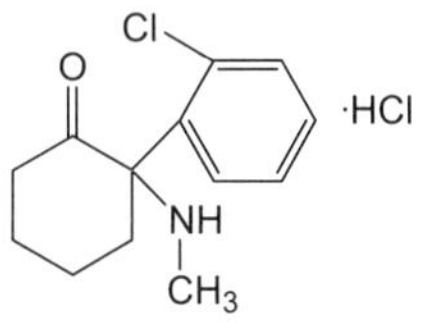

盐酸氯胺酮　　　　羟丁酸钠　　　　依托咪酯　　　　丙泊酚

ketamine hydrochloride　　sodium hydroxybutyrate　　etomidate　　propofol

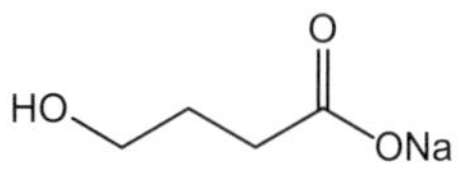

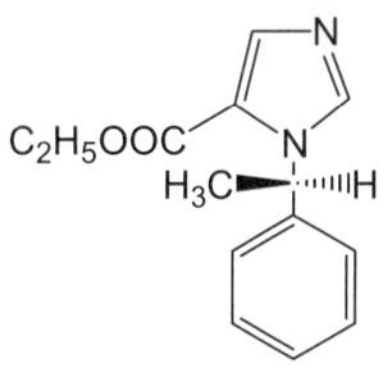

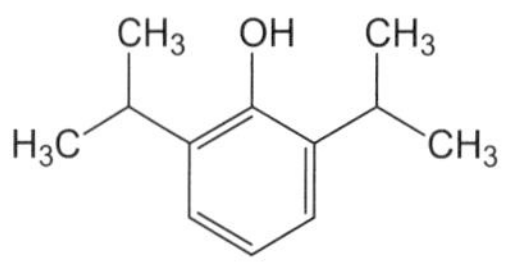

其中，羟丁酸钠起效慢，作用较弱，无镇痛和肌松作用，主要用于诱导麻醉和维持麻醉。依托咪酯注射 20 秒后即产生麻醉作用，起效快，持续时间约 5 min，增加剂量，作用持续时间相应延长，宜做诱导麻醉。

（二）代表药物

盐酸氯胺酮　Ketamine Hydrochloride

化学名为 2-（2-氯苯基）-2-（甲氨基）-环己酮盐酸盐。

本品为白色结晶性粉末，无臭。易溶于水，可溶于热乙醇，微溶于氯仿，不溶于乙醚和苯。熔点为 259℃～263℃，熔融时同时分解。

本品加碱后，可游离析出氯胺酮，熔点为 91℃～94℃，游离碱的 pK_a 值为 7.5。

本品水溶液显氯化物的鉴别反应。

本品在体内的主要代谢途径为 N-去甲基化，代谢产物仍有活性。

本品为手性化合物，具有两个光学异构体。其右旋体的麻醉强度、止痛和安眠作用分别是左旋体的 3.4、3 和 1.5 倍，左旋体作用弱，并产生噩梦和幻觉等不良反应，临床药用品为外消旋体。

本品镇痛作用强，麻醉作用快，持续时间短，主要用于短小手术、外科诊断和检查操作、麻醉诱导及辅助麻醉等。由于本品麻醉作用时间短，易产生幻觉，被滥用为毒品，国家按一类精神药品进行严格管理。

考点： 盐酸氯胺酮的化学结构特点及临床应用

> **链接**
>
> 氯胺酮（ketamine，KAN），1962 年由美国药剂师 Calvin Stevens 首次合成。20 世纪 90 年代以来，作为一种主要合成毒品在世界范围内流行。滥用制品有粉剂、片剂和溶液，俗称为"K 粉""High 粉"。本品常用鼻吸和口服方式用药，少数通过香烟、静脉注射、肌注等方式。本品滥用可导致多种临床问题，如急性中毒、成瘾、引起精神病性症状及各种躯体并发症等，具有致幻作用、躯体戒断症状轻的特点。摄取 70mg 本品可导致中毒，500mg 将出现濒死状态。

丙泊酚　Propofol

化学名为 2，6-二异丙基苯酚，又名普鲁泊福。

本品为白色或类白色结晶固体（15℃以下），常温下为无色至淡黄色澄清液体；具有特异臭。本品在乙醇、乙醚或丙酮中极易溶解，在水中极微溶解。本品遇光逐渐变成黄色，遇高温很快变成黄色，因此贮藏时充氮、密封、避光，15℃以下保存。

本品起效快，维持时间短，体内易消除，苏醒迅速而完全，适用于诱导麻醉。本品有镇痛作用，可用于全身麻醉的诱导和维持，常与硬膜外或脊髓麻醉同时应用，也常与镇痛药、肌松药及吸入性麻醉药同用。本品主要用于门诊患者的短小手术、检查、外科处置等麻醉。

> **链接**
>
> 丙泊酚是一种快速起效、快速代谢的强效静脉麻醉剂，但也有较多并发症，例如，快速推注丙泊酚会导致患者出现呼吸暂停、血压降低，所以丙泊酚是一柄双刃剑。美国著名歌星迈克尔·杰克逊就是因为误用丙泊酚而导致死亡。临床中使用丙泊酚，一定要有经过严格培训的麻醉医生在场。

考点： 丙泊酚的作用特点

第 2 节　局部麻醉药

局部麻醉药（local anesthetic），简称局麻药，是以适当的浓度作用于外周神经末梢或神经干，能可逆性阻断局部神经传导，抑制触觉、压觉、痛觉而减轻或消除疼痛的药物，其作用局限于给药部位，随着药物从给药部位的扩散而迅速消失。局麻药主要应用于表面麻醉、浸润麻醉、传导麻醉（阻滞麻醉）、蛛网膜下腔麻醉（脊麻、腰麻）、硬脊膜外麻醉等，在临床上一般适用于小手术。

局部麻醉药按化学结构不同，可分为芳酸酯类、酰胺类、氨基醚类及氨基酮类等。

一、芳　酸　酯　类

（一）概述

最早应用的局麻药是 1860 年从南美洲古柯树叶中提取到的一种生物碱（又称古柯碱），命名为可卡因（cocaine），1884 年作为局麻药应用于临床。但由于可卡因结构复杂，水溶液不稳定，对局部组织有刺激作用，且成瘾性较强、毒副作用较大等，其应用受到限制。于是，人们对可卡因的化学结构进行改造，以寻找更好的局部麻醉药。

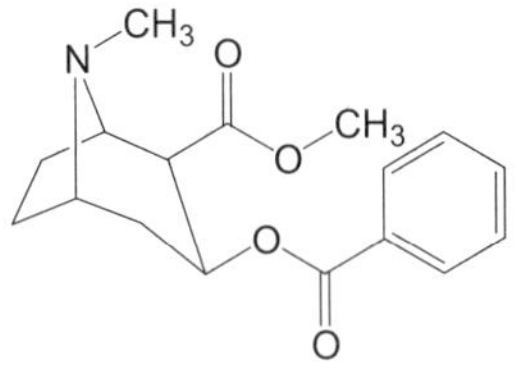

可卡因 cocaine

> **链接**
>
> 可卡因俗称可可精，是 1860 年德国化学家尼曼从古柯叶中分离出来的一种生物碱，具有较强的中枢神经兴奋作用，其盐呈白色晶体，无气味，味略苦而麻，易溶于水和酒精。
>
> 它是一种局部麻醉剂，曾广泛用于眼、鼻、喉等五官外科手术中，但由于稳定性差，表面局部麻醉会引起角膜混浊，现已停用。本品小剂量减慢心率，大剂量导致心率增快、呼吸急促，可出现呕吐、震颤、痉挛、惊厥等反应。纯可卡因 70mg，可使体重 70kg 的人当场丧命，曾有"毒品之王"的称号。

剖析并逐步简化可卡因的化学结构，如图 5-1 所示。

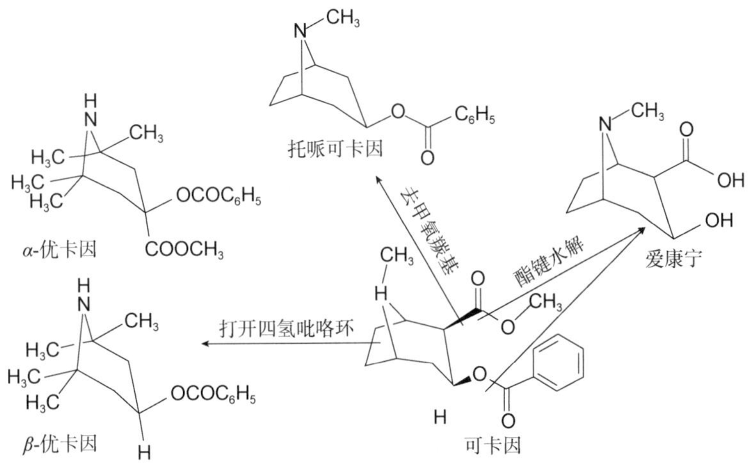

图 5-1　可卡因的主要结构改造

研究发现，可卡因分子中酯键水解，得到爱康宁，局麻作用消失；去除甲基、甲氧羰基以及打开四氢吡咯环而得到 α-优卡因、β-优卡因，或保留一个酯键得到托哌可卡因，仍保留其局部麻醉作用。这说明苯甲酸酯结构在可卡因的局部麻醉作用中占有主要地位，由此一系列苯甲酸酯类衍生物被研发出来。1890 年人们合成了局麻药苯佐卡因，继而合成了奥索卡因、新奥索仿等，它们均有较强的局部麻醉作用。但由于这些苯甲酸酯类局麻药溶解度小，不能制成注射剂，而成盐酸盐则酸性太强，亦不宜注射。为了克服这些缺点，人们在分子结构中引入脂肪氨基侧链，合成了以氨基苯甲酸酯为母体的化合物，终于在 1904 年开发合成了普鲁卡因。该药具有良好的局部麻醉作用，且毒性低、无成瘾性，至今仍被临床广泛使用。普鲁卡因的发现，给人们开辟了通过简化天然产物的结构寻找新药的途径。

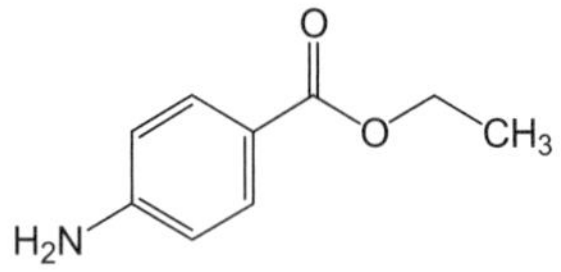

苯佐卡因 benzocaine 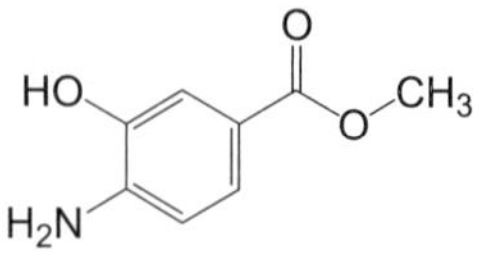   奥索卡因 orthocaine 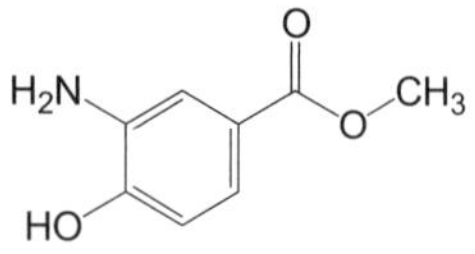   新奥索仿 new orthoform

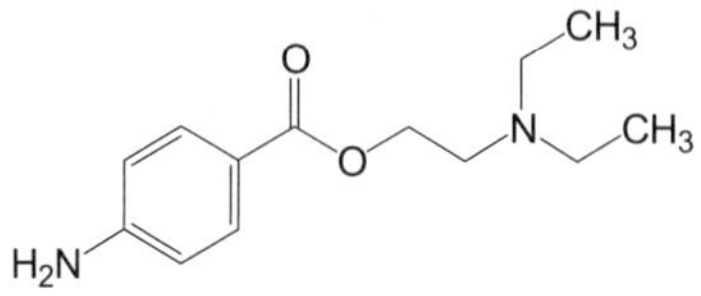

普鲁卡因 procaine

普鲁卡因结构中含有酯基，不稳定，易水解失效，麻醉维持时间短等不足。为提高药物稳定性，增强药效，以普鲁卡因为先导物，对其结构进行改造和修饰，得到一系列芳酸酯类的局部麻醉药，如丁卡因、哌罗卡因等。丁卡因局麻作用比普鲁卡因强 10 倍，且穿透力强。

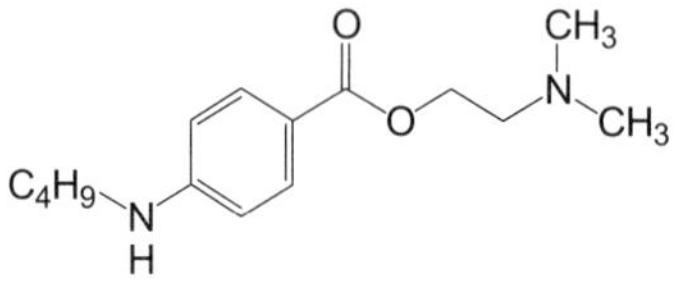

丁卡因 tetracaine 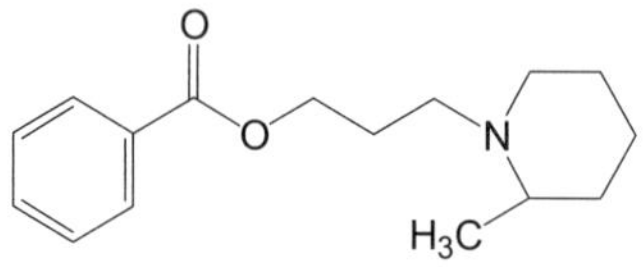   哌罗卡因 piperocaine

（二）代表药

盐酸普鲁卡因　Procaine Hydrochloride

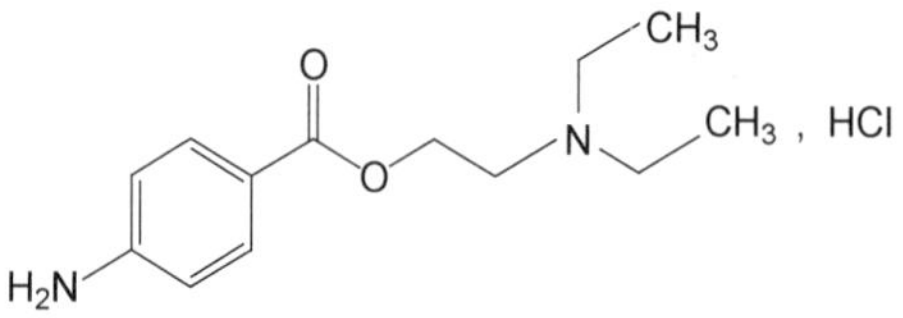

化学名为 4-氨基苯甲酸-2-（二乙氨基）乙酯盐酸盐，又名盐酸奴佛卡因。

本品合成方法：以对硝基甲苯为原料，经重铬酸氧化生成对硝基苯甲酸，再与 β-二乙氨基乙醇酯化，用二甲苯共沸脱水得对硝基苯甲酸-2-二乙氨基乙酯，然后用稀盐酸、铁粉还原为普鲁卡因，再与浓盐酸成盐后，即得。

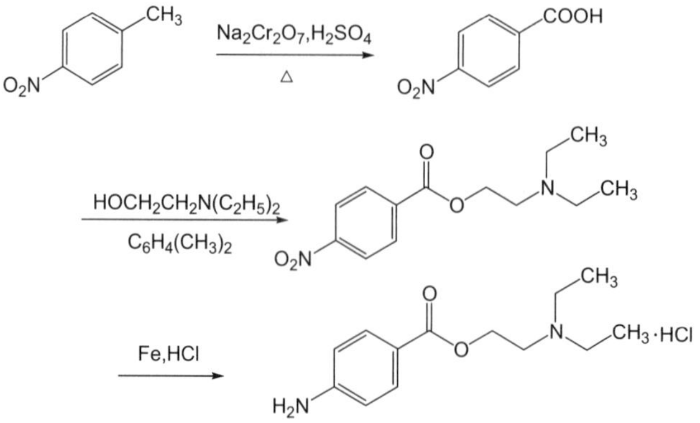

本品为白色结晶或结晶性粉末；无臭，味微苦，有麻痹感。本品易溶于水，略溶于乙醇，微溶于氯仿，几乎不溶于乙醚。熔点 154℃～157℃。pH 3.0～3.5 时最稳定。

　　本品分子结构中含有酯键，水溶液不稳定，遇酸、碱及体内酯酶易水解而发生氧化，生成对氨基苯甲酸和二乙氨基乙醇而失效。水解产物对氨基苯甲酸在高温条件下，可进一步脱羧生成苯胺，苯胺易氧化生成有色毒性物质，导致注射剂变黄，因此《中国药典》2020 年版中规定，须对注射液中的对氨基苯甲酸进行限量检查。

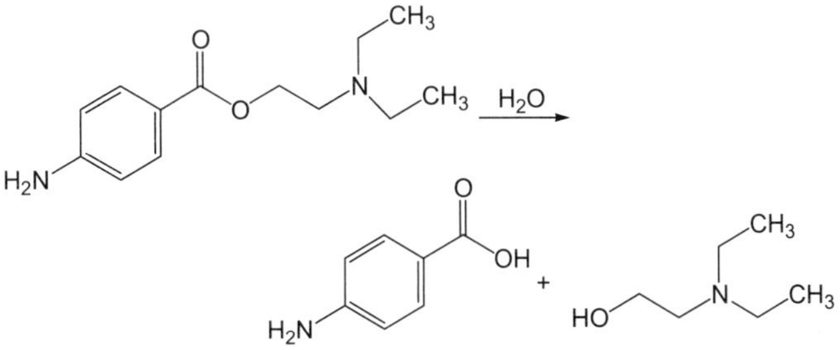

　　本品溶液的水解速率受 pH 值及温度影响，一般情况下水解速率随 pH 的增大而加快；在 pH 相同时，温度升高，水解速率增大。

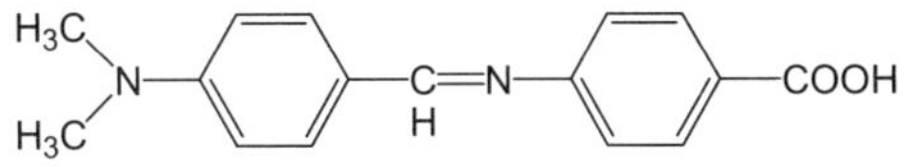

希夫碱

　　本品盐酸盐水溶液加碱后，析出普鲁卡因白色沉淀，加热水解，生成二乙氨基乙醇的蒸气可使红色石蕊试纸变蓝。溶液放冷，加盐酸酸化，即析出对氨基苯甲酸白色沉淀，此沉淀能在过量的盐酸中溶解。

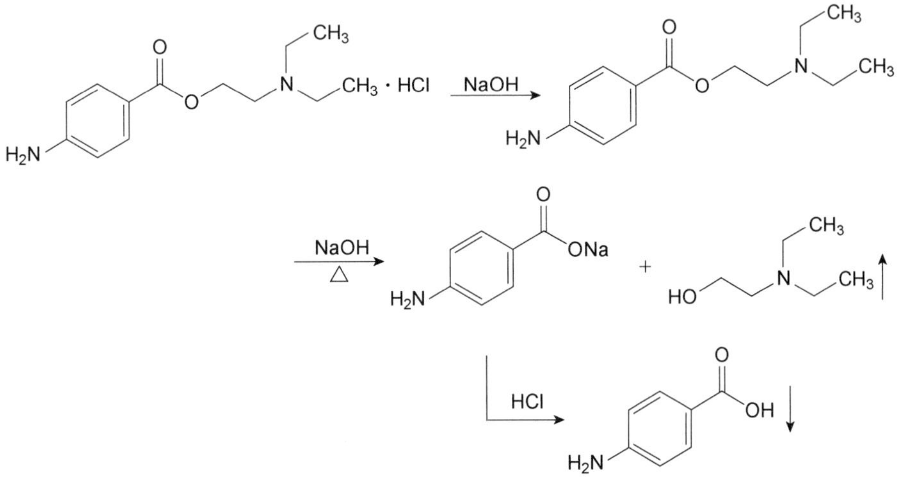

　　本品分子结构中含有还原性的芳伯氨基，易被氧化变色。氧化过程受 pH、温度、紫外线、氧、重金属离子等影响，故制备注射液时，需要调节 pH 3.0～3.5，通入氮气等惰性气体，加抗氧剂、稳定剂、金属络合剂等，并严格控制灭菌温度和时间，以 100℃流通蒸气灭菌 30min 为宜。

　　本品具有芳伯氨基的特征反应，能发生重氮-偶合反应。在稀盐酸中，与亚硝酸钠生成重氮盐，加碱性 β-萘酚试液发生偶合反应，生成猩红色沉淀，可用于药物的鉴别。

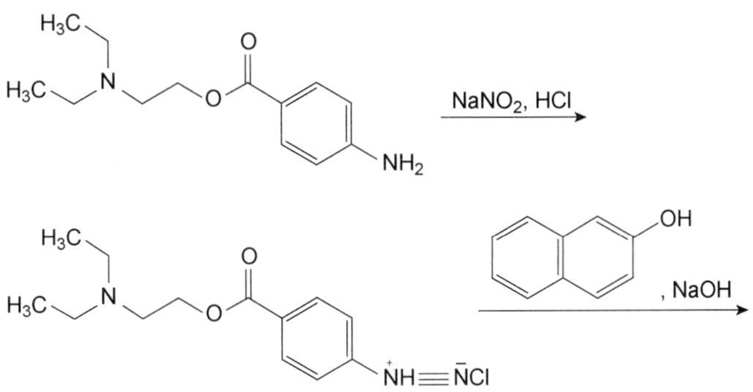

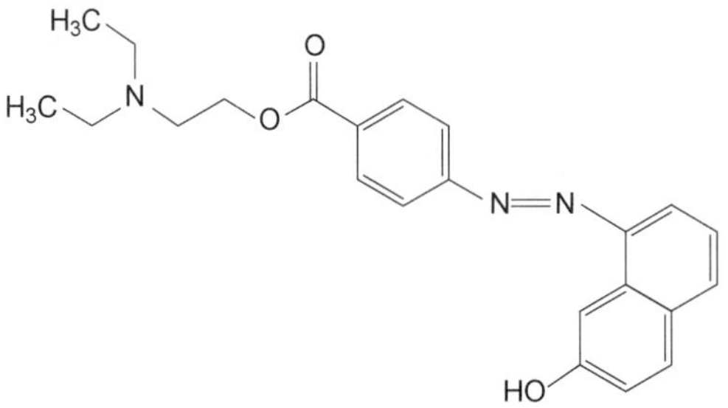

本品分子中的叔胺结构，具有生物碱的性质，其水溶液遇碘试液、碘化铋钾试液、氯化金试液、碘化汞钾试液和三硝基苯酚（苦味酸）等产生沉淀。

本品盐酸盐，显氯化物的鉴别反应。

案例

患者，男，32 岁，因活动剧烈导致跟腱断裂，需要进行局麻手术，麻醉过程中发生过敏反应，抢救无效而导致死亡。

问题： 临床使用局麻药时，是否需进行过敏试验？

本品局部麻醉作用较强，毒性低，在体内代谢时绝大部分迅速被水解为对氨基苯甲酸和二乙氨基乙醇，很快失去麻醉作用，故时效较短，与肾上腺素配合使用可延长作用时间。临床主要用于浸润麻醉、传导麻醉和封闭疗法等。因其穿透力较差，一般不用于表面麻醉。本品常用量很少出现毒性，极少数患者可见过敏反应，如过敏可改用利多卡因。

考点：局部麻醉药按化学结构分类；普鲁卡因的结构、性质和作用特点

二、酰 胺 类

（一）概述

芳酸酯类局部麻药不稳定，易水解失效。研究发现，可用不易水解的酰胺基代替酯基，1943 年，人们合成了具有酰胺结构的局麻药利多卡因，苯环邻位上两个甲基的空间位阻，阻碍了酰苯胺键的水解，使其局部麻醉作用比普鲁卡因强而持久，有"全能局麻药"之称。利多卡因性能稳定，起效较快，扩散穿透能力强，其毒性与药物浓度有关，因此可用于各种局麻，还可用于抗心律失常。

利多卡因的应用促进了酰胺类局部麻醉药的发展，现有多种酰胺类局麻药被临床使用，例如，甲哌卡因局部麻醉作用强、迅速而持久，毒副作用都较小；布比卡因局部麻醉作用比利多卡因强，在血液内浓度低，但作用时间长，为强效局麻药。

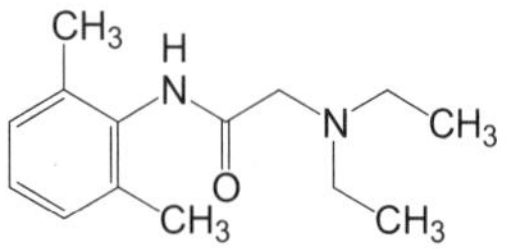

利多卡因 lidocaine 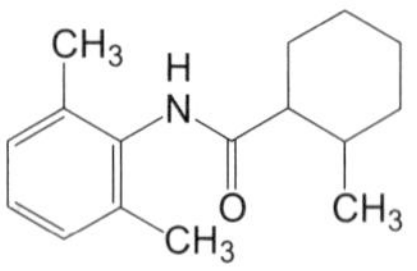　　甲哌卡因 mepivacaine 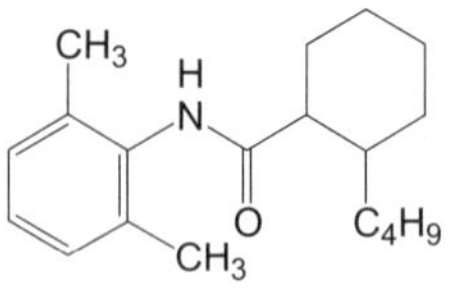　　布比卡因 bupivacaine

（二）代表药

盐酸利多卡因　Lidocaine Hydrochloride

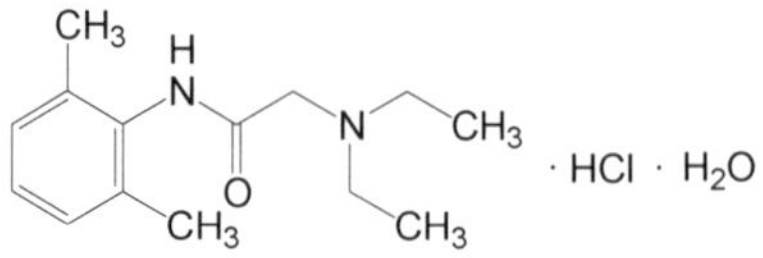

化学名为 2-（二乙氨基）-N-（2，6-二甲苯基）乙酰胺盐酸盐一水合物，又名盐酸赛罗卡因。

本品为白色结晶或结晶性粉末；无臭，味苦，继有麻木感。本品易溶水和乙醇，可溶三氯甲烷，不溶乙醚。pKa 值为 7.8，熔点 75℃~79℃，0.5%水溶液 pH 为 4.0~5.5。

本品属于芳香胺酰化合物，比普鲁卡因的酯基稳定，且受邻位有两个甲基空间位阻的影响，药物不易水解，对酸、碱均较稳定。

本品分子中的酰胺基能与金属离子发生络合反应而显色。水溶液加硫酸铜和碳酸钠试液，即显蓝紫色，加三氯甲烷振摇后放置，三氯甲烷层显黄色。其乙醇溶液与二氯化钴试液显绿色，放置后，生成蓝绿色沉淀。

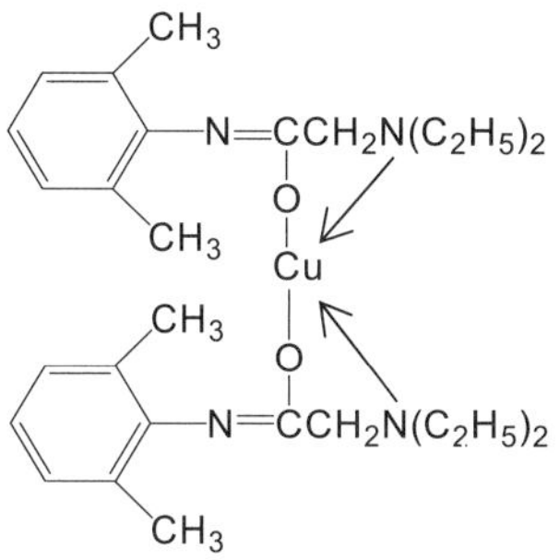

蓝绿色

本品具叔胺结构，其水溶液加三硝基苯酚（苦味酸）试液，即产生复盐沉淀，熔点 228～232℃，熔融时同时分解。

本品局部麻醉作用比普鲁卡因强，维持时间较长，穿透力强，起效快，为临床常用的局部麻醉药。静脉注射用于治疗室性心动过速和频发室性早搏，是治疗室性心律失常和强心苷中毒引起的心律失常的首选药物。但其毒性反应发生率比普鲁卡因高，临床上用量控制严格，严重房室传导阻滞、癫痫患者及心肾功能不全者禁用。

考点：利多卡因的结构，利多卡因与普鲁卡因的鉴别（重氮化-偶合反应）

三、氨基醚类及氨基酮类

氨基醚类及氨基酮类是用生物电子等排体酮基（—CO—）、醚基（—O—）替换芳酸酯类的酯基（—COO—）和酰胺类的酰胺基（—CONH—）得到的药物，如氨基酮类达克罗宁，此类药物对黏膜穿透力强，具有很强的表面麻醉作用，对皮肤有止痛、止痒及杀菌作用。氨基醚类局麻药包括普莫卡因、奎尼卡因等，此类药物稳定性增加，麻醉作用强而持久，均可用于表面麻醉，其中奎尼卡因的表面麻醉作用比可卡因强约 1000 倍，而毒性仅为可卡因的 2 倍。

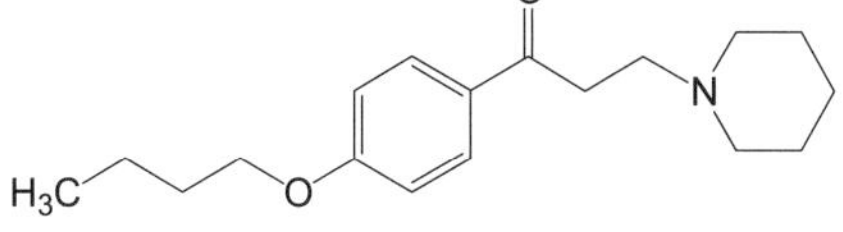

达克罗宁 dyclonine

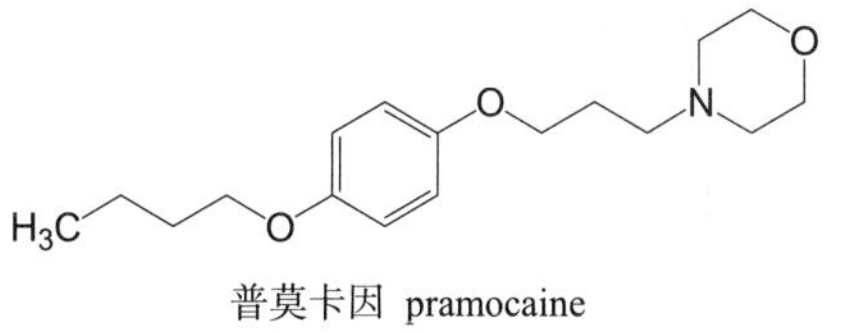

普莫卡因 pramocaine

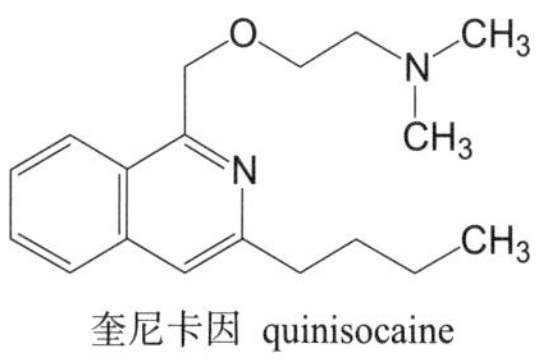

奎尼卡因 quinisocaine

四、构 效 关 系

局部麻醉药发挥麻醉作用，必须保持一定的亲脂性与亲水性。临床常用局麻药的化学结构类型较多，如酯类、酰胺类、氨基酮类、氨基醚类等，根据这些药物具有的共同基本骨架，将局部麻醉药的基本结构归纳为三部分，即亲脂部分、中间链和亲水部分，其构效关系如下。

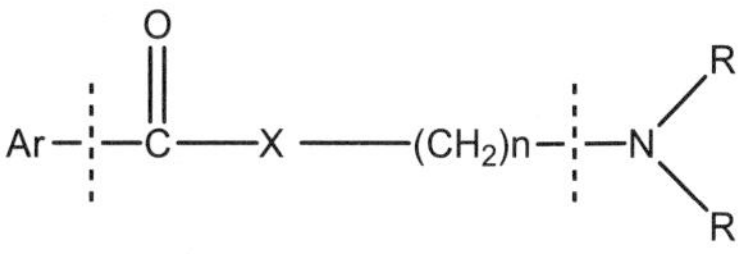

亲脂部分　　　　中间链　　　　亲水部分

1. **亲脂部分**　局部麻醉作用强的化合物均为苯的衍生物，可为芳烃及芳杂环，必须有一定的亲脂性，以苯环的作用较强，作用强度顺序为：

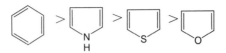

当苯环邻对位引入烃基、烷氧基、氨基等给电子基团时，麻醉作用增强，尤以对氨基取代的局部麻醉作用最好。而引入吸电子基团如硝基取代则活性下降。若同时在邻位引入氯、羟基、烷氧基等基团，则因空间位阻的影响，酯的水解延迟，作用增强，麻醉时间延长，例如，氯普鲁卡因的局部麻醉作用比普鲁卡因强两倍，作用迅速持久。

2. **中间连接部分**　由极性基团和碳链组成，中间链与局部麻醉药的作用持续时间及强度有关，并决定了药物的稳定性。局部麻醉药的稳定性受水解的影响较大，当 X 分别为 O、S、NH 和 CH_2 时，根据水解的难易程度，其麻醉持续时间为：

$$—COCH_2—>—CONH—>—COS—>—COO—$$

麻醉作用强度次序如下：

$$—COS—>—COO—>—COCH_2—>—CONH—$$

中间链中的 n 以 2～3 为好，碳链延长，麻醉作用增强，但毒性也随之增加。当酯键的 α-碳原子上有烷基取代时，作用时间延长，但毒性也随之增大。

3. **亲水部分**　多数为叔胺，仲胺的刺激性较大，N 原子上取代基的碳原子总和以 3～5 最好，也可以是氢化的含氮杂环，如吡咯烷、哌啶、吗啉等，以哌啶最好。亲水性的胺还要求有中等强度的碱性，可成盐酸盐，有利于制成水溶液，供注射给药。

4. **脂水分配系数**　局部麻醉药必须要有一定的脂溶性才能穿透神经细胞膜到达作用部位，保持较高的局部浓度，维持相当长的作用时间。但药物的脂溶性太大，则容易透过血脑屏障，产生不必要的全身作用。药物的亲水性有利于药物在体内穿透细胞和组织液，实现迅速转运与分布，因此，局部麻醉药的亲脂部分和亲水部分必须保持适当的脂水平衡，即要有合适的脂水分配系数。

> **链接**　麻醉药品与麻醉药
>
> 　　麻醉药品（narcotic drug）是指列入麻醉药品目录的药品或其他物质，其连续使用后易产生生理依赖性，能成瘾癖。麻醉药（anesthetic）是指医疗上用于全身麻醉或局部麻醉的药品，在药理上虽具有麻醉作用，但不会产生依赖性，不会产生瘾癖嗜好。
>
> 　　可卡因是个特例，它既是局部麻醉药，又由于其会产生依赖性，因此也作为麻醉药品来管理。
>
> 　　麻醉药品具有特殊的标识，即白底蓝色的"麻"字。

考点：氨基酮类及氨基醚类的代表药、局麻药的构效关系

自 测 题

一、选择题

【A 型题】

1. 下列药物中属于静脉全麻药的是（　　　）
   A. 麻醉乙醚　　　　　　　　B. 氟烷
   C. 盐酸氯胺酮　　　　　　　D. 盐酸普鲁卡因
   E. 盐酸利多卡因

2. 下列选项中与麻醉乙醚性质不符的是（　　　）
   A. 无色澄明液体　　　　　　B. 易被氧化

C. 不溶于水　　　　　　　　D. 遮光保存
E. 低温保存

3. 盐酸氯胺酮为（　　　）
   A. 镇静催眠药　　　　　　　B. 全身麻醉药
   C. 镇痛药　　　　　　　　　D. 中枢兴奋药
   E. 抗精神失常药

4. 盐酸普鲁卡因与 HCl-$NaNO_2$ 液反应后，再与碱性 β-萘酚偶合成猩红色沉淀，是因为（　　　）

A. 苯环　　　　　　　　B. 叔胺氧化

C. 酯基水解　　　　　　D. 芳伯氨基

E. 苯环上亚硝化反应

【B 型题】

（第 1~4 题备选答案）

A.

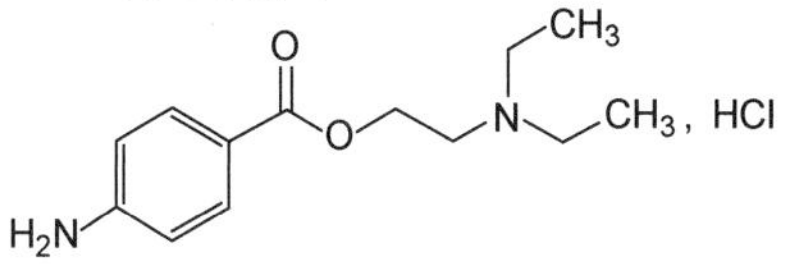

B.

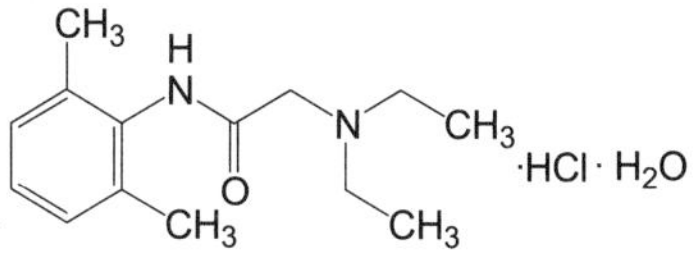

C.

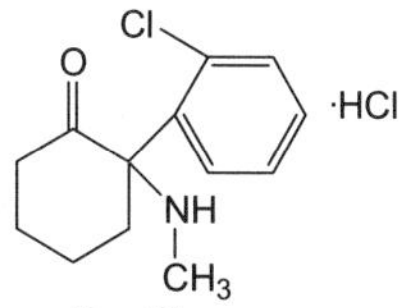

D.

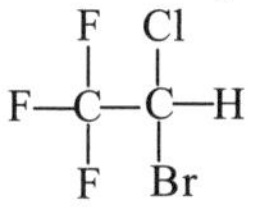

E. CH₃CH₂OCH₂CH₃

1. 盐酸氯胺酮化学结构是（　　）

2. 盐酸普鲁卡因的化学结构是（　　）

3. 盐酸利多卡因的化学结构是（　　）

4. 麻醉乙醚的化学结构是（　　）

【X 型题】

1. 盐酸普鲁卡因含有芳伯氨基，因此可以（　　）

A. 水解失效　　　　B. 用重氮化偶合法鉴别

C. 与醛反应　　　　D. 与三氯化铁试液显色

E. 与生物碱试剂产生沉淀

2. 能区别盐酸普鲁卡因和盐酸利多卡因的试液是（　　）

A. 硝酸银试液

B. 硫酸铜及碳酸钠试液

C. 三硝基苯酚

D. 亚硝酸钠、盐酸、碱性 β-萘酚

E. 三氯化铁试液

3. 局部麻醉药按化学结构分为（　　）

A. 苯甲酸酯类　　　B. 酰胺类

C. 氨基醚类　　　　D. 氨基酮

E. 氟烷类

二、简答题

1. 简述局部麻醉药的构效关系。

2. 写出普鲁卡因的结构，分析其理化性质。

（王桂梅）

第6章

解热镇痛药和非甾体抗炎药

解热镇痛药（antipyretic analgesic）以解热、镇痛作用为主，大多有抗炎和抗风湿的作用；非甾体抗炎药（nonsteroidal anti-inflammatory drug，NSAID）以抗炎作用为主，多有解热、镇痛作用。此类药物化学结构中不含甾环基本母核，其消炎作用的机制不同于具甾体结构的肾上腺皮质激素类抗炎药物，故又称非甾体抗炎药，临床上主要用于抗炎、抗风湿。

解热镇痛药和非甾体抗炎药没有共同的基本化学结构，通过不同机制抑制体内环氧化酶的活性。解热镇痛药能阻断前列腺素（prostaglandin，PG）的合成与释放，从而发挥解热、镇痛、抗炎作用，在临床上广泛应用。PGs广泛存在于人体的各种重要组织和体液中，是一类具有高度生物活性的物质，参与机体发热、疼痛、炎症、速发型过敏反应等多种生理、病理过程，是一种常见的致炎、致痛物质，其对胃黏膜有一定的保护作用。因此，该类药物可能会引起典型的胃肠道反应。

第 1 节　解热镇痛药

解热镇痛药作用于下丘脑的体温调节中枢，通过对花生四烯酸环氧化酶的选择性抑制，阻断或减少前列腺素在下丘脑的生物合成，从而使发热的体温降至正常，对正常体温没有影响。其镇痛作用与中枢性镇痛药吗啡等不同，它主要作用在外周，用于头痛、神经痛、牙痛、关节痛、肌肉痛、月经痛等慢性钝痛，对创伤性剧痛及内脏痉挛绞痛等无效，且不易产生耐受性和成瘾性。

临床使用的解热镇痛药按化学结构不同可分为水杨酸类、苯胺类及吡唑酮类。其中水杨酸类因副作用小，被广泛应用，而苯胺类及吡唑酮类由于毒副作用较大，某些品种已在临床停止使用。

考点：解热镇痛药的化学结构分类

一、水 杨 酸 类

（一）水杨酸类药物的发现及结构改造

水杨酸类是最早使用的解热镇痛药。1830年，人们首先在柳树皮中提取到水杨酸（salicylic acid）。1860年Kolbe首次化学合成了水杨酸，1875年Buss首次将水杨酸钠作为解热镇痛药和抗风湿药用于临床，但产生了严重的胃肠道反应。1898年德国化学家Hoffman合成了其衍生物乙酰水杨酸（aspirin）。1899年德国拜仁制药正式生产乙酰水杨酸，并取名阿司匹林。乙酰水杨酸的解热镇痛作用比水杨酸钠强，胃肠道反应却大大降低，至今仍然被广泛用于临床，被誉为医药史上三大经典药物之一。阿司匹林分子结构中具有游离的羧基，呈酸性，对胃肠道有刺激，同时由于其能抑制前列腺素的合成与释放，损害了前列腺素对胃黏膜的保护作用，若长期或大剂量使用可以诱发并加重溃疡病，甚至导致胃出血。为克服其不足，人们对阿司匹林进行成盐、成酯、成酰胺等结构修饰，得到一系列药物，如赖氨匹林、阿司匹林铝、贝诺酯（扑炎痛）、乙氧苯酰胺（止痛灵）等，并陆续用于临床。

阿司匹林铝　aluminum acetylsalicylate　　　赖氨匹林　lysine acetylsalicylate

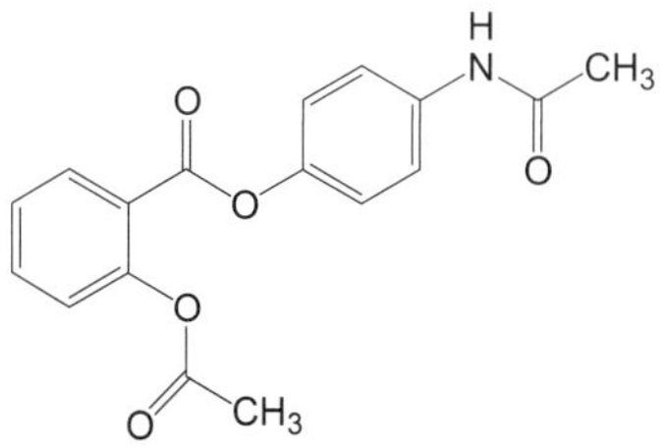

贝诺酯　benorilate 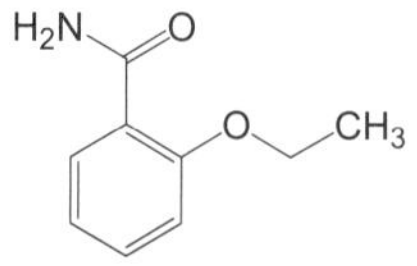　　　　　　　　乙氧苯酰胺　ethenzamide

其中，阿司匹林与碱性赖氨酸成盐制得赖氨匹林，其水溶性增加，可供注射用，避免了胃肠道反应。

贝诺酯是采用前药原理，由阿司匹林的羧基和对乙酰氨基酚的酚羟基形成的酯，口服吸收后分解成一分子的阿司匹林和一分子的对乙酰氨基酚，发挥解热镇痛作用，作用温和，胃肠道刺激小。

另外，乙酰水杨酸被含氟基团所取代，如二氟尼柳、氟苯柳，则可以明显增强抗炎、镇痛作用，而且作用时间长，对血小板功能影响较小，胃肠道刺激性小。

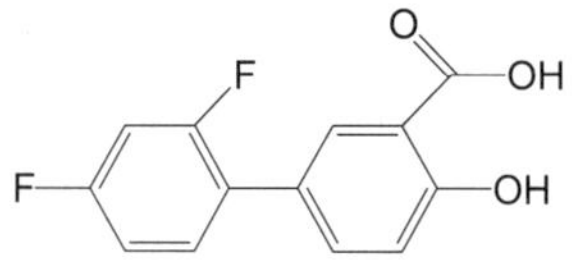

二氟尼柳　diflunisal 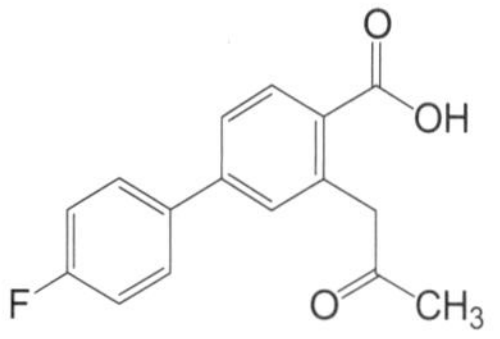　　　　　　　　　　氟苯柳　flufenisal

考点：阿司匹林的化学结构改造

（二）代表药

乙酰水杨酸　Acetylsalicylic Acid

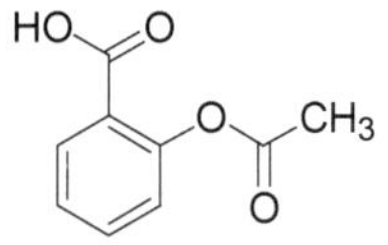

化学名为 2-（乙酰氧基）苯甲酸，又名阿司匹林（aspirin）。

本品实验室合成方法：以水杨酸为原料，醋酐为酰化剂，在硫酸催化下，进行乙酰化反应制得。

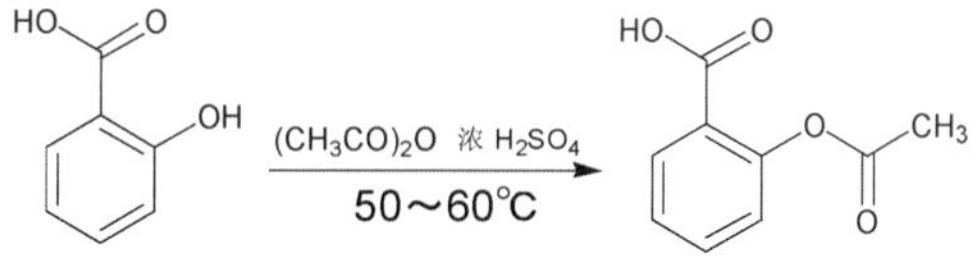

制备过程中用浓硫酸做催化剂，破坏水杨酸分子内氢键，50～60℃水浴加热 30 min 完成反应，反应会残留有 SO_4^{2-} 等杂质（工业制备用醋酸催化，在 70～80℃反应 8 小时，反应时间长，可避免 SO_4^{2-} 的引入）。

在合成过程中，如果温度升得太高或太快，会产生大量的副产物，如苯酚、醋酸苯酯、水杨酸苯酯、水杨酰水杨酸和乙酰水杨酸酐等。当乙酰水杨酸酐等杂质含量超过 0.003%（w/w）时，可引起阿司匹林哮喘、荨麻疹等过敏反应。

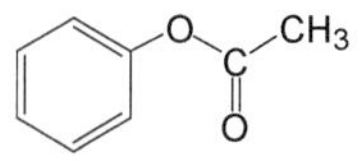

醋酸苯酯 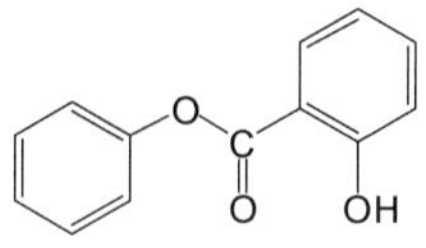　　　　　　　　水杨酸苯酯 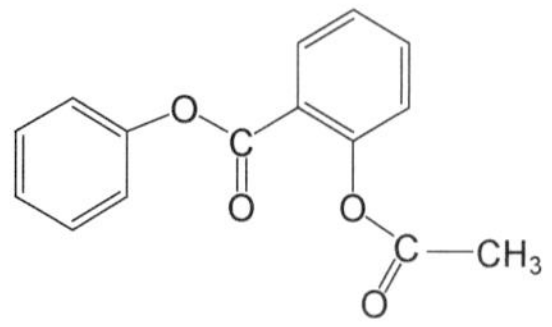　　　　　　　　乙酰水杨酸苯酯

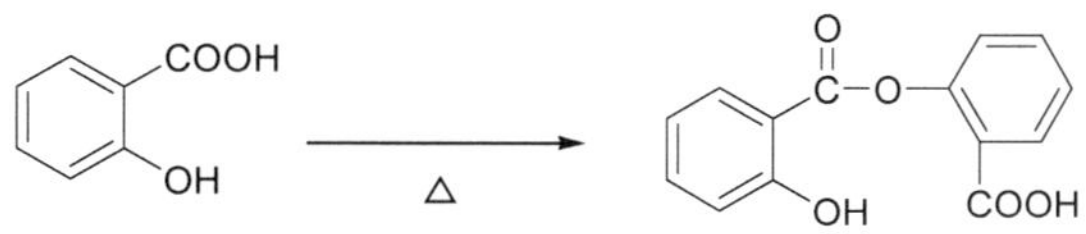

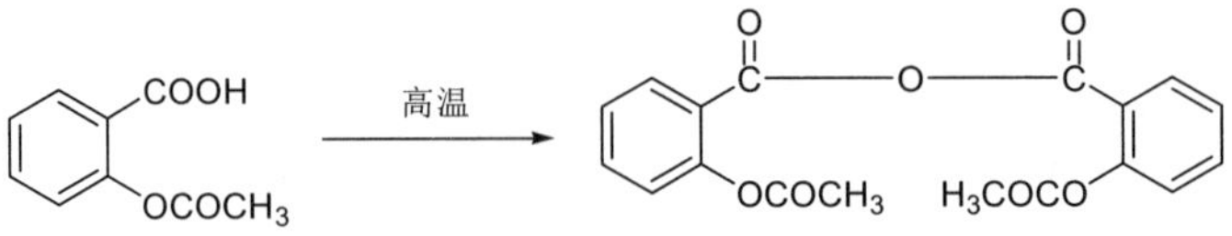

《中国药典》2020 年版规定，用澄明度检查法检查本品 Na_2CO_3 溶液中的不溶性酯类杂质。

本品合成过程中乙酰化不完全或贮存不当都会产生水杨酸，故《中国药典》2020 年版规定，须用三氯化铁试剂进行限量检查。在整个合成过程中，因铁质能使产品带有颜色，故应严格防止其掺入。

本品为白色结晶或结晶性粉末；无臭或微带乙酸臭，味微酸。本品易溶于乙醇，溶于乙醚和氯仿，在水中微溶。水溶液显酸性，pK_a 为 3.49，可溶于氢氧化钠溶液或碳酸钠溶液。熔点为 135～140℃。

本品结构中有酯基，且受邻位—COO^- 催化作用的影响，更易水解。本品在中性条件下可发生自动水解，在干燥空气中较稳定，遇湿气即缓缓自动水解，生成水杨酸和乙酸。水杨酸具有游离酚羟基，遇空气可逐渐变为淡黄色、红棕色至深棕色。光线、高温、微量重金属离子（铜、铁等）均可促进水杨酸的氧化反应。

本品在碱性条件下容易水解，故阿司匹林应密封、置阴凉干燥处保存。

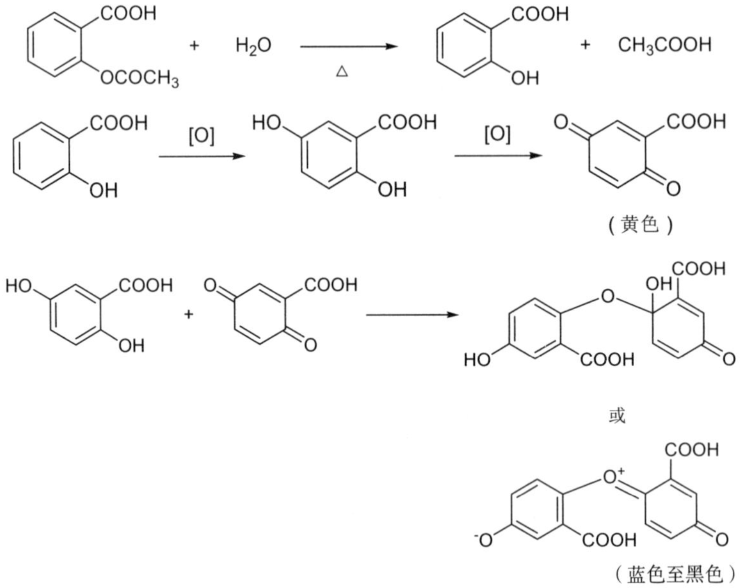

本品的碳酸钠溶液加热放冷，与稀硫酸反应，析出水杨酸白色沉淀，并发出乙酸的臭味。

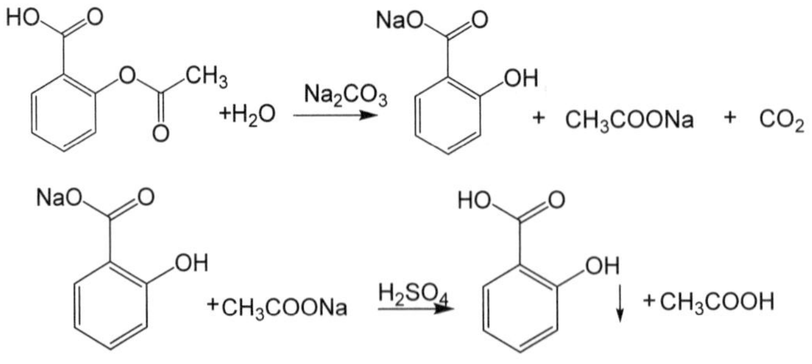

本品分子中本身无游离酚羟基，遇三氯化铁试液不显色。但其水溶液加热或长时间放置后，水解产生水杨酸，遇三氯化铁试液即呈紫堇色。此反应可用于杂质检查。

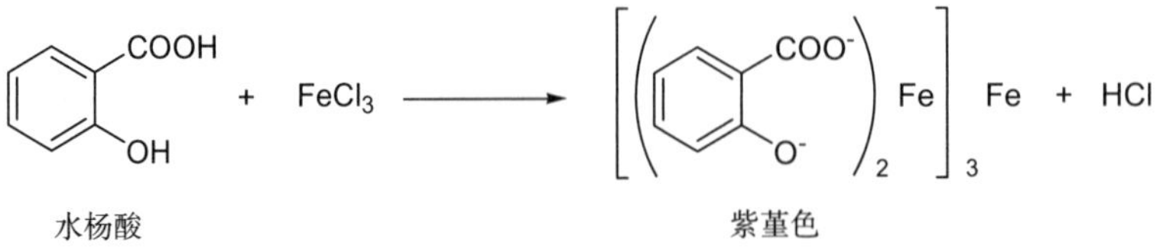

本品为弱酸性药物，在酸性条件下不易解离，口服后，主要在胃和小肠上部吸收，吸收后很快在体内被酯酶水解为水杨酸及乙酸。代谢物水杨酸在肝脏与葡萄糖醛酸或甘氨酸结合后由尿排出体外。

本品临床上用于感冒、发热及头痛、牙痛、神经痛、肌肉痛、痛经等慢性钝痛，是风湿热、类风湿性关节炎的首选药物。本品能抑制血小板中血栓素 A_2 的合成，有较强的抑制血小板聚集的作用，小剂量阿司匹林是治疗脑卒中的标准药物，目前已广泛用于心血管系统疾病的预防和治疗。

本品对胃黏膜有较强的刺激作用，长期应用可引起胃及十二指肠出血，还有诱发哮喘等副作用。儿童病毒性感冒引起的发烧，禁用阿司匹林，以防引起 Reye 综合征。

考点： 阿司匹林的结构、特点、主要适应证及不良反应

链接 阿司匹林的剂型与服药时间

临床常见阿司匹林剂型有普通片、泡腾片、肠溶片、肠溶胶囊等。普通片多由乙酰水杨酸原料加上适宜的辅料压片制备而成，餐后服用可减少对胃的刺激；泡腾片（商品名巴米尔）是在普通片的基础上加入泡腾崩解剂如有机酸和碳酸钠、碳酸氢钠等制成，在水中快速崩解并释放，生物利用度高，疗效优于普通片，但严禁直接口服，必须泡腾后服用；肠溶片和肠溶胶囊是在药物外包裹了一层肠溶衣，在酸性环境（胃液）中不溶解，在碱性环境（肠液）中才溶解，空腹服用后胃排空速度快，在胃内停留时间短，可以减少对胃黏膜的损伤，因此，阿司匹林肠溶片宜餐前服用。

二、苯 胺 类

（一）苯胺类的发现与发展

1875 年，人们发现苯胺有很强的解热镇痛作用，但能破坏血红蛋白，毒性大，无药用价值。1886 年，人们将苯胺乙酰化，得到乙酰苯胺（俗名退热冰），该药具有很强的解热镇痛作用，曾用于临床，但因毒性大而被淘汰。人们在研究苯胺和乙酰苯胺的体内代谢时发现，二者在体内均代谢为毒性较低的对氨基苯酚，也有解热镇痛作用，亦有毒性，故将对氨基苯酚进行结构改造，对酚羟基醚化、氨基乙酰化，得到非那西丁，此药亦曾广泛用于临床，但由于其对肾、膀胱、血红蛋白及视网膜的毒性极大且易致癌，现单方制剂已被淘汰，个别复方制剂还有应用，如索密痛片、止痛片等。1948 年，人们发现了非那西丁的代谢产物对乙酰氨基酚（俗名扑热息痛）有较强的解热镇痛作用，而无抗炎作用，毒副作用小，尤其适用于胃溃疡病人及儿童，但不宜大剂量使用。

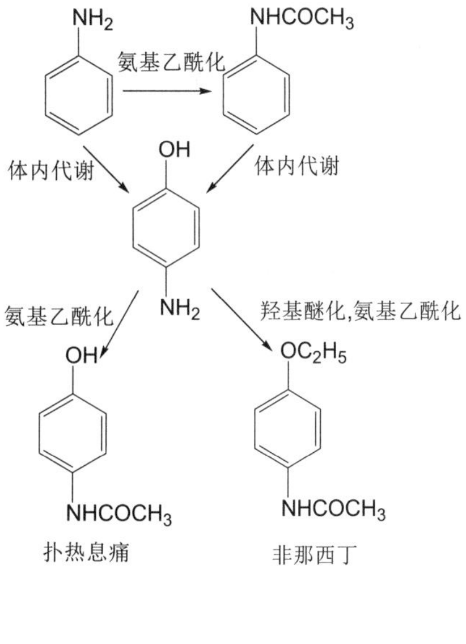

（二）代表药

对乙酰氨基酚　Paracetamol

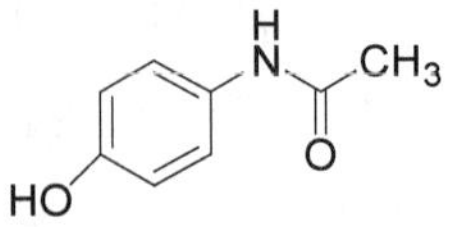

化学名为 N-（4-羟基苯基）乙酰胺（或 4'-羟基乙酰苯胺），又名扑热息痛。

本品有多种合成方法，可以对硝基苯酚钠为原料，在盐酸溶液中加铁粉还原生成对氨基苯酚，再用醋酸酰化，所得粗品用热水重结晶后即得。

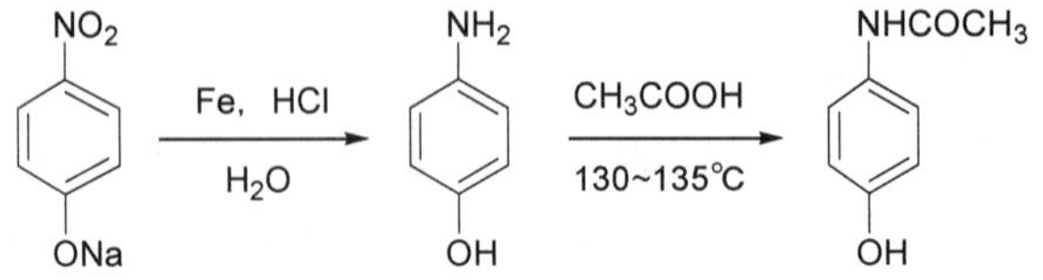

本品为白色结晶或结晶粉末；无臭，味微苦。本品易溶于热水或乙醇，溶于丙酮，冷水中略溶，不溶于乙醚。水溶液呈弱酸性，pK_a 为 9.5，易溶于氢氧化钠溶液。熔点为 168～172℃。

本品分子结构中具有游离的酚羟基，遇三氯化铁试液产生蓝紫色。

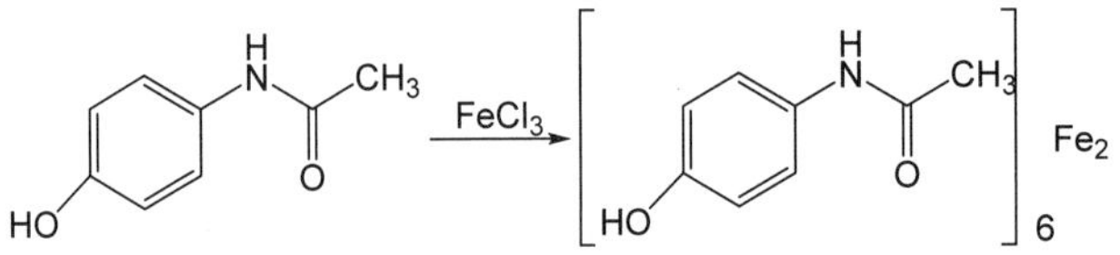

蓝紫色

本品分子中具有酰胺结构，干燥状态下较稳定，但暴露在潮湿的空气中会发生水解，生成对氨基苯酚，毒性较大。在酸性条件下，可与亚硝酸钠试液作用，生成重氮盐，再与碱性 β-萘酚试液偶合，生成红色的偶氮化合物。可用于鉴别。

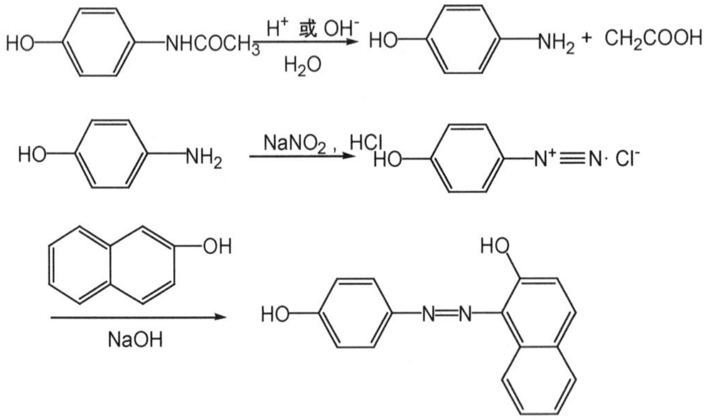

红色

水解产物对氨基苯酚进一步被氧化成有色的醌型化合物（黄色→红棕色→暗棕色至黑色），因此要密封避光保存，防止酸或碱条件下的催化水解。

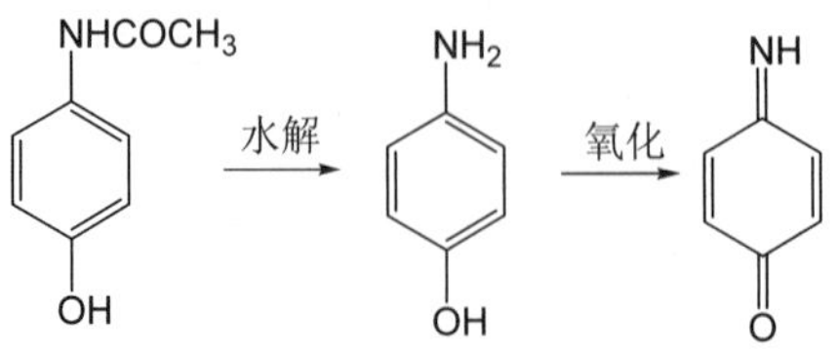

本品具有较强的解热镇痛作用，作用温和而持久，但无抗炎抗风湿作用，可用于治疗感冒、关节痛、头痛、神经痛等，常作为复方感冒药物的主要组成成分，尤其适用于老年和儿童。本品正常剂量下副作

用小，是解热镇痛的首选药，长期大剂量使用时，具有肝毒性，有严重肝肾功能不全者禁用。

考点： 对乙酰氨基酚的结构、理化性质、主要适应证及不良反应

贝诺酯　Benorilate

化学名为 4-羟基乙酰基苯胺乙酰水杨酸酯，又名苯乐来、扑炎痛、解热安。

本品为白色结晶性粉末；无臭，无味。本品不溶于水，易溶于沸乙醇、溶沸甲醇，微溶于甲醇或乙醇。熔点为 177～181℃。

本品结构中具有酯键和酰胺键，在酸性或碱性条件下易水解，生成的产物是对氨基苯酚和水杨酸，前者可发生重氮化-偶合反应。

本品是利用前药原理将对乙酰氨基酚与阿司匹林化学结合而成，进入体内分解成阿司匹林和对乙酰氨基酚，发挥协同作用。

本品主要用于风湿性关节炎及其他发热所引起的疼痛，优点是对胃黏膜的刺激性较小，安全范围大，适用于老年和儿童患者。

考点： 贝诺酯的结构、作用特点

三、吡 唑 酮 类

（一）吡唑酮类药物的发展

吡唑酮类药物具有解热镇痛和消炎作用，例如，氨基比林和安乃近解热作用强，一般用于高热和镇痛。科学家在研究抗疟疾药奎宁的类似物中，偶然发现了 5-吡唑酮类的安替比林，于 1884 年合成并应用于临床，但此药毒性较大。在安替比林分子中 4 位引入二甲氨基即为氨基比林，其解热镇痛作用持久且对胃无刺激性，曾广泛用于临床。后发现其毒性较大，能引起白细胞减少及粒细胞缺乏症，现已淘汰。在氨基比林的 4 位氨基上的甲基结构中引入亚甲基磺酸钠，得到水溶性增大的、可制成注射剂的安乃近，其解热镇痛作用迅速、强大，且毒性降低，尤其对难以控制的高热有效。但是其能引起粒细胞减少和血小板减少性紫癜，严重时会导致再生障碍性贫血，目前许多国家已停止使用。为了降低毒性并增强疗效，人们合成了许多吡唑酮类衍生物，其中异丙基安替比林和烟酰氨基安替比林镇痛效果好，毒性较低。氨基比林临床上仅用于与其他药物配合成复方制剂，如索米痛片（去痛片）、安痛定片等。

吡唑酮类药物基本结构	R	药物名称
	—H	安替比林 antipyrine
	—N(CH₃)₂	氨基比 aminophenazone
	—N（CH₃／CH₂SO₃Na）	安乃近 metamizole sodium
	—CH(CH₃)₂	异丙基安替比林 isopropylantipyrine
	—NHCO（吡啶）	烟酰氨基安替比林 nicotinoylaminoantipyrine

链接　索米痛片（去痛片）、安痛定的成分及作用

索米痛片（somedon），别名去痛片、索灭痛等，是由氨基比林、非那西丁、咖啡因、苯巴比妥等组成的复方制剂。临床主要用于感冒引起的发热、关节痛、神经痛、头痛以及偏头痛、痛经等轻至中度疼痛，尤其适用于对阿司匹林过敏或不适于用阿司匹林者（如水痘、血友病、出血性疾病、正在进行抗凝治疗的患者以及消化性溃疡、胃炎患者等）。

安痛定（antondine），又名复方氨林巴比妥钠，是由安替比林、氨基比林和巴比妥钠组成的复方

制剂，具有解热、镇痛、止痉作用。本品常用于急性高热时的紧急退热，并且对发热时出现的头痛、肌肉痛等也有缓解作用。

（二）代表药

安乃近　Metamizole Sodium

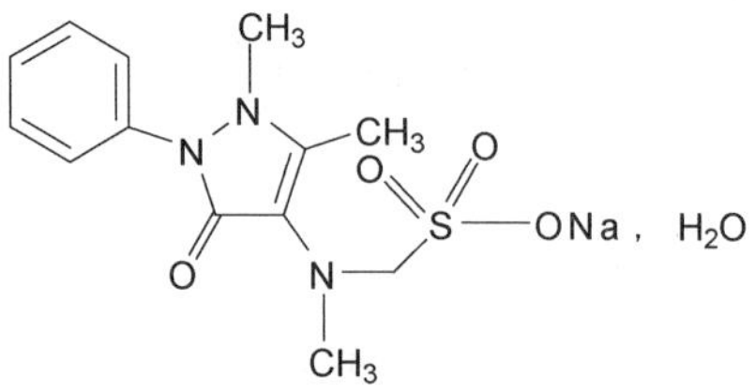

化学名为[（1，5-二甲基-2-苯基-3-氧代-2，3-二氢-1*H*-吡唑-4-基）甲胺基]甲烷磺酸钠盐一水合物，又名罗瓦尔精。

本品为白色（供注射用）或略带微黄色（供口服用）的结晶或结晶性粉末；无臭，味微苦。本品易溶于水，略溶于乙醇，几乎不溶于乙醚、丙酮、三氯甲烷和苯。熔点172℃。

本品能发生吡唑酮环氧化的显色反应。加稀盐酸溶解，加次氯酸钠产生瞬间消失的蓝色，加热煮沸后变为黄色。

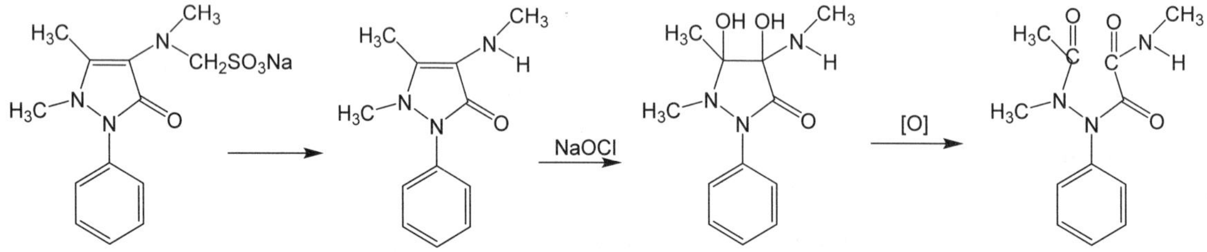

本品分子中含有亲水性的磺酸钠基团，与稀盐酸共热后，产生二氧化硫和甲醛的特臭。

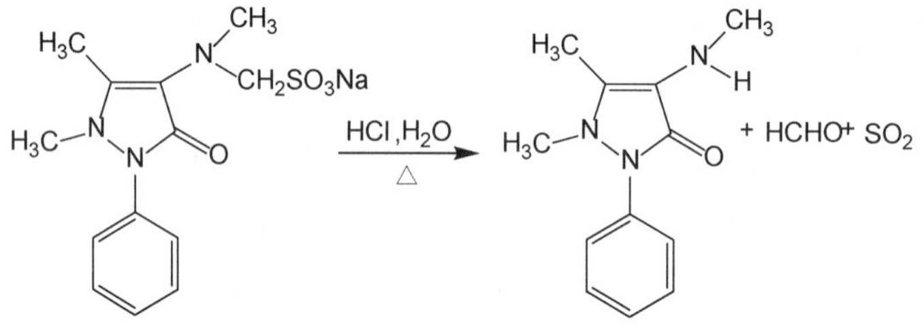

本品有较强的解热镇痛作用，起效快，用于缓解高热症状，亦用于急性关节炎、头痛、牙痛、痛经、肌肉痛和偏头痛等。偶因出汗过多、体温下降过快而致虚脱，可选用滴鼻剂用药。

考点： 安乃近的结构特点和作用特点

第2节　非甾体抗炎药

非甾体抗炎药具有消炎作用，同时有解热、镇痛作用，是临床抗风湿的一线药物。此类药物的特点是抗炎作用较强，对炎症性疼痛有较好的效果，缓解红、肿、痒、疼等症状，主要用于治疗胶原组织疾病，如风湿、类风湿、关节炎、风湿热、红斑狼疮和强直性脊椎炎等，是目前世界上处方量最大的药物之一。本类药物按化学结构主要分为 3，5-吡唑烷二酮类、邻氨基苯甲酸类、吲哚乙酸类、芳基烷酸类、1，2-苯并噻嗪类及选择性COX-2抑制剂类。

考点： 非甾体抗炎药的分类

链接　非甾体抗炎药的作用机制

解热镇痛药和非甾体抗炎药物作用的靶点为环氧合酶（COX），通过抑制COX的活性而阻断花生四烯酸合成炎症介质前列腺素,从而达到解热、镇痛和抗炎作用。环氧合酶分为 COX-1 和 COX-2,COX-1 存在于胃肠道、肾等大多数组织中,可保护胃肠道黏膜。而 COX-2 在正常组织细胞内的活性极低,只有受到诱导才能大量产生,它通过促进 PG 的合成,介导疼痛、炎症和发热等反应。因此,选择性 COX-2 抑制剂可避免对胃肠道的副作用,但可能对心血管有一定影响。

3,5-吡唑烷二酮类

(一)概述

1946 年,瑞士科学家合成了具有 3,5-吡唑烷二酮结构的保泰松,由于其分子结构中存在两个羰基,酸性增强,抗炎作用增强,并有促进尿酸排泄作用,被认为是治疗关节炎的一大突破。但其毒副作用除胃肠道反应、过敏反应外,对肝脏及血象也有不良的影响。1961 年人们发现保泰松的体内代谢物羟布宗(又名羟基保泰松)同样具有抗炎、抗风湿作用,且毒性低,副作用小,而广泛应用于临床。保泰松的另一个活性代谢产物 γ-酮保泰松及保泰松的衍生物磺吡酮,虽然抗炎抗风湿作用比保泰松弱,但具有较强的排除尿酸作用,可用于痛风及风湿性关节炎的治疗。

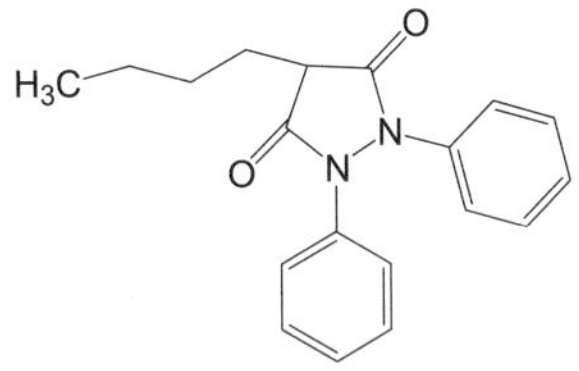

保泰松 phenylbutazone

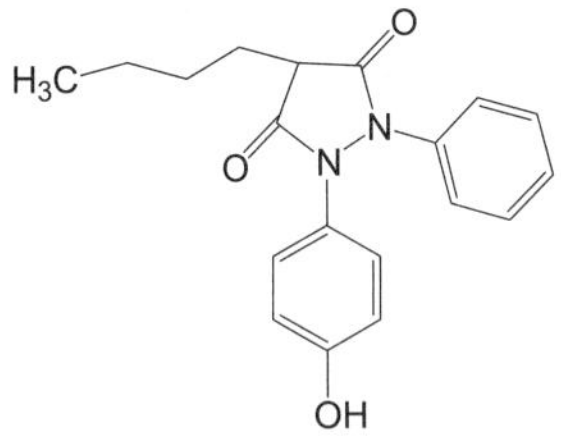

羟布宗 oxyphenbutazone

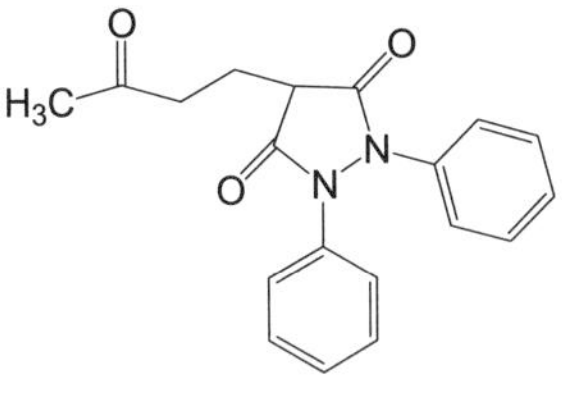

γ-酮保泰松 γ-ketophenylbutazone

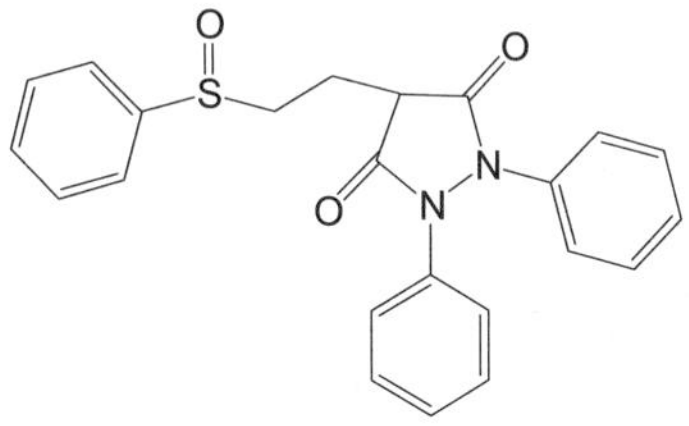

磺吡酮 sulfinpyrazone

用异戊烯基取代保泰松分子结构中的丁基,得到非普拉宗,其抗炎镇痛作用优于保泰松,对胃肠道的刺激明显减少,毒性仅为保泰松的 1/6。

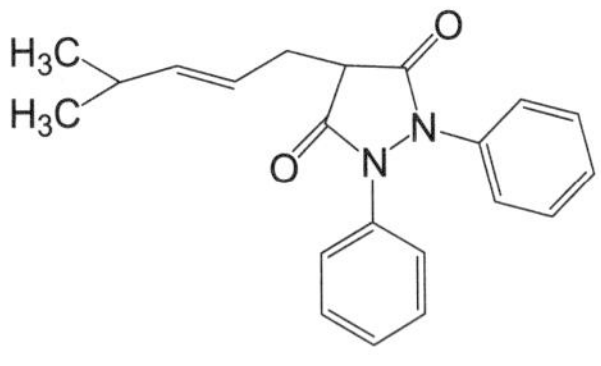

非普拉宗 feprazone

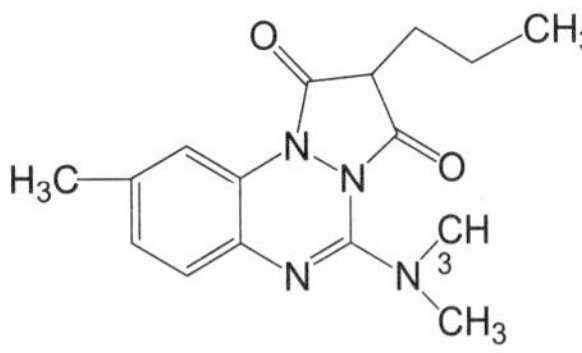

阿扎丙宗 azapropazone

将 3,5-吡唑烷二酮结构上并入一个稠环,得到阿扎丙宗,其消炎镇痛作用比保泰松强,毒性较低,适用于急性痛风关节炎,以及尿酸过多或复发性痛风关节炎患者(须给予降尿酸药物治疗)。本品也用于类风湿性关节炎、骨关节炎、关节强直性脊椎炎。

(二)代表药

羟布宗　Oxyphenbutazone

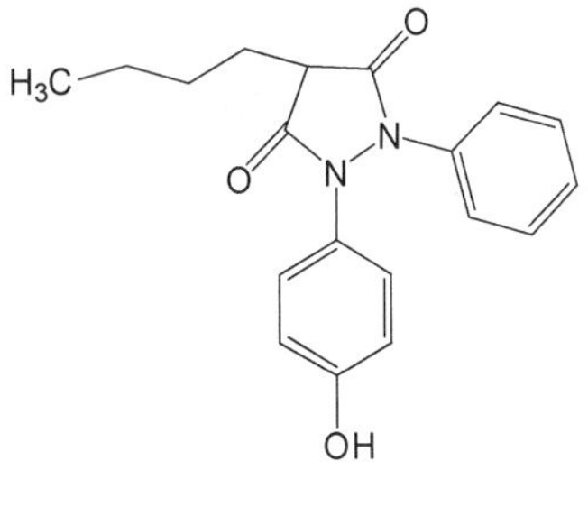

化学名为4-丁基-1-（4-羟基苯基）-2-苯基-3，5-吡唑烷二酮，又名羟基保泰松。

本品为白色结晶性粉末；无臭，味苦。本品几乎不溶于水，易溶于乙醇、丙酮，溶于氯仿、乙醚，易溶于氢氧化钠和碳酸钠溶液中。熔点为96℃。

本品为保泰松在体内的活性代谢产物，具有解热、镇痛、抗炎及抗风湿作用，但无明显排尿酸作用，解热作用比保泰松强。本品用于治疗痛风，风湿性、类风湿性关节炎及强直性脊椎炎。口服吸收完全，用药期间应限制食盐摄入量，高血压患者禁用。

考点：羟布宗的结构特点

邻氨基苯甲酸类

邻氨基苯甲酸类又称芬那酸类，常见的药物有甲芬那酸（甲灭酸　扑湿痛）、氟芬那酸（氟灭酸）、甲氯芬那酸（甲氯灭酸）及氯芬那酸（氯灭酸）等，抗炎镇痛作用强，临床上用于风湿性和类风湿性关节炎，由于毒副作用大，现已少用。人们对甲芬那酸结构改造制得格拉非宁，其镇痛作用为阿司匹林的7～10倍，广泛应用于治疗关节炎、术后疼痛及其他炎症的疼痛，且几乎没有慢性毒性及成瘾性。夫洛非宁也具有较强的镇痛作用，但抗炎作用较弱。将其衍化制得氟灭酸丁酯，能降低毛细血管通透性，氟灭酸丁酯能抑制炎症，缓解疼痛，常作为外用抗炎药。

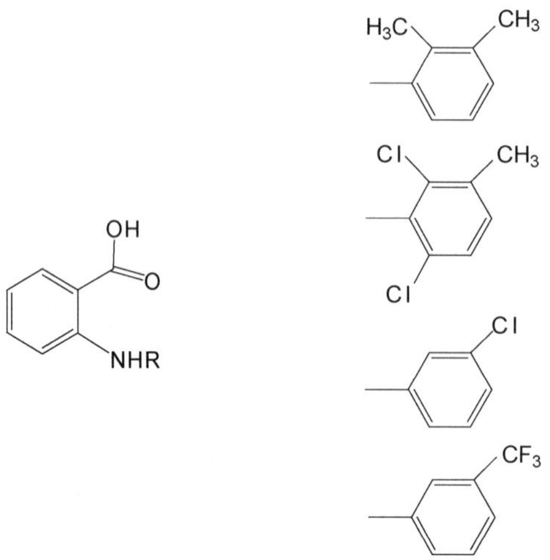

-R	名称
H₃C、CH₃	甲芬那酸 mefenamic acid
Cl、CH₃、Cl	甲氯芬那酸 meclofenamic acid
Cl	氯芬那酸 chlorofenamic acid
CF₃	氟芬那酸 flufenamic acid

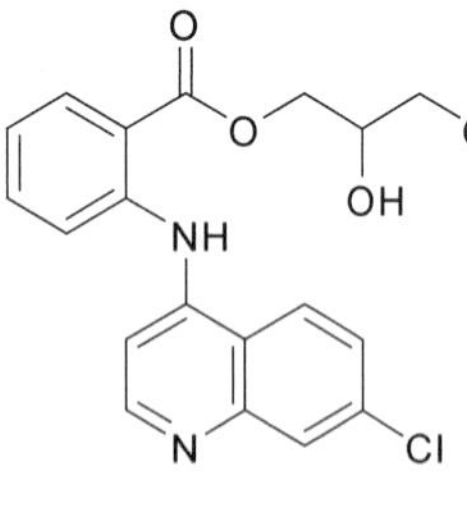

格拉非宁 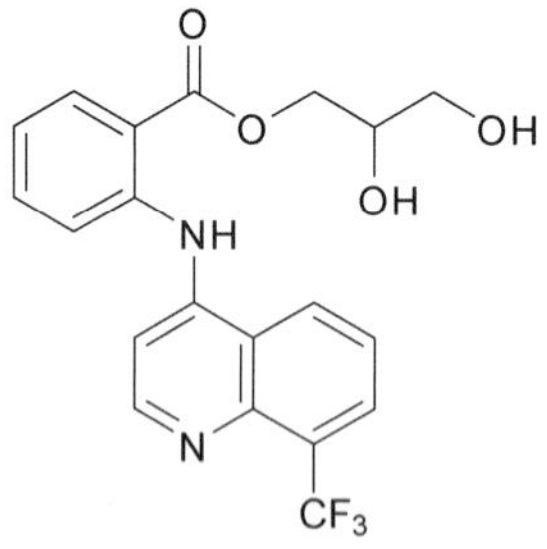　　　　　夫洛非宁 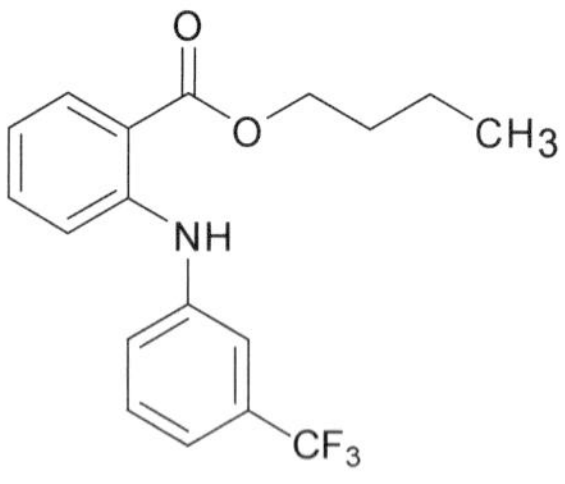　　　　　氟灭酸丁酯

考点：邻氨基苯甲酸类的结构特点

吲哚乙酸类

（一）概述

临床研究发现风湿病患者体内色氨酸（tryptophan）的代谢水平较高，体内可代谢成炎症介质5-羟色胺（5-hydroxy tryptamine，5-HT），两者均为吲哚类衍生物。人们对吲哚乙酸衍生物进行研究，从300多个吲哚类衍生物中发现了吲哚美辛。吲哚美辛是一个强力的镇痛消炎药，其作用是保泰松的25倍，解热镇痛作用均强于阿司匹林，主要用于关节炎、非关节软组织炎、急性痛风发作及高热的对症解热治疗，也用于手术后、创伤后疼痛、偏头痛、痛经等，但不能延缓疾病进展。

本品分子结构中具有羧基，酸性较强，对胃肠道刺激性较大，并有影响肝、肾功能和抑制造血系统等毒副作用。

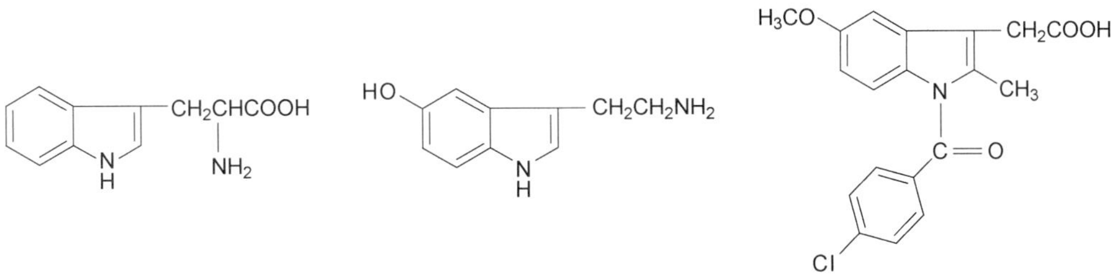

色氨酸　　　　　　　　　5-羟色胺　　　　　　　　吲哚美辛

为降低吲哚美辛的不良反应，人们对其结构进行改造，利用生物电子等排体—CH═置换吲哚环中的—N═，得到茚类衍生物舒林酸。舒林酸为前药，无活性，口服吸收后，在体内还原为甲硫基化合物显示活性，抗炎效果是吲哚美辛的 1/2，镇痛作用略强，半衰期长，对胃肠道刺激性较小，用于慢性关节炎和各种原因引起的疼痛。用叠氮基置换吲哚美辛中的氯原子得到齐多美辛，其抗炎作用比吲哚美辛强，不良反应较小。

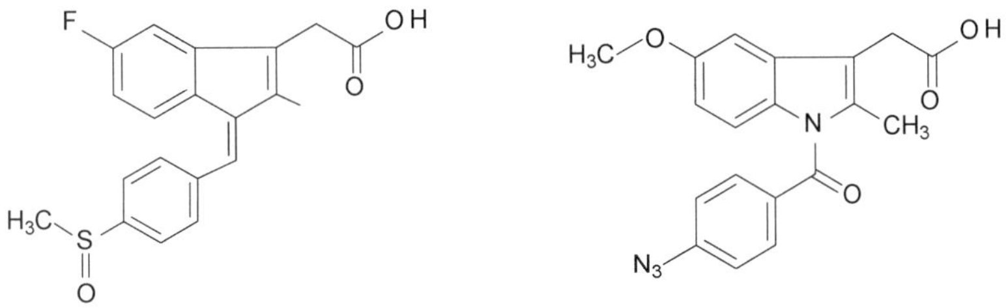

舒林酸 sulindac　　　　　　　　　　　齐多美辛 zidometacin

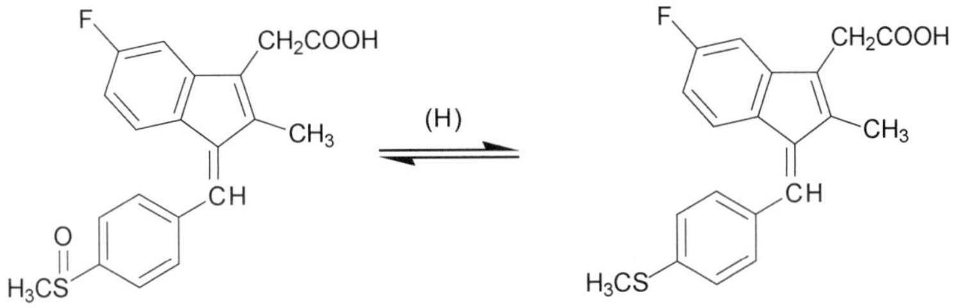

舒林酸　　　　　　　　　　　　　甲巯基化合物

（二）代表药

吲哚美辛　Indometacin

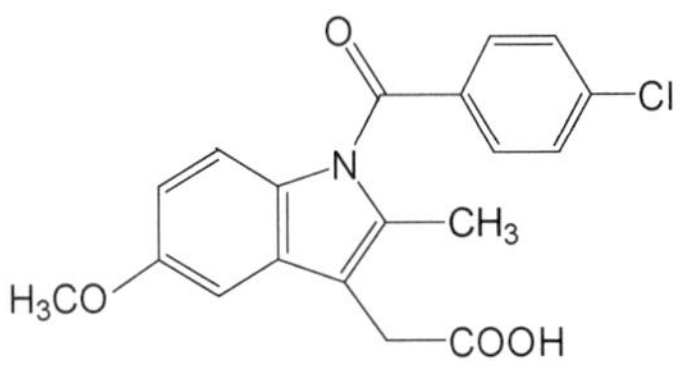

化学名为 2-甲基-1-（4-氯苯甲酰基）-5-甲氧基-1H-吲哚-3-乙酸，又名消炎痛。

本品为类白色至微黄色结晶性粉末；几乎无臭，无味。本品溶于丙酮，略溶于甲醇、乙醇、三氯甲烷或乙醚，几乎不溶于水。本品呈弱酸性，pK_a 为 4.5，溶于氢氧化钠溶液。熔点为 158～162℃。

本品在空气中稳定，对光敏感，遇光会逐渐分解，所以要避光保存。本品水溶液 pH 2～8，较稳定，含有酰胺键，遇强酸或强碱易水解。水解产物还可进一步被氧化生成有色物质，且随温度升高，水解变色速度更快。

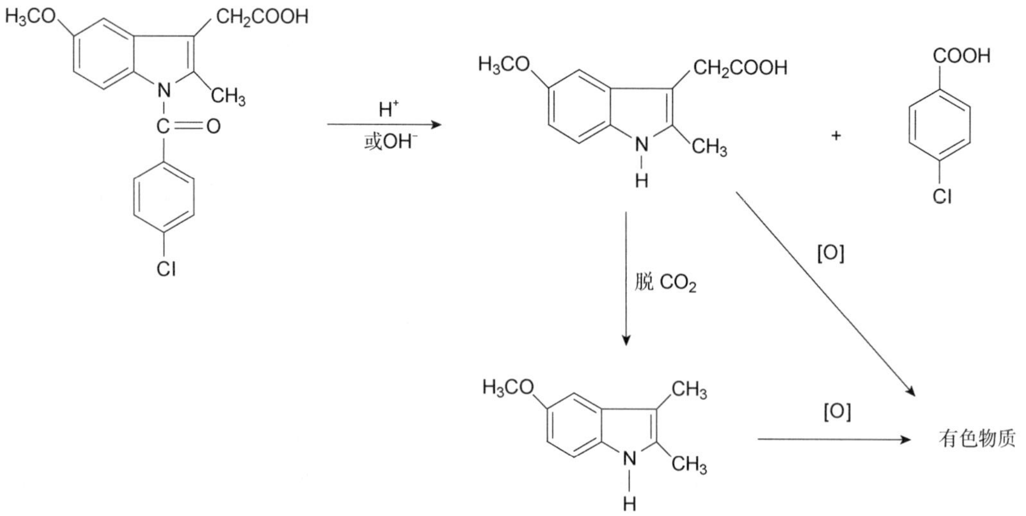

本品分子含有吲哚环，与氢氧化钠溶液与重铬酸钾溶液共热，经硫酸溶液酸化，显紫色。

本品与亚硝酸钠和盐酸溶液反应，显绿色，放置后渐变黄色。

本品对炎症性疼痛作用显著，对痛风性关节炎及骨关节炎疗效较好。本品主要用于治疗风湿性关节炎、强直性脊椎炎、骨关节炎等，也可用于癌症发热及其他不易控制的发热。本品不良反应较多，如胃肠道反应、神经系统反应等；对肝功能和造血系统也有一定的影响。

考点：吲哚乙酸的结构、性质及应用

芳基烷酸类

芳基烷酸类药物研究开发速度较快，消炎作用强，毒性反应和副作用较少，目前已有数十种上市，其中如双氯芬酸钠、布洛芬、萘普生、酮洛芬等已在国内外广泛应用。按照化学结构可分成芳基乙酸类和芳基丙酸类。

一、芳基乙酸类

（一）概述

这类药物中临床应用较多的有双氯芬酸钠（又名双氯灭痛），1974 年在日本上市，其消炎作用比乙酰水杨酸强 26～50 倍，镇痛作用比吲哚美辛强 2～5 倍，且具有有效剂量小、毒性低、对心血管系统及中枢神经系统几乎没有影响的特点，适用于类风湿性关节炎和骨关节炎的治疗。芬布芬本身不属于苯乙酸类，但进入体内代谢为联苯乙酸发挥作用，是一种长效的前药。舒林酸本身不具有消炎镇痛活性，口服吸收后在体内被还原为具有芳基乙酸结构的甲巯基化合物而显示活性。

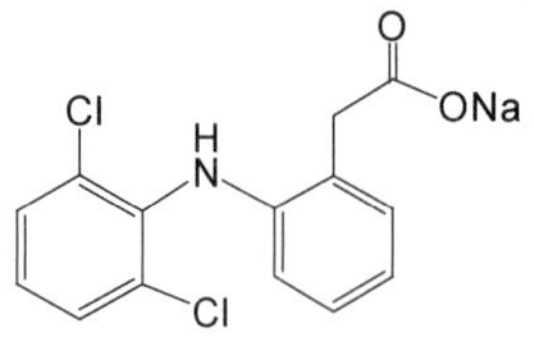

双氯芬酸钠 diclofenac sodium 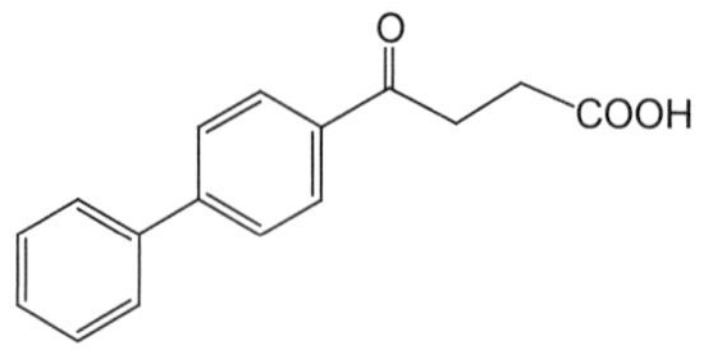　　　　　　　　芬布芬 fenbufen

（二）代表药

双氯芬酸钠　Diclofenac Sodium

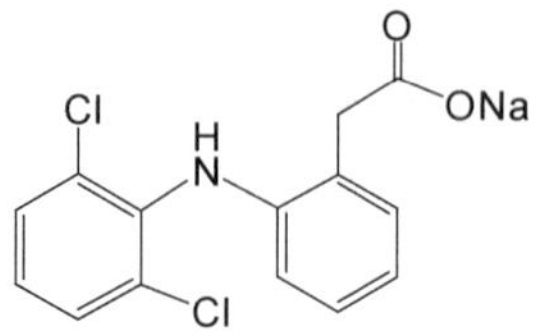

化学名为 2-[（2，6-二氯苯基）氨基]-苯乙酸钠，又名抗炎灵、双氯灭痛。

本品为白色或类白色结晶性粉末。本品易溶于乙醇，略溶于水，不溶于氯仿。本品在空气中易吸湿，有刺鼻感。熔点为 283～285℃。

本品抗炎、镇痛、解热作用很强，其镇痛活性为吲哚美辛的 6 倍，阿司匹林的 40 倍；解热作用是吲哚美辛的 2 倍，阿司匹林的 350 倍；本品药效强，剂量小，个体差异小，长期服用几乎无积蓄作用。本品适用于类风湿性关节炎、神经炎、癌症和术后疼痛及各种原因引起的发热。

考点：双氯芬酸钠的结构特点

二、芳基丙酸类

（一）概述

研究发现，在芳基乙酸类药物的苯环上增加疏水基团（烷基、芳烷基等）可使抗炎作用增强。1966 年，异丁芬酸首次应用于临床，具有较好的抗炎镇痛作用，但它对肝脏有一定毒性，可使谷丙转氨酶升高。Stewart Adams、Colin Burrows 和 John Nicholson 共同研究发现，在异丁芬酸的 α-碳原子上引入甲基，可以得到消炎镇痛作用强而毒性较小的布洛芬。1972 年，布洛芬被国际风湿病学会推荐为优秀的抗风湿病药品，在临床上得到广泛的应用。

随后人们研究发现了许多活性更强的芳基丙酸类的抗炎药，如萘普生、酮洛芬等，其抗炎镇痛作用增强，毒性降低。该类药物的基本结构通式如下。

$$\text{Ar} \overline{} \overset{\text{H}}{\underset{\text{H}_3\text{C}}{\text{C}}}\text{COOH}$$

药物的构效关系研究表明：芳 α-甲基乙酸侧链以 S-（＋）-构型的异构体消炎作用较强，如萘普生的 S-（＋）右旋体抗炎活性强于左旋体；一般在 α-甲基乙酸的对位上引入疏水性取代基团，如烷基、芳环、或者环己基、烯丙氧基等，对产生抗炎作用很重要；在芳环上的间位上引入 F、Cl 等吸电子取代基，抗炎作用较好。常见的芳基丙酸类抗炎药见表 6-1。

表 6-1　常用芳基丙酸类非甾体抗炎药

药物名称	结构	作用特点
布洛芬 ibuprofen		良好的解热镇痛作用，比阿司匹林强 16～32 倍
酮洛芬 ketoprofen		消炎作用较布洛芬强，副作用小，毒性低
萘普生 naproxen		消炎镇痛作用是布洛芬的 3～4 倍，治疗类风湿性关节炎、骨关节炎、强直性脊椎炎等
氟比洛芬 flurbiprofen		剂量小，疗效高，作用时间长、毒副作用小等
非诺洛芬 fenopeofen		口服吸收迅速，主要用于类风湿性关节炎、风湿性关节炎
噻洛芬酸 tiaprofenic acid		消炎镇痛作用较布洛芬强
吡洛芬 piroprofen		临床用于类风湿性关节炎，骨关节炎，术后痛及癌性痛等
洛索洛芬钠 loxoprofen sodium		镇痛作用较酮洛芬、萘普生强 10～20 倍

链接 手性药物

手性药物是指含有手性因素的化学药物立体异构体。手性药物的对映体在人体内的药理活性、代谢过程及毒性存在显著差异。手性药物的研究已成为国际新药研究的主要方向之一。

如沙利度胺（R）-对映体具有缓解妊娠反应作用，而（S）-对映体具有强力致畸作用，造成"海豹儿"事件；非甾体抗炎药萘普生的（S）-构型的活性比其对映体强 35 倍；过敏药左西替利嗪比西替利嗪具有更高的药效及安全性；奥美拉唑的左旋体埃索美拉唑，其在控制胃酸水平、改善症状、愈合食管等方面明显优于奥美拉唑消旋体。

（二）代表药

布洛芬　Ibuprofen

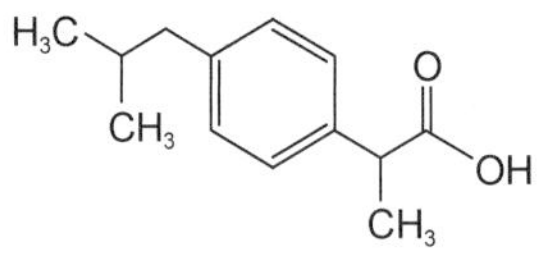

化学名为 2-（4-异丁基苯基）丙酸，又名异丁苯丙酸。

本品为白色结晶性粉末；有异臭，可能是带入少量异丁苯丙酮所致。本品无味，易溶于乙醇、乙醚、丙酮和氯仿，不溶于水。pK_a 为 5.2，易溶于氢氧化钠和碳酸钠溶液。熔点为 74.5～77.5℃。

本品合成方法是由甲苯与丙烯在钠-碳（钠-氧化铝）催化下制得异丁基苯，异丁基苯在无水三氯化铝催化下与乙酰氯作用，生成 4-异丁基苯乙酮，再与氯乙酸乙酯进行 Darzens 反应，生成 3-（4-异丁基苯）-2，3 环氧丁酸乙酯，经水解、脱羧、重排，制得 2-（4-异丁基苯）丙醛，再在碱性溶液中用硝酸银氧化后而制得。

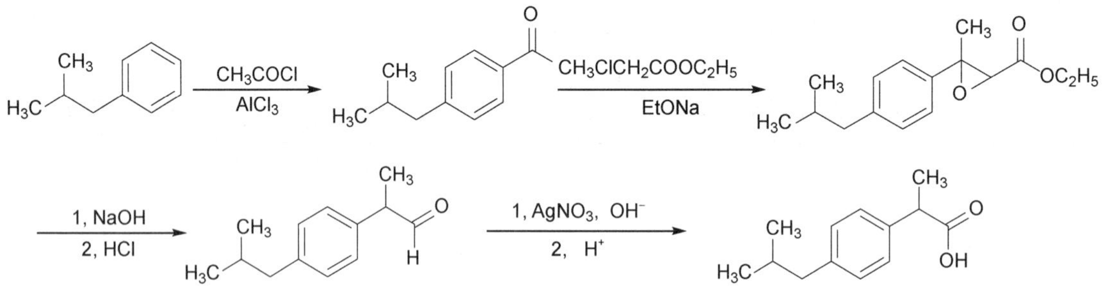

分子结构中含有羧基，能发生羟肟酸铁反应，可用于鉴别。本品与氯化亚砜作用后，与乙醇成酯，在碱性条件下，与盐酸羟胺作用，可生成羟肟酸，加三氯化铁在酸性条件下作用生成红色至暗红色羟肟酸铁。

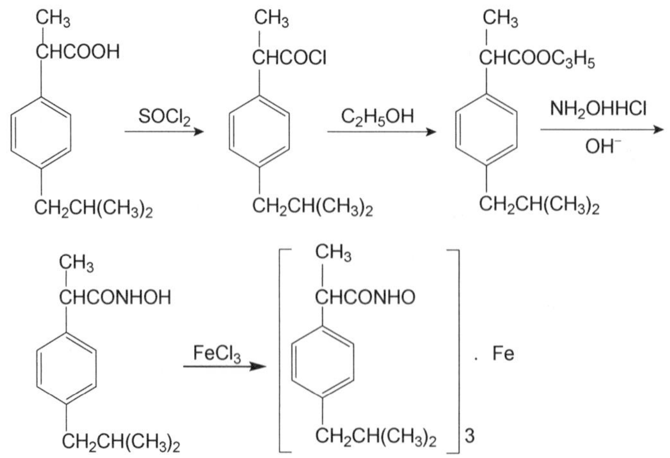

本品 α 位含有一个手性碳原子，存在一对光学异构体。对映体构型和活性相关，S（＋）-构型活性为 R（-）-构型的 160 倍，而且 R（-）-构型在生物体内可特异转化为有效的 S（＋）-构型，而逆向转

化不能发生。因此，布洛芬为消旋体，体内代谢过程如下：

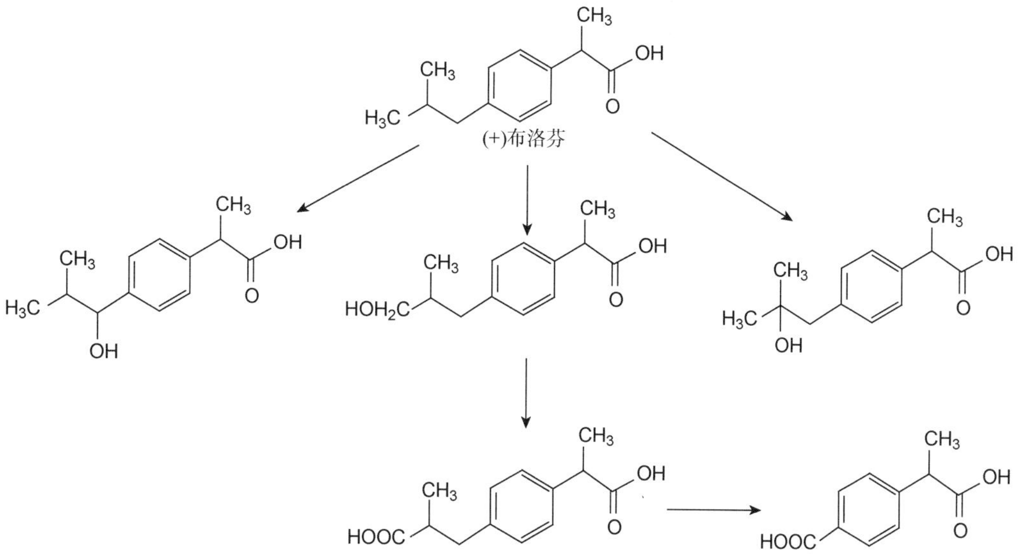

(+)布洛芬

本品用于风湿性及类风湿性关节炎、骨关节炎、急性痛风、轻度至中度的疼痛及各种原因引起的发热等。本品在体内无蓄积，适于老人和儿童患者。本品胃肠道反应小，偶见轻度消化不良、皮疹、消化性溃疡及出血、转氨酶升高等；偶见视物模糊及中毒性弱视，出现视力障碍者应立即停药。

考点：布洛芬的结构、手性、性质及应用

萘普生　Naproxen

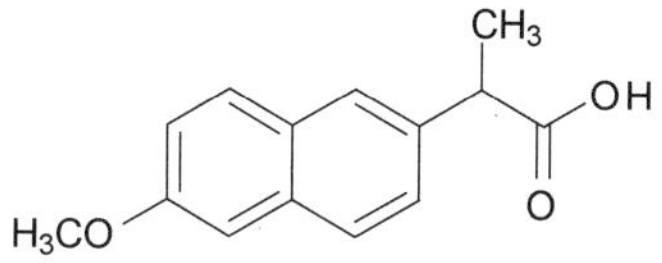

化学名为（＋）-α-甲基-6-甲氧基-2-萘乙酸。

本品为白色或类白色结晶性粉末；无臭或几乎无味。熔点为 153～158℃。本品溶于甲醇、乙醇或三氯甲烷，略溶于乙醚，几乎不溶于水。比旋度为+63.0°～+68.5°（10mg/ml 的三氯甲烷溶液）。

本品遇光可逐渐变色，需避光保存。

本品用于类风湿性关节炎、骨关节炎、强直性脊椎炎、急性痛风的慢性变性疾病以及轻度、中度疼痛。萘普生 S（＋）-构型的活性是 R（-）-构型的 28 倍，但手性不能转化，临床采用 S 构型。

考点：萘普生的结构特点及应用

1，2-苯并噻嗪类

（一）概述

20 世纪 70 年代，辉瑞公司为了得到不含羧酸的抗炎药，筛选不同结构的苯并杂环化合物，得到 1，2-苯并噻嗪类的抗炎药，又称昔康类（oxicams），本类药物无羧基，是一类结构中含有酸性烯醇羟基的化合物，呈酸性，pK_a 为 4～6，对 COX-2 抑制作用比 COX-1 强，其特点是半衰期较长。吡罗昔康（piroxicam）最早用于临床，本品用量小、疗效显著、起效快、半衰期长达 36～45h，长期服用耐受性较好，副反应小。衍化吡罗昔康的结构，可得到一些疗效较好的消炎镇痛药，如舒多昔康、美洛昔康等。

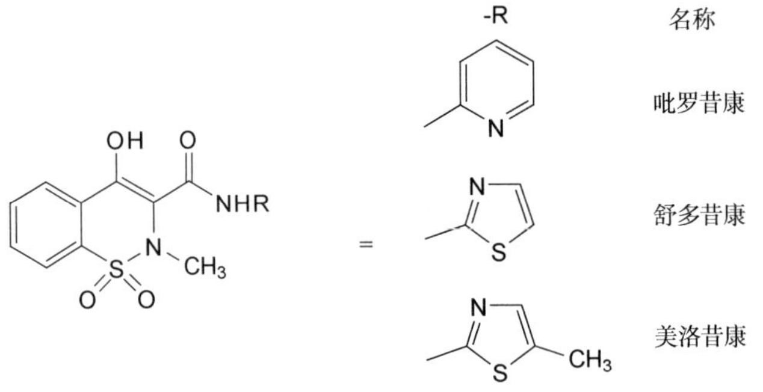

	-R	名称
	吡罗昔康	
	舒多昔康	
	美洛昔康	

其他昔康类药物及作用特点见表 6-2。

表 6-2   其他昔康类药物的作用特点

药物名称	结构	作用特点
替诺昔康	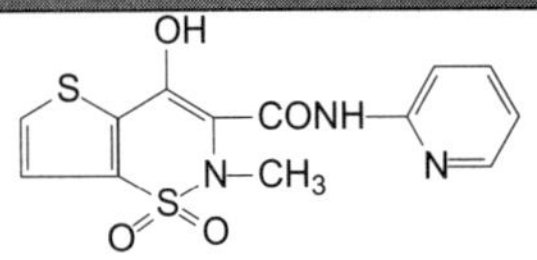	起效快，疗效持久，作用强度与吡罗昔康相似
氯诺昔康	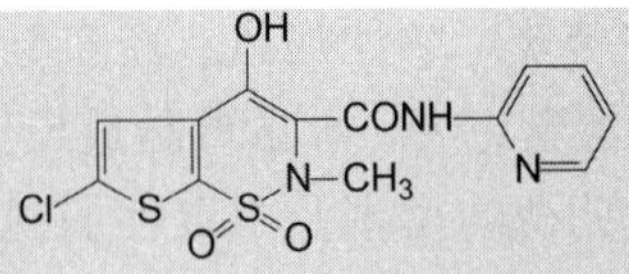	主要用于治疗骨关节炎、手术后疼痛、偏头痛等
辛诺昔康	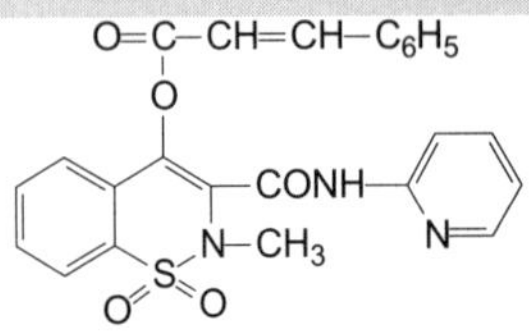	为吡罗昔康的肉桂酸酯，吸收慢，较少产生胃肠道反应
安吡昔康	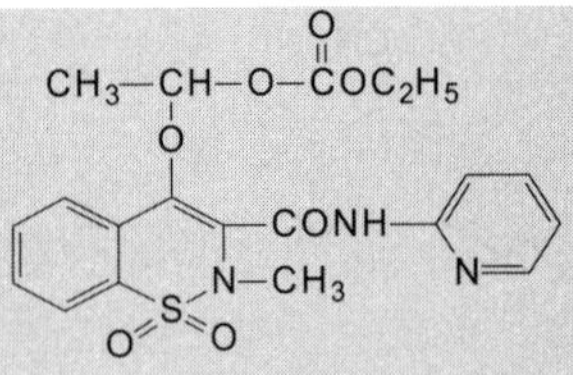	吡罗昔康的前药，口服后被水解为吡罗昔康而显示活性

其中，安吡昔康为吡罗昔康的前体药物，口服后在体内被酶水解生成吡罗昔康而发挥作用，故此药作用与吡罗昔康相当，但对胃黏膜损伤较吡罗昔康弱。

（二）代表药

吡罗昔康   Piroxicam

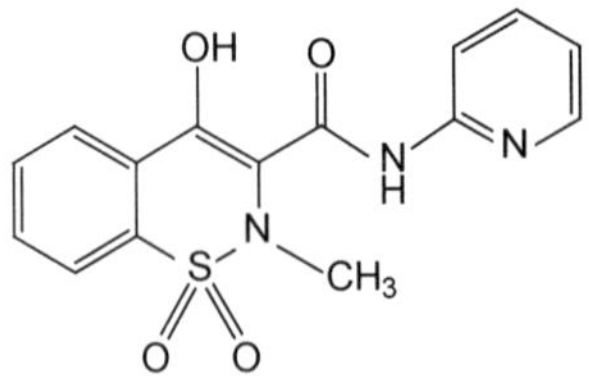

化学名为 4-羟基-2-甲基-N-（2-吡啶基）-2H-1，2-苯并噻嗪-3-甲酰胺-1，1-二氧化物，又名炎痛喜康。

本品为类白色或微黄绿色结晶性粉末；无臭，无味。本品易溶氯仿，略溶丙酮，微溶乙醇和乙醚，几乎不溶于水，在酸中溶解，在碱中略溶。熔点为 198～202℃（分解）。

本品分子中有烯醇羟基，加三氯化铁试液，显玫瑰红色。

本品分子结构中具有酰胺键，易水解，故需密封、阴凉处保存。

本品为速效、强效、长效抗炎镇痛药，口服吸收完全，2～4 小时血药浓度达峰值，主要优点是血浆 $t_{1/2}$ 长（36～45 小时），用药剂量小，每日服 1 次（20mg）即可有效。对风湿性及类风湿性关节炎的疗效与阿司匹林、吲哚美辛相当而不良反应少，患者耐受良好。对胃肠道有刺激作用，剂量过大或长期服用可致消化道出血、溃疡等。

美洛昔康　Meloxicam

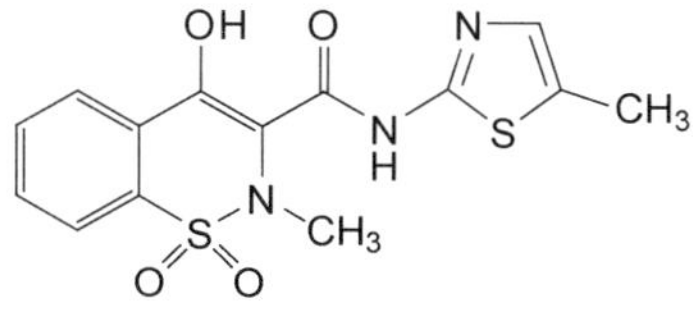

化学名为 4-羟基-2-甲基-N-（5-甲基-2-噻唑）-2 氢-1，2-苯并噻嗪-3-甲酰胺-1，1 二氧化物。

本品为微黄色至淡黄色或微黄绿色至淡黄绿色的结晶性粉末；无臭，无味。本品在氯仿或丙酮中微溶，在水中几乎不溶。溶解度与 pH 有关，在 pH 为 4 时最低，随着 pH 升高而升高。

本品分子结构中含有硫原子，炽灼产生的气体能使湿润的醋酸铅试纸显黑色。

本品加三氯甲烷溶解后，加三氯化铁试液，三氯甲烷层显淡紫红色。

本品主要用于类风湿性关节炎和疼痛性骨关节炎。本品具有良好的耐受性，是长效抗风湿药物。最常见的不良反应为轻度胃肠道功能紊乱和中枢反应，严重的副作用少见。

考点： 吡罗昔康、美洛昔康的结构特点

六、选择性 COX-2 抑制剂

（一）概述

90 年代发现环氧合酶（COX）至少有两种异构体存在，即 COX-1 和 COX-2，COX-1 为结构酶，参与合成正常细胞活动所需的前列腺素，具有调节外周血管阻力、维持肾血流量、保护胃黏膜及调节血小板聚集等功能；COX-2 为诱导酶，当细胞受炎症刺激时，在炎症细胞中高度表达，使 PG 增加，介导疼痛、炎症和发热等反应。而现有的非甾体抗炎药选择性较弱，在抑制 COX-2 产生抗炎作用的同时，也会抑制 COX-1，损伤 PG 对胃肠黏膜的保护作用，产生典型的胃肠道反应。因此，研究选择性 COX-2 抑制剂成为开发新型抗炎药的重要方向。1990 年，Gans 等人研制了药物 DuP607，是 COX 抑制剂的原型药物，对其进一步结构改造得到了塞来昔布和罗非昔布等。

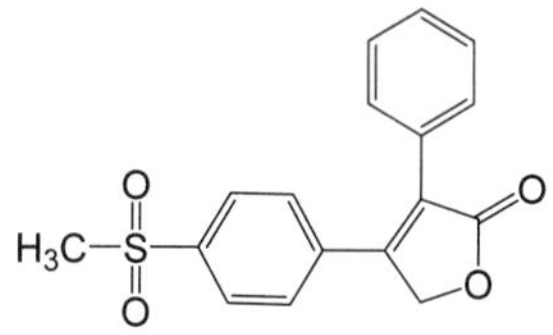

罗非昔布　rofecoxib

（二）代表药

塞来昔布　Celecoxib

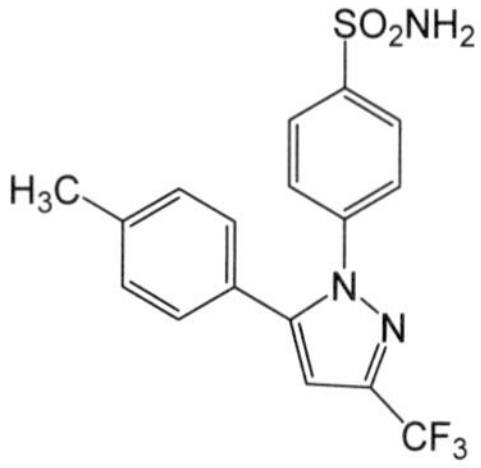

化学名 4-[5-（4-甲苯基）-3-（三氟甲基）-1H-吡唑-1-基]苯磺酰胺，别名塞利西布。

本品为白色至类白色结晶。本品在甲醇、乙醇、丙酮和二甲亚砜中易容，在水中几乎不溶，熔点 157～159℃。

本品是一种选择性的 COX-2 抑制剂，具有良好的抗炎镇痛、保护胃黏膜、维持肾血流量、调节血小板凝聚作用，临床上用于治疗急性或慢性期骨关节炎和类风湿关节炎，胃肠道刺激很小。有文献报

道本品有发生心血管系统疾病的危险，磺胺过敏者禁用。

考点：塞来昔布的结构特点。

> **链接** 高选择性 COX-2 抑制剂的研究进展
>
> 　　此类药物特异性地抑制 COX-2 活性，而不影响 COX-1 活性。现已上市的有塞来昔布和罗非昔布，它们对 COX-2 的选择性比 COX-1 高 400～1000 倍。新型 COX-2 抑制剂帕瑞考昔可以静脉滴注或肌内注射给药，临床上用于中度或重度术后急性疼痛的治疗。该类药物少有胃黏膜损害，被认为是目前消炎镇痛最安全的药物之一。然而随着病例研究的增加，其潜在的心血管毒性也逐步体现出来，其中罗非昔布（又名万洛）已于 2004 年 10 月进行全球召回。

第3节　抗痛风药

　　痛风是嘌呤代谢紊乱和（或）尿酸排泄障碍所致的一组异质性疾病，其临床特征为高尿酸血症，致使尿酸盐在关节、肾脏及结缔组织中结晶析出，主要表现为急性痛风性关节炎、痛风石形成、痛风石性慢性关节炎、痛风性肾病及尿酸性尿路结石。

　　抗痛风药是一类抑制或防止痛风症状发作的药物，按照作用方式可分五类：①抑制粒细胞浸润药，如秋水仙碱；②抑制尿酸合成药，如别嘌醇；③促进尿酸排泄药，如丙磺舒、磺吡酮、苯溴马隆等；④非甾体抗炎药，如吲哚美辛、保泰松、萘普生、布洛芬等；⑤糖皮质激素类药，如强的松等。本节主要介绍前三类。

> **链接** 痛风性关节炎
>
> 　　嘌呤代谢紊乱及（或）尿酸排泄减少致使尿酸沉积在关节囊、滑膜囊、软骨和骨质等部位，引起关节周围软组织出现明显红肿热痛。患者出现局部不能忍受被单覆盖或周围震动、午夜足痛惊醒、痛如刀割或咬噬样的慢性关节炎等临床症状。

一、抑制粒细胞浸润药

（一）概述

　　本类药物通过增强粒细胞吞噬尿酸结晶作用，减少尿酸结晶的沉积，减轻炎症反应，起到止痛的作用。主要用于控制痛风性关节炎的急性发作症状，消除关节局部疼痛、肿胀和炎症，改善周身不适，常用药物主要有秋水仙碱等。

（二）代表药

秋水仙碱　Colchicine

化学名（S）-N（5，6，7，9-四氧-1，2，3，10-四甲氧基-9-氧苯并[α]-庚搭烯-7-基）乙酰胺。

本品最初是从百合科植物秋水仙中提取出来的一种生物碱，故名秋水仙碱，又称秋水仙素。

纯秋水仙碱呈黄色针状结晶；易溶于水、乙醇和氯仿。味苦，有毒。熔点 157℃。

本品是治疗痛风急性发作的特效药，对痛风的急性发作有选择性抗炎作用。一般服药 6～12 小时后，关节的红、肿、热、痛症状减轻，48～72 小时症状完全消失。本品对一般性疼痛、炎症及慢性痛风均无效。临床用于治疗痛风性关节炎的急性发作，预防复发性痛风性关节炎的急性发作、家族性地中海热，是治疗痛风性关节炎的首选和经典药物。

二、抑制尿酸合成药

（一）概述

尿酸（uric acid，UA）是人体嘌呤代谢的终产物，主要由细胞代谢分解的核酸和其他嘌呤类化合物以及食物中的嘌呤经酶的作用分解而产生，尿酸代谢紊乱常引起高尿酸血症。次黄嘌呤在黄嘌呤氧化酶的作用下能转变为黄嘌呤，进一步转化为尿酸。别嘌醇为次黄嘌呤的同分异构体，可抑制黄嘌呤氧化酶，最终阻断尿酸的合成，起到抗痛风作用。

（二）代表药

别嘌醇　Allopurinol

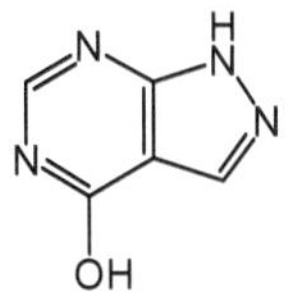

化学名为 1*H*-吡唑并[3，4-*d*]嘧啶-4-醇，又名痛风宁。

本品为白色或类白色结晶性粉末；无臭。本品极微溶于水和乙醇，不溶于氯仿或乙醚，易溶于氢氧化钠和碳酸钠溶液。

本品在酸性条件（pH 3.1～3.4）下最稳定，pH 增大，则易分解。

本品与碱性碘化汞钾试液共热煮沸，放置后，产生黄色沉淀。

本品被黄嘌呤氧化酶代谢为羟嘌呤醇，而羟嘌呤醇对黄嘌呤氧化酶也有抑制作用，可使血液尿酸浓度降低，减少尿酸在骨、关节和肾脏的沉积，减少肾脏尿酸结石的形成。本品主要用于慢性痛风、痛风性肾病或尿酸性肾结石，还可用于对排尿酸药过敏或无效，以及不适宜使用排尿酸药的患者，对急性痛风无效。

三、促进尿酸排泄药

（一）概述

本类药物主要通过抑制近端肾小管对尿酸的重吸收而促进尿酸排泄，从而降低血尿酸水平。本品适用于痛风发作间歇期和慢性期，与痛风相关的高尿酸血症，以及肾功能尚好、每日排出尿酸不多的患者。临床常用的有丙磺舒、苯溴酮、磺吡酮和 γ-酮保泰松。

（二）代表药

苯溴马隆　Benzbromarone

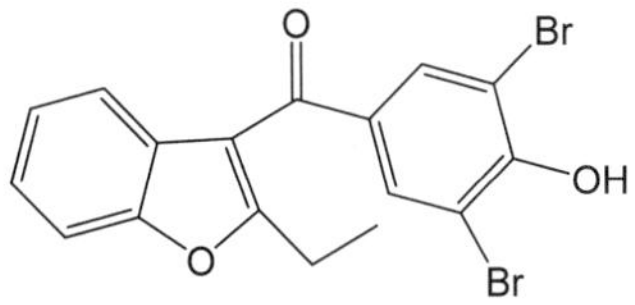

化学名（3，5-二溴-4-羟基苯基）-（2-乙基-3-苯并呋喃基）甲酮，又名苯溴酮、苯溴香豆素。

本品为白色至微黄色结晶性粉末；无臭，无味。本品极易溶于二甲基甲酰胺，易溶于三氯甲烷或丙酮，溶于乙醚，几乎不溶于水。熔点 149～153℃。

本品分子结构含有溴原子，溶液显溴化物的鉴别反应。

本品为苯骈呋喃衍生物，可阻断近曲肾小管对尿酸的再吸收，促进尿酸的排泄，从而降低血中尿酸浓度。本品口服易吸收，其代谢产物为有效型，服药后 24 h 血中尿酸为服药前的 66.5%，是一种强力促进尿酸排泄的药物。本品常用于慢性痛风、原发性和继发性高尿酸血症。主要不良反应有胃肠道反应、皮肤过敏、肝功能异常等。

丙磺舒　Probenecid

化学名为 4-[（二丙胺基）磺酰基]苯甲酸。

本品为白色结晶性粉末；无臭，味微苦。本品溶于丙酮，略溶于氯仿或乙醇，几乎不溶水，溶于稀氢氧化钠溶液。熔点为 198～201℃。

本品用氢氧化钠溶液溶解后，再加入三氯化铁试液，即生成米黄色沉淀。

本品与氢氧化钠共热熔融后，将分解产生亚硫酸，放冷，加入数滴亚硝酸试液，再经盐酸酸化后，过滤，滤液显硫酸盐的性质反应。

本品可抑制尿酸盐在近曲肾小管的主动再吸收，增加尿酸排泄，降低血液尿酸浓度，缓解或防止尿酸盐形成，促进已形成的尿酸盐溶解，用于高尿酸血症伴随痛风和痛风性关节炎的长期治疗。但本品无镇痛、抗炎作用，对急性痛风无效。

考点： 抗痛风药的分类及代表药物秋水仙碱、别嘌醇、丙磺舒、苯溴马隆的结构特点

自 测 题

一、选择题

【A 型题】

1. 安乃近分子中含有亲水磺酸基，在下列哪种溶液中溶解度最大（　　）
   A. 乙醇　　　　　　　　B. 水
   C. 氯仿　　　　　　　　D. 乙醚
   E. 丙酮

2. 该化学结构的药物名称是（　　）

   A. 吡罗昔康　　　　　　B. 贝诺酯
   C. 安乃近　　　　　　　D. 阿司匹林
   E. 对乙酰氨基酚

3. 《中国药典》2020 年版中采用下列哪种方法检查阿司匹林中游离水杨酸（　　）
   A. 遇三氯化铁呈色　　　B. 检查水溶液的酸性
   C. 是否有醋酸味　　　　D. 检查 Na_2CO_3 中不溶物
   E. 与乙醇在浓 H_2SO_4 存在下生成具有香味的化合物来检查

4. 下列药物结构中没有羧基，但显酸性的是（　　）
   A. 阿司匹林　　　　　　B. 吡罗昔康
   C. 布洛芬　　　　　　　D. 双氯芬酸
   E. 吲哚美辛

5. 具有解热和镇痛作用，但无抗炎作用的药物是（　　）
   A. 安乃近　　　　　　　B. 阿司匹林
   C. 对乙酰氨基酚　　　　D. 布洛芬

   E. 吡罗昔康

6. 阿司匹林片剂放置空气中变黄，发生了哪些反应（　　）
   A. 水解　　　　　　　　B. 氧化
   C. 先水解后氧化　　　　D. 先氧化后水解
   E. 还原

7. 下列哪项叙述与布洛芬性质相符（　　）
   A. 易溶于水
   B. 在酸性或碱性条件下均易水解
   C. 空气氧化变色
   D. 可溶氢氧化钠溶液
   E. 能发生重氮化偶合反应产生沉淀

8. 下列叙述与阿司匹林不符的是（　　）
   A. 解热镇痛药　　　　　B. 易溶于水
   C. 微带醋酸臭味　　　　D. 易水解失效
   E. 遇三氯化铁不显色

9. 对乙酰氨基酚可采用重氮化偶合反应鉴别，是因其结构中具有（　　）
   A. 酚羟基　　　　　　　B. 酰胺基
   C. 芳伯胺基　　　　　　D. 苯环
   E. 乙酰基

10. 阿司匹林属于哪类药物（　　）
    A. 水杨酸类　　　　　　B. 苯胺类
    C. 芳基丙酸类　　　　　D. 1，2-苯并噻嗪类
    E. 邻氨基苯甲酸类

11. 下列药物具有手性碳原子，临床上用其 S（＋）异构体的是（　　）
    A. 安乃近　　　　　　　B. 吡罗昔康
    C. 双氯芬酚钠　　　　　D. 萘普生

E. 羟布宗

12. 非甾体抗炎药按化学结构可以分为（　　）

A. 水杨酸类、苯胺类、吡唑酮类

B. 水杨酸类、邻氨基苯甲酸类、芳基丙酸类

C. 吲哚乙酸类、芳基烷酸类、水杨酸类

D. 吡唑酮类、芳基烷酸类、苯胺类

E. 3，5-吡唑烷二酮类、芳基烷酸类、邻氨基苯甲酸类、1，2-苯并噻嗪类、吲哚乙酸类

13. 属于芳基烷酸类非甾体抗炎药的是（　　）

A. 布洛芬　　　　　　B. 美洛昔康

C. 双氯芬酸钠　　　　D. 吲哚美辛

E. 阿司匹林

14. 下列属于 3，5-吡唑烷二酮类非甾体抗炎药的是（　　）

A. 羟布宗　　　　　　B. 安乃近

C. 布洛芬　　　　　　D. 吡罗昔康

E. 吲哚美辛

15. 下列抑制环氧酶活性的药物，胃肠道反应较小的是（　　）

A. 布洛芬　　　　　　B. 双氯酚酸钠

C. 塞来昔布　　　　　D. 萘普生

E. 酮洛芬

16. 下列非甾体抗炎药物，其代谢物用作抗炎药物的是（　　）

A. 布洛芬　　　　　　B. 双氯酚酸钠

C. 塞利西布　　　　　D. 萘普生

E. 保泰松

17. 布洛芬在临床上使用的是何种异构体（　　）

A. 左旋体　　　　　　B. 右旋体

C. 内消旋体　　　　　D. 外消旋体

E. 30%的左旋体和70%右旋体混合物

18. 下列有关对乙酰氨基酚性质不符的是（　　）

A. 为白色结晶或粉末

B. 易被氧化

C. 用盐酸水解后具有重氮化偶合反应

D. 易溶于水

E. 在酸性或碱性溶液中易水解成对氨基酚

19. 该结构的药物是（　　）

A. 丙磺舒　　　　　　B. 秋水仙碱

C. 别嘌醇　　　　　　D. 苯溴马隆

E. 保泰松

【B 型题】

（第 1～5 题备选答案）

A.

B.

C.

D.

E.

1. 3，5-吡唑烷二酮类的化学结构式为（　　）

2. 吲哚乙酸类的化学结构式为（　　）

3. 芳基烷酸类的化学结构式为（　　）

4. 1，2-苯并噻嗪类的化学结构式为（　　）

5. 水杨酸类的化学结构式为（　　）

（第 6～10 题备选答案）

A. 吲哚美辛　　　　　　B. 阿司匹林

C. 对乙酰氨基酚　　　　D. 布洛芬

E. 双氯芬酸钠

6. N-（4-羟基苯基）-乙酰胺的通用名为（　　）

7. 2-[（2,6-二氯（苯基）氨基]-苯乙酸钠的通用名为（　　）

8. 2-乙酰氧基苯甲酸的通用名为（　　）

9. 1-（4-氯苯甲酰基）-5-甲氧基-2-甲基-1H-吲哚-3-乙酸的通用名为（　　）

10. α-甲基-4（2-甲基丙基）苯乙酸的通用名为（　　）

（第 11～15 题备选答案）

A. 阿司匹林　　　　　　B. 贝诺酯

C. 美洛昔康　　　　　　D. 布洛芬

E. 吲哚美辛

11.

12.

13.

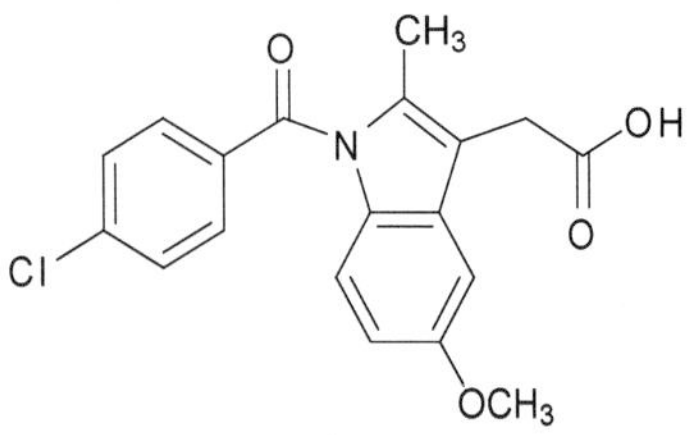

14.

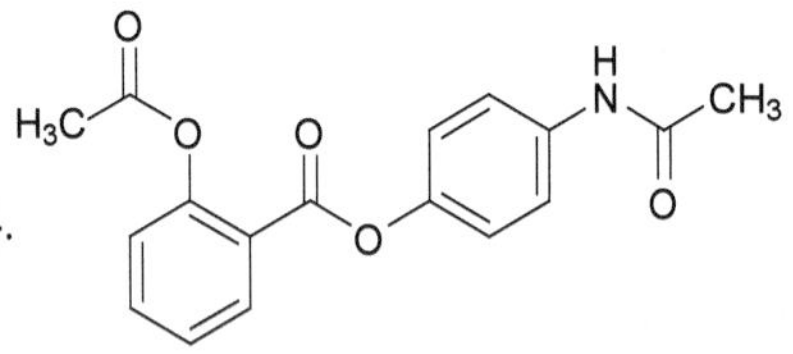

15.

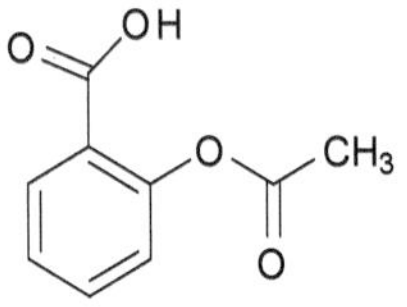

【X型题】

1. 阿司匹林的性质与下列叙述中哪些相符的是（　　）
   A. 水溶液加热后加入三氯化铁试液，显紫堇色
   B. 在氢氧化钠或碳酸钠溶液中溶解，且同时水解
   C. 与对乙酰氨基酚生成的酯具有前药性质
   D. 具有解热和镇痛作用，无抗炎作用
   E. 加水生成黄色沉淀

2. 下列药物中，属于非甾体抗炎药的是（　　）
   A. 可的松
   B. 双氯芬酸钠
   C. 秋水仙碱
   D. 吲哚美辛
   E. 布洛芬

3. 下列药物属于抗痛风药物的有（　　）
   A. 贝诺酯
   B. 丙磺舒
   C. 别嘌醇
   D. 苯溴马隆
   E. 秋水仙碱

4. 下列叙述与吡罗昔康相符的是（　　）
   A. 为长效非甾体抗炎药
   B. 具有烯醇式的酸性药物
   C. 为利尿降压药
   D. 属于1，2-苯并噻嗪类
   E. 具有降血糖作用

5. 贝诺酯是由哪两种药物化学结合而成（　　）
   A. 阿司匹林
   B. 布洛芬
   C. 萘普生
   D. 对乙酰氨基酚
   E. 美洛昔康

二、简答题

1. 引起阿司匹林水解和制剂变色的主要原因是什么？如何保存阿司匹林制剂？怎样检测其杂质？

2. 如何用化学方法区别阿司匹林和扑热息痛？

3. 为克服水杨酸类药物对胃肠道的刺激性，进行了哪些结构改造或修饰？

4. 为什么临床上使用的布洛芬为消旋体？

（王桂梅）

心、脑血管疾病是常见的严重疾病，其发病率呈逐年上升的趋势，是严重威胁人类健康，特别是 50 岁以上中老年人健康的常见病、多发病。临床常见的心血管系统疾病主要有动脉粥样硬化、高血压、高血脂、心绞痛、冠心病、心衰等。

心血管系统药物主要作用于心脏、血管系统或血液，改善心脏和血管的功能，调节心脏血液的总输出量或改变循环系统各部分的血液分配，或恢复血液成分的均衡。心血管系统药物在临床上占有十分重要地位，其研究已成为世界各国医药领域格外重视的科学问题。近 20 多年以来，一系列新型、高效、选择性高的药物的研发和应用，改变了心血管系统疾病的防治状况。本章主要介绍调血脂药、抗心绞痛药、抗心律失常药、抗高血压药和强心药五类。

第1节 调 血 脂 药

调血脂药又称抗动脉粥样硬化药，是通过影响血脂的合成和代谢，预防和治疗动脉粥样硬化及冠心病等疾病的药物。血脂是指血浆或血清中的脂质，包括胆固醇、胆固醇酯、甘油三酯、磷脂以及它们与载脂蛋白形成的各种可溶性的脂蛋白（lipoprotein）。血浆中的脂蛋白有乳糜微粒（CM），极低密度脂蛋白（VLDL），低密度脂蛋白（LDL）和高密度脂蛋白（HDL）。其中 VLDL 和 LDL 与动脉粥样硬化呈正相关。常用的调血脂药分为羟甲戊二酰辅酶 A 还原酶抑制剂、苯氧乙酸类和烟酸类等。

链接 "好""坏"胆固醇

胆固醇直接参与动脉粥样硬化的形成，可导致冠心病、中风等，危害很大。高甘油三酯与动脉粥样硬化的形成无直接关系。胆固醇也有"好""坏"之分，"好"胆固醇是指高密度脂蛋白胆固醇（HDL-C），能将多余的胆固醇从动脉中清除，防止动脉粥样硬化形成，减少冠心病、中风等事件发生；"坏"胆固醇是指低密度脂蛋白胆固醇（LDL-C），其含量过多时会钻入动脉壁沉积成斑块，堵塞血管，引起冠心病、中风等事件发生。

一、羟甲戊二酰辅酶 A 还原酶抑制剂

羟甲戊二酰辅酶 A（HMG-CoA）还原酶抑制剂又称为他汀类药物，是一类新型的调血脂药。羟甲戊二酰辅酶 A 还原酶是体内胆固醇生物合成的限速酶，他汀类药物是这种酶的抑制剂。本类药物选择性强，疗效确切，能显著降低血中 LDL 胆固醇水平，并能提高 HDL 胆固醇水平，使胆固醇存在形式从有害变为有益，本类药物的研发是调血脂药研究的一个突破性进展，显著降低了冠心病的发病率和死亡率。代表药物有洛伐他汀、辛伐他汀、阿托伐他汀、氟伐他汀等。

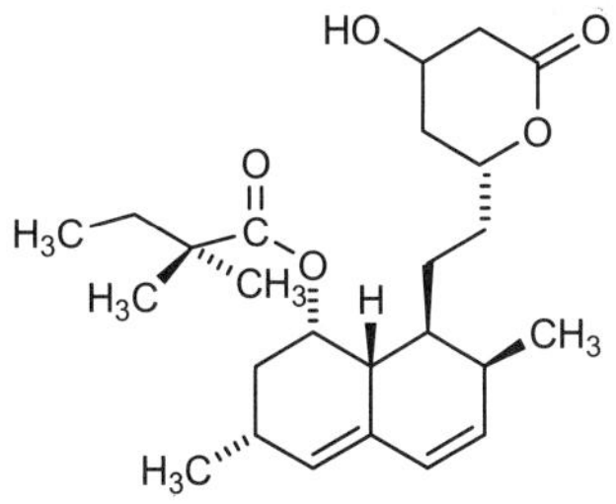

辛伐他汀

simvastatin

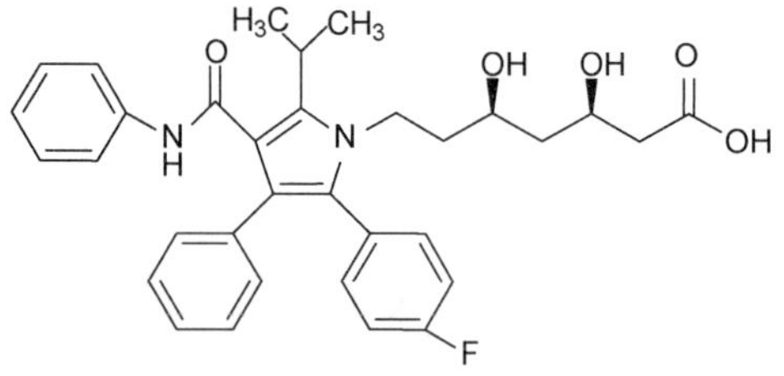

阿托伐他汀
atorvastatin

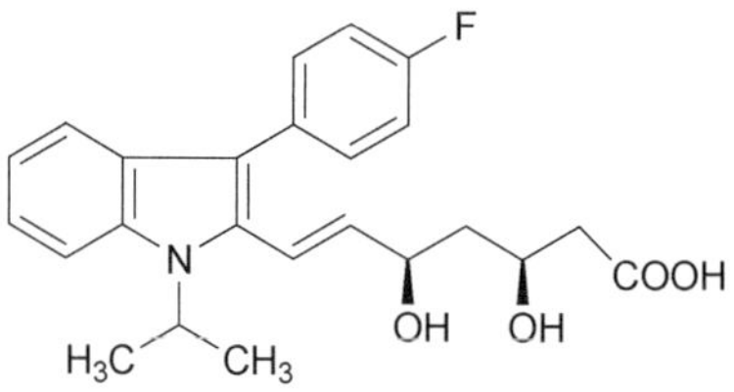

氟伐他汀
fluvastatin

洛伐他汀　Lovastatin

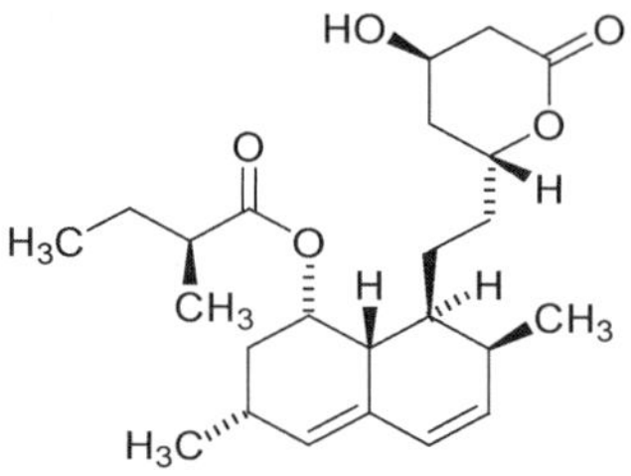

化学名为（2S）-2-甲基丁酸（1S，3R，7S，8S，8aR）-1，2，3，7，8，8a-六氢-3，7-二甲基-8-[2-[（2R，4R）-四氢-4-羟基-6-氧-2H-吡喃-2-基]乙基]-1-萘酯。

本品为白色或类白色结晶性粉末；无臭；略有引湿性。本品易溶于氯仿、丙酮、乙腈，可溶于甲醇、乙醇、异丙醇，不溶于水。熔点 174.5℃，比旋光度为+325°至+340°（乙腈）。

本品分子中具有内酯环，在酸性或碱性溶液中易水解产生 β-羟基酸。侧链酯键由于空间位阻效应而较稳定，不易水解。

本品放置过程中，六元内酯环上的羟基在与空气中的 O_2 发生氧化反应，生成吡喃二酮衍生物，光照促进其氧化。故本品应遮光、密封保存。

本品是一种无活性前药，进入体内后内酯环水解生成开链的 β-羟基酸衍生物而发挥作用，可有效抑制 HMG-CoA 还原酶，用于高胆固醇血症为主的高脂血症，也可用于预防冠状动脉粥样硬化。

┃┃ 链接 他汀类药物的构效关系

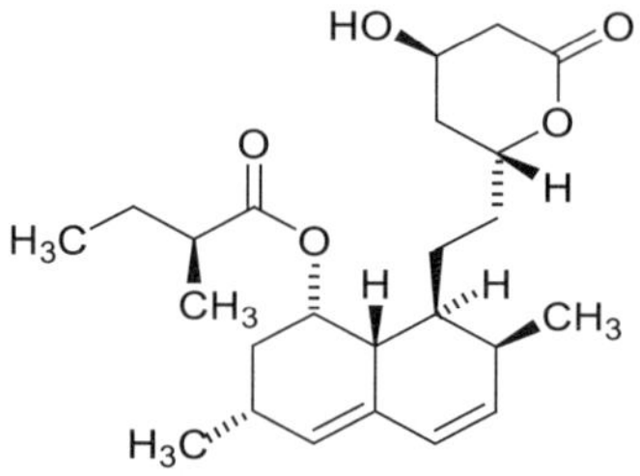

1）3，5-二羟基羧酸是产生酶抑制活性的必需结构，含有内酯的化合物须经水解才能起效，可看作前药。

2）酯侧链的立体化学对活性影响不大，若酯转换为醚则活性降低。

3）在 2 位引入甲基可增加活性。

4）十氢化萘环与酶活性部位结合是必需的，若以环己烷基取代，则活性减弱。

二、苯氧乙酸类

胆固醇在体内的生物合成以乙酸为起始原料，因此可利用乙酸衍生物干扰胆固醇的合成，以达到降低胆固醇的目的。例如，苯氧乙酸衍生物能明显降低甘油三酯中的 VLDL，并轻度升高 HDL，具有一定的降胆固醇作用。氯贝丁酯是最早应用的苯氧乙酸类降血脂药，在 20 世纪 70 年代经大规模和长期的临床应用观察，发现其调血脂作用虽然有效，但不良反应较多，长期使用后会造成胆结石，因其死亡率较高，氯贝丁酯目前在临床上已较少使用。随后，一系列非卤代的苯氧戊酸衍生物被研发出来并广泛应用，如吉非贝齐、非诺贝特等，见表 7-1。

表 7-1 苯氧乙酸类调血脂药

药物名称	化学结构
氯贝丁酯 clofibrate	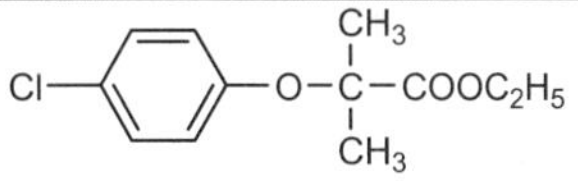
苄氯贝特 beclobrate	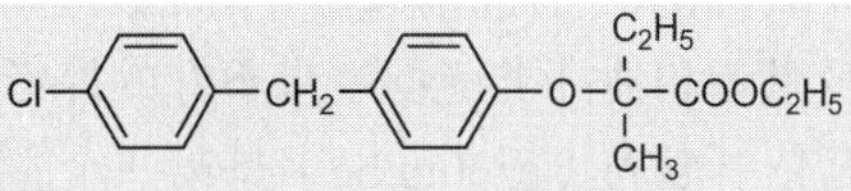
双贝特 simfibrate	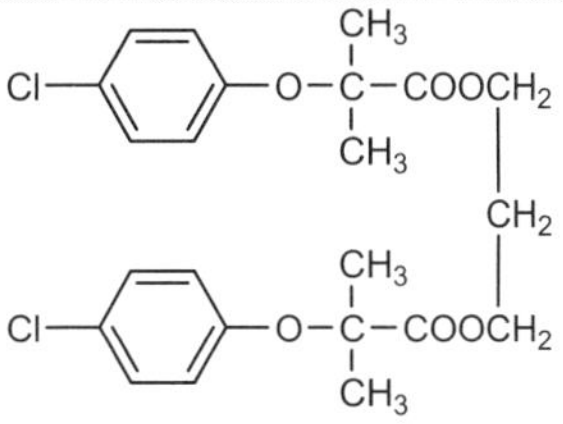
吉非贝齐 gemfibrozil	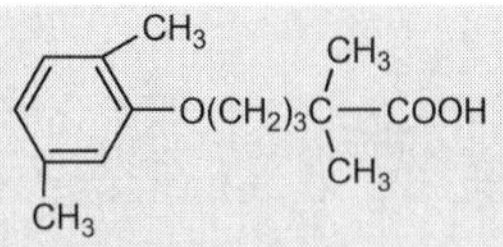

非诺贝特 Fenofibrate

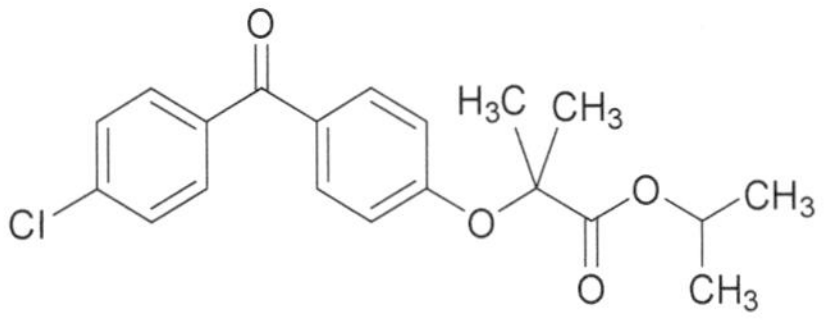

化学名为 2-[4-（4-氯苯甲酰基）苯氧基]-2-甲基丙酸异丙酯，又名普鲁脂芬。

本品为白色或类白色结晶性粉末；无臭。本品几乎不溶于水，略溶于乙醇，易溶于丙酮、乙醚，极易溶于氯仿。熔点 78～82℃。

本品含有机氯原子，经氧瓶燃烧法破坏变成无机氯离子后，其溶液显氯化物鉴别反应。

本品虽然含酯结构，但因空间位阻大而相对稳定。若在醇制氢氧化钾中加热，也可水解，生成非诺贝特酸。

本品主要用于治疗高脂血症，具有明显的降低胆固醇、甘油三酯的作用。

链接 苯氧乙酸类药物构效关系

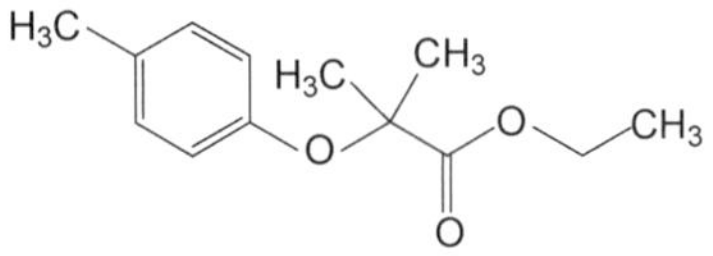

苯氧乙酸类药物的结构可分为芳基和脂肪酸两部分。

1）羧基或易于水解的烷氧羰基是这类药物具有降血脂活性的必要条件。

2）分子中芳基部分保证了药物的亲脂性，苯基数目增加，活性增加。

3）芳环对位取代基有利于防止和减慢芳环羟基化代谢，延长作用时间。

4）在 α-碳原子上再引入芳基或芳氧基取代后可提高降脂活性，显著降低甘油三酯水平。

5）以硫原子取代芳基与羧基之间的氧原子，可提高降血脂作用。

三、烟酸类及其他类

烟酸（nicotinic acid）是水溶性维生素，又称维生素 B₃ 或维生素 PP，可降低血浆中甘油三酯的浓度，也可降低 LDL，因此有抗动脉粥样硬化及冠心病的作用。但烟酸有较大的刺激性，通常将其制成酯的前药使用。烟酸酯在体内逐渐水解为烟酸发挥作用，作用较持久，临床常用药物有烟酸肌醇酯（inositol nicotinate）和烟酸戊四醇酯（pentaerythritol nicotinate）等。

考来烯胺（cholestyramine）、考来替泊（colestipol）是强碱性阴离子交换树脂（胆汁酸螯合剂），可促进胆固醇向胆汁酸转化，消耗胆固醇，降低 TC 和 LDL。临床用于 TC 和 LDL 升高为主的高胆固醇血症，特别是年轻患者和他汀类药物效果不好的患者。

新型降胆固醇药依折麦布（ezetimibe）是第一个胆固醇吸收抑制剂，作用于肠道，可选择性阻断肠壁对食物和胆汁中的胆固醇及植物性固醇的摄取和吸收，但不影响甘油三酯、脂溶性维生素等的吸收。如其与他汀类药物合用，可产生明显的协同降胆固醇作用，并在降低血浆低密度脂蛋白胆固醇和总胆固醇水平的同时，提高高密度脂蛋白胆固醇水平，为防治高胆固醇血症、动脉粥样硬化和冠心病提供了一种新的有效选择。

烟酸　Nicotinic Acid

化学名为吡啶-3-羧酸，又名维生素 PP。

本品白色结晶粉末；无臭，味微酸。本品溶于水、乙醇，在乙醚中几乎不溶，熔点为 234～237℃。

本品的水溶液在 262±1mm 波长处有最大吸收。

本品的碱性溶液与 $CuSO_4$ 生成蓝色烟酸铜沉淀。

本品加热易分解，放出吡啶的特臭。

本品为维生素药，因能有效降低血浆中甘油三酯和 VLDL，临床用于降血脂，同时，本品也用于糙皮病的治疗。

考点：调血脂药的分类及代表药物

第 2 节　抗心绞痛药

心绞痛是由于冠状动脉供血不足，心肌急剧的、暂时性缺血和缺氧所引起的临床综合征，是冠心病的常见症状。治疗措施主要是增加供氧量或减少耗氧量。抗心绞痛药物主要通过扩张血管、减慢心率，降低左室舒张末期容积以减少心肌耗氧量；通过扩张冠脉、促进侧支循环，开放和促进血液重新分布等增加心肌氧的供给；通过促进脂代谢转化为糖代谢而改善心肌代谢；以及通过抑制血小板聚集和血栓形成等方式发挥作用。除药物治疗外，介入治疗、手术以及基因疗法都是有效的治疗途径。

抗心绞痛药按照化学结构和作用机理可分为硝酸酯及亚硝酸酯类、钙通道阻滞剂类、β-受体拮抗剂类及其他类。

一、硝酸酯及亚硝酸酯类

硝酸酯及亚硝酸酯类药物是最早应用于临床的抗心绞痛药物。常用药物有硝酸甘油（nitroglycerin）、硝酸异山梨酯（isosorbide dinitrate）、丁四硝酯（erythrityl tetranitrate）等。1847 年意大利化学家索布雷罗首次制得硝酸甘油，1876 年亚硝酸异戊酯（amylnitrite）最早用于临床，20 世纪 80 年代科学家发现这类药物的作用机制和 NO 有关。硝酸酯及亚硝酸酯类药物用于临床已有百余年历史。本类药物在体内释放外源性 NO 分子，通过激活体内鸟苷酸环化酶，使血管平滑肌松弛，降低心肌耗氧量，从而缓解心绞痛症状，又称为 NO 供体药物，是临床上治疗心绞痛的主要药物。目前临床上常用的硝酸酯及亚硝酸酯类药物见表 7-2。

表 7-2　硝酸酯及亚硝酸酯类主要药物

药物名称	化学结构	药物名称	化学结构
亚硝酸异戊酯 amylnitrite	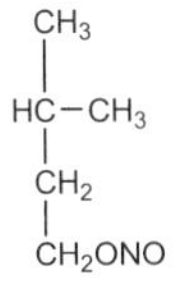 CH₃ HC—CH₃ CH₂ CH₂ONO	戊四硝酯 pentaerythritol tetranitrate	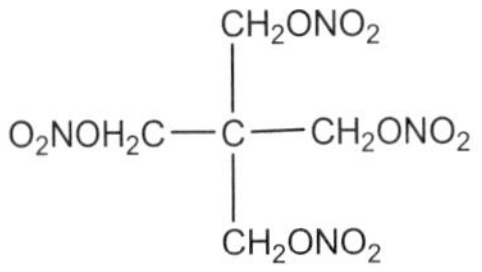 CH₂ONO₂ O₂NOH₂C—C—CH₂ONO₂ CH₂ONO₂
硝酸甘油 nitroglycerol	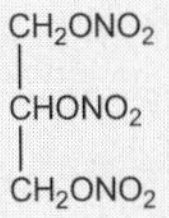 CH₂ONO₂ CHONO₂ CH₂ONO₂	硝酸异山梨酯 isosorbide dinitrate	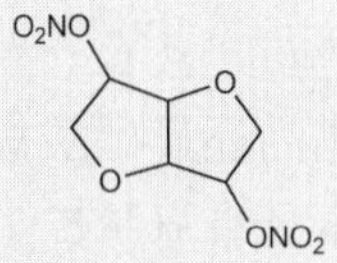
丁四硝酯 erythrityl tetranitrate	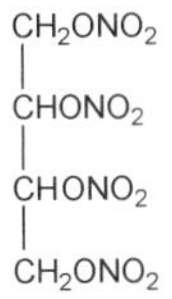 CH₂ONO₂ CHONO₂ CHONO₂ CH₂ONO₂	单硝酸异山梨酯 isosorbide mononitrate	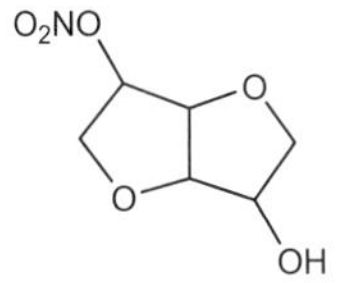

硝酸甘油　Nitroglycerin

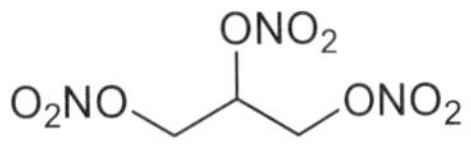

化学名为 1，2，3-丙三醇三硝酸酯。

本品为淡黄色、无臭、微带甜味的不透明油状液体。本品略溶于水，溶于乙醇、氯仿、丙酮。本品具挥发性，也具吸潮性，可吸收空气中的水分子成塑胶状。沸点 145℃。

本品为硝酸酯类，在受到撞击和高热时可发生爆炸（硝酸酯类的通性），生成大量的氮气和二氧化碳等气体，故一般配制成 10% 乙醇溶液，以便运输或贮存。

$$C_3H_5(ONO_2)_3 \longrightarrow N_2\uparrow + CO_2\uparrow + O_2\uparrow + H_2O$$

本品在中性和弱酸性条件下较稳定，但在碱溶液中容易水解。在碱溶液中水解生成丙烯醛和硝酸根离子，前者有恶臭味；后者在硫酸酸性溶液中与二苯胺作用生成蓝色醌型化合物。可供鉴别。

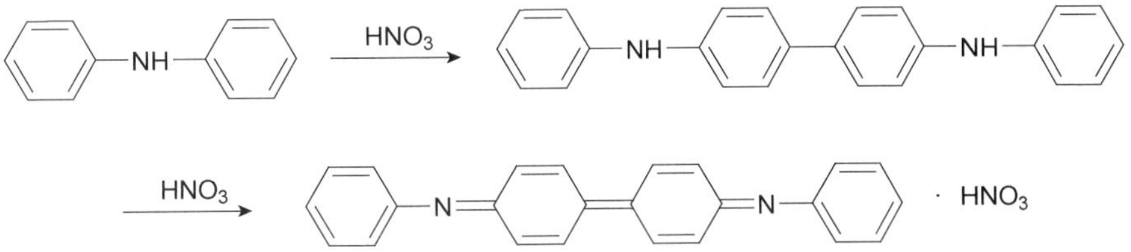

本品舌下含服吸收迅速，在体内可逐步代谢，分别生成 1，2-甘油二硝酸酯、1，3-甘油二硝酸酯、甘油单硝酸酯和甘油。

本品能松弛血管平滑肌，扩张静脉与冠状动脉，临床用于预防和治疗各类心绞痛。

硝酸异山梨酯　Isosorbide Dinitrate

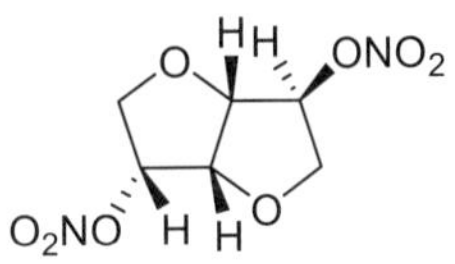

化学名为 1，4，3，6-二脱水-D-山梨醇-2，5-二硝酸酯。又名消心痛。

本品为白色结晶性粉末。微溶于水，略溶于乙醇，易溶于氯仿、丙酮。比旋度 +135°～ +140°（1% 无水乙醇溶液）。熔点 68～72℃。

本品在受到撞击和高热时可发生爆炸。

本品干燥状态比较稳定，在酸、碱溶液中，硝酸酯容易水解，生成脱水山梨醇及亚硝酸。

本品加水和硫酸可水解成硝酸，缓缓加入硫酸亚铁试液，液层接界面呈棕色环。

本品加新制儿茶酚溶液，摇匀，加硫酸后，即显暗绿色。

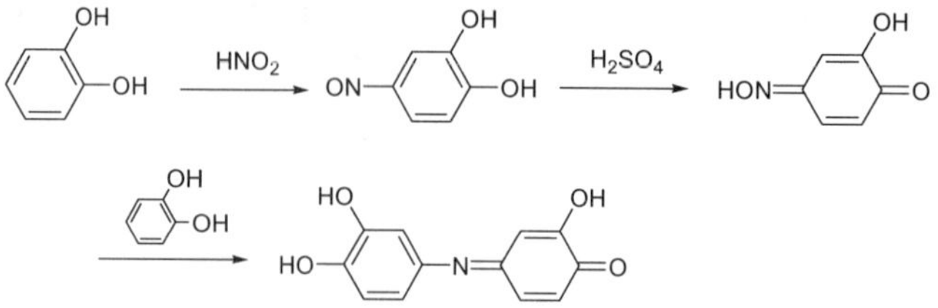

本品还显硝酸盐的鉴别反应。

本品有冠脉扩张作用，是长效抗心绞痛药。临床用于心绞痛、冠状循环功能不全、心肌梗死等的预防和治疗。

本品主要用于治疗高脂血症，具有明显降低胆固醇、甘油三酯的作用。

链接 硝酸甘油的前世今生

　　19世纪下半叶，诺贝尔发明的硝酸甘油炸药广受欢迎，很多国家开始工业生产，可是，英国的一家炸药工厂却接连发生工人在家猝死的怪事。因此，硝酸甘油被列为了头号"嫌疑犯"。不过，随后的系列调查不仅让硝酸甘油洗脱了嫌疑，反而使它变成了"良药"。原来，这些工人大多早已患有冠心病，由于工作时吸入硝酸甘油尘粒，心脏冠状动脉扩张，心肌供血供氧增加，病情稳定。而他们在家里休息时，由于没能及时吸入硝酸甘油，导致发病猝死。硝酸甘油的作用立刻引起医药专家的重视，在19世纪70年代，硝酸甘油从兵工厂走进了制药厂，直到今天，硝酸甘油仍是治疗冠心病急性发作的主要药物。

二、钙通道阻滞剂类

钙通道阻滞剂又称钙拮抗剂，主要通过抑制细胞外钙离子内流，减少细胞内钙离子浓度，心肌和血管平滑肌细胞内缺乏足够的钙离子，致使心肌收缩力减弱，心率减慢，耗氧量降低，同时血管松弛，外周血管阻力降低，从而减轻了心脏负荷。

钙通道阻滞剂类药物按化学结构可分为：二氢吡啶类、芳烷基胺类、苯并硫氮杂䓬类、二苯哌嗪类。其中应用最广、作用最强的是二氢吡啶类。钙通道阻滞剂类主要药物见表7-3。

表7-3 钙通道阻滞剂类主要药物

药物名称	化学结构
硝苯地平 nifedipine	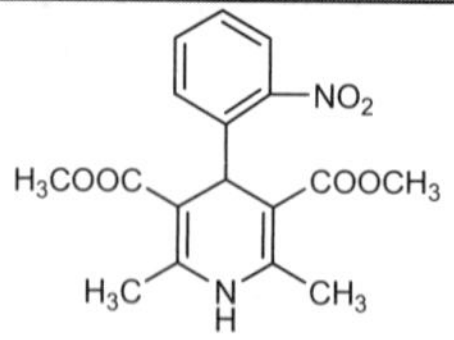
尼群地平 nitrendipine	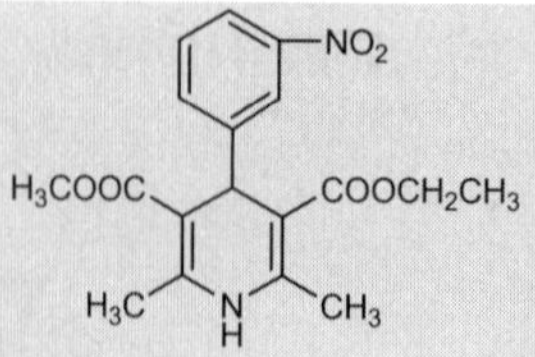
氨氯地平 amlodipine	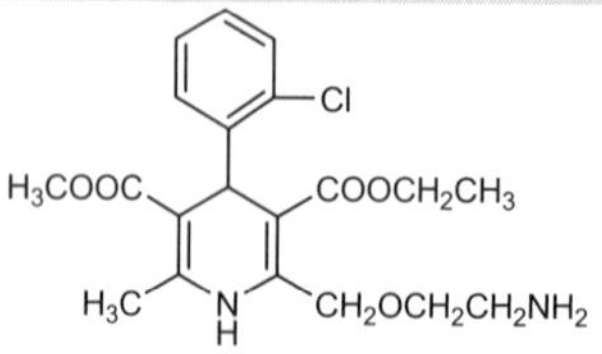

续表

药物名称	化学结构
尼莫地平 nimodipine	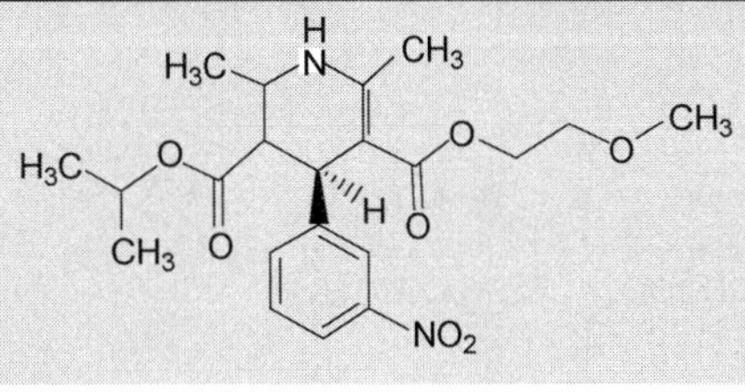
维拉帕米 verapamil	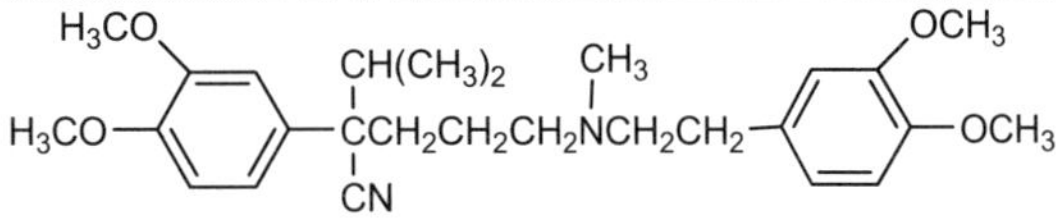
地尔硫草 diltiazem	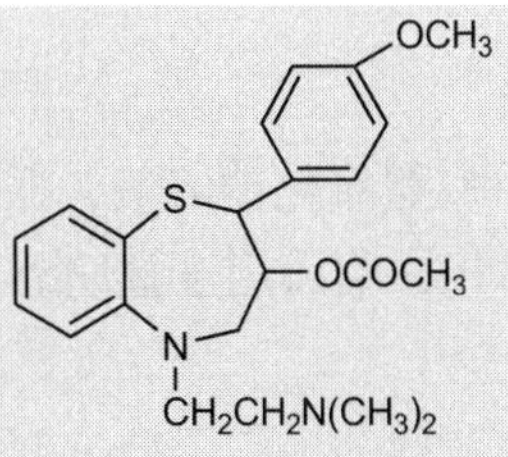
氟桂利嗪 flunarizine	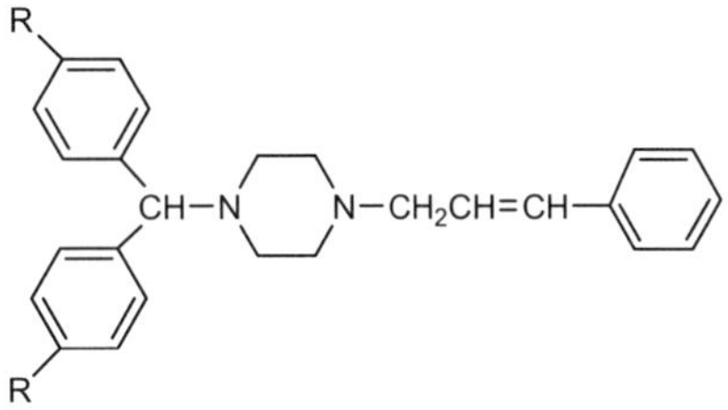
桂利嗪 cinnarizine	R=F 氟桂利嗪 R=H 桂利嗪

1. 二氢吡啶类 主要药物有硝苯地平（nifedipine）、尼群地平（nitrendipine）、氨氯地平（amlodipine）、尼莫地平（nimodipine）等，用于心绞痛、高血压和心律失常。

2. 芳烷基胺类 主要药物有维拉帕米（verapamil），其作用与旋光性有关，其左旋体是室上性心动过速患者首选药，右旋体用于治疗心绞痛。

3. 苯并硫氮杂草类 主要药物有地尔硫草（diltiazem），临床用于抗心绞痛、抗心律失常和老年人高血压等。

4. 二苯哌嗪类 主要药物有氟桂利嗪（flunarizine）、桂利嗪（cinnarizine），两者对血管平滑肌有直接扩张作用，能显著改善脑循环和冠脉循环，主要用于脑血栓形成、脑动脉硬化、脑外伤后遗症等。

硝苯地平　Nifedipine

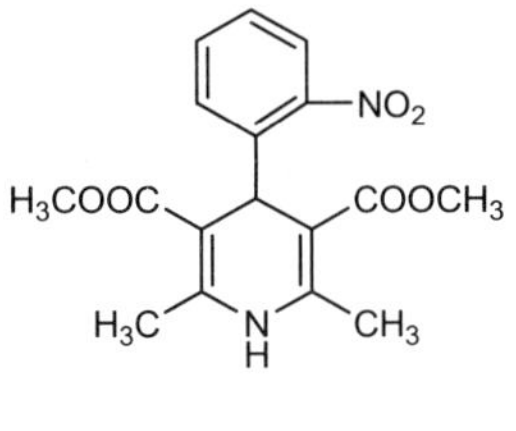

化学名为 1，4-二氢-2，6-二甲基-4-（2-硝基苯基）-3，5-吡啶二羧酸二甲酯，又名心痛定。

本品为黄色结晶性粉末；无臭。本品不溶于水，微溶于乙醇，易溶于氯仿、丙酮。熔点 171～175℃。

本品遇光极不稳定，分子内部可发生光化学歧化反应，降解为硝基苯吡啶衍生物和亚硝基苯吡啶衍生物，后者对人体极为有害，故在生产、使用和贮存中均应遮光、密封保存。

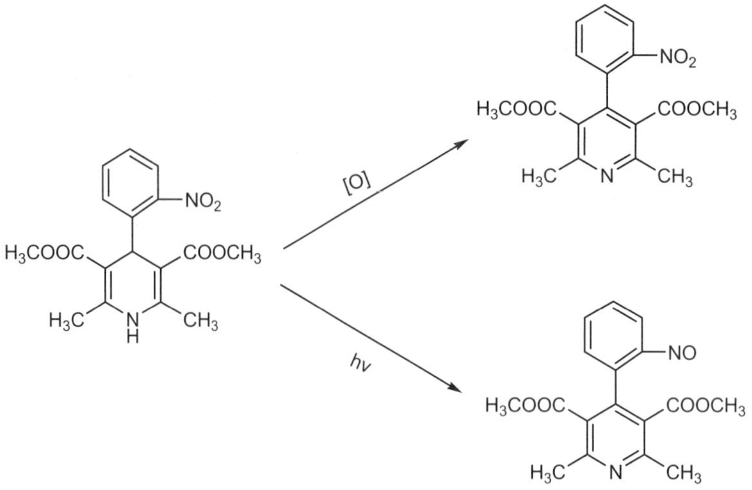

本品的丙酮溶液，加 20% 氢氧化钠溶液，振摇，溶液显橙红色，可供鉴别。

本品有强烈的扩血管作用，临床用于预防和治疗高血压、冠心病、心绞痛，可与 β 受体阻断剂等药物合用。

硝苯地平缓释片是一种新型的钙离子拮抗剂，克服了硝苯地平普通剂型对缺血与衰竭的心肌反射性心率加快、激活交感神经系统及不利于控制等缺点，使用更为安全。在治疗心绞痛方面，硝苯地平缓释片能通过抑制钙离子进入细胞内，抑制心肌细胞兴奋-收缩偶联中钙离子的作用，从而抑制心肌收缩，减少心肌耗氧；可扩张冠状动脉，解除冠状动脉痉挛，改善心内膜下心肌的供血；可扩张周围血管，降低动脉压，减轻心脏负荷；还能降低血黏度，抗血小板聚集，改善心肌的微循环，发挥抗心绞痛的作用。

三、β-受体拮抗剂类

β 受体拮抗剂类药物是 20 世纪 60 年代发展起来的一类治疗心血管疾病的药物。本类药可竞争性地与 β 受体结合，阻断内源性神经递质或 β-受体激动剂的效应，使心率减慢，心肌收缩力减弱，心输出量减少，心肌耗氧量下降，还能延缓传导。临床上主要用于治疗心律失常、心绞痛、高血压、心肌梗死等。常用药物有普萘洛尔（propranolol）、阿替洛尔（atenolol）等。

考点：抗心绞痛药的分类及代表药物；硝苯地平的鉴别反应

第3节　抗心律失常药

心律失常分为缓慢型和快速型两种，本节主要介绍治疗快速型心律失常的药物。抗心律失常药主要通过影响心肌细胞 Na^+、Ca^{2+} 或 K^+ 等离子转运，纠正电生理异常而发挥减慢心率的作用。按作用机制，通常分为四类：Ⅰ 钠通道阻滞剂；Ⅱ β-受体拮抗剂（抗肾上腺素药）；Ⅲ 钾通道阻滞剂；Ⅳ 钙通道阻滞剂（抗肾上腺素药）。其中 Ⅰ 类又分为：Ⅰa、Ⅰb 和 Ⅰc 三种类型，见表 7-4。

表 7-4　抗心律失常药的分类

分类	代表药物	作用机制
Ⅰ类　钠通道阻滞剂		
Ⅰₐ类	奎尼丁、普鲁卡因胺	适度阻滞钠通道
Ⅰ_b类	利多卡因、美西律	轻度阻滞钠通道
Ⅰ_c类	普罗帕酮	明显阻滞钠通道
Ⅱ类　β受体拮抗剂	普萘洛尔	抑制交感神经活性
Ⅲ类　钾通道阻滞剂	胺碘酮、托西溴苄胺	延长有效不应期和动作电位时程
Ⅳ类　钙通道阻滞剂	维拉帕米	阻止钙离子缓慢内流

一、钠通道阻滞剂

钠通道阻滞剂是一类能抑制 Na⁺内流，从而抑制心肌细胞动作电位振幅及超射值，减慢传导，延长有效不应期的药物，具有良好的抗心律失常作用。钠通道阻滞药分为 I a、I b 和 I c 三种类型。

盐酸美西律　**Mexiletine Hydrochloride**

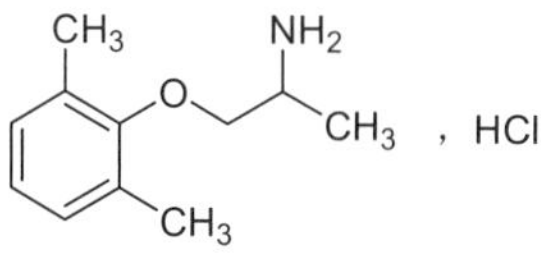

化学名为 1-（2，6-二甲基苯氧基）-2-丙胺盐酸盐，又名慢心律、脉律定。

本品为白色或类白色结晶性粉末；几乎无臭，味苦。本品在水或乙醇中易溶，几乎不溶于乙醚。药用其外消旋体。熔点 200～204℃。

本品具伯胺结构，水溶液加碘试液生成红棕色复盐沉淀。

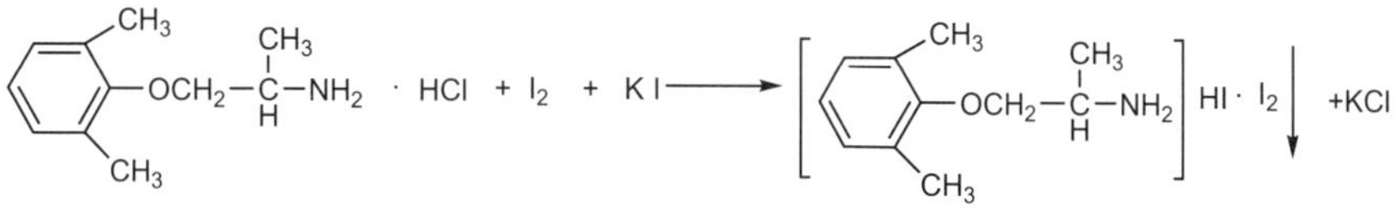

本品口服制剂用于慢性室性心律失常，静脉注射用于急性室性心律失常。

盐酸普罗帕酮　**Propafenone Hydrochloride**

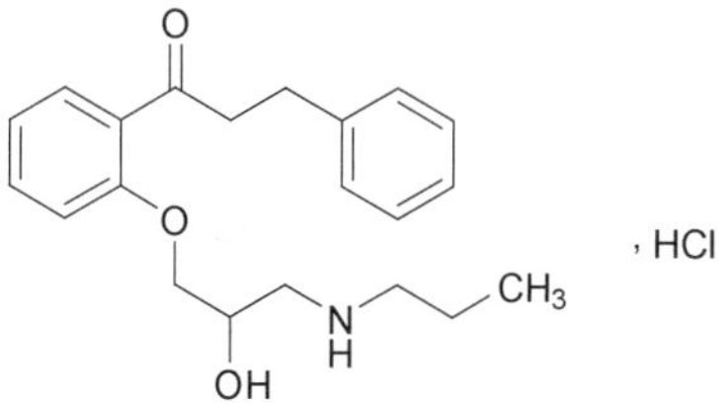

化学名为 1-[2-[2-羟基-3-（丙氨基）-丙氧基]苯基]-3 苯基-1-丙酮盐酸盐。

本品为白色结晶性粉末；无臭，味苦。本品在热水中易溶，在乙醇、三氯甲烷中微溶，不溶于水。熔点 171～174℃。

本品乙醇溶液加入 2，4-二硝基苯肼试液生成金黄色沉淀。

本品水溶液显氯化物的特征反应。

本品具有抗心律失常作用，同时具有 β 受体拮抗作用和微弱的钙拮抗作用。

二、β 受体拮抗药

β 受体拮抗药能拮抗内源性递质或 β 受体激动剂的效应，使心率减慢，心肌收缩力减弱，延缓心房和房室结的传导。代表药物有普萘诺尔。

三、钾通道阻滞剂

钾通道阻滞剂，又称延长动作电位时程药，主要通过抑制钾通道，延长动作电位时程，表现为复极化过程延长，有效不应期明显延长，从而恢复窦性心律，抗心律失常。代表药物为胺碘酮（amiodarone）。

盐酸胺碘酮　**Amiodarone Hydrochloride**

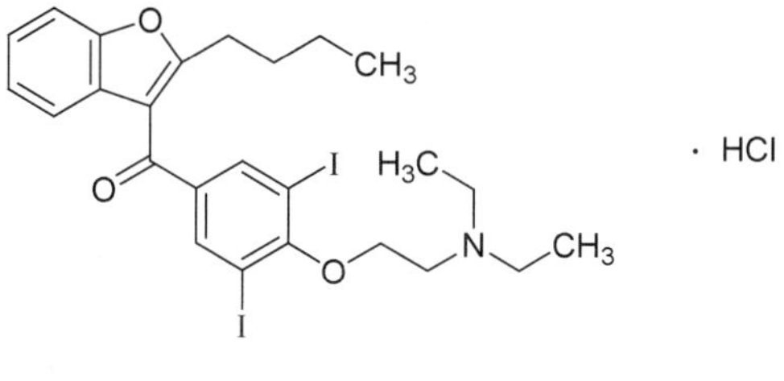

化学名为（2-丁基-3-苯并呋喃基）[4-[2-（二乙氨基）乙氧基]-3，5-二碘苯基]甲酮盐酸盐，又名乙胺碘呋酮、胺碘达隆。

本品为白色至微黄色结晶粉末；无臭。本品易溶于氯仿、溶于乙醇，微溶于丙酮，几乎不溶于水。熔点 158～162℃，熔融时同时分解。

本品分子中有羰基结构，乙醇溶液可与 2，4-二硝基苯肼的高氯酸溶液反应，生成黄色沉淀。

黄色

本品与硫酸共热、分解氧化产生紫色的碘蒸气。

本品口服吸收较慢，4～6 小时起效，体内分布广泛，半衰期 5～7 天，属长效抗心律失常药。由于本品含有碘原子，代谢较困难，易在体内产生蓄积，长期用药可导致心律失常。

本品是广谱的抗心律失常药物，适用于成人或儿童各种原因引起的室上性和室性心律失常，长期口服能防止室性心动过速和室颤的复发。

四、钙通道阻滞剂

该类药物主要通过阻滞慢钙通道，减少钙离子内流而使窦房结的兴奋性下降，房室结传导性下降，不应期延长。主要用于室上性心律失常，为窄谱抗心律失常药物。代表药物有维拉帕米。

五、其 他 类

腺苷作用于 G 蛋白偶联的腺苷受体，激活乙酰胆碱敏感钾通道，降低自律性，同时抑制 L 型钙通道（ICa-L），延长房室结有效不应期（ERP）。临床用于迅速终止折返性室上性心动过速，使用时需静脉快速注射给药。

考点： 抗心律失常药的分类及代表药物

第 4 节　抗高血压药

高血压是指以体循环动脉血压（收缩压和/或舒张压）增高为主要特征（收缩压≥140mmHg，舒张压≥90mmHg），可伴有心、脑、肾等器官的功能或器质性损害的临床综合征。高血压是常见的慢性病，也是心脑血管病最主要的危险因素，是严重危害人类健康最常见的疾病之一，其临床症状有头痛、头昏、心悸、失眠、心力衰竭、肾衰等。血压高低主要取决于心输出量和全身血管阻力两个因素，两者受交感神经系统、肾素-血管紧张素-醛固酮系统与血容量的调节。抗高血压药按其作用部位和作用机制可分为七大类，见表7-5。

表7-5　抗高血压药的分类

分类		代表药物	作用机制
中枢性交感神经抑制药		可乐定、甲基多巴	作用于脑内咪唑啉受体，抑制交感神经冲动传出
NA 能神经末梢抑制药		利舍平、胍乙啶	影响神经递质，阻断交感神经冲动传导
肾上腺素能受体拮抗药		哌唑嗪、普萘洛尔	阻断 α、β 受体，使血管舒张
影响肾素-血管紧张素-醛固酮系统药	血管紧张素转化酶抑制剂（ACEI）	卡托普利、依那普利	抑制 ACE，阻断 ATⅡ生成
	血管紧张素Ⅱ（ATⅡ）受体拮抗剂（ARB）	氯沙坦、缬沙坦	阻断 ATⅡ受体，减弱 ATⅡ生理效应
利尿药		氢氯噻嗪、吲达帕胺	排水排钠，降低血容量
钙通道阻滞剂药		硝苯地平、尼群地平	阻止钙离子内流，松弛血管平滑肌
血管扩张药		肼屈嗪、米诺地尔	作用于血管，松弛血管平滑肌

一、作用于自主神经系统的药物

本类药物主要包括作用于中枢交感神经系统、外周交感神经系统及副交感神经系统的降压药。

（一）作用于中枢的抗高血压药

可乐定（clonidine）是 20 世纪 60 年代发现的中枢 α_2 受体激动剂，与受体结合后可通过神经节减少外周交感神经末梢去甲肾上腺素的释放而产生降压作用，其副作用有嗜睡和口干等。80 年代开发了其类似物莫索尼定（moxonidinum），通过选择性激动脑内的咪唑啉受体而产生降压作用，疗效与可乐定相当，副作用较少。甲基多巴（alpha-methyldopa）能透过血脑屏障，在脑内形成的代谢物能激动中枢 α_2 受体而降压，适用于轻度、中度高血压病，对重度高血压病也有效。有中风、冠心病或氮潴留的高血压患者尤适用。

甲基多巴

alpha-methyldopa

盐酸可乐定　Clonidine Hydrochloride

化学名为 2-[（2，6-二氯苯基）亚氨基]咪唑烷盐酸盐，又名氯压定、可乐定。

本品为白色结晶性粉末；味苦。本品易溶于水或乙醇，不溶于乙醚。熔点 141～148℃。

本品在碱性溶液中与亚硝基铁氰化钠溶液呈紫色，放置后颜色变深。

本品的盐酸溶液在 272nm 与 279nm 的波长处有最大吸收；本品与溴化金溶液反应，可生成不规则叶片状或针状结晶；本品水溶液显氯化物的特征反应。

本品主要用于中度和重度高血压，降压作用迅速，与氢氯噻嗪合用可减轻副作用，降低用药量。此外本品也用作吗啡类毒品的戒毒药。

（二）神经节阻断药

神经节阻断药（ganglionic blocking drug）能选择性与神经节细胞 N_1 胆碱受体结合，竞争性地阻止乙酰胆碱与受体结合，使血管舒张、血压降低。该类药物有美加明（mecamylamine）和六甲溴铵（hexamethylammonium bromide）等。由于其作用广泛，不良反应较多，易产生耐受性，现已较少使用。

（三）作用于神经末梢的药物

利血平（reserpine），又名利舍平、蛇根碱，是从萝芙木根中提取的一种生物碱，是第一个用于临床的抗高血压药物。本品能从多方面作用于交感神经末梢的神经递质，增加神经递质的释放，阻止合成和贮存，抑制再摄取，最终使末梢神经递质耗竭而阻断交感神经冲动的传导，发挥降压的作用。其作用特点是缓慢、温和和持久。临床用于轻度或中度高血压，对伴有心率增快及精神紧张者较为适用。由于本药作用较弱，一般不宜单独使用，常与氢氯噻嗪和肼屈嗪等合用，以提高疗效，减少不良反应。

利血平　Reserpine

化学名为 11，17α-二甲氧基-18β-[（3，4，5-三甲氧基苯甲酰）氧]育享烷-16β-甲酸甲酯，又名利舍平。

本品为白色至淡黄褐色的结晶或结晶性粉末；无臭，遇光色渐变深。本品易溶于氯仿、冰醋酸，微溶于丙酮或苯，几乎不溶于水，溶于甲醇、乙醇或乙醚中。本品具有旋光性，比旋度为−115°～−131°（1%的氯仿溶液）。本品具有弱碱性，pK_b 为 6.6，熔点为 264～265℃。

本品在光照和酸催化下极易被氧化，氧化产物为具有黄绿色荧光的黄色物质 3，4-二去氢利血平，进而氧化成有蓝色荧光的 3，4，5，6-四去氢利血平，再进一步被氧化成无荧光的褐色和黄色聚合物。氧化是导致利血平分解失效的主要原因，故配制注射液时要采取防止其自动氧化的措施（如加抗氧剂、通氮气、调整 pH、控制温度等），本品应遮光、密封保存。

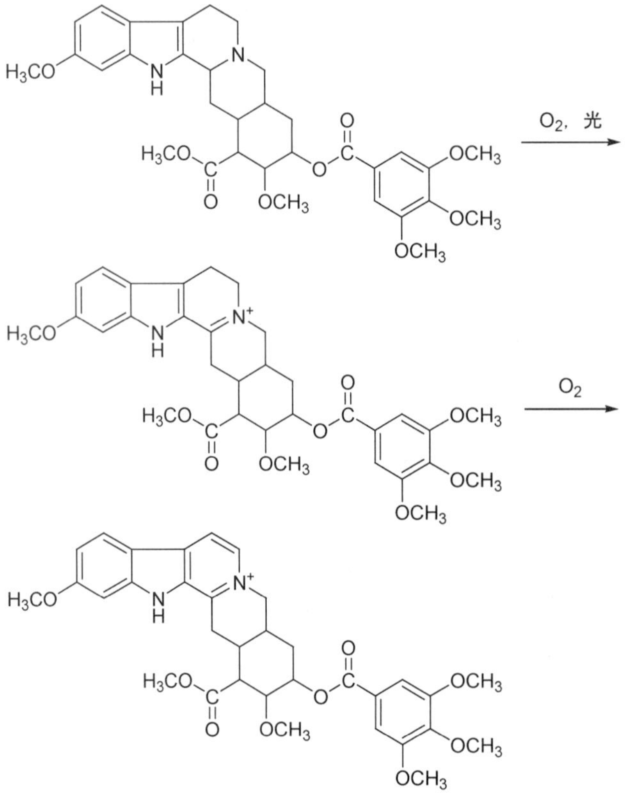

本品分子结构中虽含有两个酯键，但其水溶液相对稳定，在酸、碱催化下水溶液易发生水解反应，生成利血平酸而失效。

本品在光和热的影响下，C_3 位上发生差向异构化现象，生成无效的 3-异利血平。

本品为吲哚类生物碱，具有显色反应，如遇钼酸钠硫酸溶液立即显黄色，放置后变蓝色。如加新制的香草醛试液放置后，显玫瑰红色。

本品具有轻度降压作用，作用缓慢而持久，适用于轻度和中度高血压。本品多与其他抗高血压药合用，如复方利血平、北京降压 0 号等。

考点：利血平的氧化反应

（四）肾上腺素受体激动药

肾上腺素受体激动药包括 α_1 受体拮抗剂、β 受体拮抗剂和 α、β 受体拮抗剂。常用药物有哌唑嗪、普萘诺尔、阿替洛尔、美托洛尔和拉贝诺尔等。

二、影响肾素-血管紧张素-醛固酮系统的药物

肾素-血管紧张素-醛固酮系统（RAAS）在血压调节中具有重要的影响，影响其中任何一环都可达到降压目的，目前用于临床的药物主要有：血管紧张素 I 转化酶抑制剂（ACEI），常用药物有卡托普利（captopril）、依那普利（enalapril）、福辛普利（fosinopril）、赖诺普利（lisinopril）等；血管紧张素

II受体拮抗剂（ARB），常用药物有氯沙坦（losartan）、缬沙坦（valsartan）、厄贝沙坦（irbesartan）等；肾素抑制剂是开发抗高血压药物的一个方向，目前这类药物多为肽类。血管紧张素 I 转化酶抑制剂和血管紧张素 II 受体拮抗剂主要药物见表 7-6。

表 7-6　血管紧张素 I 转化酶抑制剂和血管紧张素 II 受体拮抗剂主要药物

药物名称	化学结构
卡托普利 captopril	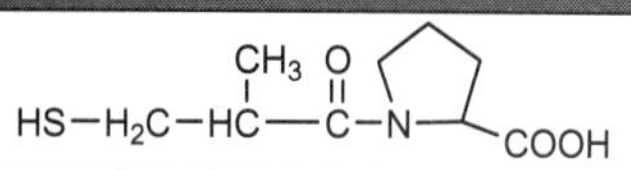
依那普利 enalapril	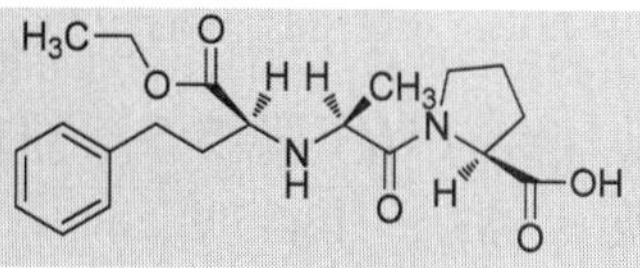
赖诺普利 lisinopril	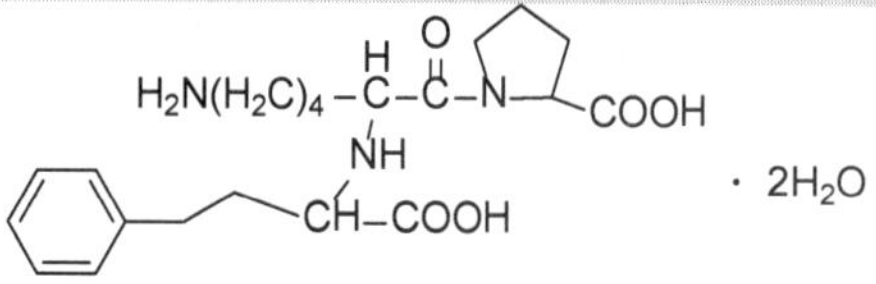
氯沙坦 losartan	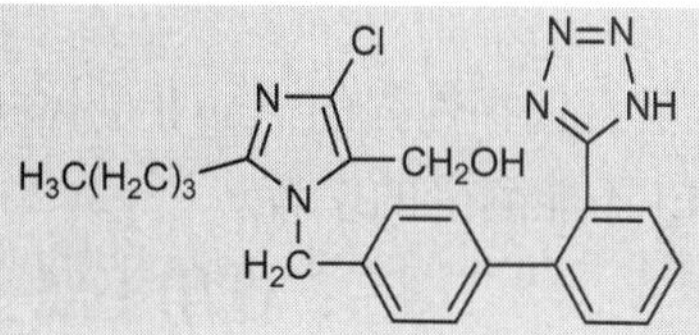
厄贝沙坦 irbesartan	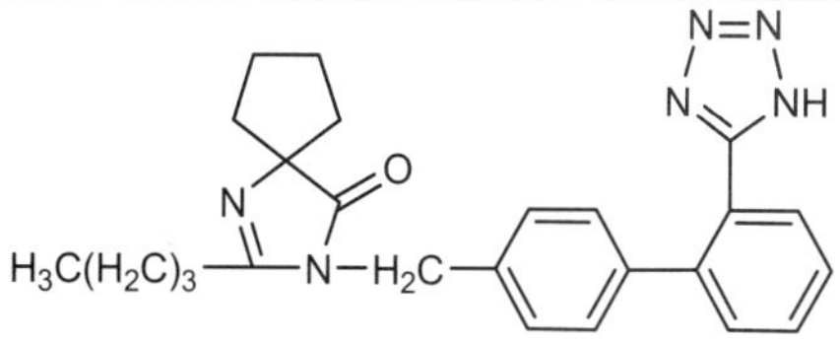

链接 肾素-血管紧张素-醛固酮系统

　　肾素-血管紧张素-醛固酮系统是人体调节血压的重要内分泌系统，由一系列激素及相应的酶组成，在调节水、电解质平衡以及血容量、血管张力和血压方面具有重要作用。肾素可水解血管紧张素原，使其成为无生理活性的血管紧张素 I，在血管紧张素转换酶（angiotensin-converting enzyme，ACE）的作用下，转化成血管紧张素 II（angiotensin II，Ang II），Ang II 是已知最强的缩血管活性物质之一，血管紧张素作用于血管平滑肌，可使全身微动脉收缩，动脉血压升高，并促进肾上腺球状带分泌具有潴留水钠、增加血容量作用的醛固酮，收缩血管，使血压升高。

卡托普利　Captopril

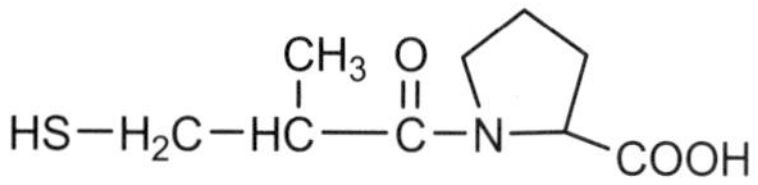

　　化学名为 1-[（2S）-2-甲基-3-巯基-1-氧代丙基]-L-脯氨酸，又名巯甲丙脯酸、开博通。

　　本品为白色或类白色结晶性粉末；有类似蒜的特臭，味咸。本品在甲醇、乙醇或三氯甲烷中易溶，在水中溶解。分子中有两个手性碳原子，左旋性，比旋度−132°～−126°（乙醇）。熔点 104～110℃。

　　本品具有—COOH 和—SH 酸性基团，其羧酸的 pK_{a_1} 3.7，其巯基的 pK_{a_2} 9.8。

　　本品结构中的—SH 有还原性，遇光或在水溶液中，易被氧化生成二硫化物，其水溶液可使碘试液褪色，可用于鉴别。

　　本品分子结构中含有巯基，可与亚硝酸作用生成亚硝酰硫醇酯，显红色，可供鉴别。

$$R—SH \quad + \quad HNO_2 \quad \longrightarrow \quad O=N—S—R$$
红色

本品作为第一个可以口服的 ACEI 类药物，可用于各型高血压，尤其适用于合并糖尿病、心力衰竭、急性心肌梗死的患者，是高血压治疗的一线药物之一。

考点： 卡托普利的作用机制

氯沙坦 Losartan

化学名为 2-丁基-4-氯-1-[[2′-（1H-四氮唑-5-基）[1，1′-联苯]-4-基]甲基]-1H-咪唑-5-甲醇，又名科索亚。

本品淡黄色结晶；熔点 183.5～184.5℃。

本品的母核由三部分组成：四氮唑环、联苯和咪唑环。四氮唑环 1 位 N 具有酸性，强度中等，可与碱成盐，临床用其钾盐。

本品口服吸收良好，不受食物影响，几乎不透过血脑屏障，经肝代谢，其代谢物或药物原形经肝和肾排出。

本品为第一个非肽类且选择性强的 Ang II 受体拮抗剂，无 ACEI 抑制剂干咳副作用，适用于各型高血压，尤适用于 ACEI 不能耐受的患者。

三、作用于离子通道的药物

1. 钙离子通道阻滞剂 这类药物抑制胞外 Ca^{2+} 的内流，使血管平滑肌细胞内处于适度缺 Ca^{2+} 状态，使血管平滑肌松弛、血管扩张、血压下降。本类药物适用于各种类型的高血压患者，尤其适用于老年高血压、高血压合并周围血管疾病、妊娠、单纯收缩期高血压、冠心病心绞痛、肺心病、糖耐量异常、肾脏损害的患者。

2. 钾离子通道开放剂 这类药物作用于 ATP 敏感的钾通道，使细胞膜发生超极化，细胞内钙离子浓度降低，使血管扩张，血压下降。代表药物有吡那地尔（pinacidil）、米诺地尔（minoxidil）等，适用于高血压、心绞痛、心律失常、心衰等。

四、利 尿 药

利尿药是一类直接作用于肾脏，促进水和电解质排出，使尿量增加的药物，也常作为高血压病的辅助治疗药。利尿药按化学结构分为如下几种。

（1）有机汞化合物、多羟基化合物：如甘露醇（mannitol）、葡萄糖等，主要通过迅速提高血浆和肾小管的渗透压，带走大量水分，而起利尿作用，又称渗透性利尿药。

（2）含氮杂环类：如氨苯蝶啶（trimterene）等，可促进 Na^+、Cl^- 等离子的排泄而产生利尿作用。

（3）磺酰胺类及苯并噻嗪类：磺胺类药物能抑制肾脏内碳酸酐酶，有一定利尿作用，但副作用大。苯并噻嗪类代表药氢氯噻嗪能定量地排出 Na^+、Cl^- 及少量 HCO_3^-，对正常的水盐代谢影响较小，利尿的同时有降压作用。

（4）α，β-不饱和酮类：依他尼酸（etacrynic acid），主要通过抑制肾小管对 Na^+ 的再吸收而利尿。

（5）醛甾酮拮抗剂类：螺内酯（spironolactone），主要通过抑制 K^+-Na^+ 交换，使 Na^+ 和 Cl^- 排出增加，而 K^+ 则被保留，从而产生利尿作用。

甘露醇

氨苯蝶啶

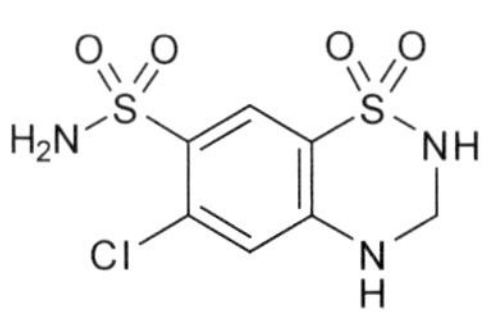

氢氯噻嗪

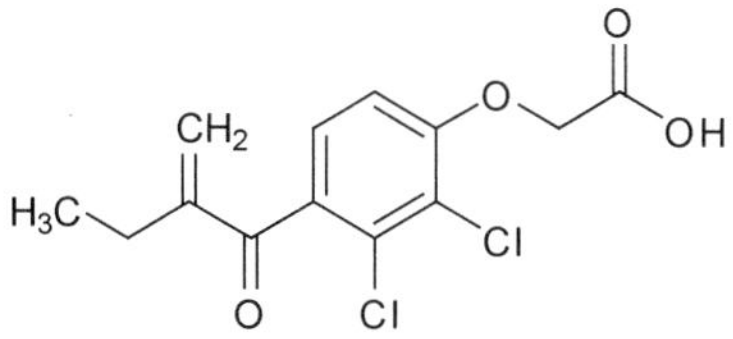

依他尼酸

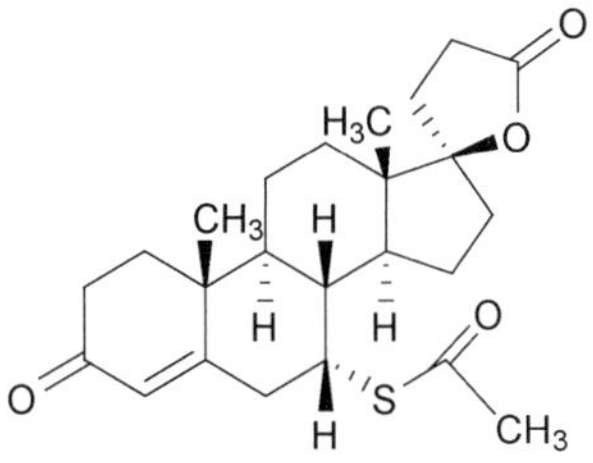

螺内酯

呋塞米 Furosemide

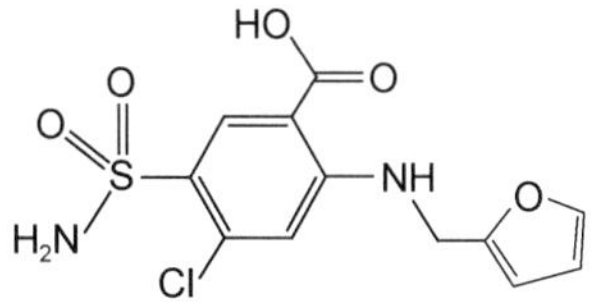

化学名为2-[（2-呋喃甲基）氨基]-5-（氨磺酰基）-4-氯苯甲酸，又名速尿、呋喃苯胺酸。

本品为白色或类白色结晶性粉末；无臭。本品不溶于水和乙醇，溶于丙酮，可溶于氢氧化钠溶液。熔点206～210℃，熔融时同时分解。

本品钠盐水溶液与硫酸铜反应，生成绿色沉淀。本品乙醇溶液滴加对二甲氨基苯甲醛即显绿色，渐变为深红色。

本品为高效能利尿药，作用强而快，但作用时间短，主要用于心脏性水肿，肾性水肿，肺水肿，肝硬化腹水，多用于其他利尿药无效的严重病例，还可用于预防急性肾衰和药物中毒时加速药物的排出。

依他尼酸 Ethacrynic acid

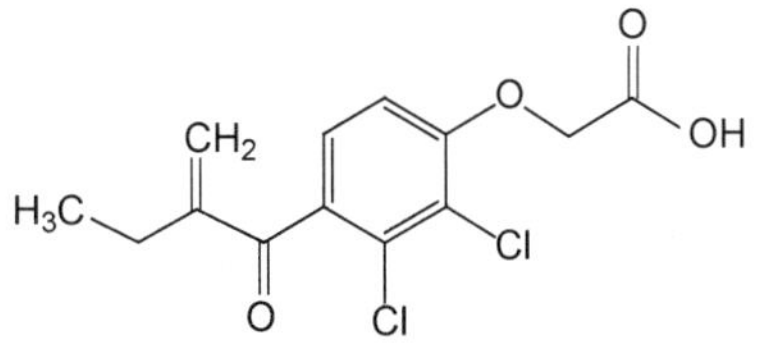

化学名为[2，3-二氯-4-（2-亚甲基丁酰基）苯氧基]乙酸，又名利尿酸。

本品为白色结晶性粉末。本品在乙醇、乙醚或冰醋酸中易溶，水中不溶。

本品分子中含有双键，可使高锰酸钾溶液和溴水褪色。分子结构中的 α、β-不饱和酮可以在水溶液中，尤其在碱性溶液中易水解生成甲醛，甲醛与变色酸、硫酸反应显蓝紫色。

本品利尿作用强而迅速，口服30分钟，静注5～10分钟生效，临床上用于充血性心力衰竭，急性肺水肿，肾性水肿，脑水肿等，肾功能衰竭者慎用。

氢氯噻嗪 Hydrochlorothiazide

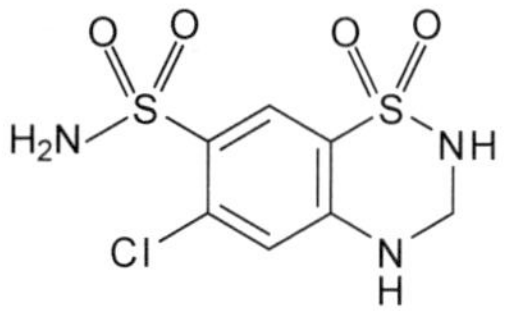

化学名为6-氯-3，4-二氢-2H-1，2，4-苯并噻二嗪-7-磺酰胺-1，1-二氧化物，又名双氢克尿塞。

本品为白色结晶性粉末；无臭，味微苦。本品在丙酮中溶解，在乙醇中微溶，不溶于水、氯仿或乙醚。熔点为265～273℃，熔融时同时分解。

本品具有酸性，结构中具有两个磺酰胺基，其 pK_a 分别为 7.9 和 9.2。

本品水溶液可发生水解，加热和加碱会加速水解，水解生成 5-氯-2，4-二氨磺酰基苯胺和甲醛，可用于鉴别。

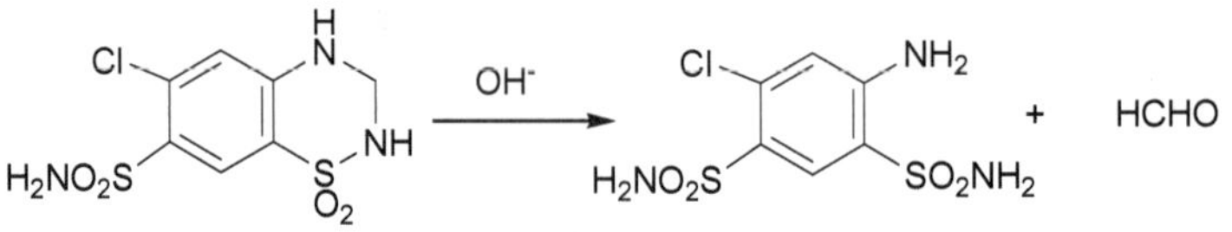

水解产物 5-氯-2，4-二氨磺酰基苯胺含芳伯氨基，经重氮化后再与变色酸、硫酸反应，生成红色偶氮化合物。

水解产物甲醛，加变色酸、浓硫酸后，显蓝紫色。本反应是甲醛专属性较高的特有显色反应。

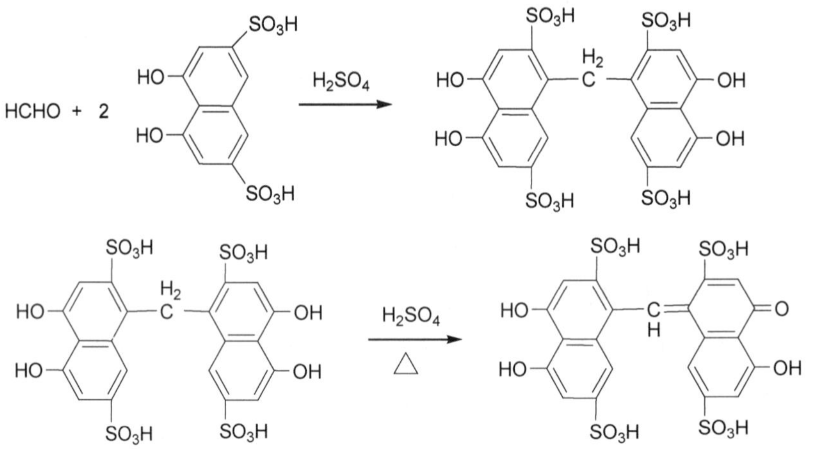

本品具有利尿降压作用，临床上用于多种类型的水肿及高血压的治疗，大剂量或长期应用时应补充氯化钾。

螺内酯　Spironolactone

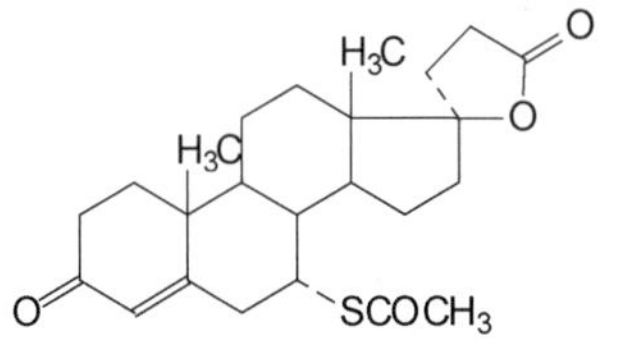

化学名为 17β-羟基-3-氧-7α-孕甾-4-烯-21-羧酸-γ-内酯，又名安体舒通。

本品为白色或类白色细微结晶性粉末；略有硫醇臭。本品不溶于水，易溶于氯仿、乙酯。熔点 203～209℃，熔融时同时分解。比旋度为-33°～-37°（1%氯仿溶液）。

本品含有甾环，呈甾环特殊反应，如加硫酸显橙黄色，有强烈的黄绿色荧光。

本品分子结构中含硫元素，经硫酸加热破坏，生成的硫化氢气体使湿润的乙酸铅试纸显黑色。

本品的甲酸溶液可与羟胺盐酸盐、三氯化铁反应生成红色络合物。

本品为醛固酮的拮抗剂，抑制排 K^+，抑制 Na^+ 和 Cl^- 及伴随水的重吸收，产生利尿作用，一般用于醛固醇增多的顽固性水肿，单独使用可产生高血钾症，故肾功能不全和高血钾患者慎用。

五、血管扩张药

这类药物直接作用于外周小动脉平滑肌，扩张血管，降低外周阻力，使血压下降，称为直接血管扩张剂。早期应用的肼屈嗪（hydralazine），直接松弛毛细血管前小动脉，使外周血管普遍扩张，血管阻力降低，血压下降，常用于中、重度高血压。对其结构改造得到了双肼屈嗪（dihydralazine），布屈嗪（budralazine）等。双肼屈嗪作用较缓慢，持久。布屈嗪是肼屈嗪与甲基丙烯甲酮形成的腙，作用时间长，对心脏刺激作用弱。

肼屈嗪   布屈嗪

案例

患者，男，55 岁，患高血压病 14 年，近期常出现头晕、头痛、失眠，到医院检查，血压为 165/105mmHg，临床诊断为原发性高血压，医生为其开下列处方。

Rp:

普萘洛尔片	10mg×30
Sig:	10mg p.o.tid
氨氯地平片	5mg×10
Sig:	5mg p.o.qd
卡托普利片	25mg×30
Sig:	25mg p.o.tid

问题：请分析该处方是否合理，为什么？

考点：抗高血压药的分类及代表药物

第5节 抗心力衰竭药

心力衰竭是由于心室泵血或充盈功能低下，心排血量不能满足机体代谢的需要，组织、器官血液灌注不足，出现肺循环和（或）体循环淤血，是各种心脏病发展到严重阶段的临床综合症，也称为充血性心力衰竭（CHF）。目前用于治疗 CHF 的药物包括强心药、肾素-血管紧张素-醛固酮系统抑制药、血管扩张药、利尿药等，本节主要介绍强心药。

强心药可以选择性增强心肌收缩力，又称正性肌力药或抗慢性心功能不全药，临床上主要用于治疗充血性心力衰竭。

强心药的种类很多，各类药物的结构无共同之处，作用机制也不同。根据抗强心药的作用机制和结构可分为四大类，见表 7-7，本节主要介绍前两类。

表 7-7 强心药的分类

分类	代表药物	作用机制
强心苷类	地高辛、去乙酰毛花苷	抑制心肌细胞膜上的 Na^+-K^+-ATP 酶的活性
磷酸二酯酶抑制剂	氨力农、米力农	抑制磷酸二酯酶，提高 cAMP（环磷酸腺苷）水平
β_1 受体激动剂	多巴酚丁胺、异波帕胺	激动 β_1 受体，直接兴奋心脏，使 cAMP 水平增加
钙敏化剂	伊索马唑、匹莫苯	直接增强心肌收缩蛋白对 Ca^{2+} 的敏感性

案例   **强心苷中毒急救**

患者，男，78 岁。近十年反复出现胸闷、憋气，多于快走或一般家务劳动时出现，经休息、口服地高辛和速尿等药物后可逐渐缓解。一周前，患者受凉后出现咳嗽，咳黄色黏痰，痰中少量血丝，无发热。4 天前出现喘憋、夜间不能平卧，自觉尿量减少，伴双下肢水肿，患者自行服用地高辛和速尿，服药 4 天后患者出现食欲下降、恶心、呕吐等症状，心电图显示室早二连律。诊断为：强心苷中毒。

思考：1. 该患者可能患了什么病？为什么要用地高辛治疗？

      2. 如何正确使用强心苷类药物？

一、强心苷类

强心苷是一种人类很早就已使用的毒性药物。它广泛地分布在有毒的植物（如洋地黄、黄花夹竹桃等）和动物（如蟾蜍）中，可抑制 Na^+-K^+-ATP 酶，使细胞内 Na^+ 浓度增高，兴奋 Na^+-Ca^{2+} 交换系统，使 Na^+ 外流增加，Ca^{2+} 内流增加，从而增强心肌收缩力。代表药物有地高辛、洋地黄毒苷等。

地高辛   Digoxin

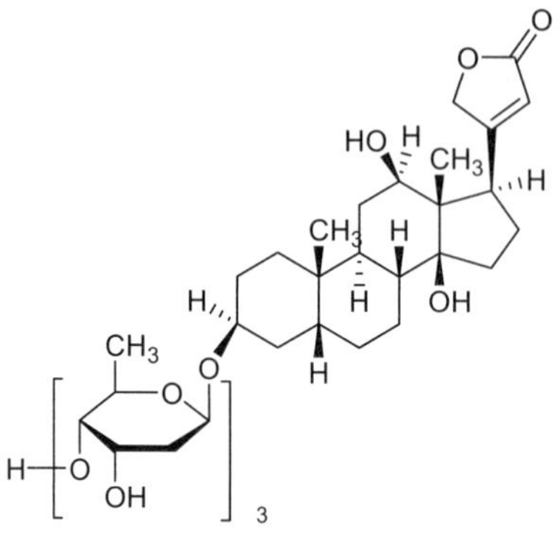

化学名为 3β-[[O-2，6-二脱氧-β-D-核-己吡喃糖基-（1→4）-2，6-二脱氧-β-D-核-己吡喃糖基-（1→4）-2，6-二脱氧-β-D-核己吡喃糖基]氧代]-12β，14β-二羟基-5β-心甾-20（22）烯内酯，又名狄戈辛、异羟基洋地黄毒苷。

本品为白色结晶或结晶性粉末；无臭，味苦。本品易溶于吡啶，微溶于稀乙醇、氯仿，在水或乙醚中不溶。熔点为 235～245℃，比旋度为+9.5°～+12°（2%吡啶溶液）。

本品为甾体衍生物，C_{17} 位连接的是五元不饱和内酯环，具有一些颜色反应，与苦味酸试液形成有色的络合物，且该络合物最大吸收波长（λ_{max}）为 495nm；与亚硝基铁氰化钠的碱液反应产生红色。

本品在三氯化铁冰醋酸溶液中溶解后，沿管壁缓缓加入硫酸，形成两液层，接届处显棕色；放置后，上层显靛蓝色。

本品的水溶液易水解。

本品是中效强心苷类药物，临床用于各种急性和慢性心功能不全以及室上性心动过速、心房颤动和扑动等。本品通常口服，对严重心力衰竭患者则采用静脉注射。

链接 地高辛使用注意事项

洋地黄类药物安全范围小，易发生毒性反应，特别是心脏毒性，因此临床应用时应监测血药浓度，剂量个体化，以保证用药安全。在洋地黄类药物中，地高辛排泄较快而且蓄积性较小，口服吸收不完全，也不规则，本药不经代谢以原形从尿中排出。本药主要损害消化系统、心脏、视觉及神经系统。中毒早期表现为胃肠道反应，心脏毒性是最严重的不良反应，可出现各种心律失常，严重者可发生室性心动过速、心室纤颤，甚至心搏骤停、猝死。

考点：地高辛的鉴别反应

二、磷酸二酯酶抑制剂

本类药物选择性抑制磷酸二酯酶，阻碍心肌细胞内的 cAMP 降解，细胞内高浓度的 cAMP 激活多种蛋白酶，使心肌膜上钙通道开放，Ca^{2+} 内流而增加心肌收缩力，本类化合物为吡啶联吡酮类，化合物性质相对稳定。代表药物如氨力农、米力农等，氨力农不良反应较多，已被米力农取代。

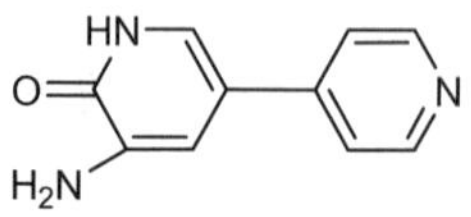

氨力农
amrinone

米力农　Milrinone

化学名为 1，6-二氢-2-甲基-6-氧-[3，4′-双吡啶]-5-腈，又名米利酮。

本品是氨力农的第二代产品，对磷酸二酯酶选择性更高，抑酶作用较氨力农强 10～20 倍。此外，本品还能增强心肌纤维对 Ca^{2+} 的敏感性。本品可使充血性心力衰竭患者体循环和肺循环血管阻力显著降低，心输出量和心脏每搏指数增加，但不增加心肌耗氧量。本品现主要用于短期静脉给药治疗急性心力衰竭。

考点：抗心力衰竭药的分类及代表药物

自 测 题

一、选择题

【A 型题】

1. 下列哪项叙述与硝苯地平不符（　　）
   A. 又名硝苯吡啶
   B. 常用于预防和治疗冠心病、心绞痛
   C. 极易溶于水
   D. 遇光极不稳定，易发生歧化作用
   E. 也称心痛定

2. 发生异羟肟酸铁反应的药物是（　　）
   A. 氯贝丁酯　　　　B. 硝苯地平
   C. 普萘洛尔　　　　D. 肾上腺素
   E. 多巴胺

3. 下列哪个药物能发生重氮化-偶合反应（　　）
   A. 硝苯地平　　　　B. 普鲁卡因胺
   C. 肾上腺素　　　　D. 普萘洛尔
   E. 利血平

4. 降压药卡托普利的类型是（　　）
   A. 钙敏化剂　　　　B. ACEI
   C. 钙拮抗剂　　　　D. 肾上腺素能受体拮抗剂
   E. 利尿药

5. 能与 2，4-二硝基苯肼反应生成腙的药物是（　　）
   A. 普萘洛尔　　　　B. 美西律
   C. 硝苯地平　　　　D. 胺碘酮
   E. 氢氯噻嗪

6. 辛伐他汀属于哪种类型的药物（　　）
   A. ACEI　　　　　　B. HMG-CoA 还原酶抑制剂
   C. 钙拮抗剂　　　　D. 肾素抑制剂
   E. 钙敏化剂

7. 下列哪个药物受撞击或高热会有爆炸危险（　　）
   A. 硝苯吡啶　　　　B. 硝酸甘油
   C. 普萘洛尔　　　　D. 胺碘酮
   E. 氢氯噻嗪

8. 氢氯噻嗪属于下列哪类利尿药（　　）
   A. 多元醇类　　　　B. 有机汞类
   C. 蝶啶类　　　　　D. 磺酰胺类
   E. 苯氧乙酸类

【B 型题】

（第 1～5 题备选答案）
   A. 盐酸羟胺饱和溶液　　B. 新制儿茶酚溶液
   C. 新制香草醛溶液　　　D. 2，3-丁二酮溶液
   E. 2，4-二硝基苯肼

1. 可用于鉴别硝酸异山梨酯的试剂为
2. 利血平具吲哚结构，可与其显玫瑰红色的试剂为
3. 盐酸胺碘酮结构中有酮基，可与其反应生成黄色苯腙衍生物的试剂为
4. 氯贝丁酯有酯的结构，可与其生成异羟肟酸，再与三氯化铁作用呈紫红色的试剂为
5. 硫酸胍乙啶具有胍基的特征反应，可与其反应呈红色的试剂为

【X 型题】

1. 常用的降血脂药有（　　）
   A. 辛伐他汀　　　　B. 氯贝丁酯
   C. 硝酸异山梨酯　　D. 非诺贝特
   E. 洛伐他汀

2. 具抗心绞痛作用的药物主要包括（　　）
   A. 硝酸酯及亚硝酸酯类　B. α 受体拮抗剂
   C. 钙拮抗剂　　　　D. β 受体拮抗剂
   E. 血管紧张素转化酶抑制剂

3. 钙拮抗剂按化学结构划分的类型为（　　）
   A. 二氢吡啶类　　　B. 芳烷基胺类
   C. 硝酸酯类　　　　D. 苯噻氮䓬类
   E. 二苯哌嗪类

4. 作用于自主神经系统的抗高血压药的类型包括（　　）
   A. 钙拮抗剂

B. 中枢性降压药

C. 作用于交感神经的降压药

D. 血管紧张素转化酶抑制剂

E. 血管扩张药

5.通常将抗心律失常药划分为　　　（　　）

A. Ⅰ类，钠通道阻滞剂

B. Ⅱ类，β 受体阻滞剂

C. Ⅲ类，钾通道阻滞剂

D. Ⅳ类，影响血容量的药物

E. Ⅳ类，钙拮抗剂

二、简答题

1. 普鲁卡因和普鲁卡因胺哪一种药物化学结构更稳定？为什么？普鲁卡因胺如何鉴别？

2. Lovartatin 为何被称为前药？说明其代谢物的结构特点。

三、实例分析

患者，男，68 岁，因双下肢水肿、胸闷、气急入院，诊断为慢性心功能不全。医生开出处方如下，分析是否合理，为什么？

Rp：①地高辛片　　　　　　　0.25mg ×10

Sig：0.25mg/次　　　　　　　3 次/d

②氢氯噻嗪片　　　　　　　25mg×30

Sig：25mg/次　　　　　　　3 次/d

③泼尼松片　　　　　　　　5mg×30

Sig：10mg/次　　　　　　　3 次/d

（吴　虹）

消化系统疾病是临床常见病、多发病。根据临床治疗的目的,消化系统药物(digestive system agent)可分为:①抗溃疡药;②胃动力药;③止吐药和催吐药;④泻药和止泻药;⑤助消化药;⑥肝胆疾病辅助治疗药等。本章重点介绍抗溃疡药、胃动力药和止吐药。

第 1 节 抗 溃 疡 药

消化性溃疡为临床常见病和多发病,主要发生在胃幽门和十二指肠处,因溃疡形成与胃酸和胃蛋白酶的消化作用有关,故称消化性溃疡。

消化性溃疡的发病机制比较复杂,与很多因素有关,至今比较明确的病因是胃酸过量生成、胃蛋白酶分泌过多、幽门螺杆菌感染及服用非甾体抗炎药。其中,胃酸过量生成是引起消化性溃疡的主要原因。

胃壁细胞分泌胃酸的过程如图 8-1 所示。

第一步,刺激形成。组胺、乙酰胆碱、胃泌素等内源性物质刺激胃壁细胞底-边膜上相应的受体,使其激动,引起第二信使环磷腺苷(cAMP)或 Ca^{2+} 增加;

第二步,刺激传递。经 cAMP 或 Ca^{2+} 介导,刺激由细胞内向细胞顶端传递;

第三步,胃酸形成。在刺激作用下,胃质子泵(H⁺-K⁺-ATP 酶)被激活,将 H⁺ 从胞浆泵向胃腔,与从胃腔进入胞浆的 K⁺ 交换,H⁺ 与胃腔的 Cl⁻ 形成盐酸(胃酸的主要成分)。

消化性溃疡病的治疗有两种方式,一是减少胃酸分泌,二是增强黏膜的抵抗力。抗溃疡药(antiulcer agent)按不同作用机制也可分为两类,即中和过量胃酸的抗酸药和从

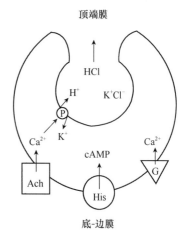

图 8-1 胃壁细胞分泌胃酸的过程

P: 质子泵 Ach: 乙酰胆碱 His: 组胺 G: 胃泌素

不同环节抑制胃酸生成的抑酸药。目前临床常用的抗溃疡药有组胺 H_2 受体拮抗剂、质子泵抑制剂和前列腺素类胃黏膜保护剂。其中,组胺 H_2 受体拮抗剂抑制胃酸生成的作用远大于 M 胆碱受体拮抗剂、胃泌素 G 受体拮抗剂。而质子泵抑制剂则作用于胃酸生成的最后一步,可以阻断任何刺激引起的胃酸生成,对胃酸分泌有直接影响。本节重点介绍 H_2 受体拮抗剂和质子泵抑制剂。

一、H_2 受体拮抗剂

组胺 H_2 受体拮抗剂是运用合理的药物设计理论进行药物设计的成功典范。目前临床使用的组胺 H_2 受体拮抗剂主要有四种结构类型:咪唑类,如西咪替丁(cimetidine);呋喃类,如雷尼替丁(ranitidine);噻唑类,如法莫替丁(famotidine)、尼扎替丁(nizatidine);其他类。

西咪替丁是第一个上市的 H_2 受体拮抗剂(H_2 receptor antagonist),是以组胺作为先导化合物,对其化学结构进行改造而得到。它一举取代了其他传统的抗酸药,成为当时治疗消化性溃疡的首选药物。

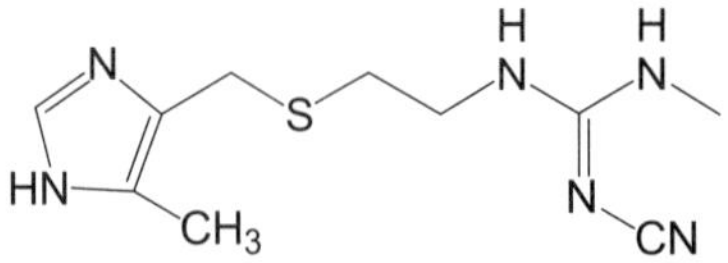

西咪替丁
cimetidine

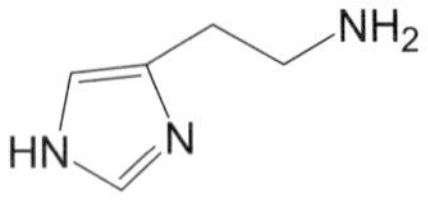

组胺
hisamine

　　用呋喃环置换西咪替丁结构中的咪唑环，得到疗效更好、副作用更小的雷尼替丁，它是第二个上市的受体拮抗剂。用噻唑环代替西咪替丁结构中的咪唑环得到法莫替丁和尼扎替丁。尼扎替丁抑酸作用是西咪替丁的 4.8～18 倍，其口服后的生物利用度大于 90%，远远超过雷尼替丁和法莫替丁，且对心血管、中枢神经系统和内分泌系统无不良反应。法莫替丁和尼扎替丁是强效、高选择性、副作用小的新型 H_2 受体拮抗剂。

盐酸雷尼替丁　Ranitidine Hydrochloride

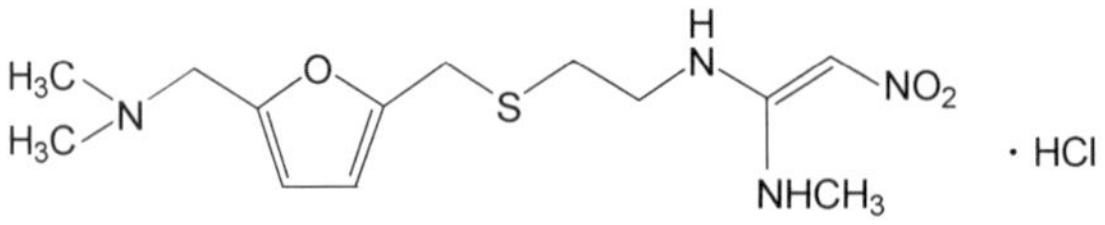

　　化学名为 N'-甲基-N-[2-[[[5-[（二甲氨基）甲基]-2-呋喃基]甲基]硫代]乙基]-2-硝基-1，1-乙烯二胺盐酸盐。

　　本品为类白色至浅黄色结晶性粉末；有硫醇异臭，味微苦带涩，极易潮解，吸潮后颜色变深。本品易溶于水或甲醇，略溶于乙醇，几乎不溶于丙酮。熔点为 137～143℃。雷尼替丁含有硝基乙烯结构，具有互变异构体。本品为反式体，熔融时同时分解；顺式体无活性。

　　本品在室温干燥条件下稳定，保存三年含量不下降；在注射用含氨基酸的营养液中，室温下放置24 小时可保持稳定，溶液的颜色、pH、药物含量等均无明显变化。

　　本品灼烧后，产生硫化氢气体，能使湿润的乙酸铅试纸变黑，用于鉴别。

　　本品在胃肠道里可被吸迅速收，2～3 小时在血浆中达到高峰，约 50%发生首关代谢。肌内注射的生物利用度为 90%～100%。在 24 小时内，口服的 30%和肌注的 70%以原型从尿中排出。体内代谢途径为氧化和去甲基化，主要代谢物为 N-氧化雷尼替丁、S-氧化雷尼替丁和 N-去甲基雷尼替丁。

　　本品抑制胃酸分泌作用比西咪替丁强 5～8 倍，对胃及十二指肠溃疡疗效较高，并且具有速效、长效的特点。其副作用也较西咪替丁小，无抗雄性激素的副作用。本品与细胞色素 P450（CYP450）酶的亲和力弱，仅为西咪替丁的 1/10，故与其合用药物的相互作用较小。

　　本品临床上主要用于十二指肠溃疡、良性胃溃疡、术后溃疡和反流性食管炎等。

　　本品还有枸橼酸铋雷尼替丁的复盐，该药物既具有雷尼替丁抗 H_2 受体、抑制胃酸分泌的作用，又有胶体铋抗幽门螺杆菌和保护胃黏膜的作用。

西咪替丁　Cimetidine

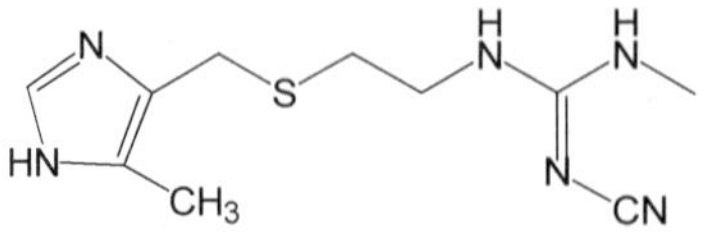

　　化学名为 N'-甲基-N''-[2[[（5-甲基-1H-咪唑-4-基）甲基]硫代]乙基]-N-氰基胍，又称甲氰咪胍、甲

氰咪胺、泰胃美。其化学结构由咪唑五元环、含硫醚的四原子链和末端取代胍三部分构成。

本品为白色或类白色结晶性粉末；几无臭，味微苦涩。本品在水中微溶，在乙醇中不溶，在乙醚中不溶，在稀无机酸中溶解，在稀氢氧化钠溶液中极微溶解。本品的饱和水溶液呈弱碱性反应。本品有多种晶形，不同晶形产品的物理常数不同，生物利用度及疗效也不同。从有机溶剂中可得 A 型晶，其生物利用度即疗效最佳。

本品对湿热稳定，在过量稀盐酸中，氰基缓慢水解，生成氨甲基胍，加热则进一步水解成胍类化合物，其水解产物没有活性。

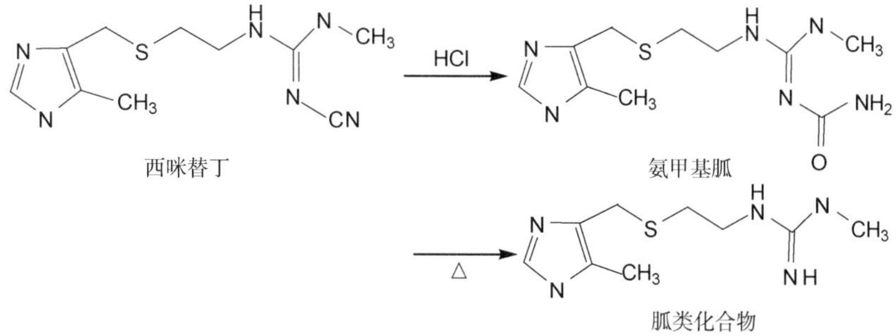

西咪替丁   氨甲基胍   胍类化合物

本品与铜离子结合生成蓝灰色沉淀，可与一般胍类化合物相区别。本品经灼热，放出硫化氢，能使乙酸铅试纸显黑色。

本品在酸性条件下，主要以质子化合物形式存在，口服吸收完全，吸收率为 60%～70%。食物可延迟本品的吸收速度，但不影响其吸收程度，所以应在进餐时或餐后立即服药，以利用食物缓冲胃酸的作用，防止药物分解，延长药物的作用时间。

本品分子式具有咪唑环，可抑制肝内代谢药物的微粒体酶，使依赖此酶代谢的药物在血浆中的半衰期延长，减少药物的代谢速率，例如，本品与苯妥英、茶碱、利多卡因等抗心律失常药以及地西泮等药物合用时，会影响这些药物的消除速度。

本品在临床用于治疗活动性十二指肠溃疡，可预防溃疡复发，对胃溃疡、反流性食管炎、应激性溃疡等均有效。临床应用中发现中断用药后复发率高，因此本品需维持治疗。

法莫替丁 Famotidine

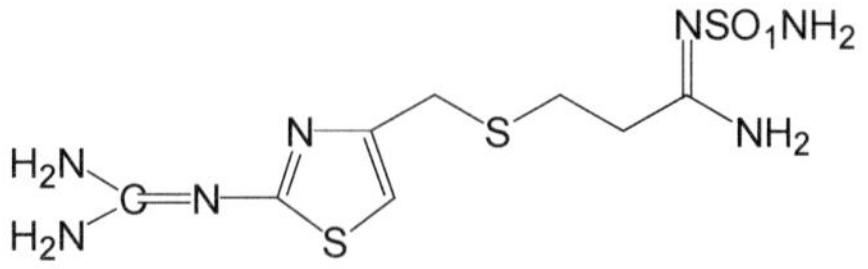

化学名为 N-氨磺酰基-3-[[[2-[（二氨基亚甲基）氨基]-4-噻唑基]甲基]硫基]丙脒，又称甲磺噻咪、高舒达、信法丁。

本品为白色或微黄色结晶性粉末；无臭，味略苦，对光敏感。本品易溶于稀乙酸，难溶于甲醇，极难溶于水和无水乙醇。因结晶条件不同有结晶 A 型和 B 型，熔点分别为 167～170℃ 和 159～162℃。

本品是继西咪替丁和雷尼替丁之后出现的又一种 H_2 受体拮抗剂，特异性高，对夜间胃酸分泌的抑制作用显著，也可抑制五肽胃泌素刺激的胃酸分泌，其作用强度为西咪替丁的 32 倍，雷尼替丁的 9 倍，维持时间较长。

本品口服吸收平稳，但不完全，约两小时血浆中达到峰值，口服生物利用度为 40%～50%，食物对吸收无明显影响，消除半衰期约 3 小时，小部分在肝脏代谢成 S-氧化法莫替丁后排出，大部分以原型排出。

法莫替丁不干扰肝脏氧化代谢，因此对合用的其他药物的代谢影响很小，且无抗雄性激素的副作用。临床主要用于胃和十二指肠溃疡及反流性食管炎。

链接 H₂受体拮抗剂的构效关系

1. H₂受体拮抗剂的化学结构由三部分组成。

（1）碱性芳杂环或碱性基团取代的芳杂环；

（2）含氮的平面极性基团；

（3）易曲绕的四原子链。

2. 碱性芳杂环或碱性基团取代的芳杂环为活性必须，可形成阳离子，与受体上的阴离子部位结合；

3. 含氮的、平面型、有极性的"硫脲基团"可通过氢键与受体结合；

4. 连接基团多为易曲绕旋转的柔性四原子链，以含硫为佳。

5. 为增强分子的脂溶性，改善吸收，可引入疏水性基团增强脂溶性。

二、质子泵抑制剂

质子泵即 H⁺，K⁺-ATP 酶，仅存在于胃壁细胞表层，能催化胃酸分泌的最后一步，不断地向胃腔排放 H⁺、Cl⁻，重吸收 K⁺。质子泵抑制剂直接作用于 H⁺，K⁺-ATP 酶（胃酸生成的最后一步），阻碍 H⁺、K⁺的交换，减少胃酸生成，可用于治疗消化性溃疡。质子泵的分布特点，决定了质子泵抑制剂的作用比受体拮抗剂选择性高、副作用小。

根据质子泵抑制剂与 H⁺，K⁺-ATP 酶作用的不同方式，质了泵抑制剂可分为可逆型与不可逆型两大类，目前临床应用的主要是不可逆型的质子泵抑制剂。

奥美拉唑是第一个上市的质子泵抑制剂。对 H⁺，K⁺-ATP 酶抑制剂的研究发现，其活性分子要求同时具有吡啶环、亚磺酰基、苯并咪唑环三个部分。据此，对奥美拉唑进行结构改造，得到了兰索拉唑、泮托拉唑和雷贝拉唑等一系列质子泵抑制剂，均可有效地治疗胃溃疡和十二指肠溃疡。临床常用的质子泵抑制剂的结构、作用特点见表8-1。

表 8-1 临床常用质子泵抑制剂

药物名称	化学结构	作用特点
兰索拉唑 lansoprazole	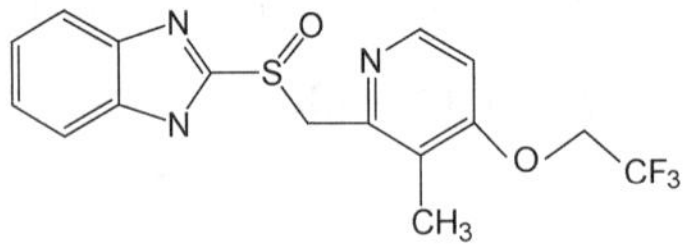	抑制胃酸分泌的作用比奥美拉唑强2～10倍，治疗效果相似
泮托拉唑 pantoprazole	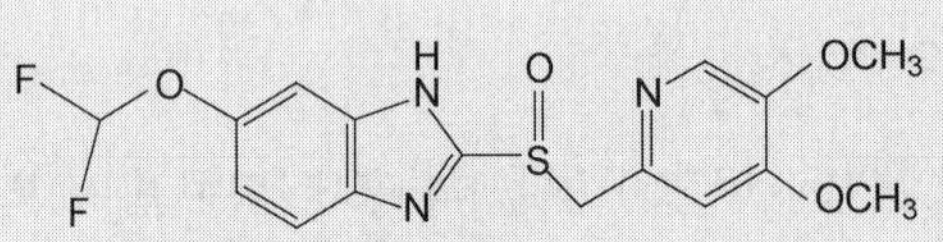	在疗效、稳定性和对胃壁细胞的选择性方面比兰索拉唑更优
雷贝拉唑 rabeprazole	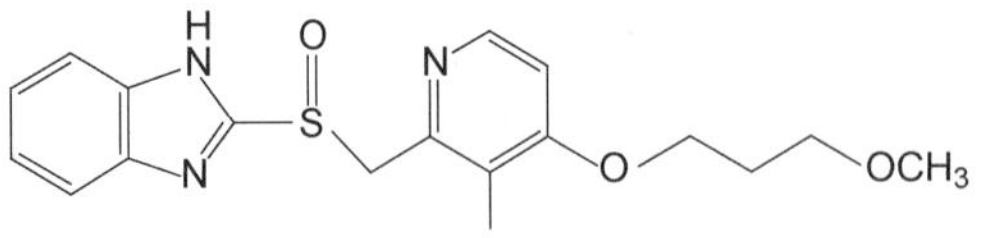	抑酸作用速度快、药效强而持久，还具有极强的幽门螺杆菌抑制活性
埃索美拉唑 esomeprazole	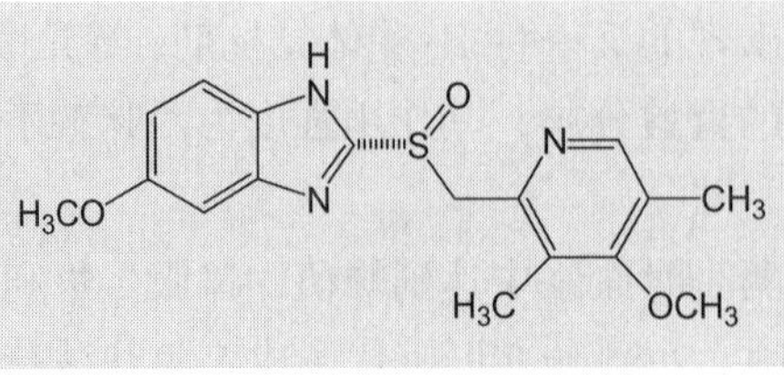	为奥美拉唑的 S-（-）型异构体，又名左旋奥美拉唑，作用和作用机制与奥美拉唑相同
托吡卡胺 tropicamide	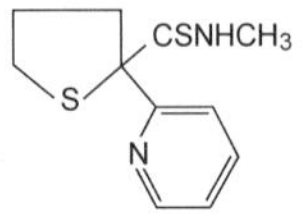	作用强度和持续时间均超过西咪替丁，副作用较小

奥美拉唑　Omeprazole

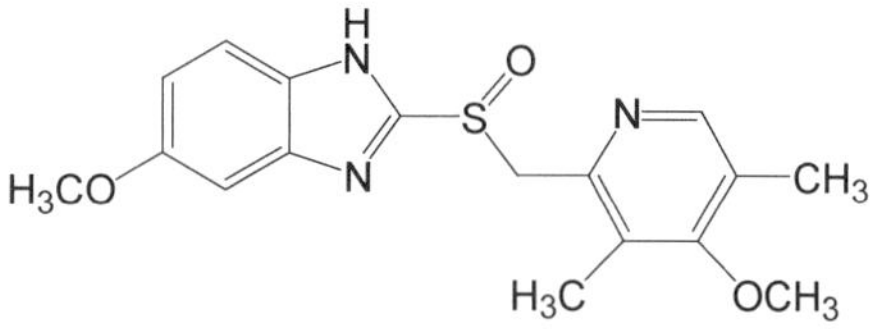

化学名为 5-甲氧基-2-{[(4-甲氧基-3,5-二甲基-2-吡啶基)-甲基]-亚砜}-1*H*-苯并咪唑,又名洛赛克(losec)。

本品为白色或类白色结晶。本品易溶于二甲基甲酰胺(DMF),溶于甲醇,难溶于水。熔点为 156℃。本品是两性化合物,分子中含有苯并咪唑环,显弱碱性;分子中的亚磺酰基显弱酸性。本品在水溶液中不稳定,对强酸也不稳定,应低温避光保存,故其制剂为肠溶胶囊和肠溶片,以避免在胃内被降解。

本品在体外无活性,口服后,在 H+ 催化下进行 Smiles 重排,形成两种活性形式,即次磺酸和次磺酰胺。次磺酰胺是奥美拉唑的活性代谢物,与 H+, K+-ATP 酶结合而使之失活,从而抑制胃酸的生成。但次磺酰胺极性太大,不易吸收入血,不能直接作为药物使用。

本品具有弱碱性,口服后易吸收入血,并能选择性地聚集在胃壁细胞的酸性环境中,转化为次磺酰胺,发挥抑酸作用,这使奥美拉唑成为次磺酰胺理想的前药。

本品因含有亚磺酰基而具有手性,存在 *S* 和 *R* 两种光学异构体,以外消旋体供药用。虽然奥美拉唑的两种异构体疗效相似,但二者药物代谢选择性却有区别,即分别被不同酶代谢失活。*S*-(-)-异构体的体内清除率大大低于比 *R*-(+)-异构体,所以 *S*-(-)-异构体在体内代谢更慢,并且经体内循环更易重复生成,使血药浓度更高,作用时间更长,其疗效和作用时间都更优于奥美拉唑,现已应用于临床,即埃索美拉唑。

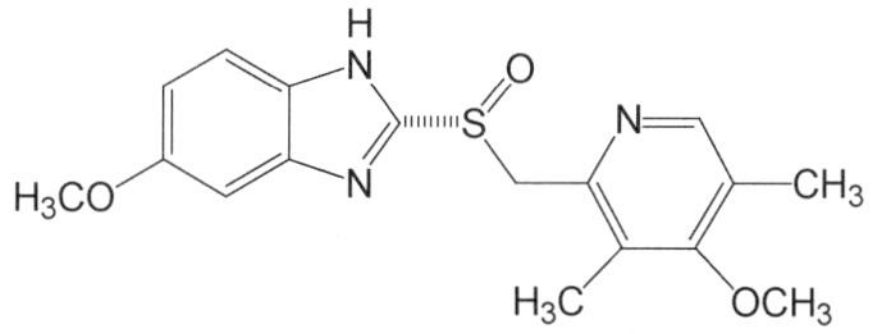

埃索美拉唑

esomeprazole

本品临床上用于治疗胃和十二指肠溃疡、应激性溃疡、胃食管反流病等,也用于与抗菌药物联合根除幽门螺杆菌。

考点：奥美拉唑的活性形式

三、其他药物

除 H₂ 受体拮抗剂和质子泵抑制剂外,常用的抗溃疡药还有以下几种。

1. 枸橼酸铋钾　是一种组成不定的铋复合物。白色粉末,味咸,有引湿性。本品在水中极易溶解,在乙醇中极微溶解。枸橼酸铋钾有独特的作用机制,既不抑制胃酸分泌,又不中和胃酸,而是在胃液 pH 条件下,在溃疡表面或溃疡基底肉芽组织形成一种坚固的氧化铋胶体沉淀,成为保护性薄膜,隔绝胃酸及食物对溃疡黏膜的侵蚀,促进溃疡组织的愈合。此外,本品还可改善胃黏膜血流,清除幽门螺杆菌。本品适用于胃及十二指肠溃疡,也用于复合溃疡、多发溃疡等。

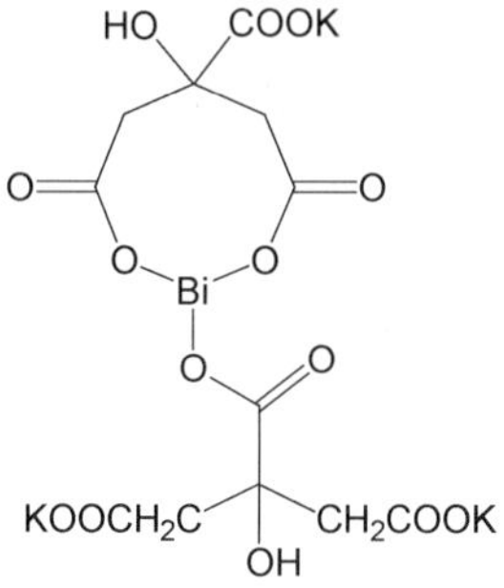

枸橼酸铋钾

bismuth potassium citrate

链接 根除幽门螺杆菌的方法

　　根除 Hp 的药物有以下几种。①抗菌药，如克拉霉素、阿莫西林、四环素、甲硝唑（或替硝唑）等。Hp 是革兰氏阴性微需氧菌，故常将抗厌氧菌的药物和抗革兰氏阴性菌的药物联用。②质子泵抑制剂（PPI），如奥美拉唑等，不但能抑制 Hp 的活性，还能减少不耐酸的抗生素在胃中降解，增强抗生素的抗菌效力。③胶体铋剂，如胶体果胶铋、枸橼酸铋钾、复方铝酸铋颗粒等，不但能在溃疡部位形成保护膜，隔绝胃酸、胃蛋白酶及食物的侵蚀作用，还能杀灭 Hp。

　　根除 Hp 的治疗方案常采用三联疗法，即质子泵抑制剂（PPI）或胶体铋剂加上两种抗菌药物，如洛塞克+克拉霉素+替硝唑或枸橼酸铋钾+阿莫西林+替硝唑。

　　2. 哌仑西平　是一种抗胆碱药物，选择性作用于胃肠道 M_1 受体，能减少胃酸生成，但对平滑肌、心肌和唾液腺等 M_1 受体亲和力低，主要用于胃及十二指肠溃疡，能明显缓解患者的疼痛，降低抗酸药的用量。

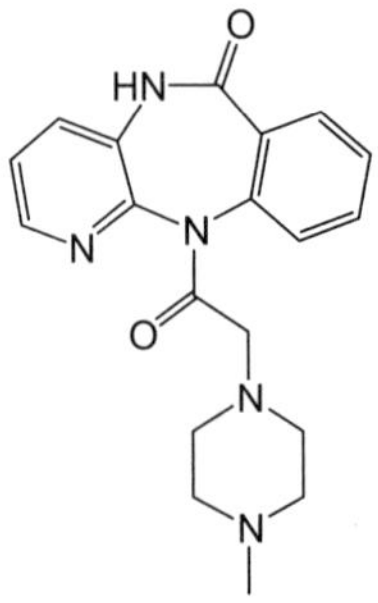

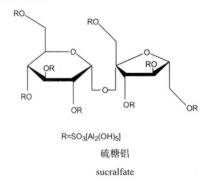

哌仑西平

pirenzepine

　　3. 硫糖铝　为蔗糖硫酸酯的碱式铝盐。白色或类白色粉末；无臭，几无味，有引湿性。本品在水、乙醇、三氯甲烷中几乎不溶，在稀盐酸或稀硫酸中易溶，在稀硝酸中略溶。硫糖铝能与胃蛋白酶结合，抑制该酶分解蛋白质，并能和胃黏膜的蛋白质络合形成保护膜，覆盖溃疡面，有利于黏膜再生和溃疡愈合，临床用于胃和十二指肠溃疡的治疗。

R=SO$_3$[Al$_2$(OH)$_5$]

硫糖铝

sucralfate

考点： 抗溃疡药的分类及代表药物

第 2 节　胃动力药和止吐药

　　胃肠道的主要功能是消化、吸收食物，为人体提供必要的维持生命的营养。多种原因都能破坏胃的消化功能。胃动力药和止吐药是胃肠道疾病的重要治疗药物之一，其临床上应用广泛。

一、胃 动 力 药

　　胃动力药（gastroprokinetic agent）又称促动力药，能促进胃肠蠕动，推动胃肠道内容物向前移动，加速胃肠排空和转运，协调胃肠运动规律，是临床上用于治疗胃肠道动力障碍性疾病的药物。胃肠道动力障碍会引起消化不良、反流性食管炎、肠梗阻、上腹饱胀等。

胃动力药按照作用部位不同，可分为主要增强上部胃动力的药物全胃肠道促动力药，主要增强上部胃动力的药物如甲氧氯普胺、多潘立酮等，全胃肠道促动力的药物如西沙必利等。按照作用机制不同，可分为多巴胺 D_2 受体拮抗剂，如甲氧氯普胺；外周性多巴胺 D_2 受体拮抗剂，如多潘立酮；通过乙酰胆碱起作用的，如莫沙必利。按照化学结构不同，可分为苯并咪唑类，如多潘立酮，苯甲酰胺类，如西沙必利等。本节重点介绍西沙必利、多潘立酮。

甲氧氯普胺　Metoclopramide

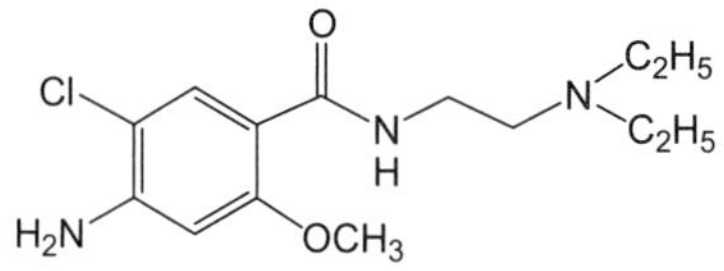

化学名为 *N*- [（2-二乙胺基）-乙基]-4-氨基-2-甲氧基-5-氯-苯甲酰胺，又名胃复安、灭吐灵。

本品为苯甲酰胺衍生物，化学结构与普鲁卡因胺相似，均为苯甲酰胺的类似物，但无局部麻醉和抗心律失常作用。本品为中枢性和外周性多巴胺 D_2 受体拮抗剂，可作用于胃肠道和中枢神经系统，具有促进胃动力和止吐双重作用，是第一个用于临床的胃动力药。

本品在胃肠道吸收，进入血液循环后 13%～22%迅速与血浆蛋白结合，经肝脏代谢，口服量约有 85%以原型及葡糖醛酸结合物随尿排出。

本品易透过血脑屏障和胎盘屏障，大剂量使用会引起锥体外系反应及头昏、倦怠、嗜睡等反应。孕妇、哺乳期妇女、小儿和老人应慎用。

本品临床上用于治疗上消化道动力障碍所致的胃轻瘫、慢性功能性消化不良及肿瘤化学治疗或放射治疗引起的呕吐等。

多潘立酮　Domperidone

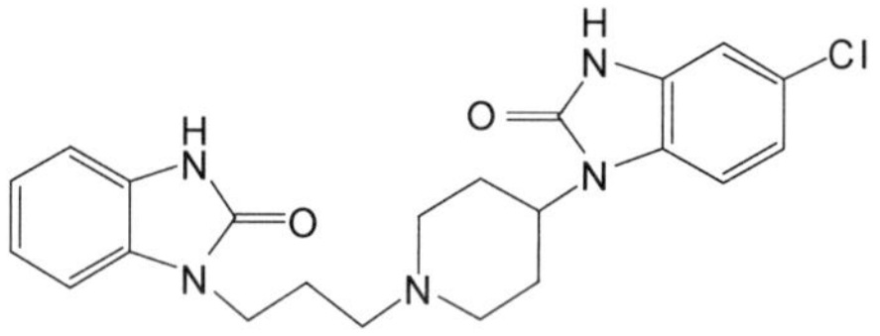

化学名为 5-氯-1-[1-[3-（2，3-二氢-2-氧代-1*H*-苯并咪唑-1-基）丙基] -4-哌啶基]-1，3-二氢-2*H*-苯并咪唑-2-酮，又名吗丁啉。

本品为白色或类白色粉末。本品溶于二甲基甲酰胺（DMF），微溶于甲醇和乙醇，几不溶于水。熔点为 242.5℃。

本品为强效外周性多巴胺 D_2 受体拮抗剂，兼有促进胃动力及止吐双重作用，可促进上胃肠道的蠕动，使张力恢复正常，促进胃排空，增加胃窦和十二指肠运动，协调幽门的收缩，通常也能增强食管的蠕动和食管下括约肌的张力，但本品对小肠和结肠平滑肌无明显作用，可抑制各种原因所致的恶心呕吐。

本品极性较大，不易透过血脑屏障，故中枢副作用（锥体外系症状）较甲氧氯普胺少，止吐作用也较甲氧氯普胺弱。

本品的临床适应证与甲氧氯普胺相似，用于促进胃动力和止吐，但对反流性食管炎效果不佳。

西沙必利　Cisapride

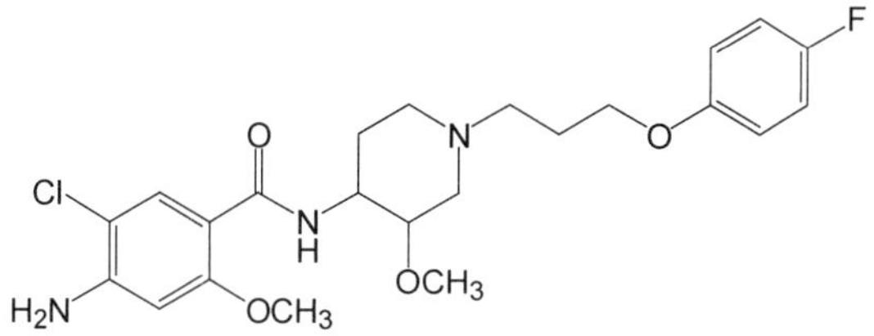

化学名为（±）顺式-4-氨基-5-氯-N-[1-[3-（4-氟苯氧基）丙基]-3-甲氧基-4-哌啶基]-2-甲氧基苯甲酰胺水合物，又名普瑞博斯。

本品为白色或类白色结晶性粉末；无臭。本品易溶于冰醋酸或二甲基甲酰胺（DMF），溶于二氯甲烷，难溶于乙醇和乙酸乙酯，几乎不溶于水。熔点为140℃。本品有同质多晶现象。

本品是苯甲酰胺衍生物，分子中甲氧基和苯甲酰氨基均在哌啶环同侧，故为顺式。本品具光学活性，有四个光学异构体，药用其顺式的两个外消旋体。

本品结构中含有氟原子，可在熔融后用茜素氟蓝和硝酸亚铈试液进行鉴别。

本品口服后在胃肠道迅速吸收，经肝脏发生首过效应，主要经尿液和粪便排出。如与其他CYP3A4酶抑制剂（如红霉素、克拉霉素、咪康唑、酮康唑、氟康唑、伊曲康唑等）合用，会抑制西沙必利的代谢，使其血药浓度明显升高，发生QT间期延长等严重的心脏不良反应。

莫沙必利　Mosapride

化学名为4-氨基-5-氯-2-乙氧基-N-[4-（4-氟苄基）-2-吗啉基甲基]苯甲酰胺枸橼酸二水化合物。

本品为新型胃动力药，结构和西沙必利相似，同为苯酰胺衍生物，具有相似的药理作用机制。本品从分子结构上进行了优化，克服了西沙必利对心脏的副作用，无导致QT间期延长和室性心律失常的不良反应。

本品是强效、选择性5-HT$_4$受体激动剂，能促进乙酰胆碱的释放，刺激胃肠道而发挥促动力作用，可改善功能性消化不良患者的胃肠道症状，但是不影响胃酸分泌。

本品在临床上主要用于功能性消化不良伴有胃灼热、嗳气、恶心、呕吐、早饱、上腹饱胀等，也可用于胃食管反流性疾病、糖尿病性胃轻瘫和部分胃切除患者的胃功能障碍。

二、止 吐 药

止吐药（antiemetic agent）是指防止或减轻恶心呕吐的药物。

呕吐是由内脏及前庭功能紊乱、放射治疗、药物等作用于延髓呕吐中枢和催吐化学感受区引起的，将胃和部分小肠内容物经食道、口腔排出体外的现象，是机体的一种自我保护机制。但频繁剧烈的呕吐会妨碍饮食，导致脱水、电解质紊乱，引起机体营养失调，甚至食管贲门黏膜裂伤等。

呕吐神经反射与多种神经递质及受体有关，如组胺受体、乙酰胆碱受体、多巴胺受体。止吐药就是通过阻断该反射的不同环节而起止吐作用。根据受体选择性的不同，传统的止吐药分为：①组胺受体拮抗剂，如苯海拉明；②乙酰胆碱受体拮抗剂，如地芬尼多；③多巴胺受体拮抗剂，如硫乙拉嗪等。

近年来研究发现，影响呕吐反射弧5-羟色胺受体的亚型5-HT$_3$主要分布在肠道，在中枢神经系统分布相对较少。癌症患者因化学治疗或放射治疗引起胃肠的类嗜铬细胞释放5-羟色胺（5-HT），5-HT激动5-HT$_3$受体引起迷走神经兴奋，导致呕吐。由此开发出新一代高选择性的5-HT$_3$受体拮抗剂，如昂丹司琼，特别适用于癌症患者因化学治疗或放射治疗所致的呕吐。本节重点介绍5-HT$_3$受体拮抗剂类止吐药。

盐酸昂丹司琼　Ondansetron Hydrochloride

$\cdot$ HCl $\cdot$ 2H$_2$O

化学名为 1，2，3，9-四氢-9-甲基-3-[（2-甲基-*1H*-咪唑-1-基）甲基]-*4H*-咔唑-4-酮盐酸盐二水合物。

本品为白色或类白色结晶性粉末（水/异丙醇中结晶）。熔点为 178.5～179.5℃。

本品分子中的咔唑环 3 位碳具有手性，其 *R* 构型体活性较强，临床用其外消旋体。

本品可口服或静脉注射，口服吸收迅速，生物利用度为 60%。半衰期为 3.5 小时。本品主要在肝脏代谢，50%以上以原型自尿液排出。

本品临床用于治疗癌症患者化疗或放疗所致的呕吐及术后呕吐，其止吐剂量仅为甲氧氯普胺有效剂量的 1%，无锥体外系副作用，毒副作用极小。

格拉司琼　Granisetron

化学名为 1-甲基-*N*-[9-甲基-桥-9-氮杂双环[3，3，1]壬烷-3-基]-1*H*-吲唑-3-甲酰胺。

本品是最早发现具有拮抗 5-HT₃ 受体作用的化合物之一，但其开发的进展较昂丹司琼慢，直到 1991 年才上市。本品有效剂量小、半衰期长、疗效强于昂丹司琼，每日仅需注射一次。

本品是强效、长效、高选择性 5-HT₃ 受体拮抗剂，对中枢和外周的 5-HT₃ 受体均有较强的拮抗作用，可抑制恶心、呕吐。但对其他 5-HT₁ 受体、5-HT₂ 受体、多巴胺 D₂ 或肾上腺素 α 受体等仅有轻微亲和力或几无亲和力。对因放疗、化疗和手术引起的恶心和呕吐具有良好的预防和治疗作用。本品选择性高，无锥体外系反应、过度镇静等副作用。

考点：按作用机制不同，胃动力药的分类

自 测 题

一、选择题

【A 型题】

1. 下列属于呋喃类抗溃疡的药物是（　　）
   A. 西咪替丁　　　　B. 雷尼替丁
   C. 法莫替丁　　　　D. 尼扎替丁
   E. 西替利嗪

2. 以（+）-*S*-异构体上市的药物是（　　）
   A. 泮托拉唑　　　　B. 埃索美拉唑
   C. 雷贝拉唑　　　　D. 兰索拉唑
   E. 奥美拉唑

3. 下列药物中，含有苯并咪唑环的是（　　）
   A. 格拉司琼　　　　B. 昂丹司琼
   C. 西沙必利　　　　D. 甲氧氯普胺
   E. 多潘立酮

4. 下列药物中，含有咔唑环结构的是（　　）
   A. 阿托品　　　　　B. 托烷司琼
   C. 格拉司琼　　　　D. 昂丹司琼
   E. 甲氧氯普胺

5. 具有以下结构式的药物是（　　）

   A. 雷尼替丁　　　　B. 西咪替丁
   C. 法莫替丁　　　　D. 尼扎替丁
   E. 奥美拉唑

【X 型题】

1. 下列描述与奥美拉唑相符的是（　　）
   A. 分子结构中含有氰基
   B. 含有两个手性中心
   C. 对酸不稳定
   D. 具酸碱两性，以钠盐供药用
   E. 在水溶液中稳定

2. 经灼烧后，产生的硫化氢能使湿润的乙酸铅试纸变黑的药物有（　　）
   A. 硫糖铝　　　　　B. 雷尼替丁
   C. 多潘立酮　　　　D. 法莫替丁
   E. 西咪替丁

3. 下列描述与多潘立酮相符的是（　　）

A. 含有苯并咪唑酮结构

B. 含有芳伯胺基

C. 含有哌啶环

D. 易溶于水

E. 极性大，不易透过血脑屏障

4. 下列具有止吐作用的药物有（　　　　）

　A. 苯海拉明　　　　　　B. 甲氧氯普胺

　C. 格拉司琼　　　　　　D. 昂丹司琼

E. 多潘立酮

二、简答题

1. 常用的抗溃疡药有哪些类型？各举一例，说明其作用机制。

2. 何为质子泵抑制剂？

3. 比较西咪替丁、雷尼替丁和法莫替丁的结构特点和作用特点。

（贾晓静）

抗微生物药（antimicirobial drug）是指治疗或预防致病微生物所致感染，抑制或杀灭病原体的药物。主要包括抗菌药（antibacterial drug）、抗真菌药（antifungal drug）和抗病毒药（antiviral drug）。本章主要介绍合成抗菌药、抗结核病药、抗真菌药、抗病毒药。抗生素类药物另章讲解。

第 1 节　喹诺酮类抗菌药

一、概　　述

喹诺酮类抗菌药（quinolone antimicrobial agent）是 20 世纪 60 年代开始用于临床的合成抗菌药，自 1962 年萘啶酸（nalidixic acid）被发现以来，此类药物发展极为迅速，这类药物抗菌谱广，活性强，毒性低，与多数药物间无交叉耐药性，而且人工合成容易，是一类具有较大潜力的新一代抗菌药。根据其抗菌谱和抗菌活性强弱，喹诺酮类药物可分为以下四代，见表 9-1。

表 9-1　喹诺酮类抗菌药的发展

发展阶段	药物名称	化学结构	主要特点
第一代 1962～1969 年	萘啶酸 nalidixic acid		抗菌谱窄，主要抗革兰氏阴性菌；活性中等；易耐药；作用时间短；中枢不良反应较多，现已少用
第二代 1970～1977 年	吡哌酸 pipemidic acid		7 位引入哌嗪基，增加了对 DNA 回旋酶的亲和力和组织渗透性。 抗菌活性增强；抗菌谱较广，对革兰氏阴性菌、革兰氏阳性菌和铜绿假单胞菌都有效；体内较稳定；副作用较少。临床限用于尿路和肠道等感染
第三代 1978～1996 年	诺氟沙星 norfloxacin		在二代的基础上，6 位引入氟原子，进一步提高了对 DNA 回旋酶的亲和力和组织渗透性 具有抗菌活性更强；毒性小；抗菌谱更广等优点。对革兰氏阴性菌、革兰氏阳性菌和铜绿假单胞菌都有较强的抑菌作用；对衣原体、支原体、结核杆菌等也有一定作用。一些药物的疗效甚至与头孢菌素相当
	环丙沙星 ciprofloxacin		临床上适用于呼吸道、泌尿道、胃肠道、皮肤软组织、骨关节组织及外科、妇科和五官科等感染（详见代表药物叙述）
	（左）氧氟沙星 (lev) ofloxacin		

发展阶段	药物名称	化学结构	主要特点
第三代 1978～1996 年	依诺沙星 enoxacin	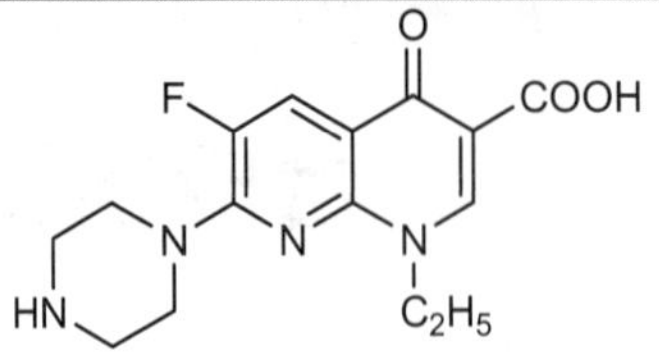	在二代的基础上，6 位引入氟原子，进一步提高了对 DNA 回旋酶的亲和力和组织渗透性
	洛美沙星 lomefloxacin	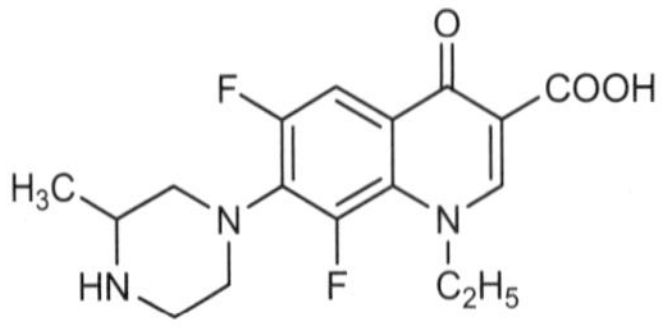	具有抗菌活性更强；毒性小；抗菌谱更广等优点。对革兰氏阴性菌、革兰氏阳性菌和铜绿假单胞菌都有较强的抑菌作用；对衣原体、支原体、结核杆菌等也有一定作用。一些药物的疗效甚至可与头孢菌素相当
	司帕沙星 sparfloxacin	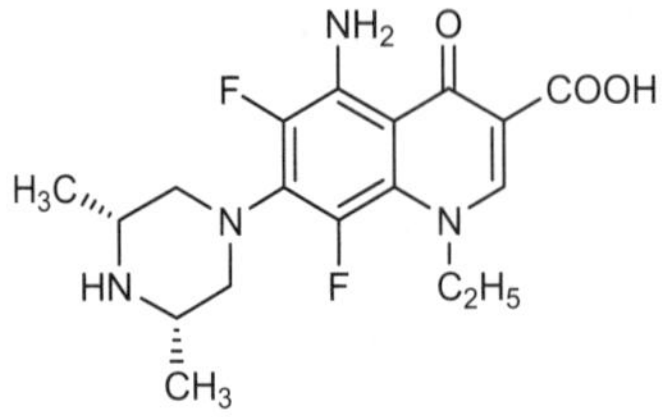	临床上适用于呼吸道、泌尿道、胃肠道、皮肤软组织、骨关节组织及外科、妇科和五官科等感染（详见代表药物叙述）
第四代 1997 年至今	加替沙星 gatifloxacin	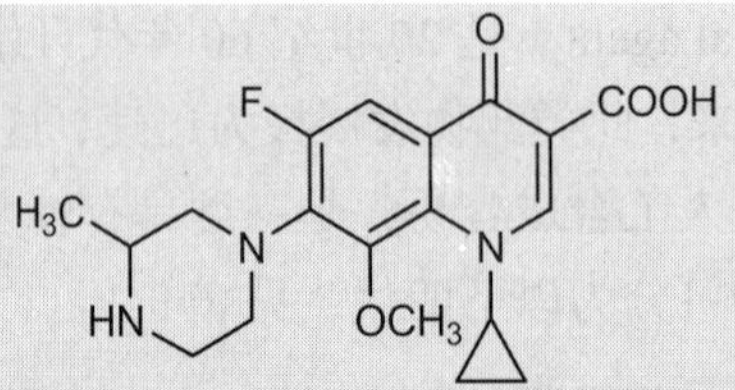	抗菌谱进一步扩大，对革兰氏阳性菌、衣原体、支原体、立克次体、厌氧菌和结核分枝杆菌等病原微生物的抗菌活性比第三代强；耐药性增强；光毒性等不良反应小
	莫西沙星 moxifloxacin	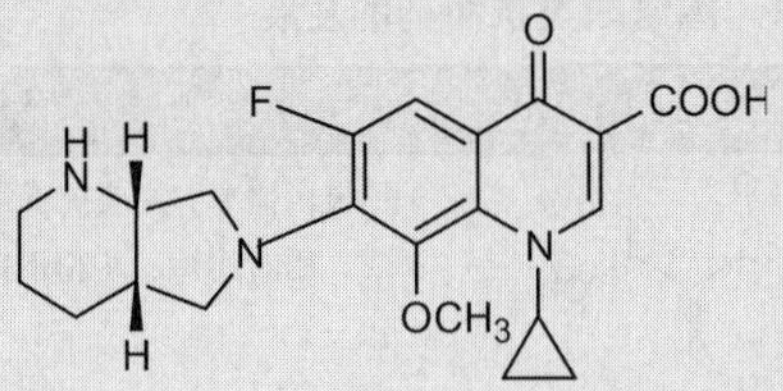	

二、作 用 机 制

喹诺酮类抗菌药通过选择性抑制细菌 DNA 的旋转酶和拓扑异构酶Ⅳ而发挥抗菌作用。细菌 DNA 旋转酶在细菌的复制、转录等过程中起决定作用，而拓扑异构酶Ⅳ则在细菌细胞壁的分裂中，对细菌染色体的分裂起关键作用。喹诺酮类药物通过抑制这两种酶，协同阻止细菌的复制，最终致其死亡。

三、构 效 关 系

喹诺酮类抗菌药是一类具有 1，4-二氢-4-氧代喹啉-3-羧酸母核或类似结构的合成抗菌药的统称，绝大多数喹诺酮类药物属于喹啉羧酸类。其基本结构通式如下：

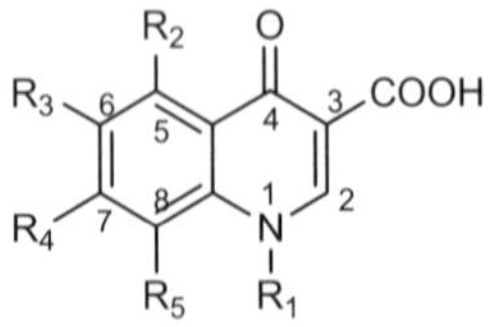

1. 3 位羧基和 4 位酮基是与 DNA 旋转酶结合产生药效的必需结构。

2. N_1 位取代基 R_1 对抗菌活性贡献很大。当 R_1 为脂肪烃基取代时，以乙基、乙烯基、氟乙基活性最好；若为脂环烃基取代时，则以环丙基活性最佳，并优于乙基衍生物；当 R_1 为芳香基取代时，以苯基活性为佳，且与乙基活性相当。

3. 2 位若引入取代基，其活性减弱或消失。

4. 5 位取代基 R_2 为氨基或甲基取代时，抗革兰氏阴性菌活性增强，但也可能使毒性增加。

5. 6 位取代基 R₃ 为氟原子取代时，药物对 DNA 旋转酶的亲合力增加 2~17 倍，对细菌细胞壁的穿透性增加 1~70 倍，抗菌活性提高 5~100 倍。

6. 7 位取代基 R₄ 为五元或六元杂环取代时可明显增加抗菌活性，其中以哌嗪环最佳，哌嗪环上有取代时则抗革兰氏阳性菌活性强，如氧氟沙星、加替沙星等。

7. 8 位引入取代基使其对紫外线稳定性增加，光毒性减小。R₅ 为氯原子、氟原子、甲氧基时活性较强，其中甲氧基取代时抗厌氧菌活性增加，氟原子取代时可能会增加光毒性，如司帕沙星、洛美沙星常诱发光敏反应。

8. 在 N₁ 位和 C₈ 位间形成环状化合物时，产生光学异构体，以 S 异构体活性最强，如左氧氟沙星。

链接　喹诺酮类药物的体内代谢

喹诺酮类抗菌药口服后迅速吸收，在体内分布广泛，多数药物在尿中的浓度大于病原微生物的最小抑菌浓度。大多数药物的代谢产物为 3-羧酸与葡萄糖醛酸的结合物。

四、不良反应及注意事项

喹诺酮类抗菌药含有羧基，显酸性，对胃肠道有刺激性，口服宜饭后服用。

喹诺酮类抗菌药 3 位羧基和 4 位酮羰基极易和金属离子如钙、镁、铁、锌、铝等形成配合物，不仅降低抗菌活性，且长期使用也使体内的金属离子流失，尤其妇女、老人和儿童易出现缺钙、缺锌和贫血等不良反应，甚至可影响承重关节及骨骼发育。故该类药物不宜和牛奶等含钙、铁的食物或药品同服，与食物同服时应注意食物种类，最好饭后 15min 后服用；不宜常规用于孕妇、婴幼儿；老年患者及 18 岁以下青少年不宜大剂量使用。

喹诺酮类抗菌药遇光照可分解，有光毒性，应采取避光措施。静脉滴注时最好用黑色纸或其他避光材料包裹输液瓶，以免影响药效。应用环丙沙星、洛美沙星、司帕沙星等的患者也应避免日照。

五、代表药物

诺氟沙星　Norfloxacin

化学名为 1-乙基-6-氟-1，4-二氢-4-氧代-7-（1-哌嗪基）-3-喹啉羧酸，又名氟哌酸。

本品为类白色或淡黄色结晶性粉末；无臭，味微苦；在空气中可吸收少量水分。本品易溶于冰乙酸、盐酸或氢氧化钠溶液，略溶于二甲基甲酰胺（DMF），极微溶于水或乙醇。熔点为 218~224℃。

本品在室温、干燥条件下较稳定，但光照可致 7 位哌嗪环分解，可检出分解产物。本品宜密闭遮光保存。

本品有叔胺结构，与丙二酸-醋酐试剂反应显红棕色，可用于鉴别。

本品具有有机氟化合物的鉴别反应，本品经氧瓶燃烧破坏后，吸收液与茜素氟蓝和硝酸亚铈试液作用生成蓝紫色配合物。

本品口服吸收迅速，组织分布良好，但生物利用度较低（35%~45%），在体内几乎不代谢，绝大部分以原型经肾排出，尿中浓度高。

本品为最早用于临床的第三代喹诺酮类抗菌药，具有良好的组织渗透性，抗菌谱广，对革兰氏阴性菌和革兰氏阳性菌都有较好的抑制作用，其对绿脓杆菌的作用强于氨基糖苷类抗生素，不易产生耐药性。本品主要用于敏感菌所致泌尿道、肠道、妇科、外科和皮肤科等感染性疾病。

盐酸环丙沙星　Ciprofloxacin Hydrochloride

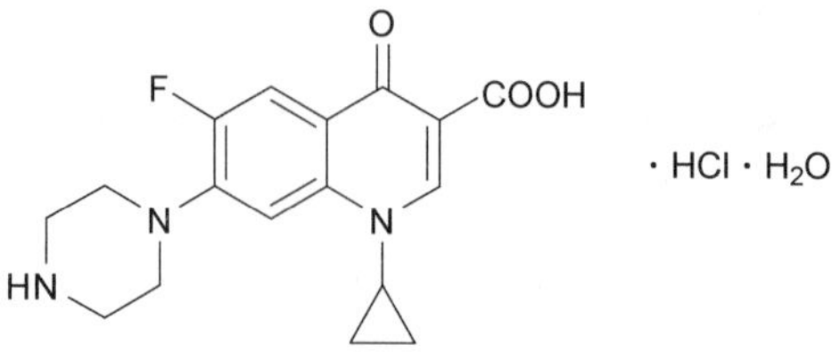

· HCl · H$_2$O

化学名为 1-环丙基-6-氟-1，4-二氢-4-氧代-7-（1-哌嗪基）-3-喹啉羧酸盐酸盐一水合物，又名环丙氟哌酸。

本品为白色或微黄色结晶性粉末；无臭，味苦。本品溶于水，微溶于甲醛，几乎不溶于氯仿。熔点为 308～310℃。

本品性状、稳定性与诺氟沙星相似，遇光色渐变深，强光照射 12 小时即可检出分解产物。

本品口服生物利用度为 38%～60%，血药浓度低，静脉滴注可克服此缺点，药物吸收后组织分布良好。

本品抗菌作用强于其他同类药物、头孢菌素及氨基糖苷类抗生素，对耐 β-内酰胺类抗生素或耐庆大霉素的病原菌也有效。临床上除用于尿路感染、肠道感染、淋病等外，还可用于治疗由流感嗜血杆菌、大肠埃希菌等引起的骨和关节感染、皮肤组织感染、肺炎、败血症等。

氧氟沙星　Ofloxacin

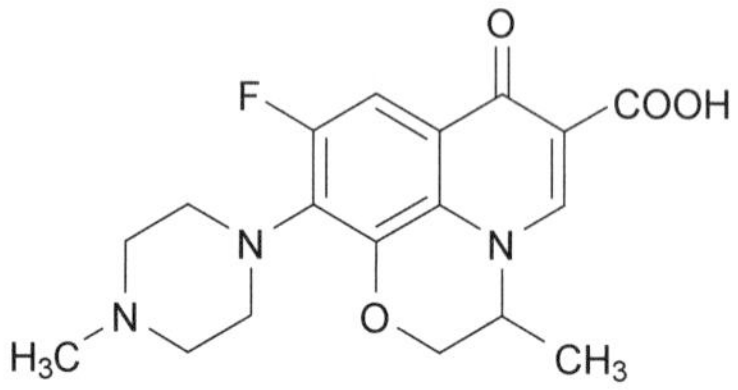

化学名为（±）-9-氟-2，3-二氢-3-甲基-10-（4-甲基-1-哌嗪基）-7-氧代-7H-吡啶并[1，2，3-de][1，4]苯并噁嗪-6-羧酸，又名氟嗪酸。

本品为白色至微黄色结晶性粉末；无臭，味苦。本品易溶于冰乙酸，略溶于氯仿，微溶于甲醇。

本品遇光色渐变深，具有类似诺氟沙星、环丙沙星的分解产物。

本品有叔胺结构，与丙二酸-醋酐试剂反应显红棕色，可用于鉴别。

本品具有有机氟化合物的鉴别反应。

本品抗菌谱广，抗菌作用强，临床上主要用于敏感菌所致的呼吸系统感染、泌尿系统感染、生殖系统感染、皮肤软组织感染及肠道感染等。

本品药用品为外消旋体。其左旋体即为左氧氟沙星（又名左旋氟嗪酸），左氧氟沙星的理化性质同氧氟沙星，抗菌活性为后者的两倍，对革兰氏阴性杆菌的抗菌活性强，对革兰氏阳性球菌的抗菌作用明显优于环丙沙星，抗铜绿假单胞菌在喹诺酮类中最强。左氧氟沙星安全性好，不良反应发生率低，临床实用价值大。

考点： 喹诺酮类抗菌药的作用机制及构效关系；叔胺、氟离子的鉴别反应

第2节　磺胺类抗菌药及抗菌增效剂

一、磺胺类药物的概述

磺胺类药物（sulfonamide）是一类具有对氨基苯磺酰胺结构的合成抗菌药。该类药物的发现开创了化学治疗的新纪元，其作用机理的阐明开辟了从代谢拮抗机制寻找新药的途径，对药物化学的发展起到了重要的推动作用。

通过对这类药物的深入研究，人们从其副作用中发现了具有磺酰胺结构的利尿药和降血糖药。目前大多数磺胺类药物已较少使用，而降糖和利尿成为其主要用途。

（一）发展历程

1908 年，磺胺（SN）作为合成偶氮染料的重要中间体已被合体。1932～1934 年，德国细菌学家格哈德·多马克等人在研究偶氮染料的抗菌作用时，发现磺胺类化合物百浪多息（protosil）可以使鼠、兔免受链球菌和葡萄球菌的感染。1933 年 Foerster 首次使用百浪多息治疗由葡萄球菌感染引起的败血症，引起了世界范围内对该类化合物的极大兴趣。为克服百浪多息水溶性差、毒性较大的缺点，合成了可溶性百浪多息，取得较好的治疗效果。

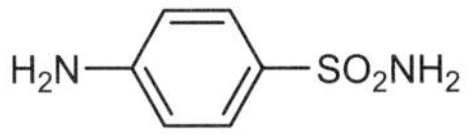

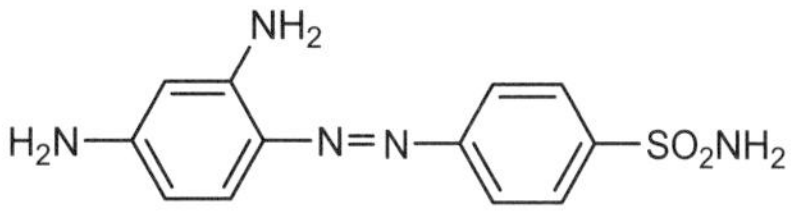

对百浪多息和磺胺等化合物的体内、体外抗菌效果的研究，证明了对氨基苯磺酰胺是抗菌基本结构，揭开了这类药物研究的序幕。至 1946 年已有 5500 多种磺胺类化合物被陆续合成，20 余种应用于临床，其中，主要药物有磺胺嘧啶（sulfadiazine）、磺胺醋酰（sulfacetamide）等。

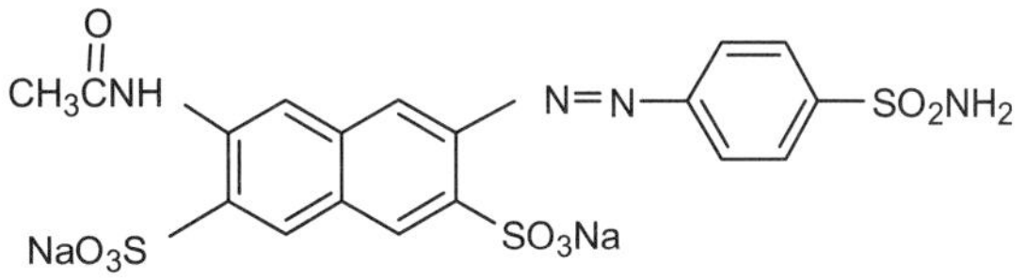

20 世纪 40 年代，青霉素开始应用于临床，磺胺类药物发展受到一定的影响。但因青霉素具有耐药、致敏和不稳定等缺点，磺胺类药的研究再度受到重视，1962 年磺胺甲噁唑（sulfamethoxazole，SMZ）问世，其抗菌谱广，抗菌作用强，半衰期达 11h。磺胺甲噁唑与抗菌增效剂甲氧苄啶合用组成复方制剂复方新诺明，其抗菌作用可增强数倍至数十倍，在临床上应用广泛。

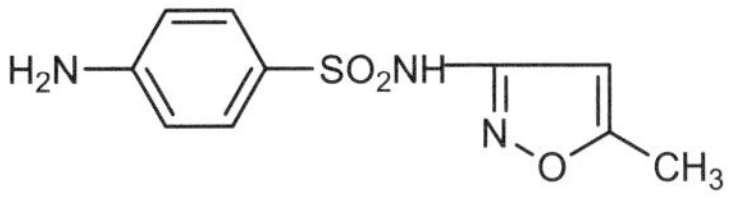

磺胺甲噁唑

（二）基本结构

磺胺类药物的基本结构为对氨基苯磺酰胺，将磺酰氨基的氮原子称为 N^1，芳伯氨基的氮原子称为 N^4，磺胺类药物的结构通式为：

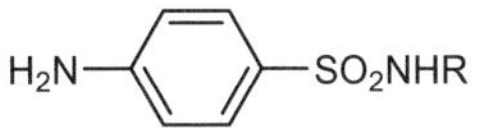

（三）作用机制与构效关系

1. 作用机制 磺胺类药物的作用机制尚未完全阐明，现在公认的是 Woods 和 Fields 等人提出的代谢拮抗学说，该学说认为磺胺类药物通过抑制细菌二氢叶酸合成酶，产生抗菌作用。细菌叶酸代谢途径中需要由对氨基苯甲酸（PABA）等物质作为原料，在二氢叶酸合成酶的催化下合成叶酸，再在二氢叶酸还原酶的作用下还原为四氢叶酸，四氢叶酸可进一步合成 DNA 所必须的重要辅酶 F，磺胺类药物可抑制细菌的二氢叶酸合成酶，抑制细菌的 DNA 合成，从而阻碍细菌繁殖。

磺胺类药物的分子形状、大小及电荷分布与 PABA 极为近似（图 9-1），可与之竞争，拮抗二氢叶酸合成酶，阻断二氢叶酸的合成。另外，抗菌增效剂甲氧苄氨嘧啶（TMP）能抑制二氢叶酸还原酶，阻断四氢叶酸的合成，两者合用形成双重阻断，产生协同抗菌作用，效力可提高数倍（图 9-2）。

凡需自身合成二氢叶酸的微生物对磺胺类药物均较敏感。而人体可以从食物中摄取二氢叶酸，因此不会受到磺胺类药物的影响。

代谢拮抗学说不断丰富与发展，现已广泛应用于抗菌、抗疟药、抗癌药等药物的研究中，这是磺胺类药物在药物化学理论研究方面的巨大贡献。

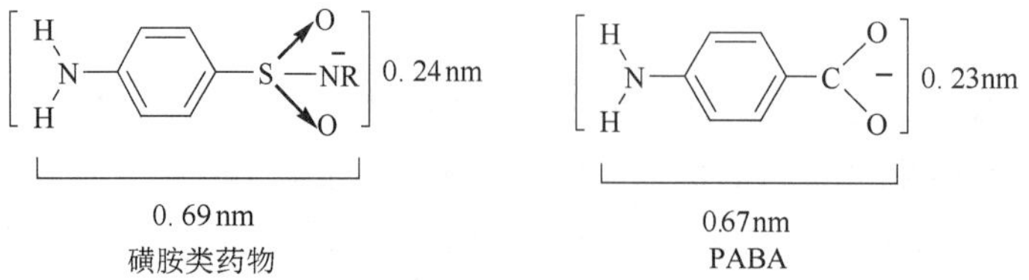

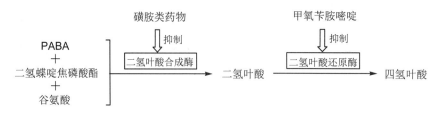

图 9-1 磺胺类药物与 PABA 分子结构比较

PABA
+
二氢蝶啶焦磷酸酯
+
谷氨酸

磺胺类药物 ⟱ 抑制

二氢叶酸合成酶 → 二氢叶酸

甲氧苄氨嘧啶 ⟱ 抑制

二氢叶酸还原酶 → 四氢叶酸

图 9-2 磺胺类药物与甲氧苄氨嘧啶的作用机制示意图

2. 构效关系 根据对磺胺类药物的结构与药效评价，将其构效关系归纳如下几点。

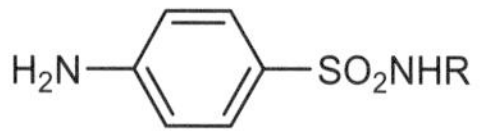

$$H_2N-\text{⬡}-SO_2NHR$$

（1）对氨基苯磺酰胺是产生抗菌作用的必要结构，即芳伯氨基与磺酰氨基在苯环上必须处于对位，邻位及间位异构体均无抗菌作用。

（2）苯环被其他环代替或在苯环其他位置上引入基团，均使其抑菌作用降低或丧失。

（3）磺酰氨基氮原子单取代物可使抑菌作用增强，双取代物一般均丧失活性。取代基一般多为杂环，抑菌作用较磺胺强，毒性低，常见杂环为嘧啶、噻唑、异噁唑等。

（4）芳伯氨基游离时活性好，如被取代，必须在体内能被水解或还原为氨基时才有效，否则无效。

二、代 表 药 物

磺胺嘧啶　Sulfadiazine

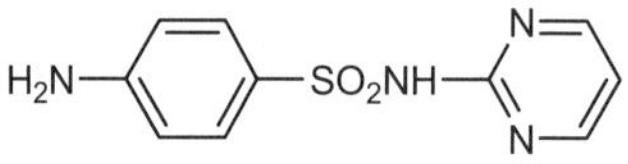

$$H_2N-\text{⬡}-SO_2NH-\text{⬡}N$$

化学名为 4-氨基-N-2-嘧啶基-苯磺酰胺，简称 SD。

本品为白色或类白色的结晶或粉末；无臭，无味；遇光色渐变暗。本品易溶于氢氧化钠试液或氨水，可溶于稀盐酸试液，微溶于乙醇或丙酮，几乎不溶于水。熔点为 252～258℃，熔融时同时分解，显红棕色。

本品分子中的芳香第一胺易被空气氧化，在日光及重金属催化下，氧化反应加速，遇光色渐变暗，其钠盐在碱性条件下更易氧化。因此本类药物应遮光、密封保存。

钠盐水溶液易吸收空气中的 CO_2 而析出磺胺嘧啶沉淀，配制时应注意。其钠盐注射剂不能与维生素 C 等酸性药物配伍使用。

本品分子中含有芳香第一胺，可发生重氮化-偶合反应，在酸性溶液中与亚硝酸钠进行重氮化反应生成重氮盐，重氮盐在碱性条件下与 β-萘酚偶合，生成橙红色或猩红色偶氮化合物沉淀，用于定性定量分析。

本品分子中磺胺氨基上的氢原子比较活泼，与氢氧化钠反应后可被金属离子（如银、铜等）取代，生成黄绿色沉淀，放置后生成紫色沉淀。

本品溶于稀盐酸后可与碘-碘化钾试液作用产生棕褐色沉淀，也可用于鉴别。

本品与硝酸银溶液反应生成磺胺嘧啶银，具有抗菌作用和收敛作用，特别对铜绿假单胞菌有抑制作用，临床用于烧伤、烫伤创面的抗感染。

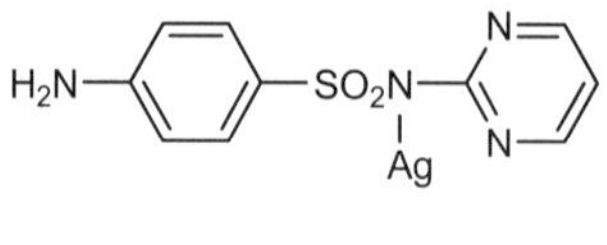

$$H_2N-\text{⬡}-SO_2N-\text{⬡}N$$
$$\qquad\qquad\qquad |$$
$$\qquad\qquad\qquad Ag$$

磺胺嘧啶银

本品抗菌谱较广，抗菌作用和疗效均较好，其优点为血药浓度较高，血清蛋白结合率低，且药物易透过血脑屏障，是预防和治疗流行性脑炎的首选药物。

磺胺甲噁唑 Sulfamethoxazole

$$H_2N-\text{〇}-SO_2NH-\text{〇}-CH_3$$

化学名为 N-（5-甲基-3-异噁唑基）-4-氨基苯磺酰胺，又名磺胺甲基异噁唑、新诺明，简称 SMZ。

本品为白色结晶性粉末；无臭，味微苦。本品几乎不溶于水，易溶于氢氧化钠试液、氨水或稀盐酸试液。熔点为 168～172℃，熔融时同时分解。

磺胺甲噁唑钠盐水溶液与硫酸铜试液作用，生成草绿色沉淀。

磺胺甲噁唑含有芳伯氨基，可发生重氮化-偶合反应，生成橙红色沉淀。本品的芳伯氨基易被空气氧化，在日光及重金属催化下，氧化反应加速。其钠盐注射液需加硫代硫酸钠抗氧剂，充氮气保护。因此，本品应避光、密封保存。

本品口服易吸收，半衰期较长（$t_{1/2}$ 为 6～12 小时），体内乙酰化率较高。临床主要用于尿路感染，外伤及软组织感染，呼吸道感染等。

磺胺甲噁唑为磺胺类广谱抗菌药，临床主要用于泌尿道和呼吸道感染及伤寒、布氏杆菌病等。

本品与抗菌增效剂甲氧苄啶按 5：1 比例配伍合用，称为复方新诺明，其作用增强数十倍，一次给药后有效浓度可维持 16h，是目前应用较广的磺胺类药物。

考点： 芳伯氨基的鉴别方法

三、抗菌增效剂

抗菌增效剂是指与抗菌药配伍使用后，能增强其抗菌活性的药物。目前临床常用的抗菌增效剂按增效机制不同可分为三类：①本身具有抗菌活性，与其他抗菌药合用，使之抗菌活性增强，如甲氧苄啶；②本身抗菌活性较弱，与其他抗菌药合用，使之抗菌活性增强，如克拉维酸；③本身不具有抗菌活性，与其他抗菌药合用时，通过影响其代谢并使之抗菌活性增强，如丙磺舒。本节主要介绍甲氧苄啶。

考点： 抗菌增效剂的增效机制

甲氧苄啶 Trimethoprim

$$\begin{array}{c} H_3CO \\ H_3CO-\text{〇}-CH_2-\text{〇}-NH_2 \\ H_3CO \quad\quad H_2N \end{array}$$

化学名为 2，4-二氨基-5-[（3，4，5-三甲氧基苯基）甲基]嘧啶，又名甲氧苄胺嘧啶，简称 TMP。

本品为白色或类白色结晶性粉末；无臭，味苦。本品可溶于冰乙酸或无机酸溶液，微溶于乙醇、丙酮，略溶于氯仿，极微溶于水。熔点为 199～203℃。

本品具含氮杂环，加入 80% 的乙醇中温热溶解后，与稀硫酸、碘-碘化钾试液反应生成棕褐色沉淀。

本品口服后吸收迅速，几乎可完全吸收，组织分布良好；仅有 10%～20% 药物在肝中代谢，大部分以原药经肾排出。

本品为广谱抗菌药，主要用作抗菌增效剂。其作用机制为可逆性地抑制细菌的二氢叶酸还原酶，使二氢叶酸还原为四氢叶酸的过程受阻，影响细菌的 DNA、RNA 及蛋白质合成，使其生长繁殖受到抑制。本品与磺胺类药物联用，可使细菌体内叶酸代谢受到双重阻断，产生协同作用，抗菌作用增强数倍至数十倍，同时使细菌的耐药性降低。

本品常与磺胺甲噁唑或磺胺嘧啶合用，用于治疗尿路感染，肠道感染，呼吸道感染、脑膜炎和败血症等，也可与长效磺胺药物合用，用于耐药恶性疟的防治。

考点：磺胺类抗菌药的作用机制及构效关系

第3节　抗结核病药

结核病是由结核分枝杆菌感染引起的一种常见慢性传染性疾病，可累及全身多器官系统，其中以肺结核最常见，主要的传播途径有呼吸道、消化道、皮肤和子宫，主要通过呼吸道传播。结核杆菌细胞上有高度亲水性脂类，对醇、酸、碱和某些消毒剂高度稳定，且较一般的细菌生长周期长，一般用药周期较长，因而抗结核药物易产生耐药性。

目前临床常用的抗结核药物分为合成抗结核药和抗生素类抗结核药两大类。

一、合成抗结核药

（一）概述

合成抗结核药物主要包括对氨基水杨酸钠（sodium aminosalicylate）、异烟肼（isoniazid）、盐酸乙胺丁醇（ethambutol hydrochloride）等。

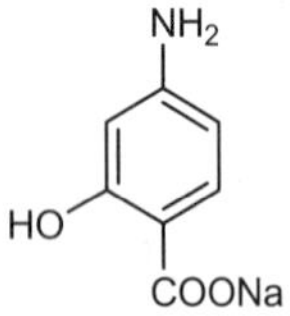

对氨基水杨酸钠

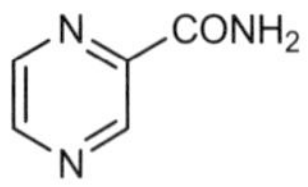

吡嗪酰胺

（二）代表药物

异烟肼　Isoniazid

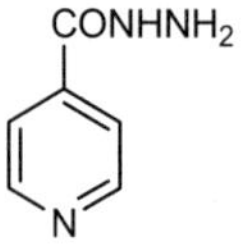

化学名为4-吡啶甲酰肼，又名雷米封（rimifon）。

本品为无色结晶、白色或类白色结晶性粉末；无臭，味微甜后苦。本品易溶于水，微溶于乙醇，极微溶于乙醚。熔点为170～173℃。

本品含酰肼基，其水溶液遇酸遇碱均可水解为异烟酸和游离肼，后者毒性大，故变质后不可再供药用。光照、重金属离子、温度等因素均可加速其水解，故常制成片剂或粉针剂。

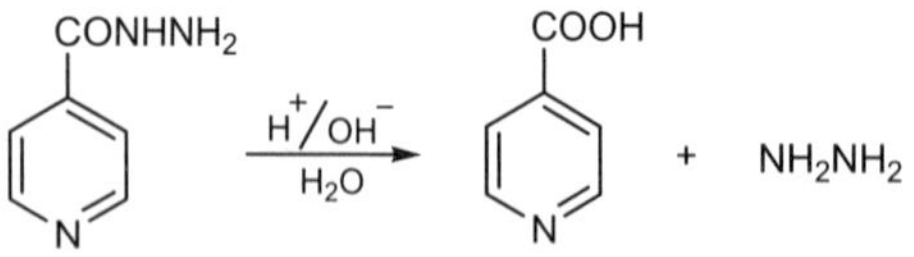

$$\xrightarrow[\text{H}_2\text{O}]{\text{H}^+/\text{OH}^-}$$

$$+ \quad NH_2NH_2$$

本品酰肼基可与铜、铁、锌等多种金属离子发生络合反应，形成有色配合物。例如，本品与铜离子在酸性条件下生成红色单分子配合物，在 pH7.5 时形成双分子配合物。微量金属离子的存在可使本品水溶液变色，故配制其注射剂时，应避免与金属器皿接触。

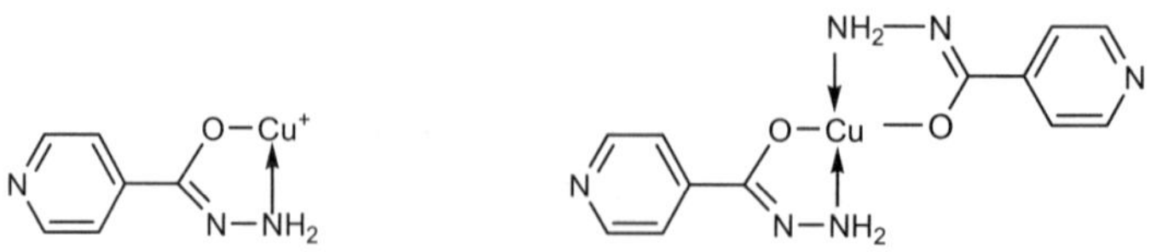

本品肼基具有强还原性，露置日光下或遇热颜色变深，可显黄或红棕色，必须避光保存。本品遇酸可被溴、碘、硝酸银、溴酸钾等氧化剂氧化生成异烟酸，并放出氮气。例如，与氨制硝酸银试液作用时，本品被氧化生成异烟酸铵，同时生成氮气与金属银，产生银镜现象，可用于鉴别。

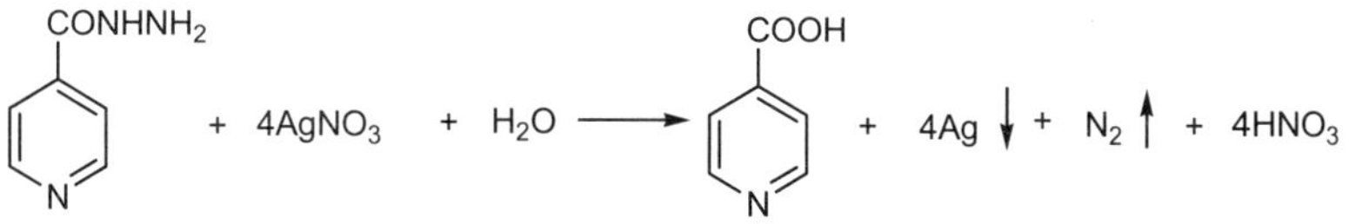

本品在酸性液中与溴酸钾作用生成异烟酸、溴化钾和氮气，此反应可用于含量测定。

本品因含有吡啶环，其酸性水溶液能与一些生物碱沉淀试剂反应。例如，本品与碘化铋钾试剂作用生成红棕色沉淀；与氯化汞试剂生成白色沉淀等。

本品为临床上常用的抗结核药，具有疗效好、用量小、易于口服等优点。预防用药时可单独使用，在治疗各种类型结核病时常与链霉素、卡那霉素和对氨基水杨酸钠合用，以延缓结核杆菌耐药性的产生。

链接 异烟肼的体内代谢

异烟肼口服吸收后主要在肝脏进行乙酰化代谢反应，生成无活性的 *N*-乙酰异烟肼，经尿排出。体内的乙酰化作用受乙酰化酶的影响，不同人体内的乙酰化酶浓度不同，这种个体差异使乙酰化速度较快的患者异烟肼的体内代谢也较快，因此需要调节使用剂量。异烟肼的另一条代谢途径是产生异烟酸和乙酰肼，或者由 *N*-乙酰异烟肼水解产生异烟酸和乙酰肼。乙酰肼是微粒体酶 CYP450 的底物，与肝蛋白反应形成乙酰肝蛋白，引起肝坏死，因此在使用异烟肼过程中要注意检查肝功能。

考点： 异烟肼的银镜反应

盐酸乙胺丁醇　Ethambutol Hydrochloride

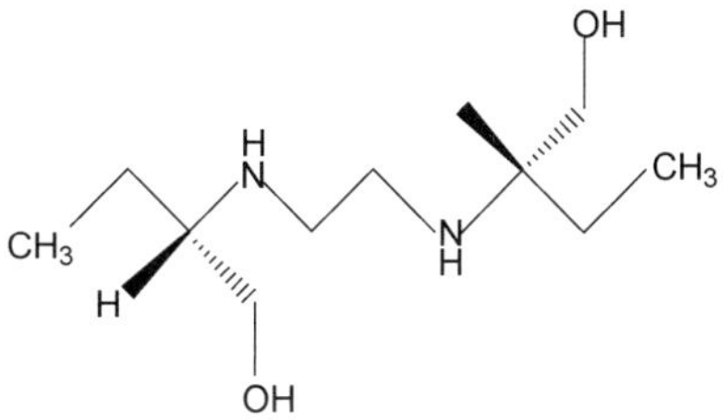

化学名为（＋）-2，2-（1，2-乙二基二亚氨基）-双-1-丁醇二盐酸盐。

本品为白色结晶性粉末；无臭或几乎无臭；略有引湿性。本品极易溶于水，略溶于乙醇，极微溶于氯仿，几乎不溶于乙醚。

本品含两个构型相同的手性碳，分子呈对称性，仅有三个旋光异构体，右旋体的活性是内消旋体的 12 倍，为左旋体的 200～500 倍，药用为右旋体。

本品的氢氧化钠溶液与硫酸铜试液反应，生成深蓝色络合物，此反应可用于鉴别。

本品为二线抗结核药，口服吸收好，较易通过血脑屏障，主要用于治疗对异烟肼、链霉素有耐药性的各类型肺结核及肺外结核。

由于单独使用易产生耐药性，本品常与链霉素、对氨基水杨酸钠等药物联合应用，以增加疗效并延缓细菌耐药性的产生。

本品口服时能被食物和各种耐酸药物（尤其是含铝耐酸药物如氢氧化铝凝胶）干扰或延误吸收，应空腹使用。

二、抗生素类抗结核病药

抗生素类抗结核药主要有氨基糖苷类的链霉素和卡那霉素、大环内酰胺类的利福霉素以及其他类的紫霉素和卷曲霉素等，本节主要介绍利福平。

利福平　Rifampicin

化学名为 3-[[（4-甲基-1-哌嗪基）亚氨基]甲基]利福霉素，又名甲哌利福霉素。

本品为鲜红或暗红色结晶性粉末；无臭，无味。本品易溶于氯仿，可溶于甲醇，几乎不溶于水。其 1%水混悬液的 pH 为 4.0～6.5。

本品具有 1，4-萘二酚结构，其水溶液遇光易氧化变质并损失效价；在碱性条件下易氧化成醌型化合物。

本品具有醛缩氨基哌嗪结构，其 C=N 键在强酸性条件下不稳定，易分解。因此，本品应控制 pH 在 4.0～6.5。

本品在酸性条件下与亚硝酸钠试液反应，氧化成醌类化合物，颜色由橙色变为暗红色，可用于鉴别。

本品体内代谢主要为 C_{21} 酯键水解，生成去乙酰基利福平，活性为利福平的 1/10～1/8。其代谢物具有色素基团，故尿液、粪便、唾液、泪液、痰液及汗液常显橘红色。

本品为广谱抗生素，对革兰氏阳性菌和结核杆菌都有很强的抑制作用。临床上主要用于耐药结核杆菌的感染，也可用于麻风病或厌氧菌感染。本品与异烟肼、乙胺丁醇合用有协同作用，联用可延缓细菌耐药性的产生。

本品口服吸收迅速、完全，但食物可干扰其吸收，应空腹服药。

考点： 抗结核病药的分类及代表药物

第 4 节　抗 真 菌 药

真菌感染是危害人类健康的重要疾病之一，一般分为浅表真菌感染和深部真菌感染两大类。浅表真菌感染主要发生在皮肤、黏膜、毛发、指甲及皮下组织，引起各种癣病，如脚癣、股癣、花斑癣等，传染性强，发病率高，但危害较小，占真菌感染的 90%；深部真菌感染主要发生在内脏器官、泌尿系统、脑和骨骼等部位，引起炎症、坏死或脓疡，传染性小，发病率低，但危害性大，严重者可致死亡。

近年来，由于抗生素的滥用，皮质激素、放射治疗和免疫抑制剂的广泛应用，机体对真菌的抵抗力降低。器官移植等大型手术和严重损害免疫系统的艾滋病的传播使深部真菌感染的发病率明显增加，抗真菌药物（antifungal agent）的研发和使用日益受到重视。

目前临床常用的抗真菌药物按来源和结构可分为：①抗生素类抗真菌药；②唑类抗真菌药物；③其他抗真菌药物。

一、抗生素类抗真菌药

抗生素类抗真菌药按结构可分为多烯类和非多烯类。多烯类主要对深部真菌感染有效，主要药物有两性霉素 B（amphotericin B）和制菌霉素（nystatin）等，此类药物都含有共轭多烯基团，性质不稳定，遇光、热及空气中的氧可迅速被破坏。非多烯类主要用于浅表真菌感染，主要药物包括灰黄霉素（griseofulvin）和西卡宁（siccanin）等，但此类药物毒性较大，生物利用度低，不宜长期服用，一般外用较多。常用抗生素类抗真菌药见表 9-2。

表 9-2　常用抗生素抗真菌药

分类	药物名称	化学结构	主要特点
多烯类	两性霉素 B amphotericin B	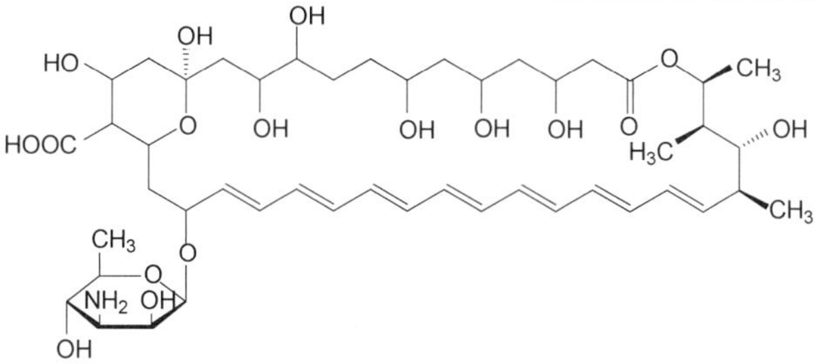	通过与麦角甾醇结合,损伤真菌细胞膜通透性,使细胞内液外溢而抑菌。本品抗真菌活性高,主要用于隐球菌、芽生菌、孢子丝菌、念珠菌及曲霉菌等引起的内脏及全身感染,是唯一可静注给药的抗生素类抗真菌药,缺点是有耐药性
	制菌霉素 nystatin	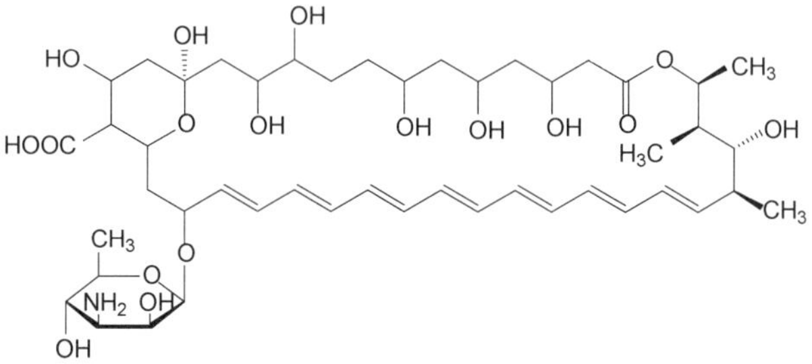	主要用于治疗由白色念珠菌引起的艾滋病患者的鹅口疮和食管炎等,有肾脏毒性,口服抗真菌感染无效
非多烯类	灰黄霉素 griseofulvin	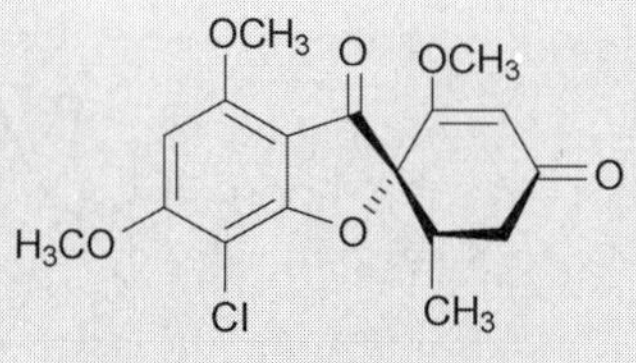	竞争性抑制和干扰真菌细胞的 DNA 合成。本品有一定毒性,只可外用,临床主要用于头癣、严重体股癣、手足癣等,对头癣疗效明显
	西卡宁 siccanin	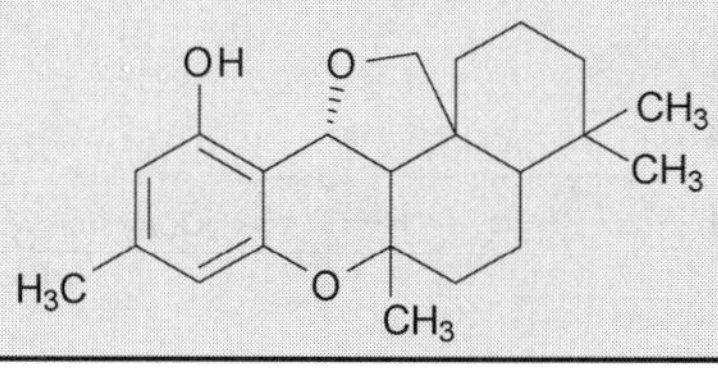	用于治疗浅表真菌感染,疗效与灰黄霉素相似,不良反应较少

二、合成抗真菌药

(一) 概述

唑类抗真菌药起源于 20 世纪 60 年代末,克霉唑 (clotrimazole) 的抗真菌作用被发现,随后大量的唑类药物被研发和应用,这些药物不仅可以外用,治疗浅表真菌感染,还能口服或静脉注射,治疗深部真菌感染,已成为临床上应用最广泛的一类抗真菌药物。

唑类抗真菌药按唑环特征不同可分为咪唑类和三氮唑类两类。咪唑类抗真菌药物的代表为咪康唑 (miconazole)、益康唑 (econazole) 和酮康唑 (ketoconazole) 等,咪康唑、益康唑为广谱抗真菌药,作用优于克霉唑;酮康唑是第一个可口服的咪唑类抗真菌药。三氮唑类的代表药物有氟康唑 (fluconazole) 和伊曲康唑 (itraconazole),伊曲康唑和氟康唑对人体细胞色素 P450 的亲和力低,对肝药酶影响较小,可口服,抗真菌谱更广、作用更强,毒性更低。常用唑类抗真菌药见表 9-3。

表 9-3　常用唑类抗真菌药

分类	药物名称	化学结构	主要特点
咪唑类	克霉唑 clotrimazole	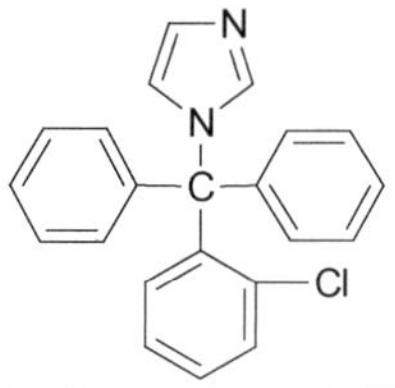	第一个用于临床的咪唑类抗真菌药,但吸收不规则,毒性大,仅可外用

续表

分类	药物名称	化学结构	主要特点
咪唑类	咪康唑 miconazole	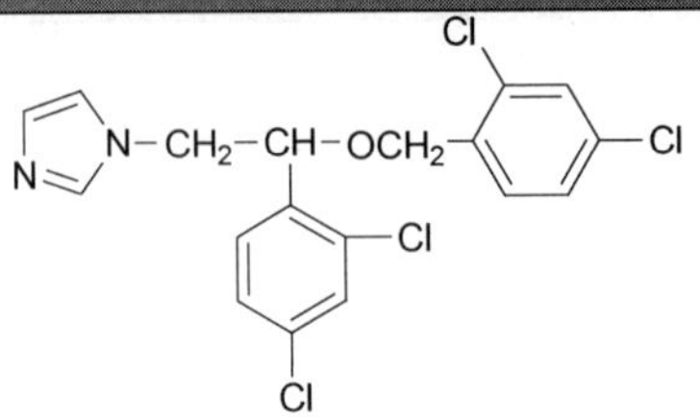	广谱抗真菌药，一般只能外用于浅表性真菌感染，作用强于克霉唑
	噻康唑 ticonazole	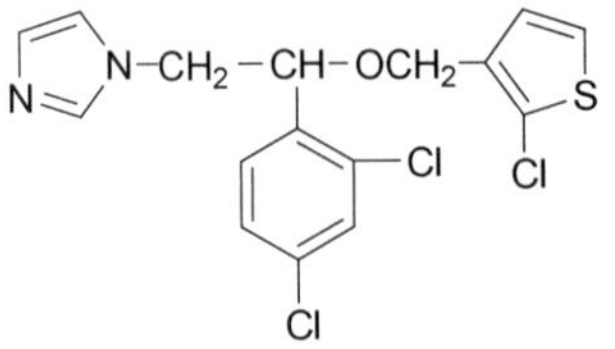	广谱抗真菌药，一般只能外用于浅表性真菌感染，作用强于克霉唑
	益康唑 econazole	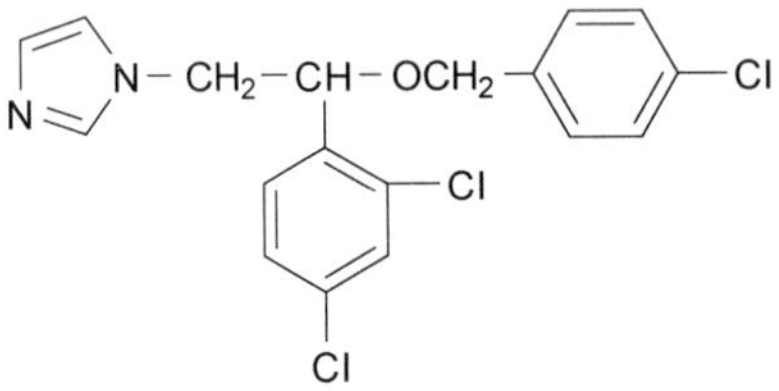	为咪唑类抗真菌药，主要用于皮肤或黏膜感染和皮肤癣病，如股癣、手足癣及念珠菌阴道炎等
三氮唑类	特康唑 terconazole	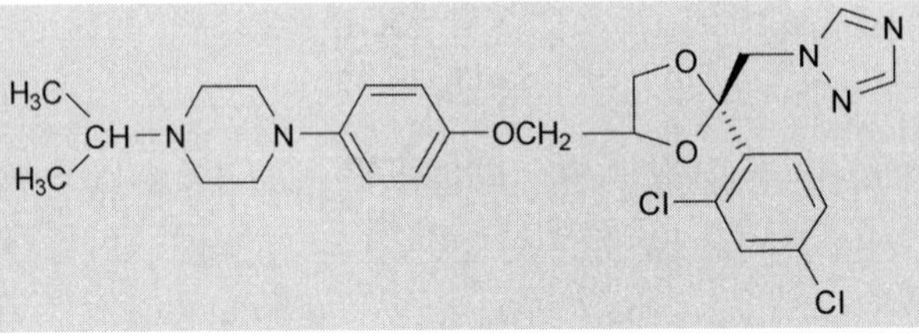	局部外用药，仅适用于治疗念珠性阴道炎
	伊曲康唑 itraconazole	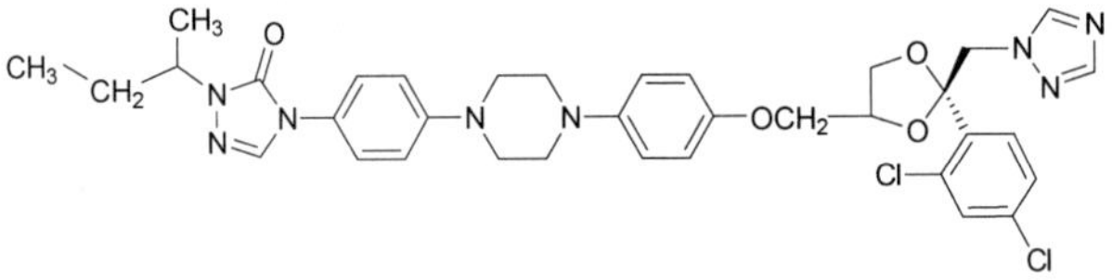	广谱抗真菌药，抗真菌效力为酮康唑的5～10倍。本品口服吸收迅速，临床主要用于治疗深部真菌感染，肝毒性低于酮康唑

（二）作用机制

唑类抗真菌药能使真菌细胞的原生质膜缺损，质膜功能遭到显著破坏，质膜通透性发生改变，从而抑制真菌的生长或致其死亡。

（三）代表药物

酮康唑　Ketoconazole

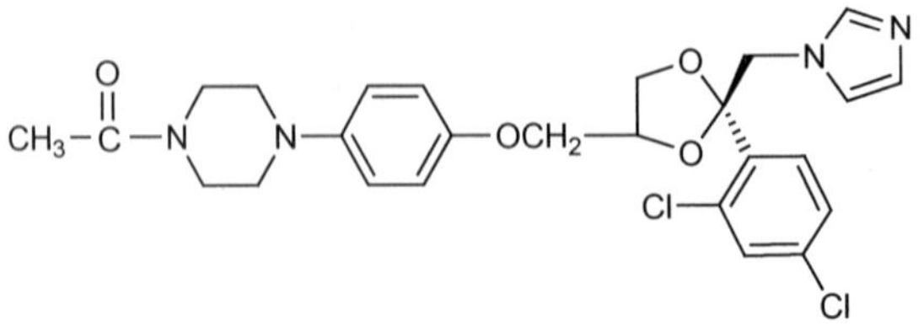

化学名为顺-1-乙酰基-4-[4-[2（2，4-二氯苯基）-2-（1H-咪唑-1-基甲基）-1，3-二氧戊环-4-基甲氧基]苯基]哌嗪。

本品为类白色结晶性粉末；无臭，无味。本品易溶于氯仿，溶于甲醇，几乎不溶于乙醇和水。熔点为147～151℃。

本品含有咪唑环，具有咪唑类化合物的一般鉴别反应，即加硫酸溶解后显橙黄色，经水稀释后颜色消失，再加硫酸复显橙黄色。

本品溶于丙酮，与苦味酸试液产生沉淀，可用于鉴别。

本品为广谱抗真菌药，是第一个可以口服的咪唑类抗真菌药。其口服生物利用度高，体内代谢稳定。

本品临床用于治疗皮肤、指甲癣、阴道白色念珠菌病和胃肠道真菌感染，以及由念珠菌、类球孢子菌和组织浆胞菌引起的全身感染。因其肝毒性较大，现多做成乳膏剂外用。

氟康唑　Fluconazole

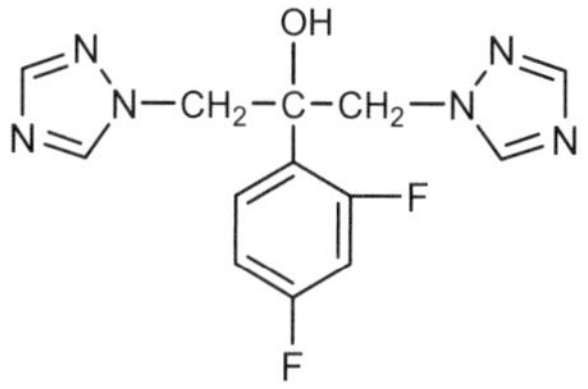

化学名为 2-（2，4-二氟苯基）-1，3-双（1*H*- 1，2，4-三唑-1-基）-2-丙醇。

本品为白色或类白色结晶或结晶性粉末；无臭或微带特异臭，味苦。本品易溶于甲醇，溶于乙醇，微溶于二氯甲烷、水和乙酸，不溶于乙醚。熔点为 137～141℃。

本品具有有机氟化合物的鉴别反应。

本品含有氮杂环，可用非水碱量法测定其含量。

本品口服吸收好，亦可静脉注射给药。本品在体内蛋白结合率低，生物利用度高，能通过血脑屏障进入中枢，代谢稳定，大部分以原型从尿中排出。

本品对新型隐球菌、白念珠菌及其他念珠菌、黄曲菌、烟曲菌、皮炎芽生菌等均有作用，临床首选用于治疗深部真菌感染，也可治疗浅表性真菌感染。

三、其他抗真菌药

其他抗真菌药主要包括一些合成的非唑类结构抗真菌药。1981 年，烯丙胺类化合物奈替芬被发现，因其新颖的结构特征和较高的抗真菌活性而受到重视，继而一系列活性更强、毒性更低的抗真菌药物被研发和应用，如特比萘芬、布替萘芬、托萘酯和利拉萘酯等。其中，胞嘧啶的衍生物氟胞嘧啶对念珠菌、隐球菌等有较好的疗效，浅表抗真菌药物还有阿莫罗芬和环吡酮胺等。

其他抗真菌药详见表 9-4。

表 9-4　其他类抗真菌药

分类	药物名称	化学结构	作用特点
烯丙胺类	奈替芬 naftifine	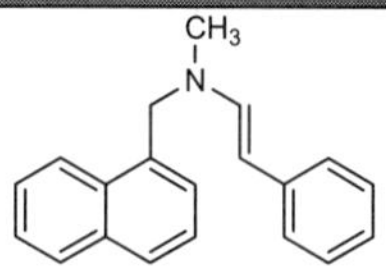	局部用药治疗皮肤真菌感染的效果优于克霉唑和益康唑，治疗白念珠菌感染的效果与克霉唑相同
	特比萘芬 terbinafine	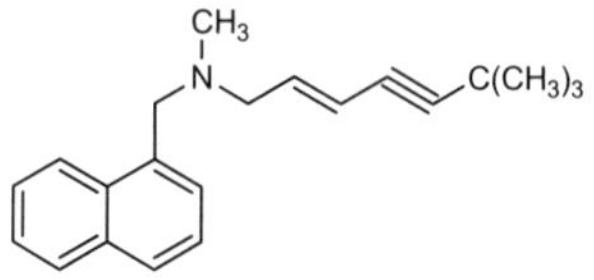	在萘替芬结构上用叔丁乙炔基取代苯基得到本品，其作用机制为抑制真菌细胞麦角甾醇合成过程中的鲨烯环氧酶，并使鲨烯在细胞中蓄积而起杀菌作用。人体细胞对本品的敏感性为真菌的万分之一。其抗菌谱广，抗真菌活性强，毒性低，既可外用又能口服
	布替萘芬 butenafine	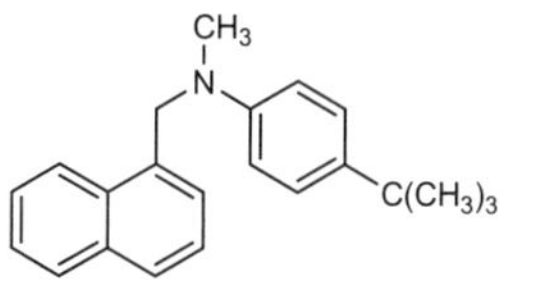	在萘替芬结构中氮原子和苯环间省略乙烯基，苯环上引入叔丁基得到本品，其抗菌谱较广，主要用于浅表真菌感染
硫代氨基甲酸类	托萘酯 tolnaftate	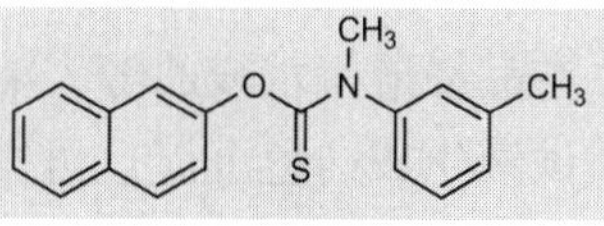	早期发现的抗真菌药，用于治疗手足癣、体癣、及股癣等浅表真菌感染

续表

分类	药物名称	化学结构	作用特点
	利拉萘酯 liranaftate		在托萘酯基础上引入杂环，并以四氢萘替代萘环可得到本品，属广谱抗真菌药，其抗菌活性为托萘酯的 8 倍，主要用于皮肤浅表真菌感染
二甲吗啉类	阿莫罗芬 amorolfine		广谱抗真菌药，主要用于治疗白癣症、皮肤念珠菌病、白癜风和甲癣等真菌感染。治疗甲癣具有易扩散和长效（一周一次）等优点
吡啶酮胺类	环吡酮胺 ciclopirox olamine		为环吡酮与氨基乙醇形成的盐，外用治疗多种皮肤真菌感染，特点是表皮角质层渗透性好

考点：抗真菌药的分类及代表药物；咪唑类药物的一般鉴别反应

第 5 节　抗病毒药

病毒是最小的一种病原微生物，由蛋白质衣壳包裹核酸（DNA 或 RNA）形成，无完整细胞结构。病毒自身无法独立复制，必须寄生在宿主活细胞内，利用宿主细胞的代谢系统进行增殖。

抗病毒药是通过影响病毒复制周期的某个环节而抑制其复制的一类药物。理想的抗病毒药应能有效地阻止病毒的复制，且不损害宿主细胞的功能。然而至今尚未有一种抗病毒药能达到此目的，也没有真正能完全治愈病毒性疾病的药物，由新型病毒引起的疾病尚在不断出现和传播，如 2003 年 SARS 病毒引起的"非典"、2009 年的甲型 H_1N_1 流感、2013 年的 H_7N_9 禽流感以及 2019 年新型冠状病毒肺炎等，给人类生命健康带来了严重的危害，因此，抗病毒新药研究任重道远。

抗病毒药按照作用机制大致可分为：①抑制病毒复制初期的药物；②抑制病毒核酸复制的药物；③抑制病毒蛋白质合成的药物；④蛋白酶抑制剂；⑤干扰素及诱导剂。

按照化学结构不同，抗病毒药可分为三类：①三环胺类；②核苷类；③其他类。

一、三环胺类抗病毒药

三环胺类为对称的饱和三环胺癸烷，形成刚性笼状结构。20 世纪 60 年代初，金刚烷胺（amantadine）被发现对 A 型流感病毒具有抑制作用，1966 年上市用于流感的防治。随后又合成了其衍生物金刚乙胺（rimantadine），与金刚烷胺相比，金刚乙胺抗 A 型流感病毒更强，中枢毒性低。目前两者均是治疗 A 型流感病毒的首选药。

金刚烷胺　　　　　　　　　金刚乙胺

盐酸金刚烷胺　Amantadine Hydrochloride

化学名为三环[3.3.1.1^{3,7}]癸烷-1-胺盐酸盐。

本品为白色结晶或结晶性粉末；无臭，味苦。本品易溶于水或乙醇，溶于氯仿。

本品具生物碱性质，在酸性条件下能与硅钨酸试液生成白色沉淀，可用于鉴别。

本品作用机制是抑制病毒颗粒穿入宿主细胞，亦可抑制病毒早期复制，阻断病毒的脱壳核酸侵入宿主细胞。

本品主要用于预防和治疗 A 型流感毒株（特别是亚洲 A_2 型流感毒株）引起的流感，也可用于帕金森病，对 B 型流感病毒、风疹病毒、麻疹病毒、流行性腮腺炎病毒及单纯疱疹病毒感染均无效。

本品口服吸收好，能通过血脑屏障，引起中枢神经系统的毒性反应，如头痛、失眠、兴奋、震颤。但在治疗剂量下毒性较低，由于这一特点，本品也用于抗震颤麻痹。本品可分泌于唾液、鼻腔分泌物和乳汁中，约 90% 以原型随尿液排出。

二、核苷类抗病毒药

核苷由碱基和核糖两部分组成。通过化学修饰改变天然核苷中的碱基或糖基部分结构得到的核苷称为合成核苷，它可能对天然核苷形成有一定拮抗作用，干扰病毒的 DNA 或 RNA 的合成与复制，从而抑制或杀灭病毒。目前临床上常用的抗病毒药中，核苷类占有相当重要的地位。该类药物依据糖基开环与否，可以分为开环核苷类和非开环核苷类，常用核苷类抗病毒药物见表 9-5。

表 9-5　常用核苷类抗病毒药

分类	药物名称	化学结构	主要特点
非开环核苷类	碘苷 idoxuridine	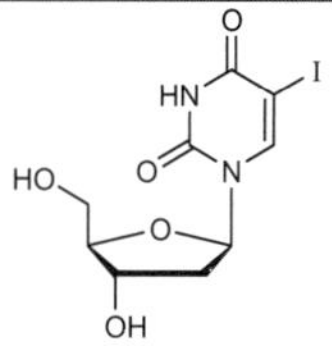	第一个用于临床的核苷类抗病毒药。局部用于治疗单纯疱疹病毒引起的角膜炎，静脉滴注仅用于治疗单纯疱疹所致的脑炎
	阿糖胞苷 cytarabine	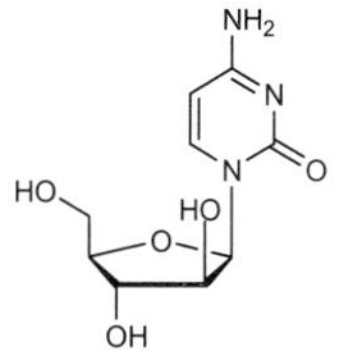	主要用于治疗带状疱疹所引起的感染，如带状疱疹性角膜炎。因毒性大，现主要用于抗肿瘤（详见第十一章）
	阿糖腺苷 vidarabine	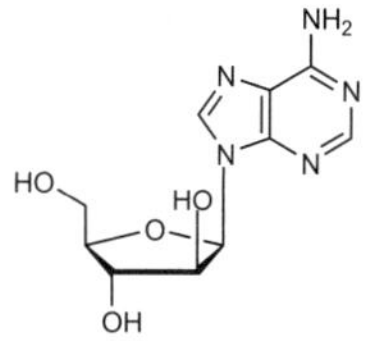	用于慢性乙型病毒性肝炎、单纯疱疹病毒性脑炎及免疫抑制患者的带状疱疹和水痘感染
	拉米夫定 lamivudine（3TC）	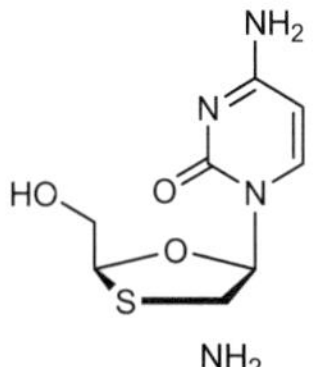	第一个口服有效的抗乙肝病毒药物。可单用或与齐多夫定等合用治疗病情恶化的晚期艾滋病患者
	司他夫定 stavudine	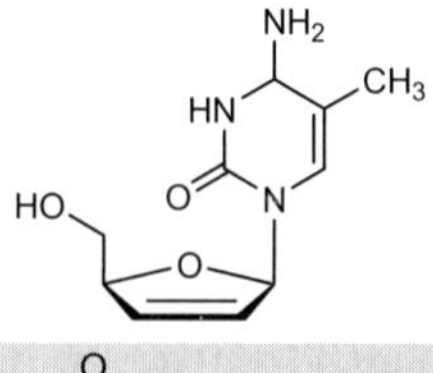	适用于对齐多夫定等不能耐受或治疗无效的艾滋病及其相关症状
开环核苷类	更昔洛韦 ganciclovir	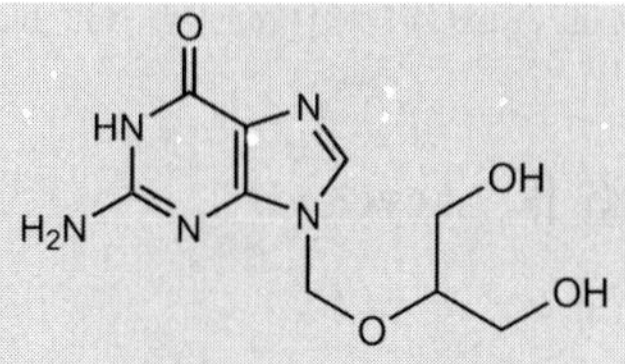	主要用于治疗巨细胞病毒引起的严重感染
	喷昔洛韦 penciclovir	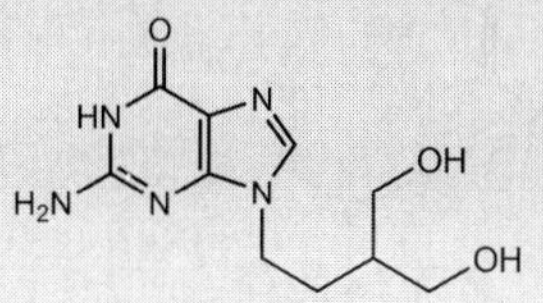	本品是更昔洛韦的生物电子等排体。抗病毒谱同阿昔洛韦，停药后抗病毒作用时间较长

续表

分类	药物名称	化学结构	主要特点
开环核 苷类	法昔洛韦 famciclovir	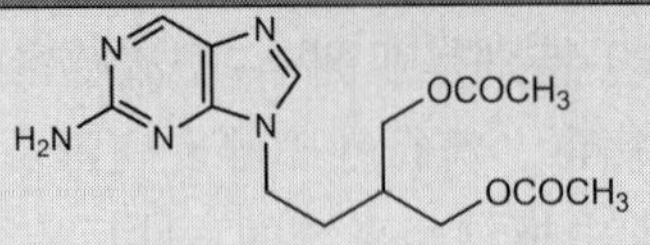	本品为喷昔洛韦分子中鸟嘌呤环脱氧后的酯类衍生物， 因此可看作一种前药，口服后迅速代谢为喷昔洛韦， 生物利用度高达 77%

利巴韦林　Ribavirin

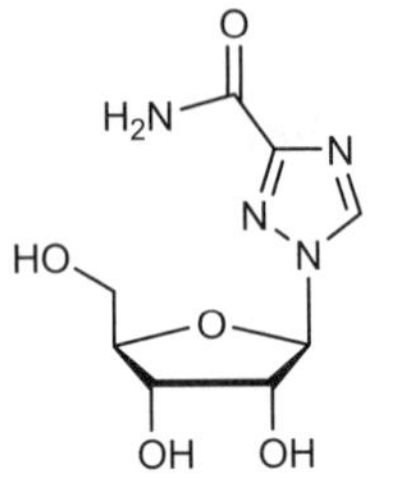

化学名为 1-β-D-呋喃核糖基-1H-1，2，4-三氮唑-3-羧酰胺，又名三氮唑核苷、病毒唑。

本品为白色结晶性粉末；无臭，无味。本品易溶于水，微溶于乙醇，几乎不溶于氯仿或乙醚。本品常温下较稳定。其水溶液（40mg/ml）比旋度为–35.0°～–37.0°。

本品水溶液在碱性条件下，加热煮沸即放出氨气，能使湿润的红色石蕊试纸变蓝，可用于鉴别。

本品口服或吸入给药，吸收迅速完全，代谢物也有显著抗病毒作用。

本品为广谱抗病毒药，体内体外的实验表明本品对 DNA 和 RNA 病毒都有活性，临床上可用于多种病毒性疾病的防治，用于麻疹、水痘、腮腺炎等，也可用喷雾、滴鼻方法治疗上呼吸道病毒感染及静脉给药治疗小儿腺病毒肺炎。可口服或注射给药，吸收迅速且完全。本品可透过胎盘，进入乳汁，具有致畸和胚胎毒性，故妊娠期妇女禁用。

齐多夫定　Zidovudine

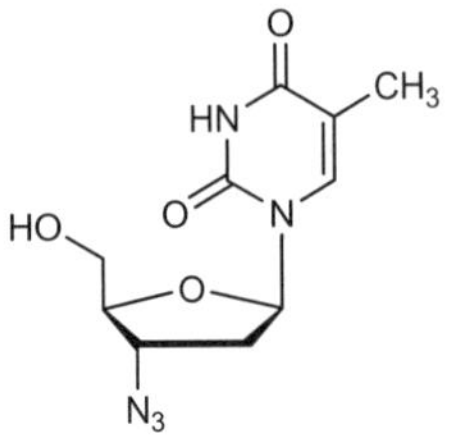

化学名为 1-（3-叠氮-2,3-二脱氧-β-D-呋喃核糖基）-5-甲基嘧啶-2,4（1H,3H）-二酮，又名叠氮胸苷，简称 AZT。

本品为白色或类白色结晶性粉末；无臭。本品溶于乙醇，微溶于水。熔点为 122～126℃。

本品对光、热敏感，应在 15～25℃以下，避光保存。

本品口服吸收迅速，有首过效应，生物利用度 60%～70%。

本品为胸腺嘧啶衍生物，在其脱氧核糖部分的 3 位上以叠氮基取代，对引起艾滋病的 HIV 和 T 细胞白血病的 RNA 肿瘤病毒有抑制作用，为抗逆转录酶病毒药物，主要用于艾滋病及重症艾滋病相关综合征。本品主要毒性为骨髓抑制，表现为贫血，30%～40%患者用药后出现严重贫血和粒细胞减少，需定期进行监测和输血。

阿昔洛韦　Acyclovir

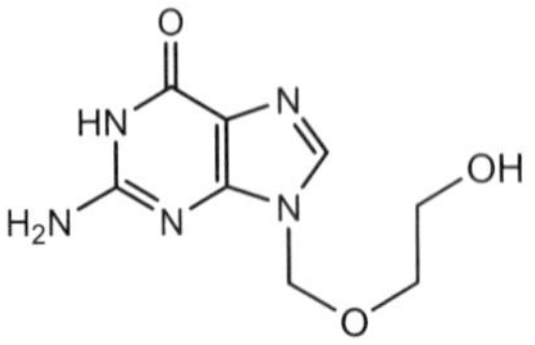

化学名为 9-（2-羟乙氧基甲基）鸟嘌呤，又名无环鸟苷。

本品为白色结晶性粉末；无臭，无味。本品微溶于水，几乎不溶于乙醚或氯仿，1位氮上的氢因具有酸性可制成钠盐，易溶于水，可供注射用。

本品可局部给药，亦可口服或静脉注射。口服生物利用度低（15%～20%），大部分药物以原型自尿液排出。

本品为第一个上市的开环核苷类广谱抗病毒药物，毒性低，是抗疱疹病毒的首选药物。临床广泛用于治疗疱疹性角膜炎、生殖器疱疹、全身性带状疱疹、疱疹性脑炎及病毒性乙型肝炎。

三、其他类抗病毒药

其他类抗病毒药主要包括膦甲酸钠等非核苷类药物，膦甲酸钠是结构最简单的抗病毒药物，能选择性抑制病毒的 DNA 聚合酶和逆转录酶，主要用于治疗艾滋病患者巨细胞病毒性视网膜炎和免疫功能损害患者耐阿昔洛韦单纯疱疹病毒性皮肤黏膜感染。另外一些非核苷类药物大多属于蛋白酶抑制剂，具有抗艾滋病作用。

膦甲酸钠　Foscarnet Sodium

$$\left[\ ^-O-\overset{\displaystyle O}{\underset{\displaystyle O^-}{P}}-COO^-\ \right]3Na^+$$

化学品为膦甲酸三钠盐，又名膦甲酸三钠、羧基膦酸三钠、PFA。

本品是无机焦磷酸盐的有机类似物，在体外试验中可抑制包括巨细胞病毒（CMV）、人疱疹病毒 HHV-6、单纯疱疹病毒 1 型和 2 型（HSV-1 和 HSV-2）和等疱疹病毒的复制。在不影响细胞 DNA 聚合酶的情况下，本品在病毒特异性 DNA 聚合酶的焦磷酸盐结合位点产生选择性抑制作用，从而表现出抗病毒活性。

本品可抑制疱疹病毒的复制，也可抑制逆转录病毒、HIV 等的增殖。临床可用于敏感病毒所致的皮肤感染、黏膜感染，也可用于 HIV 感染。剂型有 3% 霜剂供局部外用，亦有静脉滴注制剂。

奥司他韦　Oseltamivir

化学名称为（3R，4R，5S）-4-乙酰氨基-5-氨基-3（1-乙丙氧基）-1-环己烯-1-羧酸乙酯。

本品是流感病毒的神经氨酸酶抑制剂，通过抑制神经氨酸酶（NEU），有效阻断流感病毒的复制过程，在流感的预防和治疗中发挥重要的作用。本品用于成人和 1 岁及 1 岁以上儿童的甲型和乙型流感治疗；用于成人和 13 岁及 13 岁以上青少年的甲型和乙型流感的预防。确诊流感的患者应尽快服用本品，最好在症状出现的 48 小时内。本品用于预防流感时，也应在接触流感患者 48 小时内服用。

恶心、呕吐等胃肠道反应是本品最常见不良反应，与食物同服可提高患者对本品的耐受性，偶见鼻出血、皮疹、支气管炎、失眠、眩晕等。

考点：抗病毒药的分类及代表药物、临床应用特点

自 测 题

【A 型题】

1. 下列性质与多数磺胺类药物不符的是（　　）
　　A. 酸性　　　　　　　　B. 碱性
　　C. 铜盐反应　　　　　　D. 银镜反应
　　E. 重氮化-偶合反应

2. 磺胺类药物的基本结构式（　　）
　　A. 抑制 DNA 复制　　　　B. 抗叶酸代谢
　　C. 抑制 DNA 合成　　　　D. 抑制 RNA 复制

E. 抑制 RNA 合成

3. 喹诺酮类药物的抑菌机制是（　　）

 A. 对羟基苯磺酰胺   B. 对甲基苯磺酰胺

 C. 对氨基苯甲酰胺   D. 对氨基苯磺酰胺

 E. 对甲基苯甲酰胺

4. 喹诺酮类抗菌药的构效关系中，必需的基团是（　　）

 A. 8 位哌嗪基   B. 2 位羰基，3 位羧基

 C. 5 位氟   D. 3 位羧基，4 位羧基

 E. 1 位取代基

5. 利福平的化学结构属于（　　）

 A. 环状多肽类   B. 大环羧酸类

 C. 氨基糖苷类   D. 大环内酰胺类

 E. 大环内酯类

6. 异烟肼的水解产物中，毒性较大的是（　　）

 A. 异烟酸   B. 肼

 C. 氮气   D. 吡啶

 E. 烟酸

7. 下列抗真菌药物中含有三氮唑结构的药物是（　　）

 A. 伊曲康唑   B. 益康唑

 C. 酮康唑   D. 克霉唑

 E. 咪康唑

8. 下列哪种药物不属于核苷类抗病毒药（　　）

 A. 更昔洛韦   B. 阿昔洛韦

 C. 金刚烷胺   D. 利巴韦林

 E. 齐多夫定

9. 复方新诺明由下列哪组药物组成（　　）

 A. 磺胺嘧啶和甲氧苄啶

 B. 磺胺甲噁唑和甲氧苄啶

 C. 磺胺异噁唑和甲氧苄啶

 D. 磺胺多辛和甲氧苄啶

 E. 磺胺嘧啶和磺胺甲噁唑

10. 1962 年发现的第一个喹诺酮类药物的是（　　）

 A. 萘啶酸   B. 吡哌酸

 C. 诺氟沙星   D. 环丙沙星

 E. 氧氟沙星

11. 属于半合成的抗生素类抗结核病药的是（　　）

 A. 硫酸链霉素   B. 利福平

 C. 对氨基水杨酸钠   D. 异烟肼

 E. 盐酸乙胺丁醇

12. 具有多烯结构的抗生素类抗真菌药是（　　）

 A. 硫酸链霉素   B. 利福平

 C. 对氨基水杨酸钠   D. 灰黄霉素

 E. 两性霉素 B

【B 型题】

（第 1～5 题备选答案）

 A. 磺胺嘧啶   B. 甲氧苄啶

 C. 硫酸链霉素   D. 异烟肼

 E. 诺氟沙星

1. 属于磺胺类抗菌药的是

2. 属于抗生素类抗结核病药的是

3. 属于合成抗结核病药的是

4. 属于含氟喹诺酮类抗菌药的是

5. 属于磺胺类增效剂的是

（第 6～12 题备选答案）

 A. 诺氟沙星   B. 环丙沙星

 C. 左氧氟沙星   D. 均是

 E. 均不是

6. 1 位是乙基取代的是

7. 1 位是环丙基的是

8. 属于异构体的是

9. 具有酸碱两性性质的是

10. 用氧瓶燃烧法破坏后，显氟化物鉴别反应的是

11. 属于第三代含喹诺酮类抗菌药的是

12. 分子中具有 3-羧基-4-酮基结构的是

（张多婷）

第10章

抗　生　素

抗生素（antibiotic）是某些微生物（如细菌、放线菌、真菌等）生命过程中产生的具有生理活性的次级代谢产物，它能以极低的浓度对其他微生物产生抑制或杀灭作用。抗生素的来源包括生物合成（微生物发酵）和化学合成。随着抗生素的发展，抗生素除主要用于治疗细菌感染性疾病外，还可以用于抗病毒、抗真菌、抗肿瘤，部分抗生素甚至可作为免疫抑制剂和植物生长调节剂。抗生素按化学结构可分为 β-内酰胺类、大环内酯类、氨基糖苷类、四环素类等。

案例

患儿，男，13 岁。因恶寒，发热，咽痛 2 天由其母陪同到某诊所就医。诊断：急性扁桃体炎。给青霉素等治疗。注射青霉素后，患儿刚走出诊所约 10 分钟，顿觉不适，面色苍白，冷汗如注，立即抱其返回诊所。测血压 6.67/4kPa（50/30mmHg）。诊断：青霉素过敏性休克。

问题：1. 青霉素在使用前应该做什么准备？
2. 什么原因导致患儿出现青霉素过敏性休克？
3. 青霉素过敏反应首选何种药物抢救？

第 1 节　β-内酰胺类抗生素

β-内酰胺类抗生素（β-lactam antibiotic）是分子结构中含有一个四元 β-内酰胺环的抗生素，是目前临床治疗感染性疾病的重要药物。β-内酰胺环是该类抗生素发挥生物活性的必需结构。根据 β-内酰胺环是否稠合杂环及所稠合杂环的不同，可分为青霉素类（penicillin）、头孢菌素类（cephalosporin）及非经典的 β-内酰胺类抗生素。非经典的 β-内酰胺类抗生素主要包括单环 β-内酰胺类（monobactam）、碳青霉烯类（carbapenem）、氧青霉烷类（oxapenam）和青霉烯类（penem）。

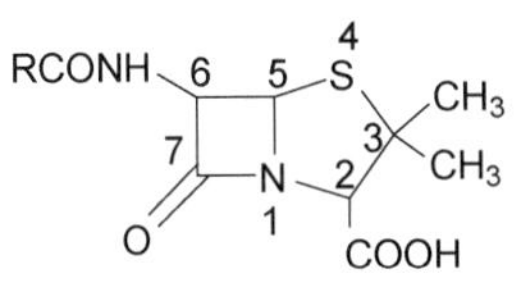

青霉素类 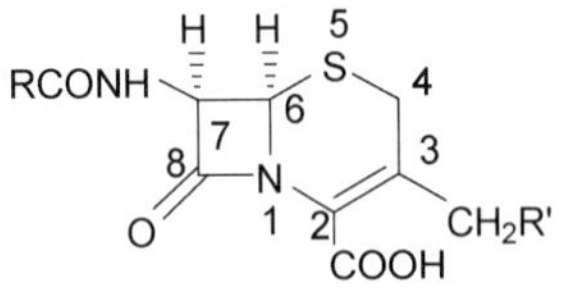　　　头孢菌素类 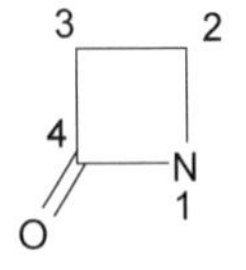　　　单环-β-内酰胺

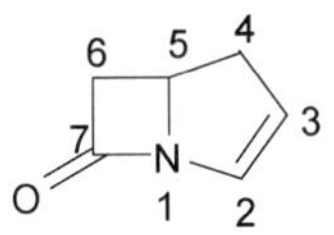

碳青霉烯 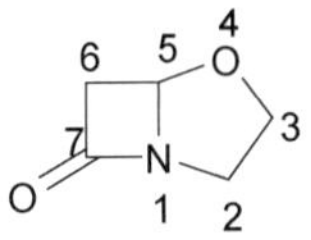　　　氧青霉烷 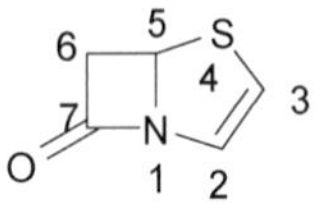　　　青霉烯

β-内酰胺类抗生素有以下结构特点：①分子内含有 β-内酰胺环，除单环 β-内酰胺类外，其他类型均通过氮原子和邻近的第三碳原子与另一个五元或六元杂环稠合；②母核的两个稠合环不共平面，沿稠合边折叠；③除单环 β-内酰胺外，与氮相邻的碳原子（2 位）连有一个羧基；④β-内酰胺类的 α 位有一个酰胺基的侧链。⑤含有手性碳原子，均有旋光性。青霉素类有 3 个手性碳原子，活性异构体的绝对构型为（2S，5R，6R），头孢菌素类有两个手性碳原子，活性异构体的绝对构型为（6R，7R）。

链接 *β*-内酰胺类抗生素的抗菌机制

β-内酰胺类抗生素的抗菌机制是：①通过抑制黏肽转肽酶，干扰细菌细胞壁的合成，从而发挥杀菌作用。*β*-内酰胺环是抗菌必需结构，与肽聚糖末端 *D*-丙氨酰-*D*-丙氨酸结构类似，可竞争性地作用于黏肽转肽酶活性中心，抑制该酶的活性，抑制肽聚糖合成，导致细菌细胞壁缺损；②增加细菌细胞壁自溶酶活性，使细菌自溶，胞壁质水解。

一、青 霉 素 类

（一）天然青霉素类

天然青霉素从霉菌属的青霉菌培养液中提取得到的，共 7 种，包括青霉素 G、X、K、V、N、F 及双氢青霉素 F，其中青霉素 G（penicillin G）的作用最强、产量最高，具有临床应用价值。

青霉素钠 **Benzylpenicillin Sodium**

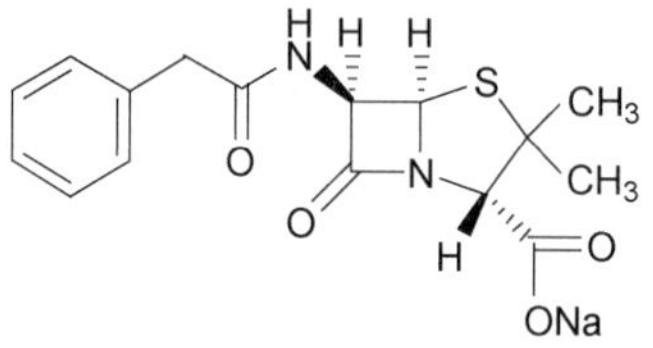

化学名为（2*S*，5*R*，6*R*）-3，3-二甲基-6-（2-苯乙酰氨基）-7-氧代-4-硫杂-1-氮杂双环［3.2.0］庚烷-2-甲酸钠盐，又名苄青霉素钠、青霉素 G 钠。

本品为白色结晶性粉末；无臭或微有特异性臭；有引湿性。本品在水中极易溶解，在乙醇中溶解，不溶于脂肪油或液状石蜡。

本品的稳定性极差，因本品由四元 *β*-内酰胺环和五元噻唑环骈合而成，具有较大张力，同时 *β*-内酰胺环中羰基 π 电子和氮孤对电子未形成共轭，在酸性、碱性条件下，易受亲核、亲电试剂及耐药细菌产生的 *β*-内酰胺酶进攻，导致 *β*-内酰胺环破裂失效。温度、金属离子和氧化剂均可加速上述分解反应。

青霉素酸性条件下分解比较复杂。在强酸（pH2.0）或氯化汞作用下，裂解成青霉酸和青霉醛。在稀酸溶液（pH4.0）中，青霉素酰胺侧链上羰基氧原子的孤对电子亲核进攻 *β*-内酰胺环，重排生成青霉二酸，进而分解生成青霉醛和青霉胺。故该药不能口服，也不能与酸性药物一起使用。临床常用钠盐和钾盐的粉针剂，钠盐刺激性较小，应用较普遍。

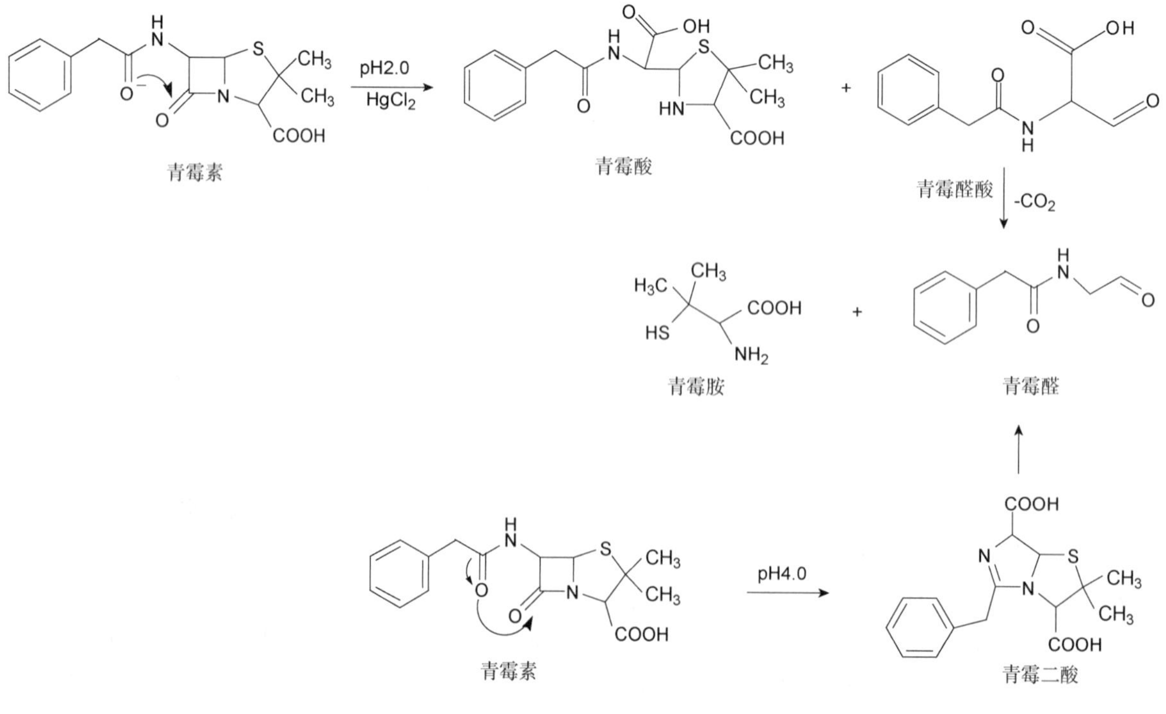

青霉素在碱性条件或在 β-内酰胺酶作用下，亲核性基团进攻 β-内酰胺环，生成青霉酸，进一步裂解为青霉胺和青霉醛。

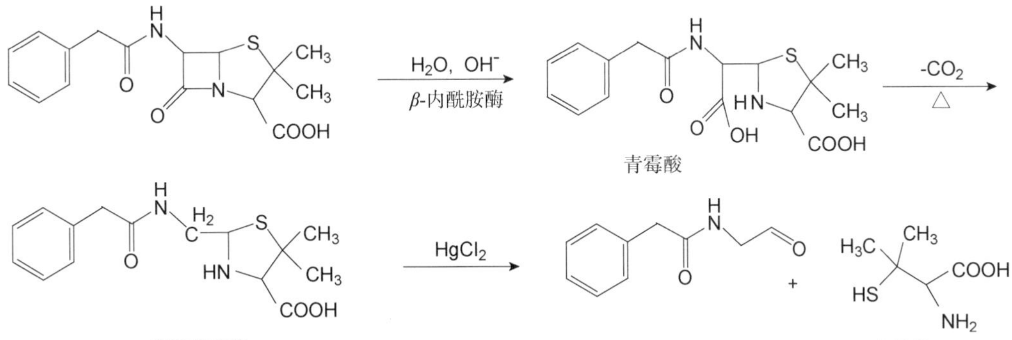

青霉酸

青霉噻唑酸　　　青霉醛　　+　　青霉胺

本品的钠盐或钾盐通过静脉滴注或肌内注射给药，吸收迅速，很快以游离酸的形式经肾脏排出，本品与丙磺舒合用，可降低其排泄速率，延长体内作用时间。

本品是第一个应用于临床的抗生素，抗菌谱窄，仅对革兰氏阳性菌及少数革兰氏阴性菌有较强的抗菌作用。临床上主要用于链球菌、葡萄球菌等引起的局部或全身严重感染。

本品在临床应用中需严格按照要求进行皮试。青霉素过敏反应发生率较高，严重时可导致死亡。其过敏原有两类，外源性过敏原主要来源于发酵过程中带入的蛋白质多肽杂质，内源性过敏原可能来源于青霉素类抗生素生产、储存和使用过程中，分子自身聚合而成的高聚合物。青霉素类抗生素间存在强烈的交叉过敏反应。

（二）半合成青霉素类

天然青霉素是治疗革兰氏阳性菌感染的首选药物，此类药物毒性低，在临床中应用广泛，但也存在着对酸碱不稳定、抗菌谱窄、易产生耐药性、有严重的过敏反应等缺点。为了克服这些缺点，以 6-氨基青霉烷酸（6-APA）为原料，对青霉素进行结构修饰，在 6 位酰胺侧链上接上不同的取代基，得到了一系列耐酸、耐酶和广谱的半合成青霉素。

（1）耐酸青霉素：在 6 位酰胺侧链的 α-碳原子上，引入吸电子基团，降低羰基上的电子云密度，阻止羰基上氧原子上孤对电子对 β-内酰胺环的进攻，抑制青霉素在酸性条件下的电子重排，增加对酸的稳定性，如非奈西林（pheneticillin）、阿度西林（azidocillin）等。

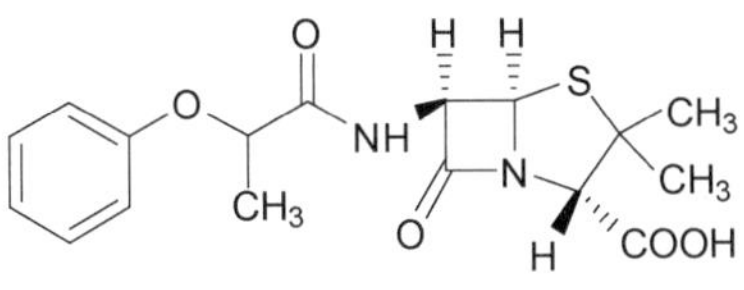

非奈西林 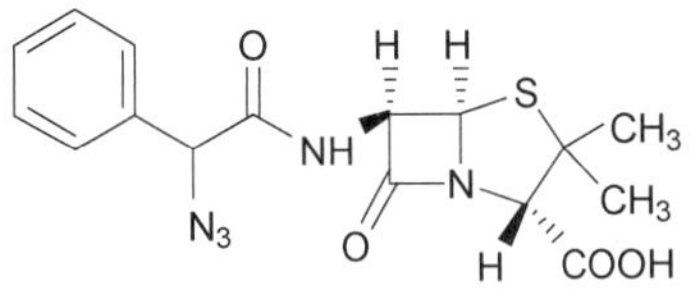　　　　　　　　　阿度西林

（2）耐酶青霉素：在 6 位酰胺侧链的 α-碳原子上，引入空间位阻大的基团，阻碍与 β-内酰胺酶活性中心的结合，保护 β-内酰胺环，增强其对 β-内酰胺酶的稳定性，如氯唑西林（cloxacillin）、苯唑西林（oxacillin）等。

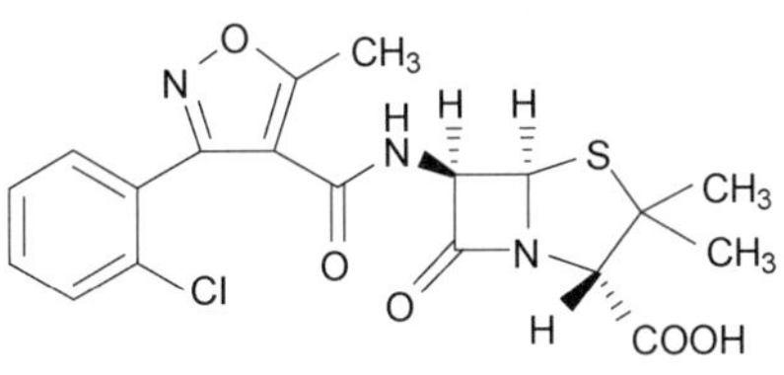

氯唑西林 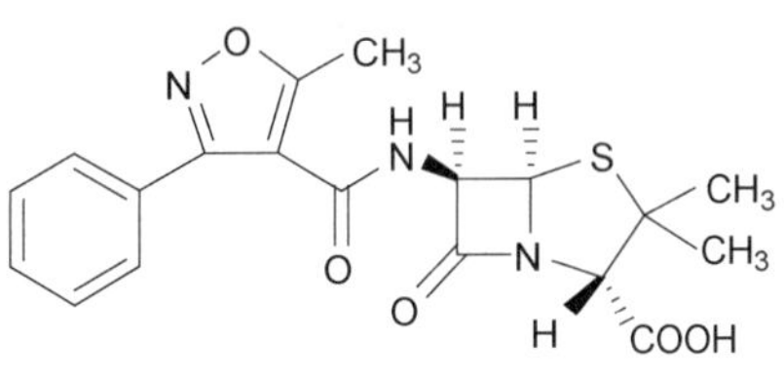　　　　　　　　　苯唑西林

（3）广谱青霉素：在 6 位酰胺侧链的 α-碳原子上，引入氨基、羧基等亲水性基团，扩大了抗菌谱。此类药物有氨苄西林（ampicillin）、羧苄西林（carbenicillin）等。

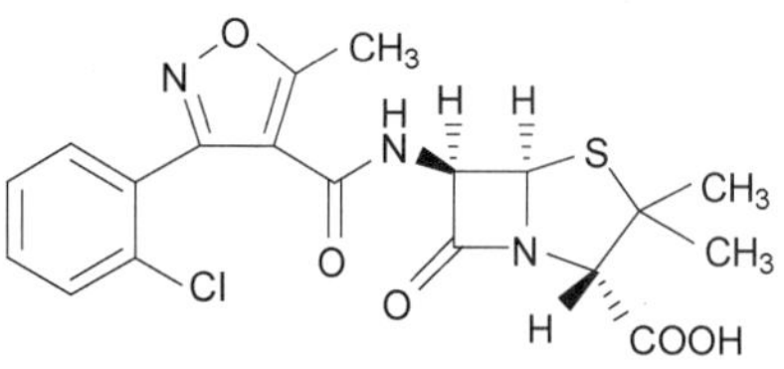

氯唑西林 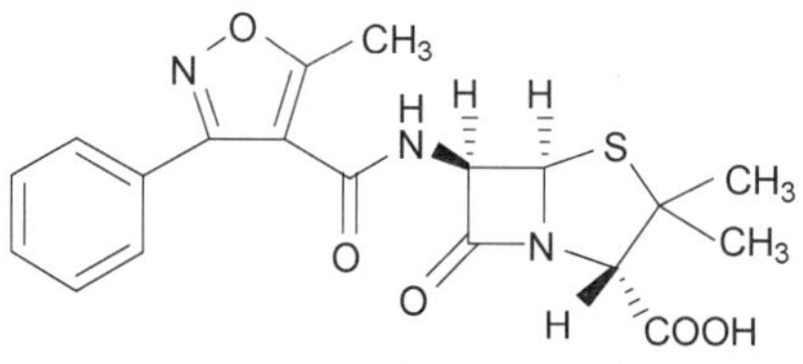　　　　　　　　　　　　　苯唑西林

苯唑西林钠　Oxacillin Sodium

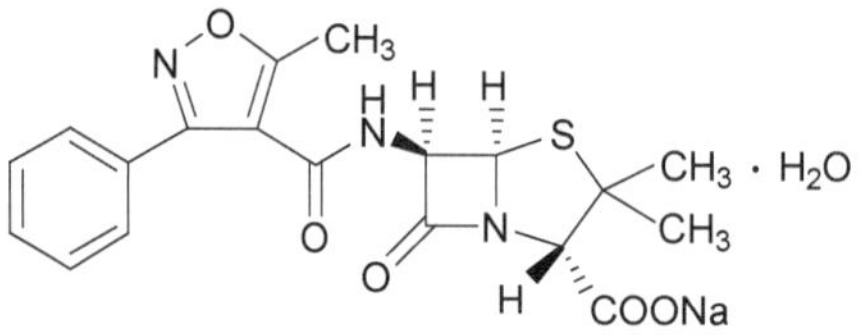

化学名为（2*S*，5*R*，6*R*）-3，3-二甲基-6-（5-甲基-3-苯基-4-异噁唑甲酰氨基）-7-氧代-4-硫杂-1-氮杂双环[3.2.0]庚烷-2-甲酸钠盐一水合物，又名苯唑青霉素钠。

本品为白色粉末或结晶性粉末；无臭或微臭。本品在水中易溶，在丙酮或丁醇中极微溶解，几乎不溶于乙酸乙酯或石油醚。

本品结构中的 6 位以异噁唑侧链取代，同时异噁唑 C_3 和 C_5 上分别以苯基和甲基取代，而苯基兼有吸电子和空间位阻的作用，因此，苯唑西林是一个耐酸、耐酶的半合成青霉素。

本品抗菌作用较强，临床上主要治疗产青霉素酶的金黄色葡萄球菌感染和表皮葡萄球菌感染。

本品可以通过口服或注射给药，但在血清中半衰期较短，当与丙磺舒合用时可延长其血清半衰期。苯唑西林钠可发生青霉素交叉耐药，使用之前须进行皮试。

阿莫西林　Amoxicillin

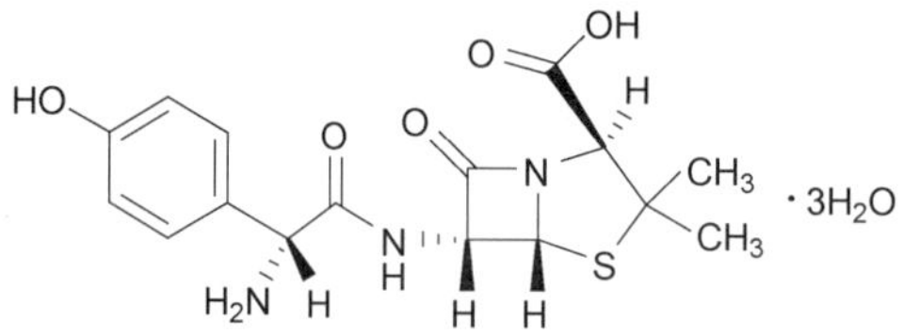

化学名为（2*S*，5*R*，6*R*）-3，3-二甲基-6-[（*R*）-（-）-2-氨基-2-（4-羟基苯基）乙酰氨基]-7-氧代-4-硫杂-1-氮杂双环[3.2.0]庚烷-2-甲酸三水合物，又名羟氨苄青霉素。

本品为白色或类白色结晶性粉末；味微苦。本品在水中微溶，在乙醇中几乎不溶。阿莫西林的侧链有一手性碳原子，临床应用为右旋体，为 *R* 构型。

本品结构中既有酸性的羧基、弱酸性的酚羟基，又有碱性的氨基。故阿莫西林有三个 pK_a，分别为 2.4、7.4、9.6。本品的水溶液在 pH=6 时比较稳定。

本品侧链 *α*-氨基具有强亲核性，易进攻另一分子 *β*-内酰胺环的羰基，发生聚合反应，加上侧链中酚羟基的存在对聚合反应有催化作用，导致阿莫西林的聚合速度是氨苄西林的 4.2 倍。

本品为广谱、耐酸的半合成青霉素，口服后可迅速吸收，对革兰氏阳性菌作用与青霉素相同或稍低，对革兰氏阴性菌如淋球菌、百日咳杆菌、大肠埃希菌和流感嗜血杆菌等的作用强，但使用后易产生耐药性。临床主要用于治疗敏感菌所致的泌尿系统、呼吸系统、皮肤软组织及胆道等的感染。

考点：半合成青霉素类药物的分类及代表药物

二、头孢菌素类

头孢菌素类（cephalosporin）又称为先锋霉素类，包括天然头孢菌素和半合成头孢菌素。头孢菌素类的基本结构是 *β*-内酰胺环和六元氢化噻嗪环稠合而成，是产生抗菌活性的基本母核。

（一）天然头孢菌素

天然头孢菌素是从头孢菌属的真菌发酵液中分离出来。天然头孢菌素有头孢菌素 C、头孢菌素 N

和头孢菌素 P，其中头孢菌素 C 具有毒性小、对酶稳定、对革兰氏阴性菌作用强等优点。

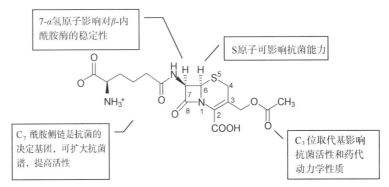

头孢菌素C

　　头孢菌素 C 是由 β-内酰胺环与六元环氢化噻嗪环稠合而成，这种"四元环并六元环"的稠合体系张力较小，同时环内 C_2-C_3 间的双键与 β-内酰胺中氮原子上的孤对电子形成共轭体系，使 β-内酰胺环趋于稳定，故头孢菌素类药物较青霉素类稳定，且多数头孢菌素类抗生素均具有耐酸的性质。

　　但氢化噻嗪环中 C_3 乙酰氧基与 C_2-C_3 间的双键、β-内酰胺环形成共轭体系，易受亲核试剂攻击，导致内酰胺环开环，药物失活，这是头孢菌素失活的主要原因；同时，C_3 乙酰氧基在体内易水解，生成的游离羟基可与 C_2 羧基缩合成内酯，导致药物失效。

（二）半合成头孢菌素

　　半合成头孢菌素是以头孢菌素 C 水解得到的 7-氨基头孢烷酸（7-ACA）的结构为基础进行结构改造得到的一类药物。改造的位置主要在 7 位酰胺基侧链、3 位乙酰氧基、7-α 位和环中的硫原子，见图 10-1。

图 10-1　头孢菌素的结构改造位置

　　头孢菌素自 20 世纪 60 年代首次应用于临床以来，按照药物开发时间的先后顺序和抗菌性能的不同，将其分为四代，见表 10-1。

表 10-1　主要的半合成头孢菌素类代表药物

药物名称	药物结构	作用特点
头孢氨苄		第一代头孢菌素主要用于耐青霉素酶金黄色葡萄球菌等革兰氏阳性菌和某些革兰氏阴性菌感染。对革兰氏阴性菌的 β-内酰胺酶抵抗力较弱，故革兰氏阴性菌对第一代头孢菌素类较易产生耐药性
头孢拉定		
头孢噻吩		
头孢孟多		第二代头孢菌素抗革兰氏阴性菌的作用较第一代强，抗革兰氏阳性菌作用与第一代相近或较低。对多数 β-内酰胺酶抗酶稳定，抗菌谱较第一代广

药物名称	药物结构	作用特点
头孢呋辛		
头孢克洛		
头孢噻肟		第三代头孢菌素抗革兰氏阴性菌的作用较第二代强,抗革兰氏阳性菌的作用普遍低于第一代。其抗菌谱扩大,对铜绿假单胞菌、沙雷杆菌、不动杆菌等有效;耐酶性能强,可用于对第一代或第二代头孢菌素类耐药的革兰氏阴性菌株
头孢曲松		
头孢克肟		
头孢吡肟		第四代头孢菌素的 3 位含有带正电荷的季铵基团,对革兰氏阴性杆菌的穿透力更强,对青霉素结合蛋白亲和力强,对 β-内酰胺酶更稳定,具有较强的抗菌活性。从抗菌谱来说,其对革兰氏阳性菌具有更强的抗菌活性
头孢匹罗		
头孢喹肟		

头孢氨苄 Cefalexin

化学名为(6R,7R)-3-甲基-7-[(R)-2-氨基-2-苯乙酰基]-8-氧代-5-硫杂-1-氮杂双环[4.2.0]辛-2-烯-2-甲酸一水合物,又名先锋霉素Ⅳ。

本品为白色至微黄色结晶性粉末;微臭。本品在水中微溶,在乙醇、三氯甲烷或乙醚中不溶。本品水溶液的比旋度为+149°～+158°。

本品在干燥状态下稳定，其水溶液在 pH8.5 以下稳定，pH9 以上则迅速被破坏，加热、强酸、强碱和光照均能加速其分解。

本品在高温和高湿的条件下易发生聚合反应，产生高聚物，引起过敏反应，有青霉素过敏史的患者应进行相应的过敏反应试验。

本品口服吸收好。临床上主要用于呼吸道、扁桃体、咽喉、皮肤、软组织和生殖器官等部位的感染。

考点： 头孢氨苄过敏的原因

头孢噻肟钠　Cefotaxime Sodium

化学名为（6R，7R）-3-[（乙酰氧基）甲基]-7-[2-（2-氨基噻唑-4-基）-2-（甲氧亚氨基）乙酰氨基]-8-氧代-5-硫杂-1-氮杂双环[4.2.0]辛-2-烯-2-甲酸钠盐。

本品为白色至微黄色结晶或粉末；无臭或微有特殊臭。本品在水中易溶，乙醇中微溶，三氯甲烷中不溶。水溶液的比旋度为+58°～+64°。

本品 C$_7$ 位酰胺侧链上的甲氧肟基为顺式构型，对 β-内酰胺酶有高度的稳定作用；同时侧链上的2-氨基噻唑基可以增加药物与细菌青霉素结合蛋白的亲和力，因此本品具有耐酶和广谱的特点。

本品的顺式异构体的抗菌活性是反式异构体的 40～100 倍。在光照下会发生顺反异构体的转化，使疗效下降。故本品需避光保存，临用前加灭菌注射用水，溶解后立即使用。

本品对革兰氏阴性菌的抗菌活性强，尤其对大肠埃希菌作用强，抗菌谱广，对 β-内酰胺酶稳定。临床上主要用于敏感菌引起的化脓性脑膜炎，败血症，呼吸道、泌尿生殖道及消化道感染。

链 接　双硫仑样反应

双硫仑样反应系指双硫仑抑制乙醛脱氢酶，阻碍乙醇的正常代谢，致使饮用少量乙醇也可引起乙醛中毒的反应。其临床症状表现为头晕、头痛、面色潮红、恶心、呕吐、胸闷、心慌、血压下降，甚至出现休克等反应，严重者可能危及患者的生命。很多药物会引起双硫仑样反应，如具有甲硫四氮唑侧链的头孢菌类抗生素（如头孢美唑、头孢孟多、头孢哌酮、头孢甲肟、头孢替安、拉氧头孢等）、甲硝唑、呋喃唑酮、甲苯磺丁脲等，故患者用药期间应禁酒和禁用含乙醇的药剂。

考点： 头孢噻肟钠耐酶、广谱的原因

三、非经典 β-内酰胺抗生素

单环 β-内酰胺类、碳青霉烯类、氧青霉烷类和 β-内酰胺酶抑制剂均属于非经典 β-内酰胺类抗生素。

β-内酰胺酶是某些耐药菌产生的保护性酶，通过水解 β-内酰胺环，使某些 β-内酰胺类抗生素在未发挥抗菌作用之前灭活，这是细菌对 β-内酰胺类抗生素产生耐药性的主要原因。β-内酰胺酶抑制剂是针对细菌的这种耐药机制而研发的一类药物，其不仅对 β-内酰胺酶有很强的抑制作用，而且其本身也具有抗菌活性。临床上常用的 β-内酰胺酶抑制剂按结构类型分为氧青霉素类和青霉烷砜类。常见的非经典 β-内酰胺抗生素见表 10-2。

表 10-2　非经典 β-内酰胺抗生素

药物名称	药物结构	作用特点
氨曲南		单环 β-内酰胺类抗生素。主要用于革兰氏阴性菌如铜绿假单胞菌等所致的感染，对 β-内酰胺酶稳定，能透过血脑屏障，副作用少。与青霉素和头孢菌素不发生交叉过敏反应

续表

药物名称	药物结构	作用特点
亚胺培南	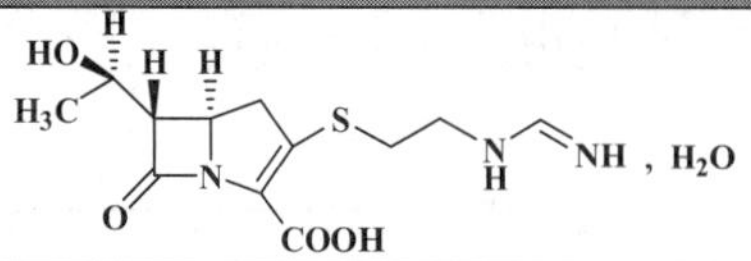	碳青霉烯类抗生素。具有抗菌谱广、抗菌活性强、耐酶等特点。常与肾肽酶抑制剂西司他丁合用，以增加疗效，减少肾毒性
克拉维酸钾	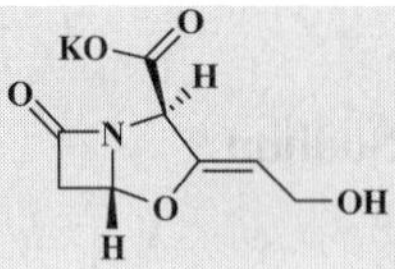	氧青霉烷类 β-内酰胺酶抑制剂，抗菌活性微弱，单独使用无效。临床常与 β-内酰胺类抗生素联合应用，具有协同作用
舒巴坦	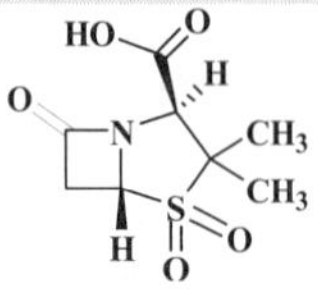	青霉烷砜类 β-内酰胺酶抑制剂。广谱，比克拉维酸稳定性好。口服吸收差，一般静脉注射给药

第 2 节　大环内酯类抗生素

大环内酯类抗生素（macrolides antibiotic）是由链霉菌产生的一类弱碱性抗生素。其结构特征是分子中含有一个十四元到十六元的内酯环，并通过内酯环上的羟基与去氧氨基糖或 6-去氧糖缩合成碱性苷。该类抗生素对革兰氏阳性菌、某些革兰氏阴性菌和支原体等有较强的活性，毒性小，严重不良反应较少。

大环内酯类抗生素一般均具有弱碱性，可与酸成盐，其盐易溶于水。天然大环内酯类抗生素的化学性质不稳定，苷键在酸中易水解，内酯环在碱性条件下易于破裂，在体内易被酶水解，口服生物利用度差。对内酯环或去氧糖分子中的羟基进行酰化改造后，可增加对酸的稳定性，易于吸收，增高血药浓度，延长作用时间，降低毒性。常用药物主要有红霉素、阿奇霉素、罗红霉素、麦迪霉素、乙酰螺旋霉素等。

> **链 接**　大环内酯类抗生素的作用机制与特点
>
> 大环内酯类抗生素能与细菌核糖体 50S 亚基结合，通过阻断转肽作用，抑制 mRNA 的移位，阻碍细菌蛋白质的合成而发挥抑菌作用。大环内酯类抗生素与临床常用的其他抗生素之间无交叉耐药性，但同类药物间仍存在交叉耐药性，这是由于大环内酯类的化学结构具有相似性。

一、红霉素及其衍生物

红霉素（erythromycin）是由红色链丝菌产生的抗生素，包括红霉素 A、B、C 三种。红霉素 A 为抗菌的主要成分，红霉素 C 活性低，红霉素 B 活性低且毒性大，故通常所说的红霉素是指红霉素 A。

红霉素　Erythromycin

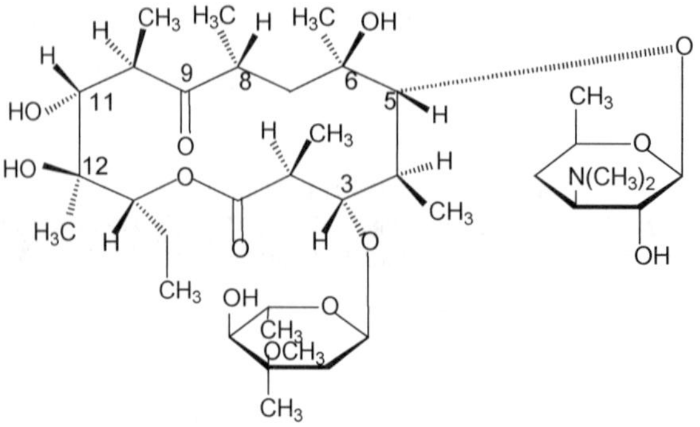

化学名为 5-（4-二甲胺四氢-3-羟基-6-甲基-2-吡喃氧基）-6，11，12，13-四羟基-2，4，6，8，10，

12-六甲基-9-氧代-3-（四氢-5-羟基-4-甲氧基-4，6-二甲基-2-吡喃氧基）十五烷酸-μ-内酯。

本品为白色或类白色的结晶或粉末；无臭，味苦，略有引湿性。本品在甲醇、乙醇或丙酮中易溶，水中极微溶解。无水乙醇溶液的比旋度为-71°～-78°。

本品是由红霉素内酯与去氧氨基糖、克拉定糖缩合而成的碱性苷。红霉素内酯环上 C_3 位通过苷键与克位定糖相连，C_5 位通过苷键与去氧氨基糖相连。

本品不耐酸、碱。碱性条件下，苷键水解，内酯键破裂；酸性条件下，C_6 位羟基与 C_9 位羰基形成半缩酮的羟基，与 C_8 位上的氢脱水形成脱水化合物，再进一步加成、脱水、水解，最后生成红霉胺和红霉糖而丧失抗菌活性。

本品对抗革兰氏阳性菌作用强，是耐 β-内酰胺类金黄色葡萄球菌、溶血性链球菌感染的首选药物，也常用于治疗肺炎支原体、衣原体等非典型病原体所致的呼吸道及泌尿生殖系统感染。

红霉素抗菌谱窄，味苦，水溶性小，口服易被酸破坏。为了改变红霉的苦味，提高生物利用度和扩大抗菌谱，对红霉素进行结构修饰，得到一系列优良的红霉素衍生物。

为了增加红霉素在水中的溶解性，将红霉素与乳糖醛酸成盐，得到红霉素乳糖醛酸盐，可供注射用。

为了增加药物的稳定性，改善其苦味，将红霉素 C_5 位去氧氨基糖上的 $C_{2'}$ 羟基成酯，制成各种酯的衍生物，见表10-3。

表 10-3　红霉素 $C_{2'}$ 酯化衍生物

基本结构	R	药物名称及作用特点
	$COCH_2CH_3$	红霉素碳酸乙酯，可配制混悬剂，供儿童服用
	$C_{12}H_{25}SO_3H$	依托红霉素，在酸中较稳定，服用后伴随依托红霉素的代谢，在血浆中有高浓度的红霉素
	$CO(CH_2)_2COOC_2H_5$	琥乙红霉素，对胃酸稳定，无味，可制成不同的口服剂型，供儿童和成人使用
	$CO(CH_2)_{16}CH_3$	硬脂酸红霉素，无苦味、毒性低，并具有良好的药代动力学性质，作用时间较长

随着对红霉素结构和作用特点的研究不断深入，对红霉素的结构修饰逐渐集中在红霉内酯环的 C_6 位羟基、C_9 位羰基、C_8 位的氢，结构修饰的目的是提高红霉素对酸的稳定性，改善其药代动力学性质，扩大抗菌谱。常见红霉素的衍生物见表10-4。

表 10-4　红霉素的衍生物

药物名称	结构式	作用特点
克拉霉素		将红霉素 C_6 位羟基甲基化，使其不能与 C_9 位羰基形成半缩醛而呈耐酸性。本品体内活性比红霉素强 2～4 倍，毒性低，血药浓度高而持久，对需氧菌、厌氧菌、支原体、衣原体均有效

续表

药物名称	结构式	作用特点
氟红霉素	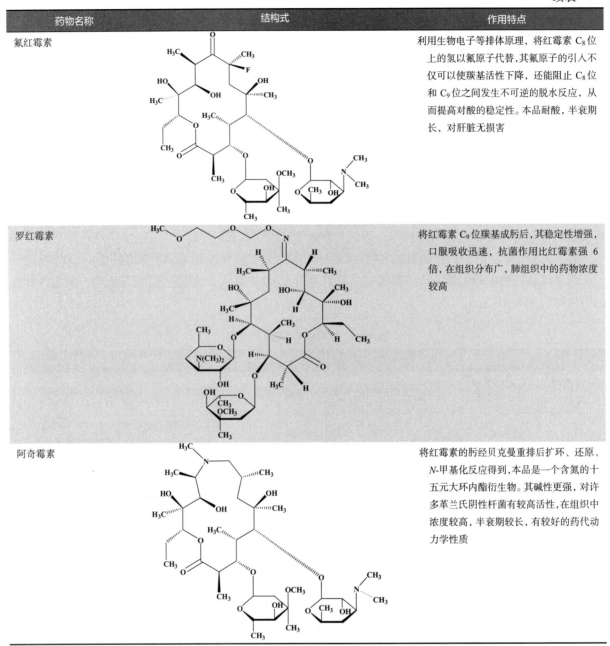	利用生物电子等排体原理,将红霉素 C_8 位上的氢以氟原子代替,其氟原子的引入不仅可以使羰基活性下降,还能阻止 C_8 位和 C_9 位之间发生不可逆的脱水反应,从而提高对酸的稳定性。本品耐酸,半衰期长,对肝脏无损害
罗红霉素		将红霉素 C_9 位羰基成肟后,其稳定性增强,口服吸收迅速,抗菌作用比红霉素强 6 倍,在组织分布广,肺组织中的药物浓度较高
阿奇霉素		将红霉素的肟经贝克曼重排后扩环、还原、N-甲基化反应得到,本品是一个含氮的十五元大环内酯衍生物。其碱性更强,对许多革兰氏阴性杆菌有较高活性,在组织中浓度较高,半衰期较长,有较好的药代动力学性质

考点:常见的红霉素衍生物

- -

阿奇霉素　Azithromycin

本品为白色或类白色结晶性粉末;无臭,味苦,略有引湿性。本品在甲醇、丙酮、三氯甲烷、无水乙醇或稀盐酸中易溶，在水中几乎不溶。

本品为十五元大环内酯类抗生素，在内酯环的 $C_{9\alpha}$ 嵌入 1 个甲氨基，阻止分子内部半缩酮反应的发生，增加药物对酸的稳定性。阿奇霉素的碱性较强，对细菌细胞膜的穿透力较十四元大环内酯类抗生素强。

本品的游离碱供口服，乳酸酸盐供注射。本品的抗菌活性强，是红霉素的 2~4 倍，抗菌谱亦比红霉素广，对许多革兰氏阴性杆菌有较大活性。本品口服后吸收迅速，在组织中浓度较高，半衰期较长，有较好的药代动力学性质，临床上用于敏感菌所致的呼吸道、皮肤和软组织感染。

二、其他大环内酯类抗生素

十六元大环内酯类抗生素主要包括麦迪霉素（midecamycin）、交沙霉素（josamycin）、螺旋霉素（spiramycin）、柱晶白霉素（leucomycin）等。这类抗生素大多无诱导耐药性，药物间相互作用较少，对某些十四、十五元大环内酯类抗生素耐药菌有较好的活性。

十六元大环内酯类抗生素基本结构	R_1	R_1	药物名称
	COCH$_2$CH$_3$	COCH$_2$CH$_3$	麦迪霉素
	COCH$_3$	COCH$_2$CH（CH$_3$）$_2$	交沙霉素
	H	COCH$_2$CH（CH$_3$）$_2$	柱晶白霉素

螺旋霉素主要含有 Ⅰ、Ⅱ、Ⅲ 三种成分，其基本结构与麦迪霉素相似，只是大环内酯的 C$_9$ 位羟基上连有一分子去氧氨基糖。为了增强螺旋霉素的稳定性，将其 C$_3{}'$ 位和 C$_4{}'$ 位乙酰化得到乙酰螺旋霉素（acetyl spiramycin）。虽然乙酰螺旋霉素的体外抗菌能力比螺旋霉素弱，但对酸稳定，可在肠道被吸收后脱乙酰基转变为螺旋霉素，再发挥作用。螺旋霉素及其衍生物见表 10-5。

表 10-5　螺旋霉素及其衍生物

基本结构	R_1	R_2	R_3	药物名称
	H	H	H	螺旋霉素 Ⅰ
	COCH$_3$	H	H	螺旋霉素 Ⅱ
	COC$_2$H$_5$	H	H	螺旋霉素 Ⅲ
	H	H	COCH$_3$	乙酰螺旋霉素 Ⅰ
	COCH$_3$	H	COCH$_3$	乙酰螺旋霉素 Ⅱ
	COC$_2$H$_5$	COCH3	COCH$_3$	乙酰螺旋霉素 Ⅲ

十六元大环内酯类抗生素的抗菌谱和抗菌活性相似，对革兰氏阳性菌、某些革兰氏阴性菌和支原体等有较强的活性。与临床常用的其他抗生素无交叉耐药性，但细菌对同类抗生素仍可产生耐药性。本类抗生素毒性低，无严重不良反应。

柱晶白霉素　Leucomycin

柱晶白霉素，又称吉他霉素，是链霉菌产生的一族抗生素，包括柱晶白霉素 $A_1 \sim A_{13}$，本品为柱晶柱晶白霉素 A_5、白霉素 A_4、柱晶白霉素 A_1 和柱晶白霉素 A_{13} 等组分的混合物。

本品抗菌谱与红霉素相似，对革兰氏阳性菌有较好的抗菌作用，临床用于治疗耐药性金黄色葡萄球菌引起的感染，有轻微的胃肠道反应，无一般大环内酯类抗生素的肝脏毒性作用。

第3节　四环素类抗生素

案例

2001 年 8 月，湖南株洲 60 多人先后入院就诊，共同的症状为恶心、呕吐、食欲减退、腰痛，部分患者昏迷。经调查患者都服用过"梅花 K"黄柏胶囊，经检测，药品中含有 10%～20%的四环素，且四环素已经变质。

问题：请分析患者中毒原因。

四环素类抗生素（tetracycline antibiotic）是由放线菌产生的一类具有氢化并四苯结构的广谱抗生素，包括天然四环素类及半合成四环素类抗生素。本类抗生素对革兰氏阴性菌、革兰氏阳性菌、立克次体、衣原体等有抑制作用，是布鲁菌病、霍乱、斑疹伤寒、出血热等的首选药物。

该类药物含有共同的基本结构，因此具有以下共同的理化性质：①该类抗生素绝大部分为黄色结晶性粉末，水溶性差；②结构中含有酸性的酚羟基、烯醇羟基和碱性的二甲氨基，为两性化合物，药用其盐酸盐；③含有多个羟基、烯醇羟基和羰基，在近中性条件下，可与多种金属离子形成不溶性络合物；④结构中具有酚羟基，可与三价铁离子络合呈色；⑤浓硫酸可氧化四环素药物的基本骨架，产物具有不同颜色；⑥天然的四环素类抗生素，干燥固体比较稳定，但遇到日光会变色，可诱发光敏性反应；⑦四环素在酸性和碱性条件下均不稳定，会发生变质反应，产物无活性，且毒性较大。

（一）天然四环素类抗生素

天然的四环素类有金霉素（chlortetracycline）、土霉素（oxytetracycline）及四环素（tetracycline），均具有氢化并四苯的基本结构，由 A、B、C、D 四环组成。常见的天然四环素见表 10-6。

表 10-6　常见的天然四环素

基本结构	R₁	R₂	药物名称
	H	H	四环素
	H	OH	土霉素
	Cl	H	金霉素

四环素　Tetracycline

化学名为 6-甲基-4-（二甲胺基）-3，6，10，12，12α-五羟基-1，11-二氧代-1，4，4α，5，5α，6，11，12α-八氢-2-并四苯甲酰胺。

本品为黄色结晶性粉末；无臭，味苦；略有引湿性。本品在水中溶解，在乙醇中微溶，在三氯甲烷或乙醚中不溶。

本品在干燥条件下比较稳定，在酸性或碱性条件下不稳定，易发生水解，遇日光可变色。

在酸性条件下，四环素 C_6 位上的羟基和 $C_{5\alpha}$ 上的氢发生消除反应，生成无活性的橙黄色脱水物。

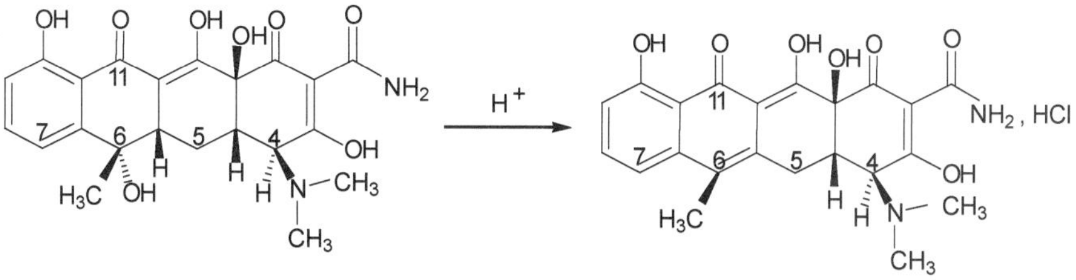

在 pH 2～6 条件下，C_4 位二甲氨基易发生可逆性差向异构化，生成差向异构体，该差向异构体在酸性条件下可进一步脱水生成脱水差向异构体，使抗菌活性减弱、毒性增强，其毒性作用表现为可损害肾小管的重吸收功能，导致糖尿、氨基酸尿、蛋白尿、低血钾、高尿酸血症和酸中毒。

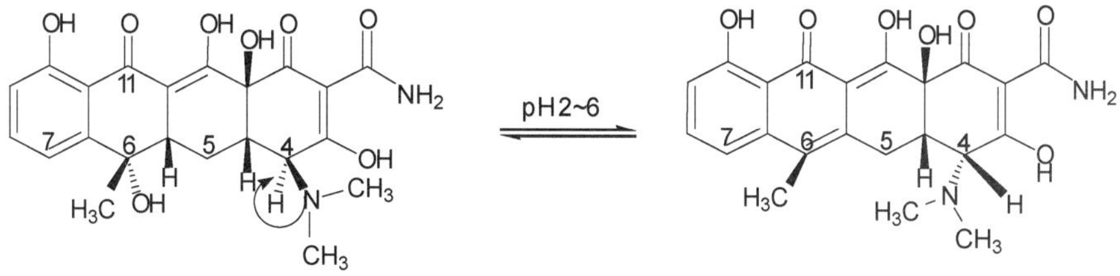

在碱性条件下，C_6 位羟基可形成氧负离子，向 C_{11} 位发生亲核进攻，经电子转移，导致环破裂，生成无活性的具有内酯结构的异构体。

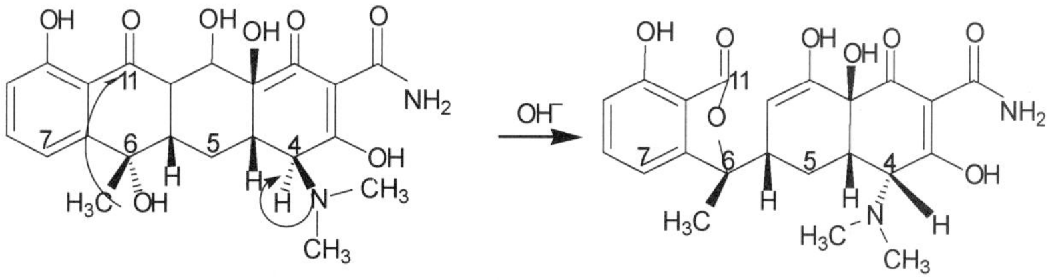

本品结构中含有多个羟基、烯醇羟基及羧基，在近中性条件下能与金属离子形成不溶性络合物。例如，本品与钙或镁离子形成不溶性钙盐或镁盐，与铝离子形成黄色络合物，与铁离子形成红色络合物。与金属离子形成络合物这一特征会干扰本品口服时的血药浓度，四环素在体内能与钙离子形成黄色络合物，沉积在骨骼和牙齿上，导致小儿服用四环素后牙齿变黄，孕妇服用可影响胎儿牙齿和骨骼的发育，故小儿和孕妇应慎用或禁用。

本品为广谱抗生素，临床上用于各种革兰氏阳性菌和革兰氏阴性菌引起的感染，对某些立克次体、滤过性病毒和原虫也有作用。

考点： 四环素的不稳定性表现在哪些方面

（二）半合成四环素类抗生素

为了克服天然四环素在酸、碱条件下不稳定而失去活性这一缺点，对天然四环素进行了结构改造，在四环素类抗生素 C_5 位引入羟基可与 C_4 位二甲氨基形成氢键，阻止差向异构化反应；去除 C_6 位羟基，可避免脱水反应和内酯异构体生成。通过上述结构修饰得到的半合成四环素类抗生素，在酸性、碱性条件下的稳定性均显著提高。常用药物有多西环素、米诺环素、美他环素等，见表10-7。

表 10-7　常用半合成四环素类抗生素

药物名称	结构式	作用特点
多西环素	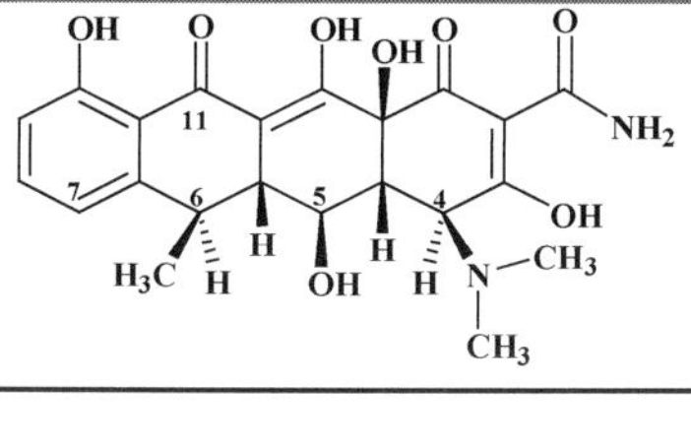	将土霉素 C_6 位羟基除掉所得，本品稳定性提高，抗菌能力增强，临床上主要用于呼吸道感染、慢性支气管炎、肺炎和泌尿系统感染等，对支原体肺炎、霍乱及出血热等有良好的疗效

续表

药物名称	结构式	作用特点
米诺环素	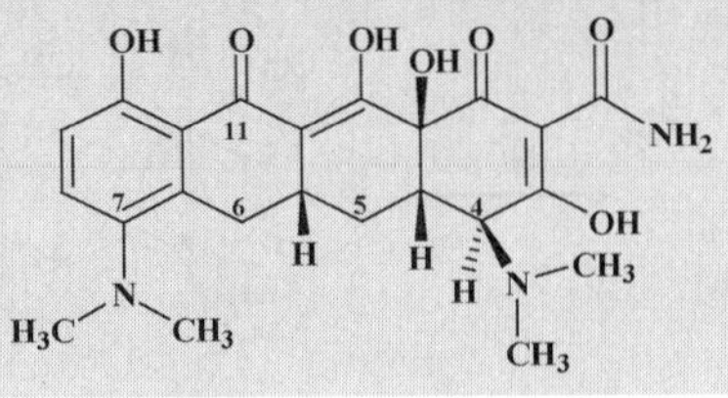	将四环素 C_6 位甲基和羟基除去，同时 C_7 位引入二甲氨基所得。本品具有高效、速效、长效的特点。临床用于尿路、胃肠道、妇科、眼及耳鼻喉等感染，对骨髓炎效果好
美他环素	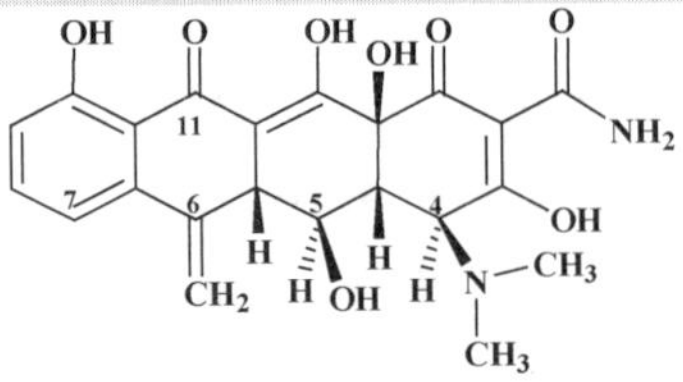	将土霉素 C_6 位甲基与 C_6 羟基脱水所得的衍生物，本品稳定性提高，口服吸收良好，抗菌能力增强。临床用于非细菌性感染及敏感细菌所致胃肠道、泌尿系统、呼吸系统、皮肤软组织感染等

盐酸多西环素　Doxycycline Hydrochloride

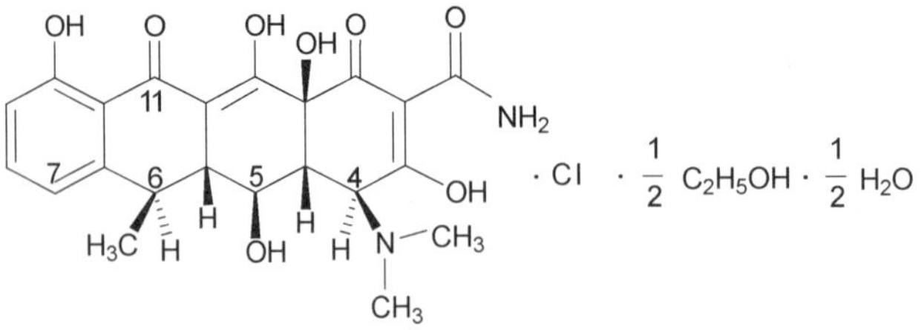

化学名为6-甲基-4-（二甲氨基）-3，5，10，12，12a-五羟基-1，11-二氧代-1，4，4a，5，5a，6，11，12a-八氢-2-并四苯甲酰胺盐酸盐半乙醇半水合物，又名盐酸强力霉素。

本品为淡黄色至黄色结晶性粉末；无臭，味苦。本品在水或甲醇中易溶，在乙醇或丙酮中微溶，在三氯甲烷中几乎不溶。本品略有引湿性，室温下稳定，遇光变色。

本品的固体在干燥条件下比较稳定，在酸、碱条件下酰胺键易发生水解反应。

本品分子中的酚羟基、烯醇烃基及酮羰基，在近中性条件下能与多种金属离子形成不溶性螯合物。例如，本品与钙离子、铝离子形成黄色螯合物；与铁离子形成红色螯合物。

本品在 pH 2～6 时，C_4 位二甲氨基发生差向异构化反应，生成毒性较大的差向异构体。磷酸根、乙酸根等阴离子的存在可加速差向异构化反应的进行。

本品主要用于敏感菌所致的上呼吸道感染、扁桃体炎、胆道感染、淋巴结炎、蜂窝组织炎、老年慢性支气管炎等，对四环素耐药菌有效，是目前四环素类抗生素的首选或次选药物。

第4节　氨基糖苷类抗生素

氨基糖苷类抗生素（aminoglycoside antibiotic）是由链霉菌、小单孢菌等所产生的具有氨基糖苷结构的抗生素。本类抗生素抗菌谱广，对葡萄球菌、革兰氏阴性杆菌、结核分枝杆菌等都有很好的抗菌活性。

氨基糖苷类抗生素是由碱性多元环己醇和氨基糖缩合而成的极性化合物。该类抗生素有共同的结构特征，表现出相同的理化性质：①水溶性极高，胃肠道吸收差，需注射给药；②分子结构中含有苷键，在酸性和碱性条件下易于水解；③分子结构含有氨基、胍基等碱性基团，具有碱性，可与硫酸、盐酸成盐。

临床使用的氨基糖苷类抗生素有链霉素、卡那霉素、庆大霉素、妥布霉素、阿米卡星、奈替米星、依替米星、大观霉素、新霉素、核糖霉素、巴龙霉素等。

硫酸链霉素　Streptomycin Sulfate

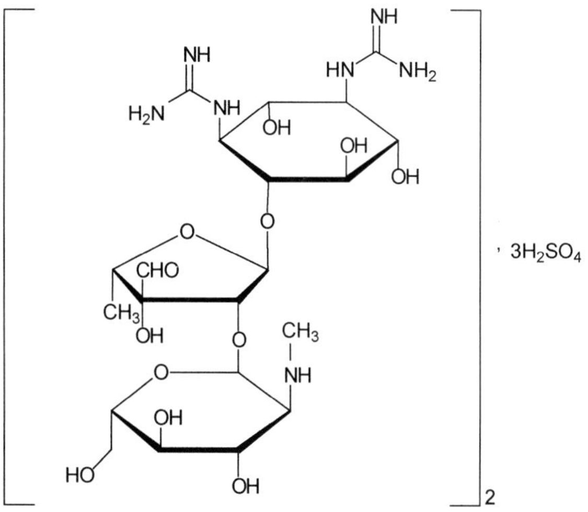

化学名为 *O*-2-甲氨基-2-脱氧-*α*-*L*-葡吡喃糖基-（1→2）-*O*-5-脱氧-3-*C*-甲酰基-*α*-*L*-来苏呋喃糖基-（1→4）-*N*^{1}，*N*^{3}-二脒基-*D*-链霉胺硫酸盐。

本品结构中有三个碱性中心，可与酸成盐，临床用硫酸盐。

本品为白色或类白色粉末；无臭或几乎无臭，味微苦，有引湿性。本品在水中易溶，在乙醇或三氯甲烷中不溶。

本品具有双糖结构，碱性条件下迅速水解完全，在酸性条件分步水解，水解产物为链霉胍、链霉糖和 *N*-甲基葡萄糖胺。

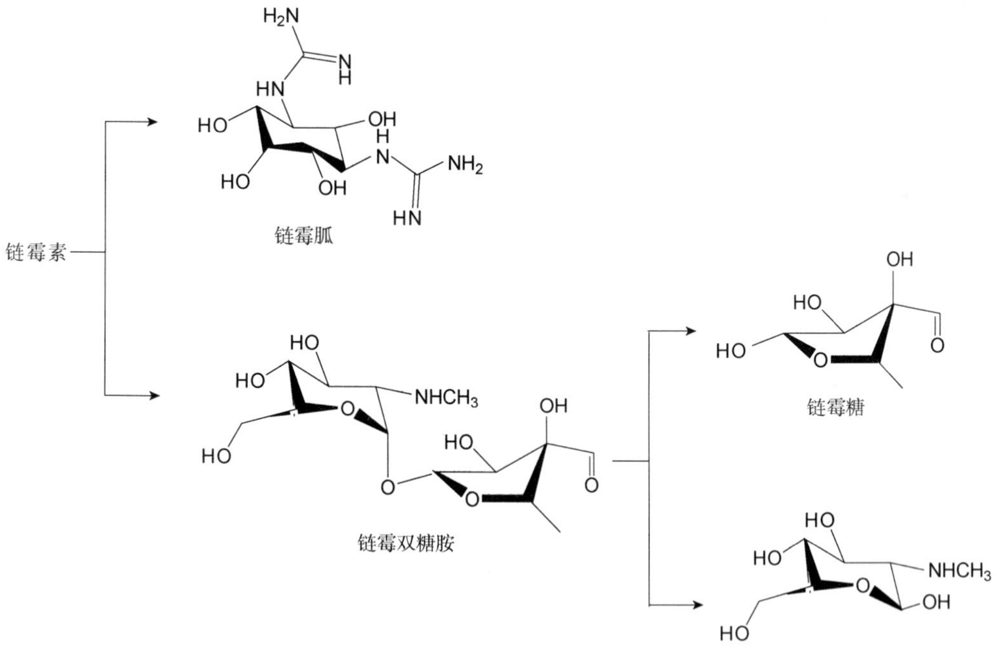

本品结构中链霉糖上的醛基易于氧化或还原而失效，故临床上不可与氧化性或还原性药物配伍使用。

本品水解产物链霉糖可在加热条件下，脱水重排为麦芽酚，与硫酸铁铵试液反应显紫红色，此为麦芽酚反应。

本品水解产物链霉胍与 8-羟基喹啉乙醇液和次溴酸钠试液发生坂口反应，产物显橙红色。

链霉素对结核杆菌抗菌作用强，临床主要用于结核病，尤其用于结核性脑膜炎和极性浸润性肺结核。本品易产生耐药性，多与其他抗结核药物协同使用。本品具有较强的肾毒性和耳毒性，可诱发肾衰竭和永久性耳聋。

考点：硫酸链霉素的水解反应、鉴别反应

庆大霉素　Gentamicin

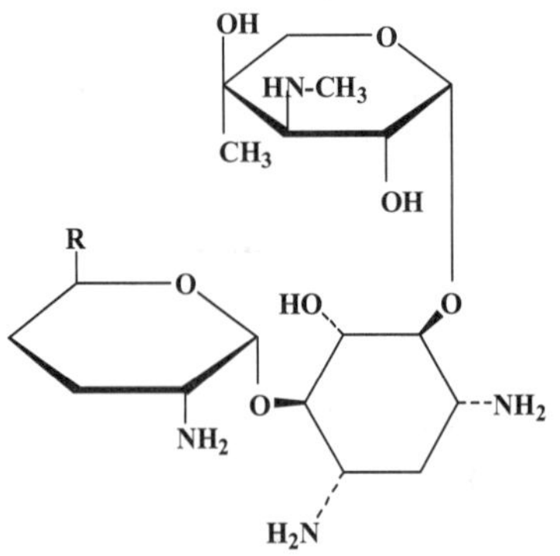

R＝CH（CH₃）NHCH₃　　　　　庆大霉素 C₁

R＝CH₂NH₂　　　　　　　　　庆大霉素 C₁α

R＝CH（CH₃）NH₂　　　　　　庆大霉素 C₂

庆大霉素是从小单孢菌发酵液中分离得到的产品，包括庆大霉素 C₁、C₁α 和 C₂，三者结构均由脱氧链霉胺、紫素胺和 N-甲基-3-去氧-4-甲基戊糖胺缩合而成，它们的抗菌活性和毒性相似。

本品结构中含有多个氨基，呈碱性，临床上用其硫酸盐。

本品为白色或类白色结晶性粉末；无臭，有引湿性。本品在水中易溶，在乙醇、乙醚、丙酮或氯仿中不溶。

本品肌内注射吸收迅速而完全，较少代谢，可在肾内大量积聚，其肾内药物浓度高出血浆浓度数倍。

本品为广谱抗生素。临床上主要用于治疗铜绿假单胞菌或某些耐药的革兰氏阴性菌引起的感染和败血症、尿路感染、脑膜炎和烧伤感染等。与 β-内酰胺类抗生素合用时，多数可产生协同抗菌作用，但联合用药应注意两者混合时有体外灭活作用，原因是 β-内酰胺类抗生素可使庆大霉素 C₁ 位羟基酰化而失去抗菌活性，故两者不可同时混合注射或滴注。

第 5 节　氯霉素类及其他类抗生素

一、氯 霉 素 类

氯霉素是 1947 年首次从委内瑞拉链丝菌培养液中分离出来的抗生素，现已可用化学方法合成。氯霉素对革兰氏阴性菌和革兰氏阳性菌均有抑制作用，但对革兰氏阴性菌的效力比革兰氏阳性菌强。长期和多次应用可损坏骨髓造血功能，引起再生障碍性贫血，故临床应用受到一定的限制。

为了避免氯霉素的苦味，增强抗菌活性，延长作用时间，减少毒性，对氯霉素进行了结构修饰，得到一系列的氯霉素衍生物。

琥珀氯霉素是氯霉素的丁二酸单酯，为氯霉素的前体药物。棕榈氯霉素是氯霉素的棕榈酸酯，也是氯霉素的前体药物，无臭无味，适合儿童服用。甲砜霉素为氯霉素分子中硝基被强吸电子基甲砜基取代的产物，抗菌谱与氯霉素相似，抗菌作用增强。

氯霉素　Chloramphenicol

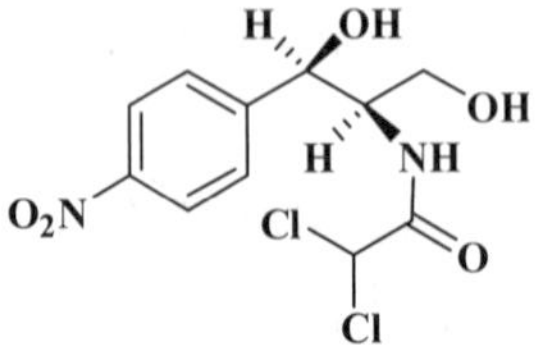

化学名为 D-苏式-（-）-N-[α-（羟基甲基）-β-羟基-对硝基苯乙基]-2，2-二氯乙酰胺。

本品为白色至微带黄绿色针状、长片状结晶或结晶性粉末；味苦。本品微溶于水，易溶于甲醇、乙醇及丙酮，不溶于苯、石油醚及植物油。

本品分子结构中含有两个手性碳原子，有四个旋光异构体，其中仅 *D*-（-）-苏阿糖型具有抗菌活性，用于临床。合霉素是氯霉素的外消旋体，疗效为氯霉素的一半，现已不用于临床。

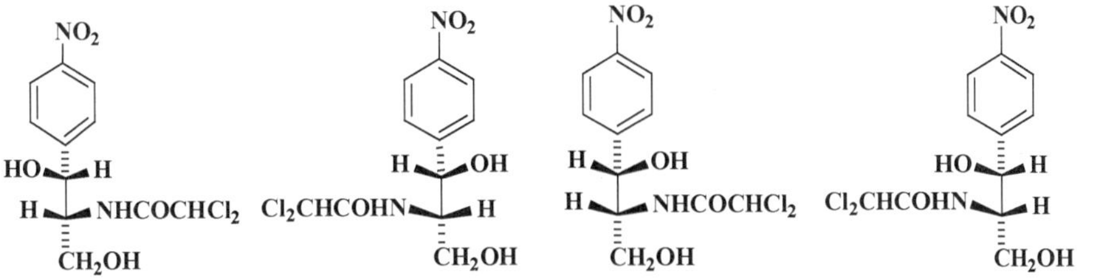

1R,2R (-) *D*-(-)-苏阿糖型　　1S,2S (+) *L*-(+)-苏阿糖型　　1S,2R (+) *D*-(+)-赤鲜糖型　　1R,2S (-) *L*-(-)-赤鲜糖型

本品性质稳定，耐热，干燥状态时可保持抗菌活性 5 年以上。水溶液在中性、弱酸性（pH4.5～7.5）条件下稳定；在强碱（pH＞9）或强酸（pH＜2）条件下，可水解生成对硝基苯基-2-氨基-1，3-丙二醇而失效。

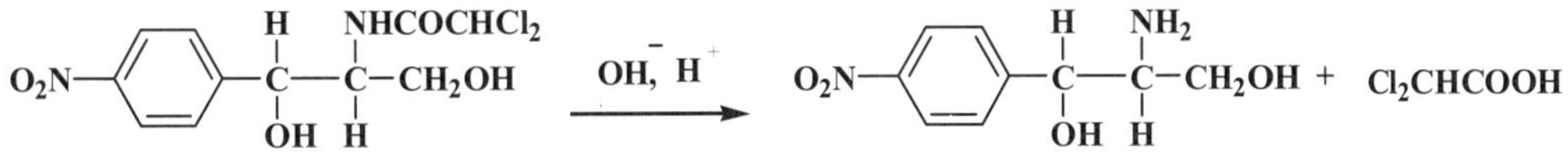

本品结构中的硝基经锌粉和氯化钙还原为羟胺化合物，在醋酸钠存在下与苯甲酰氯反应，生成的酰化物在弱酸性溶液中与三价铁离子作用，生成紫红色的配合物。

本品为广谱抗生素，对革兰氏阴性菌作用强于革兰氏阳性菌，临床上主要用于治疗伤寒、副伤寒、斑疹伤寒等，对百日咳、砂眼、细菌性痢疾及尿道感染等也有效。

考点：氯霉素的临床应用

二、其他类抗生素

盐酸林可霉素　Lincomycin Hydrochloride

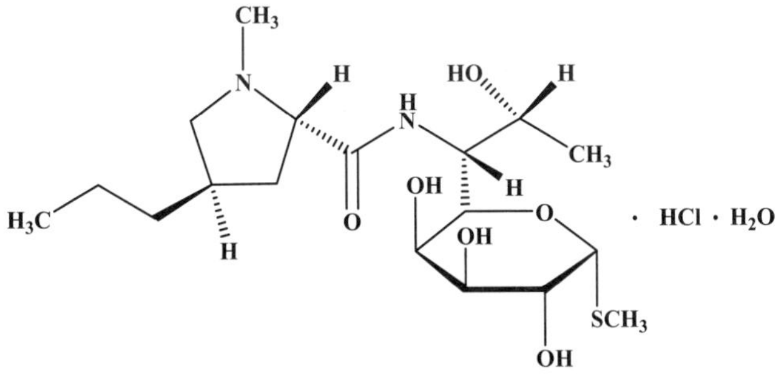

化学名为 6-（1-甲基-反-4-丙基-*L*-2-吡咯烷甲酰氨基）-1-硫代-6，8-二脱氧-*D*-赤式-*α*-*D*-半乳辛吡喃糖甲苷盐酸盐一水合物，又称盐酸洁霉素。

本品为白色结晶性粉末；无臭。本品在水中极易溶解，在甲醇或吡啶中易溶，乙醇中微溶。

本品是 *N*-甲基-4-正丙基-吡咯烷羧酸和甲硫基脱氧-6-氨基-*α*-*D*-半乳辛吡喃糖缩合得到的酰胺化合物，为碱性抗生素。

本品用于金黄色葡萄球菌、肺炎链球菌、溶血性链球菌等敏感菌感染，对耐青霉素菌株引起的肺部感染疗效优于青霉素类，可用作对青霉素过敏或不宜用青霉素者的替代药物。药物在体内分布广，对骨组织渗透性好，特别适用于敏感菌所致骨髓炎。

磷霉素　Fosfomycin

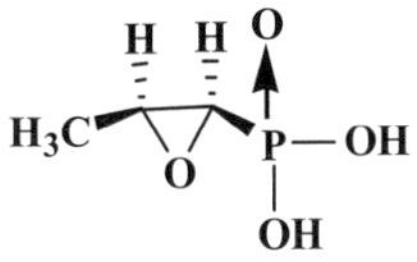

化学名为（-）-（1R，2S）-1，2-环氧丙基磷酸。

本品为白色结晶性粉末；在水中易溶；无臭，味咸；有引湿性，在空气中易潮解。

本品结构中有两个手性碳原子，临床用其（-）-1R，2S型异构体。

本品为广谱抗生素，毒性低，与其他抗生素无交叉耐药性。其作用机制是通过与细菌细胞壁合成酶相结合，抑制细菌细胞壁的合成。临床上主要用于败血症、脑膜炎、肺炎、肠道及泌尿系统感染。

自 测 题

一、选择题

【A型题】

1. 青霉素类抗生素结构中与 β-内酰胺环稠合的杂环是（　　）

   A. 氢化噻唑环　　B. 氢化噻嗪环　C. 氢化吡啶环

   D. 氢化呋喃环　　E. 氢化并四苯

2. 哪个是酸性条件下易分解的抗生素（　　）

   A. 罗红霉素　　　B. 阿奇霉素　　C. 红霉素

   D. 克拉霉素　　　E. 苯海拉明

3. 硫酸链霉素在酸性条件下水解，生成链霉胍和链霉双糖胺，是因为分子中含有（　　）

   A. 苷键　　　　　B. 酯基　　　　C. 酰胺基

   D. 叔胺基团　　　E. 磺酰胺基

4. 固态游离体显黄色的药物是（　　）

   A. 青霉素　　　　B. 红霉素　　　C. 多西环素

   D. 链霉素　　　　E. 头孢拉定

5. 将氯霉素结构中的硝基用甲磺酰基取代，得到的药物是（　　）

   A. 琥珀氯霉素　　B. 甲砜霉素　　C. 棕榈氯霉素

   D. 链霉素　　　　E. 红霉素

6. 将红霉素9位改造成肟基，并引入含氧侧链，得到的药物是（　　）

   A. 阿奇霉素　　　B. 依托红霉素　　C. 罗红霉素

   D. 氟红霉素　　　E. 螺旋霉素

7. 四环素在 pH2～6 条件下，容易发生的化学反应是（　　）

   A. 消除反应　　　　　B. 差向异构化反应

   C. 脱水反应　　　　　D. 开环生成内酯

   E. 氧化反应

【B型题】

（第1~5题备选答案）

   A. 氯霉素　　　　　B. 盐酸多西环素

   C. 头孢氨苄　　　　D. 硫酸链霉素

   E. 红霉素

1. 结构中含有氨苄基的抗生素（　　）

2. 结构中含有胍基的抗生素（　　）

3. 结构中含有二甲氨基的抗生素（　　）

4. 结构中含有对硝基苯基的抗生素（　　）

5. 结构中含有内酯键的抗生素（　　）

【X型题】

1. 氨基苷类抗生素具有下列哪些性质（　　）

   A. 结构中具有苷键，易发生水解反应

   B. 在胃肠道很难吸收需注射给药

   C. 结构中含碱性功能基，故可与硫酸、盐酸成盐

   D. 本类药物的固体性质很不稳定

   E. 常用的有链霉素、卡那霉素、庆大霉素、阿米卡星、巴龙霉素等

2. 红霉素符合下列哪些性质（　　）

   A. 为大环内酯类抗生素

   B. 为两性化合物

   C. 分子内酯环、苷键均可水解

   D. 在水中的溶解度较大

   E. 临床常制成红霉素乳糖酸盐可供注射用

3. 四环素类药物不稳定的部位是（　　）

   A. 10 位酚羟基　　　　　　B. 3 位烯醇羟基

   C. 4 位二甲氨基　　　　　　D. 6 位醇羟基

   E. 2 位的酰胺键

4. 单独使用抗菌效果差，与青霉素类联用可以明显增强疗效的是（　　）

   A. 克拉维酸　　　B. 舒巴坦钠　　　C. 他唑巴坦

   D. 头孢呋辛　　　E. 链霉素

二、简答题

1. 青霉素有哪些缺点？如何进行结构改造？

2. 简述天然四环素类抗生素不稳定性的原因，并解释应用四环素类抗生素者不宜进食牛奶等富含金属离子的食物的原因。

三、实例分析

1. 青霉素应该制备成哪种剂型？为什么？

2. 患者，男，38 岁，严重呼吸道感染，药敏试验对青霉素和庆大霉素敏感。医生拟用青霉素和庆大霉素联合静滴治疗。试分析该用药是否合理。

（莫颖华）

第 11 章

抗肿瘤药物

抗肿瘤药是用于治疗肿瘤疾病的一类药物，本章所讲的抗肿瘤药主要指抗恶性肿瘤药物。恶性肿瘤是一种严重威胁人类健康的常见病、多发病，其发病率受环境、不良生活习惯等因素的影响，逐年上升。无论城市还是农村，恶性肿瘤都是我国居民死亡的主要原因之一，也是严重威胁人类健康的主要的公共健康问题。肿瘤的治疗方法主要有手术治疗、放射治疗、药物治疗（化学治疗）和生物治疗等，在临床上大多采用多种治疗方法联用，其中，药物治疗恶性肿瘤仍是全身治疗的重要方法之一。

自 1943 年开始应用氮芥治疗恶性淋巴瘤以来，抗肿瘤药物经过多年发展，取得了很大进展，药物抗肿瘤治疗由单一给药进入联合化疗和综合化疗阶段，抗肿瘤药物明显延长了患者的生命，提高了肿瘤患者的生存质量。近年来，随着分子生物学、药理学以及精准医学的不断发展，海洋生物活性成分的开发利用，国内外抗肿瘤药物的研究和开发关注度越来越高，获批的抗肿瘤药物也越来越多。

按照抗肿瘤药物的作用原理，抗肿瘤药物大致可分为四类：一是直接作用于 DNA，破坏 DNA 结构和功能的药物；二是干扰 DNA 和 RNA 合成的药物；三是抗有丝分裂，影响蛋白质合成的药物；四是以肿瘤信号传导分子为靶点的药物。

按照药物作用机制和来源，抗肿瘤药物可分为生物烷化剂、抗代谢抗肿瘤药、抗肿瘤天然药物、抗生素类抗肿瘤药、激素及金属配合物。

第 1 节　直接作用 DNA 的药物

这类药物主要通过直接作用于 DNA，影响或破坏 DNA 的结构和功能，使 DNA 在细胞增殖过程中不能发挥作用，从而抑制肿瘤细胞的繁殖。

直接作用于 DNA 的药物有：烷化剂、金属配合物、博来霉素类、作用于 DNA 拓扑异构酶的药物等。

一、烷　化　剂

烷化剂又称为生物烷化剂，是抗肿瘤药物中使用得最早的。本类药物在体内能形成缺电子活泼中间体或其他具有活泼亲电性基团的化合物，能与体内生物大分子，如 DNA、RNA 或某些酶类中含有丰富电子的基团（如氨基、巯基、羟基、羧基等）发生共价结合，使它们丧失活性或使 DNA 分子断裂，抑制细胞分裂，从而影响肿瘤细胞的生长，导致细胞死亡。

生物烷化剂属于细胞毒类药物，在抑制和破坏增生活跃的肿瘤细胞的同时，对体内其他增长较快的正常细胞，如骨髓细胞、肠上皮细胞、毛发细胞和生殖细胞等，同样产生抑制作用，因而此类药物有生较多严重的不良反应，如胃肠道反应、脱发、骨髓抑制等。

烷化剂按照化学结构可分为氮芥类、乙撑亚胺类、亚硝基脲类、甲磺酸酯及多元醇类等。

（一）氮芥类

氮芥类药物是 β-氯乙胺类化合物的总称,是最早应用于临床的生物烷化剂类药物,其结构通式如下:

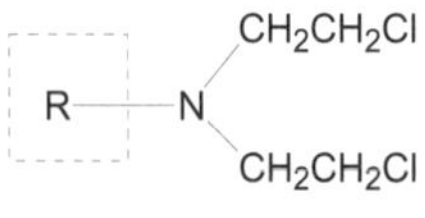

载体部分　　烷基化部分

其结构可以分成两部分:烷基化部分和载体部分。其中 β-氯乙胺部分又称为烷基化部分,是抗肿瘤活性的功能基;R 基团为载体部分,该部分影响药物在体内的吸收、分布等药代动力学性质,决定药物稳定性、选择性,选择合适的载体部分可提高抗肿瘤活性,降低毒性。

对氮芥类抗肿瘤药物的结构改造主要是载体 R 部分的修饰,根据载体的不同,氮芥类药物又可分为:①脂肪氮芥,如盐酸氮芥和盐酸氧氮芥;②芳香氮芥,如苯丁酸氮芥（瘤可宁）;③氨基酸氮芥,如美法仑（溶肉瘤素）、甲酰溶肉瘤素（氮甲）;④杂环氮芥,如乌拉莫司汀、嘧啶苯芥和胸腺嘧啶氮芥;⑤甾体氮芥,如泼尼莫司汀和磷酸雌莫司汀等。常见的氮芥类抗肿瘤药的结构类型和主要用途见表 11-1。

表 11-1　常见氮芥类抗肿瘤药的结构类型和主要用途

结构类型	药物名称	药物结构	作用特点
脂肪氮芥	盐酸氮芥	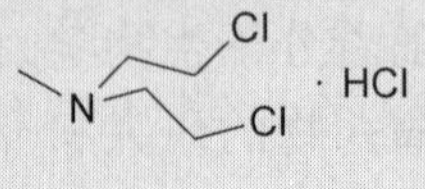	只对淋巴瘤有效,对其他肿瘤无效,其选择性差,毒副作用较大（特别是对造血器官）,不能口服
芳香氮芥	苯丁酸氮芥	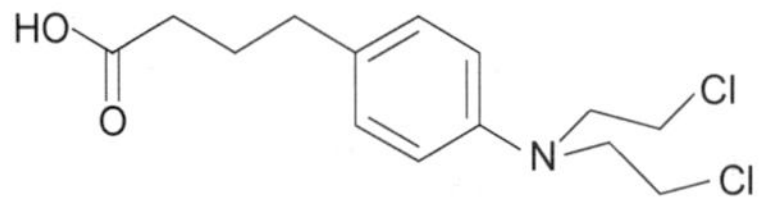	抗肿瘤作用强,主要用于治疗慢性淋巴细胞白血病、卵巢癌等,口服有效
氨基酸氮芥	美法仑	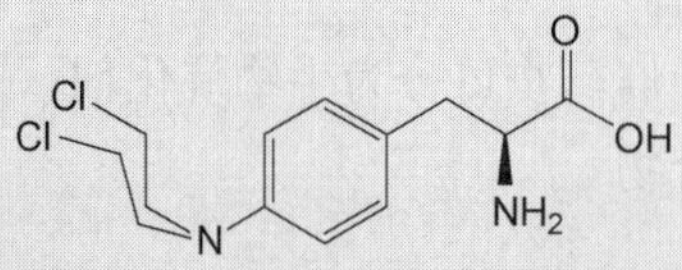	本品对精原细胞瘤的疗效显著,对多发性骨髓瘤、恶性淋巴瘤也有效,选择性较高
	氮甲	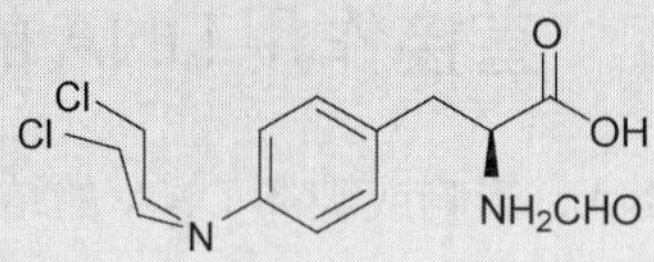	又称甲酰溶肉瘤素,对精原细胞瘤疗效显著
杂环氮芥	异环磷酰胺	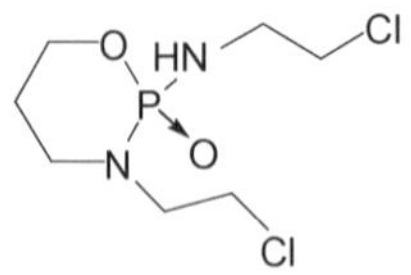	临床用于骨及软组织肉瘤、非小细胞肺癌、乳腺癌、头颈部癌、子宫颈癌等。代谢产物单氯乙基环磷酰胺具有神经毒性
甾体氮芥	磷酸雌莫司汀	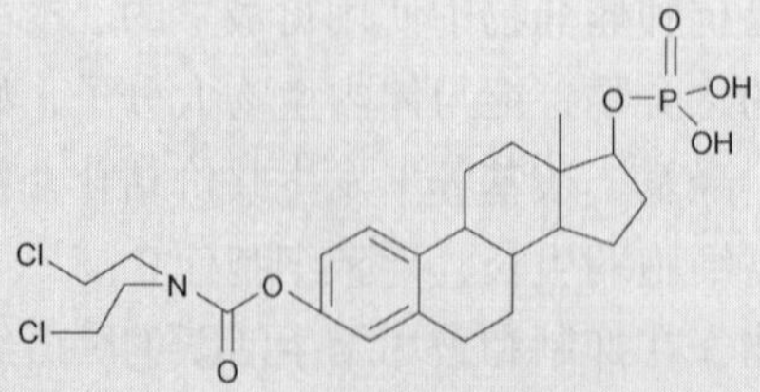	用于治疗前列腺癌

氮芥类药物及大多数生物烷化剂主要通过与 DNA 上鸟嘌呤和胞嘧啶的碱基发生烷基化反应,使 DNA 链内、链间或与蛋白质发生交联,阻止 DNA 的复制,从而使肿瘤细胞分裂受阻。

链 接　氮芥类抗肿瘤药物的作用机制

　　氮芥中的氮原子具有一定的电负性，能进攻 β 位的碳原子，使其脱去氯原子而形成高度活泼的乙撑亚胺正离子，此离子具有较强的亲电性，能够与生物大分子的亲核中心发生烷基化反应。如果在氮原子上增加吸电子基团，就降低了氮原子的亲核性，其烷化能力也将降低，其与生物大分子的结合能力减弱，抗肿瘤活性和毒性降低。

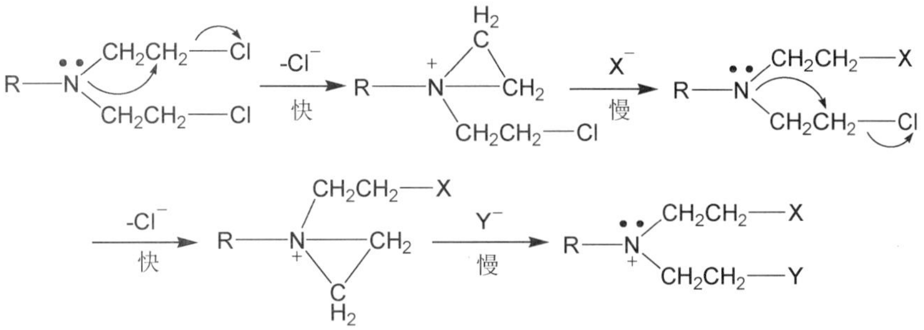

X 和 Y 代表细胞成分的亲核中心

环磷酰胺　Cyclophosphamide

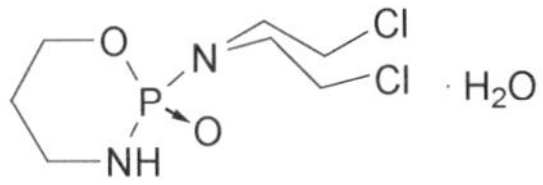

　　化学名为 P-[N，N-双（β-氯乙基）]-1-氧-3-氮-2-磷杂环己烷-P-氧化物一水合物。

　　本品含一分子结晶水，为白色结晶或结晶性粉末，失去结晶水后即液化。本品在乙醇中易溶，在水或丙酮中溶解。熔点为 48.5～52℃。

　　本品因含有磷酰胺基，水溶液不稳定，其 2% 水溶液在 pH4.0～6.0 时容易发生水解，遇热更易分解，从而失去烷基化功能，故制成粉针剂，临用前溶解并尽快使用。

　　本品与无水碳酸钠加热熔融后，放冷，加水溶解，滤过，滤液加硝酸使成酸性后，显氯化物的鉴别反应与磷酸盐的鉴别反应。

　　环磷酰胺是一种前药，在体外对肿瘤细胞无效，只有进入体内，经过肝脏活化才能发挥作用。环磷酰胺首先在肝脏中被细胞色素 P450 氧化酶氧化生成具有活性的 4-羟基环磷酰胺（Ⅰ），通过互变异构生成开环的醛基磷酰胺（Ⅱ），此反应存在平衡。两者在肝脏中通过酶促反应进一步氧化代谢成无毒的 4-酮基环磷酰胺（Ⅲ）和羧酸化合物（Ⅳ），故本品对正常组织无影响。但肿瘤组织中缺乏正常组织具有的酶，不能进行上述代谢，经非酶促反应，通过 β 消除产生丙烯醛（Ⅴ）、磷酰氮芥（Ⅵ）及水解产物氮芥（Ⅶ），三者都是较强的烷化剂，具有很强的抗肿瘤活性，故本品具有一定的选择性。

　　本品抗瘤谱较广，主要用于恶性淋巴瘤、急性淋巴细胞白血病、多发性骨髓瘤、肺癌、神经母细胞瘤等，对乳腺癌、卵巢癌、鼻咽癌也有效。本品毒性比其他氮芥小，副作用主要表现为膀胱毒性，可能与代谢产物丙烯醛有关。

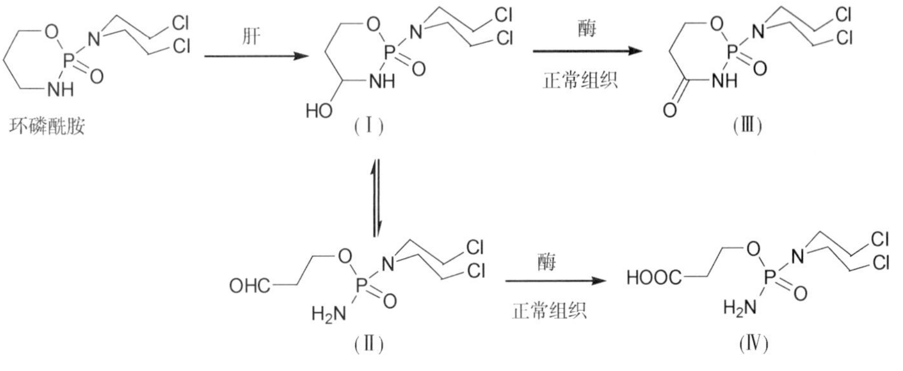

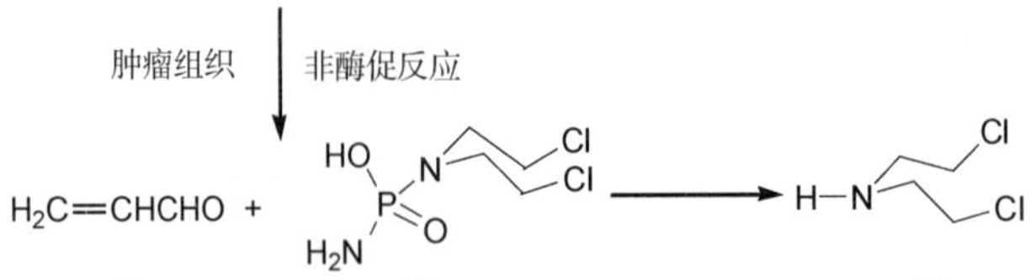

氮芥类药物是以二乙醇胺作为原料，用氯化亚砜等氯化试剂进行氯代得到的一类药物。其中，环磷酰胺是用过量的三氯氧磷同时进行氯代和磷酰化，生成氮芥磷酰二氯，再和3-氨基丙醇缩合即得。本品的无水物为油状物，在丙酮中和水反应生成水合物而结晶析出。

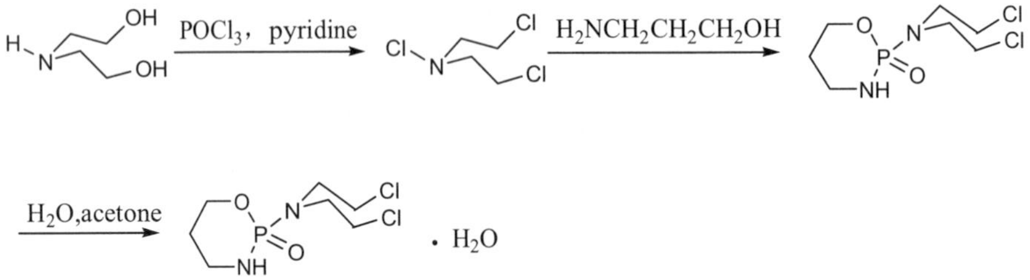

在环磷酰胺结构的基础上，将环外氮原子上的一个氯乙基移至环上的氮原子上，得到异环磷酰胺。异环磷酰胺和环磷酰胺一样，体外对肿瘤细胞无效，需在体内经酶代谢活化后发挥作用。异环磷酰胺的代谢途径和环磷酰胺基本相同，不同的是异环磷酰胺环上 N-氯乙基易经过代谢脱去，生成单氯乙基环磷酰胺，而环磷酰胺则很少有此代谢产物，它是异环磷酰胺产生神经毒性的主要原因。异环磷酰胺的主要毒性为骨髓抑制、出血性膀胱炎等肾毒性、尿道出血等，须和尿路保护剂美司钠一起使用，以降低毒性。

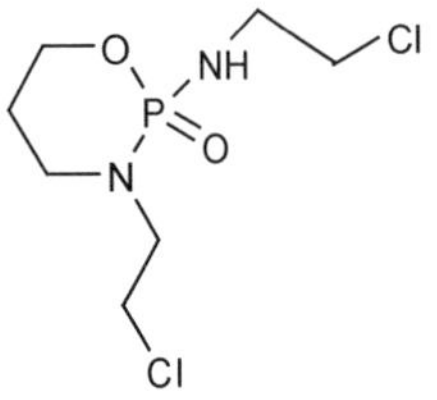

异环磷酰胺
ifosfamide

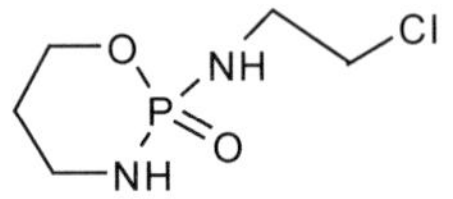

单氯乙基环磷酰胺
monochloroethylcyclophosphamide

考点：环磷酰胺的体内代谢过程

（二）乙撑亚胺类

乙撑亚胺又称为乙烯亚胺。脂肪氮芥类药物通过转变为乙撑亚胺活性中间体而发挥烷基化作用，由此合成了一系列含有乙撑亚胺基团的化合物，进行抗肿瘤活性研究。为降低乙撑亚胺基团的反应性，在氮原子上用吸电子基团取代，以达到降低其毒性的作用。临床上常用的乙撑亚胺类药物有塞替哌和替哌，主要用于乳腺癌、卵巢癌和膀胱癌等。

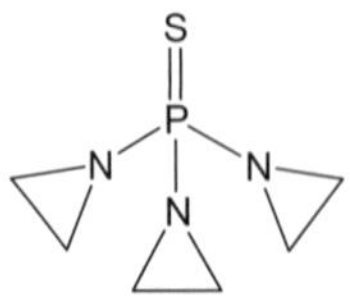

塞替派
thiotepa

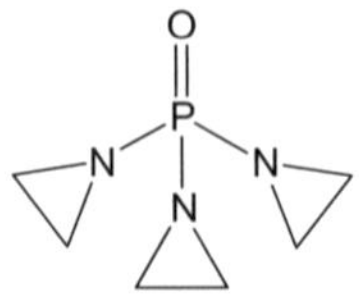

替派
tepa

塞替派 Thiotepa

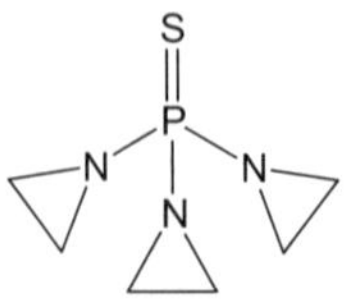

化学名为 1，1′，1″-硫次磷基三氯丙啶，又名三胺硫酸。

本品为白色鳞片状结晶或结晶性粉末；无臭或几乎无臭。本品在水、乙醇或三氯甲烷中易溶，在石油醚中略溶。熔点为 52～57℃。

本品含有较大的硫代磷酰基，脂溶性大，遇酸不稳定，乙烯亚胺环易破裂生成聚合物而失效。本品不能口服，须静脉注射给药。

本品加无水碳酸钠混合后，炽灼至灰化，放冷，加水使溶解，加硝酸使成酸性，将溶液分成两等分，一份加钼酸铵试液，加热，即生成黄色沉淀，另一份加入氯化钡试液，即生成白色沉淀，可用于鉴别。

本品为前体药物，在肝脏中被 P450 酶系代谢生成替派而发挥作用，因此本品被认为是替派的前体药物。

本品临床上主要用于卵巢癌、乳腺癌、膀胱癌和消化道癌，是治疗膀胱癌的首选药，可直接注入膀胱，疗效较好。

（三）甲磺酸酯类及多元醇类

甲磺酸酯类及多元醇类是一类非氮芥类烷化剂。甲磺酸酯是使用广泛的烷基化试剂，甲磺酸酯基是较好的离去基团，生成碳正离子与生物大分子发生亲核取代而烷基化。研究发现，1～8 个次甲级的双甲磺酸酯具有抗肿瘤活性，是双功能烷化剂，其中活性最强的为 4 个次甲基化合物白消安。

用作抗肿瘤的卤代多元醇类主要是卤代多元醇，其在体内通过脱去卤化氢，形成环氧化物而产生烷基化作用，例如，二溴卫矛醇在体内脱去溴化氢，形成双环氧化物脱水卫矛醇而产生烷基化作用。

考点：塞替派的临床应用

白消安　Busulfan

化学名为 1，4-丁二醇二甲磺酸酯。

本品为白色结晶性粉末；几乎无臭。本品溶于丙酮，微溶于水和乙醇。熔点为 114℃～118℃。

本品含有磺酸酯结构，在碱性条件下不稳定，易水解失效，加热会使水解加快。水解液加稀盐酸酸化后，加氯化钡试液产生白色沉淀，可用于鉴别。

本品在氢氧化钠条件下水解生成丁二醇，再脱水生成具有乙醚样臭味的四氢呋喃。

本品因含有磺酸酯，口服吸收良好，吸收后迅速分布到各组织。在体内发生水解代谢生成甲磺酸，自尿中缓慢排出，反复用药可引起蓄积。临床上主要用于慢性粒细胞白血病，其治疗效果优于放射治疗，主要不良反应是消化道反应及骨髓抑制等。

（四）亚硝基脲类

该类药物是一类 β-氯乙基亚硝基脲类化合物，具有广谱的抗肿瘤活性，是典型的生物烷化剂。亚硝基脲类有很多明显、独特的性质，例如，此类药物脂溶性大，易透过血脑屏障进入脑脊液，可用于治疗某些脑瘤、转移性脑瘤及其他中枢神经系统的肿瘤；该类药物骨髓抑制滞后，用药 6～8 周后对骨髓的毒性才达到最大。目前临床上广泛应用的有卡莫司汀和洛莫司汀等。

为降低亲脂性以提高对组织的亲和力，扩大药物的作用范围和选择性，用环己烷代替氯乙基，得到洛莫司汀。若以甲基环己基取代环己基，可得到司莫司汀，其抗肿瘤作用优于卡莫司汀和洛莫司汀，且毒性较低，主要用于脑瘤、肺癌和胃肠道肿瘤。

卡莫司汀　Carmustine

化学名为 1，3-双（2-氯乙基）-1-亚硝基脲，又名卡氮芥。

本品为无色至微黄色或微黄绿色结晶或结晶性粉末；无臭。本品溶于乙醇或甲醇，不溶于水，具有较高的脂溶性。故其注射液为聚乙二醇的灭菌溶液，熔点为 30～32℃，熔融时同时分解。

本品含脲的结构，对酸、碱均不稳定，加氢氧化钠水解，用稀硝酸酸化后，再加硝酸银试液，可生成白色氯化银沉淀。

本品分子中含有 N-亚硝基，使得连有亚硝基的氮原子与相邻的羰基之间的键不稳定，在体内生理 pH 条件下发生分解，生成物与 DNA 分子发生烷基化反应，从而达到治疗的目的。

本品具有广谱的抗肿瘤活性，结构中的 β-氯乙基有较强的亲脂性，解离度小，易通过血脑屏障进入脑脊液中，因此适用于脑瘤、转移性脑瘤及其他中枢神经系统肿瘤及恶性淋巴瘤等的治疗，对肺癌、乳腺癌、淋巴肉瘤、黑色素瘤及睾丸肿瘤也有一定的效果。主要不良反应为恶心、呕吐及迟发的骨髓抑制、白细胞和血小板下降，对肝、肾也有一定的毒性。使用药品时应避免与皮肤接触，以免引起炎症和色素沉积。

二、金属配合物类抗肿瘤药物

自 20 世纪 60 年代首次报道顺铂对动物肿瘤有强烈的抑制作用后，金属配合物抗肿瘤研究引起了人们的重视，大量具有抗肿瘤活性的金属化合物陆续被合成，包括金、铂、锡、铑、钌等元素的配合物或络合物，其中尤其以铂的配合物研究最多，如顺铂、卡铂、奥沙利铂等，金属配合物是抗肿瘤研究中较为活跃的领域之一。

顺铂是第一个临床应用的抗肿瘤铂配合物，作用机制是使肿瘤细胞 DNA 复制停止，阻碍细胞分裂，产生治疗作用。

顺铂　Cisplatin

化学名为（Z）-二氨二氯铂。

本品为亮黄色至橙黄色的结晶性粉末；无臭。本品易溶于二甲基亚砜，略溶于 N，N-二甲基甲酰胺，微溶于水，不溶于乙醇。

本品在室温下，对光和空气稳定，室温下可长期储存。加热至 170℃转化为反式结构，溶解度降低，颜色变化，继续加热至 270℃熔融，同时分解成金属铂。

本品水溶液不稳定，能缓慢水解转化为反式结构，并可进一步水解生成无抗肿瘤活性且有剧毒的低聚物，但是此低聚物可在 0.9%的生理盐水中迅速转化为顺铂，故临床使用不会导致中毒。

本品临床上用于治疗膀胱癌、前列腺癌、肺癌、头颈部癌、乳腺癌、恶性淋巴瘤和白血病等，是治疗睾丸癌和卵巢癌的一线药物。由于作用机制不同，本品与甲氨蝶呤、环磷酰胺等有协同作用，且无交叉耐药性。本品水溶性差，只能静脉给药，缓解期短，对肾、胃肠道、耳及神经有毒性，长期使用会产生耐药性。

顺铂的制备是用盐酸肼或草酸钾还原六氯铂酸二钾得四氯铂酸二钾，再与醋酸铵、氯化钾在 pH7 的条件下回流 1.5 小时即得。

当前铂配合物的研究方向是寻找高效低毒的药物、研究构效关系和探索铂配合物分子水平抗肿瘤作用机制。为了克服顺铂的缺点，用不同的胺类（乙二胺、环己二胺等）和各种酸根（无机酸、有机酸）与铂（Ⅱ）络合，合成了一系列铂的配合物。

卡铂是 20 世纪 80 年代设计开发的第二代铂配合物。其生化性质、抗肿瘤活性和抗瘤谱与顺铂类似，但肾毒性、消化道反应和耳毒性均较低。卡铂治疗小细胞肺癌、卵巢癌的效果比顺铂好，但对膀胱癌、头颈部癌的效果不如顺铂。本品仍需静脉注射给药。

奥沙利铂是 1996 年上市的新型铂类抗肿瘤药物，为草酸根·（1R，2R-环己二胺）合铂（Ⅱ）。奥沙利铂性质稳定，在水中的溶解度介于顺铂和卡铂之间，是第一个对结肠癌有效的铂类烷化剂。奥沙利铂对大肠癌、非小细胞肺癌、卵巢癌及乳腺癌等多种动物和人肿瘤细胞株，包括对顺铂和卡铂耐药肿瘤株多有显著的抑制作用。奥沙利铂是第一个上市的抗肿瘤手性铂配合物。目前只有（R，R）异构体开发用于临床。

卡铂　　　　　　　　　　　　　奥沙利铂
carboplatin　　　　　　　　　　oxaliplatin

新一代铂配合物的抗肿瘤药物，与顺铂、卡铂相比，应具备以下条件：①与顺铂无交叉耐药性；②有较好的口服吸收活性；③与顺铂不同的剂量限制性毒性。

在大量对铂类化合物抗肿瘤活性研究中，总结出这类化合物基本构效关系，见图 11-1。

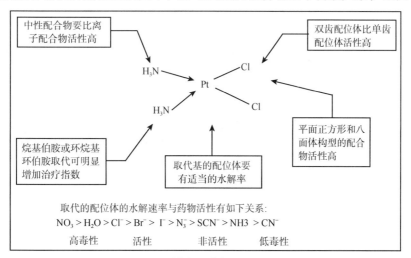

图 11-1　铂类配合物的构效关系

考点：顺铂的作用特点

三、博来霉素类

博来霉素类抗肿瘤药是一类天然存在的糖肽类抗肿瘤抗生素，这类药物直接作用于肿瘤细胞的 DNA，使 DNA 链断裂和裂解，最终导致肿瘤细胞死亡，本类药物将在本章第二节抗生素类抗肿瘤药介绍。

四、作用于 DNA 拓扑异构酶的药物

DNA 拓扑异构酶是细胞的一种基本核糖，在许多与 DNA 有关的遗传功能中有重要作用。作用于 DNA 拓扑异构酶药物能够使 DNA 复制和转录受阻，最终导致 DNA 断裂，发挥抗肿瘤作用。本类药物在本章第四节生物碱类及其他抗肿瘤药中介绍。

第 2 节　抗生素类抗肿瘤药

抗生素类抗肿瘤药是微生物代谢产生的具有抗肿瘤活性的化学物质，现已发现了多种具有抗肿瘤活性的抗生素。这些抗生素大多直接作用于 DNA，或者嵌入 DNA 结构，干扰 DNA 功能，对肿瘤细胞发挥作用，为细胞周期非特异性药物。

一、多肽类抗生素

放线菌素 D 又称为更生霉素，是从放线菌 *S. parvullus* 和 179 号菌株培养液中提取出来的，属于放线菌素族的一种抗生素。本品为鲜红色或深红色结晶，或橙红色结晶性粉末；无臭；有引湿性；遇光极不稳定。本品在丙酮或异丙醇中易溶，在甲醇中略溶，在乙醇中微溶，在水中几乎不溶，在 10℃水中溶解。

本品是由 *L*-苏氨酸、*D*-缬氨酸、*L*-脯氨酸、*N*-甲基甘氨酸、*L*-*N*-甲基缬氨酸组成的两个多肽酯环与母核的羧酸相连接而成。本品能抑制 RNA 的合成，作用于 mRNA，干扰细胞的转录过程。主要用于肾母细胞瘤、恶性淋巴瘤、神经母细胞瘤以及绒毛膜上皮癌等。

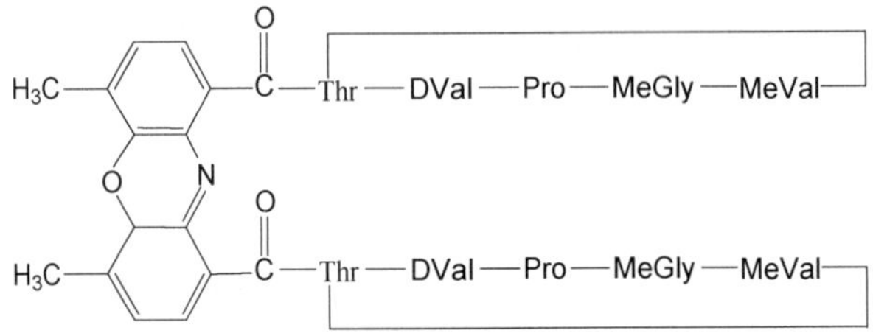

放线菌素 D

Dactinomycin D

博来霉素又称争光霉素，是从放线菌 *streptomyces verticillus* 和 72 号放线菌培养液中分离出来的，是一类天然存在的水溶性碱性糖肽抗肿瘤抗生素。用于临床的是其混合物，以 A₂ 和 B₂ 为主要成分。国产的平阳霉素是博来霉素经过分离所获得的纯品，即博来霉素 A₅。博来霉素和平阳霉素能够抑制胸腺嘧啶核苷酸，嵌入 DNA，引起 DNA 链断裂，从而干扰 DNA 的合成。临床常用于头颈部的鳞状上皮细胞癌、宫颈癌和脑癌。

基本结构	R	药物名称
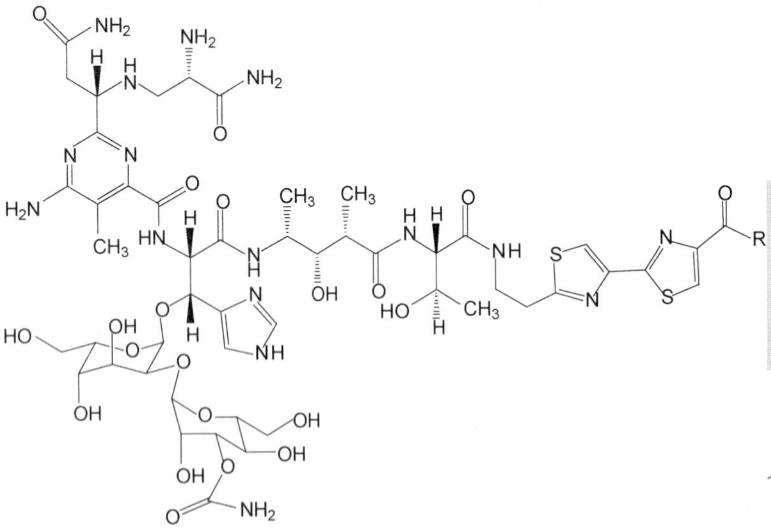	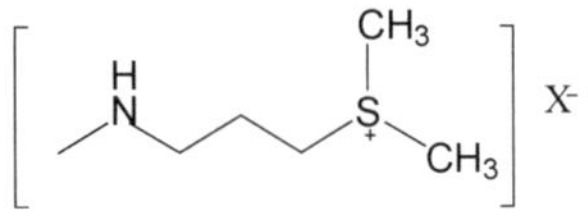	博来霉素 A₂
	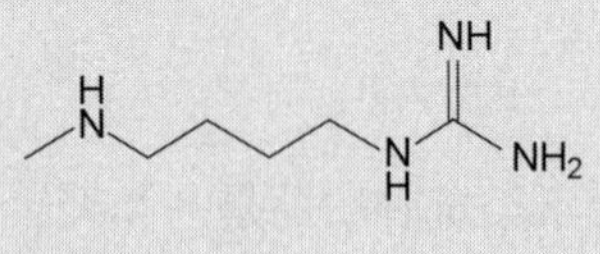	博来霉素 B₂
	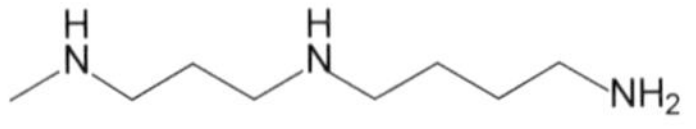	平阳霉素

二、蒽醌类抗生素及其衍生物

蒽醌类抗生素是 20 世纪 70 年代发展起来的抗肿瘤抗生素，主要有多柔比星、柔红霉素、表柔比星等，均为蒽环糖苷类抗生素。

蒽醌类抗生素基本结构	R_1	R_2	R_3	药物名称
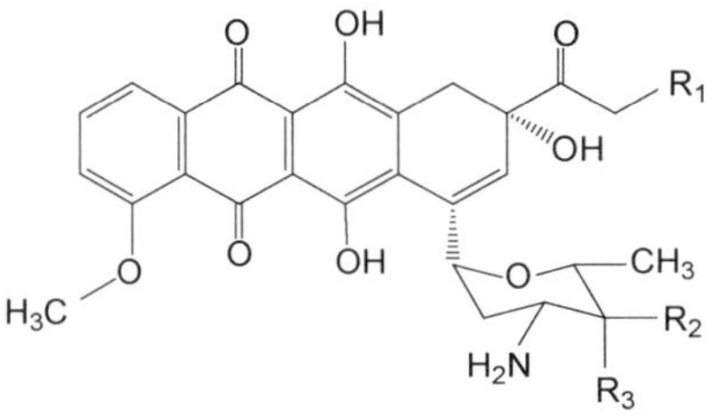	—OH	—H	—OH	多柔比星 doxorubicin
	—H	—H	—OH	柔红霉素 daunorubicin
	—OH	—OH	—H	表柔比星 epirubicin

多柔比星具有脂溶性蒽环和水溶性柔红糖胺，同时具有酸性酚羟基和碱性氨基，易通过细胞膜进入肿瘤细胞，药理活性强。本品为广谱抗肿瘤药物，临床上主要用于治疗乳腺癌、甲状腺癌、肺癌、卵巢癌、肉瘤等。

柔红霉素通过嵌入 DNA，可以抑制 RNA 和 DNA 的合成，对 DNA 的影响尤为明显，选择性地作用于嘌呤核苷。临床用于急性粒细胞及急性淋巴细胞白血病等。

表柔比星通过直接嵌入 DNA 核碱基对之间，干扰转录过程，阻止 mRNA 的形成，从而抑制 DNA 和 RNA 的合成。临床用于急性白血病、淋巴瘤、乳腺癌、肺癌及多种实体肿瘤。

以多柔比星为基本结构进行新的抗肿瘤药物设计，保留蒽醌为母核，利用其他有氨基或烃胺基的侧链代替氨基糖，保持活性而减轻心脏毒性。氨基或烃胺基侧链对母核起稳定作用，成功得到合成蒽环类抗肿瘤药物米托蒽醌、比生群。

米托蒽醌抑制 DNA 和 RNA 合成，抗瘤活性较强，心脏毒性小。本品用于治疗晚期乳腺癌，也可用于防止非霍奇金淋巴瘤和成人急性非淋巴细胞白血病复发。

比生群抗瘤谱与米托蒽醌相似，对恶性淋巴瘤、卵巢癌、肺癌、肾癌、黑色素瘤和急性白血病有效。

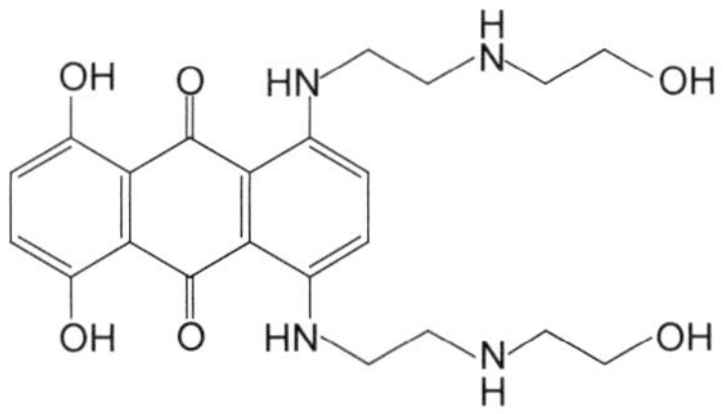

米托蒽醌 mitoxantrone

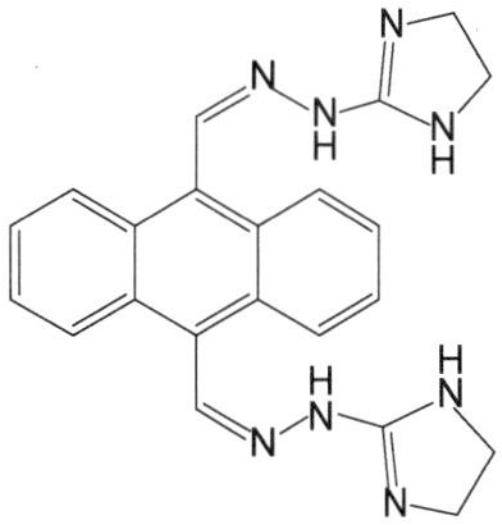

比生群 bisantrene

丝裂霉素 C，又称为自力霉素，是从放线菌培养液中分离得到的另一种醌类抗生素，在细胞内经还原酶活化后起作用，可使 DNA 解聚，同时阻断 DNA 的复制。临床用于多种实体肿瘤，特别是消化道恶性肿瘤。

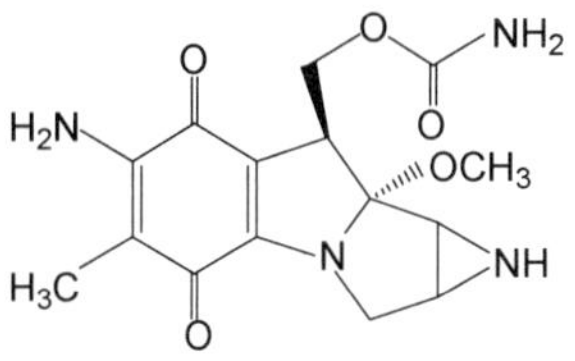

丝裂霉素 C mitomycin C

第3节　抗代谢抗肿瘤药

干扰 DNA 合成的药物又称为抗代谢抗肿瘤药物，通过干扰 DNA 合成中所需要的嘌呤、嘧啶、叶酸以及嘧啶核苷酸的合成，抑制肿瘤细胞的复制，导致肿瘤细胞死亡。

抗代谢抗肿瘤药的化学结构与基本代谢物很相似，能够竞争性地与功能性酶结合，抑制酶的功能，或作为伪代谢物掺入 DNA 或 RNA 中，形成伪生物大分子，阻断核酸的生物合成，导致肿瘤细胞丧失功能而死亡，从而发挥抗肿瘤作用。

目前尚未发现肿瘤细胞有独特的代谢途径，由于正常细胞和肿瘤细胞之间生长分数的差别，理论上抗代谢药物能够杀死肿瘤细胞而不影响正常细胞，但实际上本类药物的选择性较差，对增殖较快的正常组织如骨髓、消化道黏膜等也有明显的毒性。

按照抗代谢药物结构与代谢物相似的要求，一般将代谢物结构母核的局部或取代基做细微的变化，多以生物电子等排原理及前药原理等方法来设计合成抗代谢抗肿瘤药物。常用的抗代谢抗肿瘤药物按照其拮抗的基本代谢物的化学结构，分为嘧啶类拮抗剂、嘌呤类拮抗剂、叶酸类拮抗剂等。

一、嘧啶类抗代谢物

嘧啶类抗代谢药物主要有尿嘧啶衍生物和胞嘧啶衍生物两类。

尿嘧啶衍生物类主要药物有氟尿嘧啶、替加氟及卡莫氟等，替加氟和卡莫氟均是氟尿嘧啶的前体药物，在体内转化为氟尿嘧啶而发挥作用，毒性较低。胞嘧啶类有阿糖胞苷、环胞苷、吉西他滨和卡培他滨等，环胞苷是阿糖胞苷的前体药物，常用于各种类型的急性白血病，也用于虹膜类和单纯包疹性角膜炎；吉西他滨和阿糖胞苷的抗瘤谱不同，对多种实体瘤有效，常作为晚期胰腺癌患者经氟尿嘧啶治疗无效后的二线药物；卡培他滨临床用于晚期乳腺癌、大肠癌等。

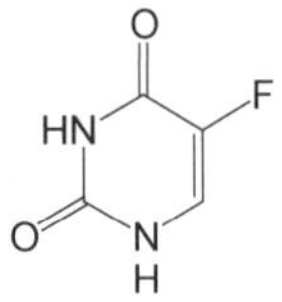

氟尿嘧啶
fluorouracil

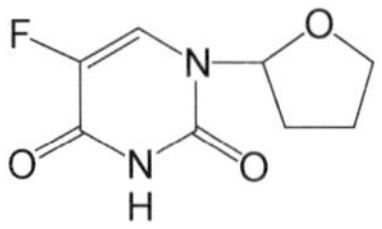

替加氟
tegafur

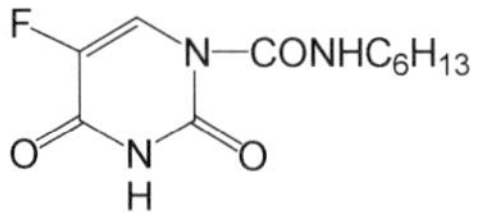

卡莫氟
carmofur

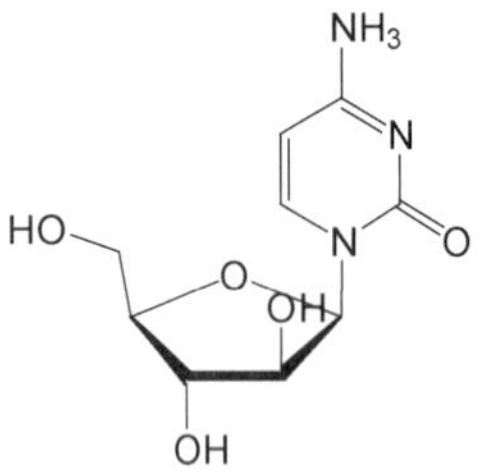

阿糖胞苷
cytarabine

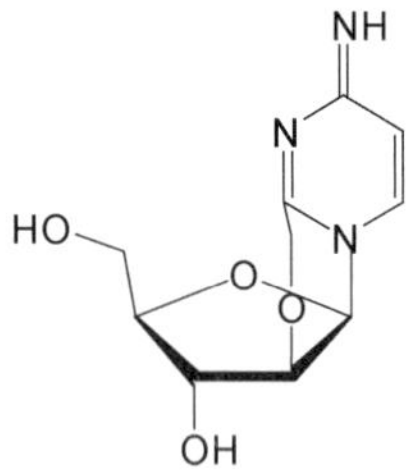

环胞苷
cyclocytidine

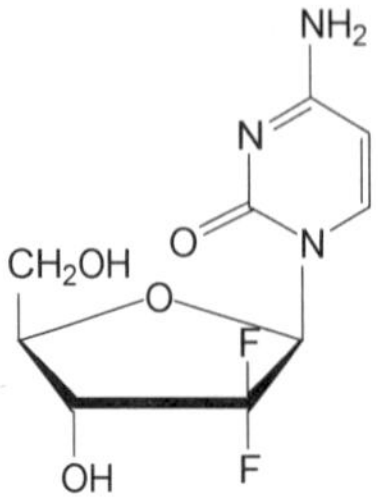

吉西他滨
gemcitabine

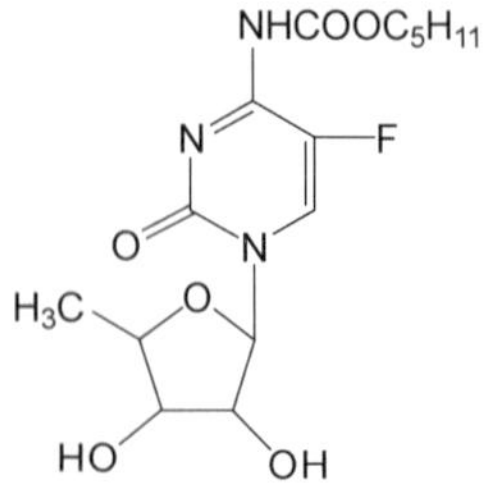

卡培他滨
capecitabine

氟尿嘧啶　Fluorouracil

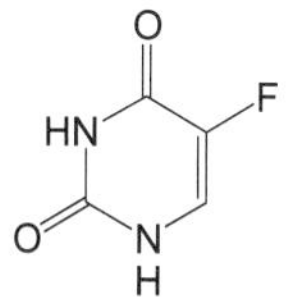

化学名为 5-氟-2，4（1*H*，3*H*）–嘧啶二酮，简称 5-FU。

本品为白色或类白色结晶或结晶性粉末。本品略溶于水，微溶于乙醇，在三氯甲烷中几乎不溶，在稀盐酸或者氢氧化钠溶液中溶解。熔点为 281～284℃（分解）。

本品在空气及水溶液中稳定，在亚硫酸钠水溶液中较不稳定。在强碱溶液中，酰亚胺环水解开环。

本品含有烯键，遇溴试液发生加成反应，溴的红色消失。

本品的水溶液加氢氧化钡试液后生成紫色沉淀。

本品与碱熔融破环后的水溶液显氟化物的特殊反应，可用于鉴别。

本品为尿嘧啶衍生物。尿嘧啶渗入肿瘤组织的速度较其他嘧啶快。应用电子等排体理论，以卤原子代替氢原子合成的卤代尿嘧啶衍生物中，以氟尿嘧啶抗肿瘤作用最强。

用氟原子取代尿嘧啶中的氢原子后，由于氟的原子半径和氢的原子半径相近，氟化物的体积与原化合物几乎相等，加之 C—F 键特别稳定，在代谢过程中不易分解，可代替正常代谢物与酶结合，抑制酶与正常代谢物结合发挥作用，因而是胸腺嘧啶合成酶（TS）抑制剂。氟尿嘧啶及其衍生物在体内首先转变成氟尿嘧啶脱氧核氧酸（FUDRP），与 TS 结合，再与辅酶 5，10-次甲基四氢叶酸作用，导致胸腺嘧啶脱氧核苷酸（TDRP）不能有效地合成，从而抑制 DNA 的合成，最终导致肿瘤细胞死亡。

本品抗瘤谱较广，对绒毛膜上皮癌及恶性葡萄胎有显著疗效，对结肠癌、直肠癌、胃癌、乳腺癌等有效，是治疗实体肿瘤的首选药。

氟尿嘧啶的合成方法为：用氯乙酸乙酯在乙酰胺中与无水氟化钾作用进行氟化，得氟乙酸乙酯，然后与甲酸乙酯缩合，得氟代甲酰乙酸乙酯烯醇型钠盐，再与甲基异脲缩合成环，经稀盐酸水解，即得本品。

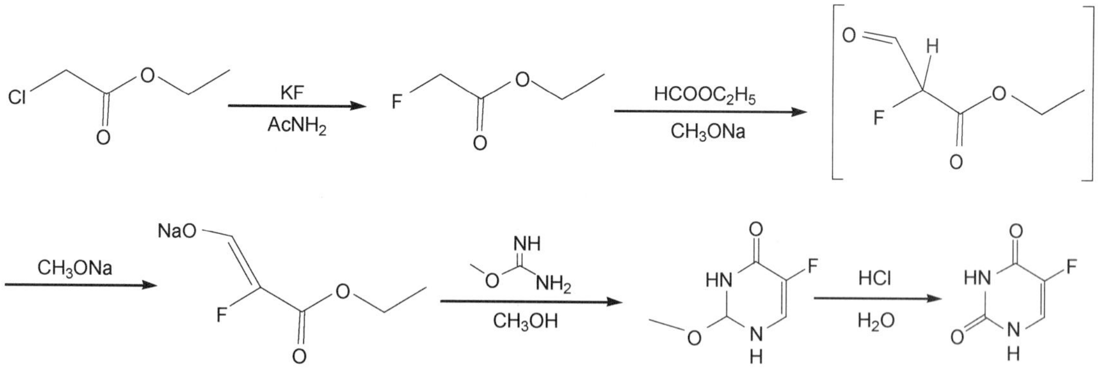

氟尿嘧啶的疗效虽好，但毒性较大，可引起严重的消化道反应和骨髓抑制等。为了降低毒性，提高疗效，对氟尿嘧啶进行结构改造，研制了大量的衍生物，其分子中的 N 是主要的修饰部位。常见的氟尿嘧啶衍生物如下。

氟尿嘧啶衍生物基本结构	R₁	R₂	药物名称
		R₂=—H	替加氟（tegafur）
	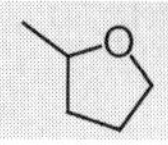	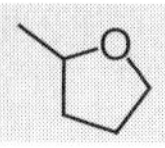	双呋氟尿嘧啶（difuradin）
		R₂=—H	卡莫氟（carmofur）
		R₂=—H	去氧氟尿苷（doxifluridine）

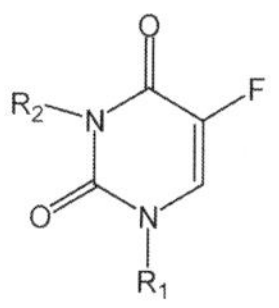

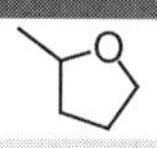

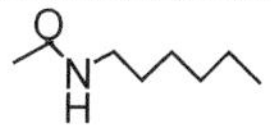

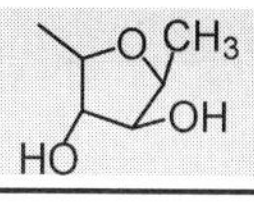

替加氟和双呋氟尿嘧啶分别为氟尿嘧啶的单四氢呋喃环和 1，3-双四氢呋喃环取代的衍生物，二者均是氟尿嘧啶的前药，在体内转化为氟尿嘧啶而发挥作用，作用特点和适应证与氟尿嘧啶相似，但毒性较低。卡莫氟也属于氟尿嘧啶的前体药物，进入体内后缓缓释放出氟尿嘧啶而发挥抗肿瘤作用，抗瘤谱广，化疗指数高。临床上可用于胃癌结肠、直肠癌、乳腺癌，对结肠癌、直肠癌的疗效较好。

去氧氟尿苷，在体内经嘧啶核苷磷酸化酶作用，转化成游离的氟尿嘧啶而发挥作用。这种酶的活性在肿瘤组织内较正常组织高，所以本品在肿瘤细胞内转化为氟尿嘧啶的速度快，对肿瘤具有选择性作用。临床常用于胃癌、结肠直肠癌和乳腺癌。

考点：氟尿嘧啶的作用机制

盐酸阿糖胞苷　Cytarabine hydrochloride

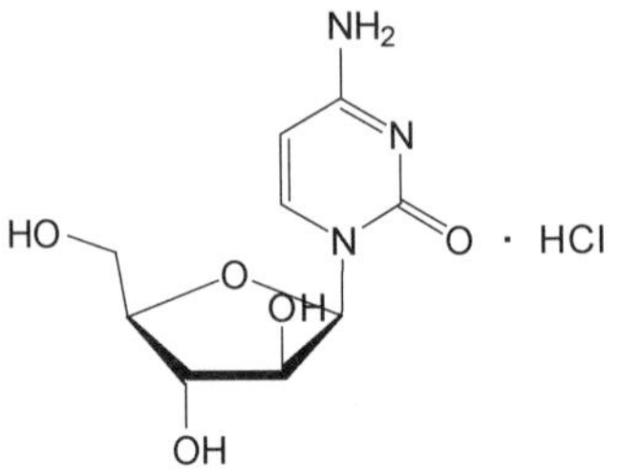

化学名为 1-β-D-阿拉伯呋喃糖基-4-氨基-2（$1H$）-嘧啶酮盐酸盐。

本品为白色或类白色细小针状结晶或结晶性粉末。本品在水中极易溶解，在乙醇中略溶，在乙醚中几乎不溶。熔点为 189～195℃，熔融时同时分解。

本品水溶液显氯化物的鉴别反应。

本品在体内转化为具有抗肿瘤活性的三磷酸阿糖胞苷，通过抑制 DNA 多聚酶及少量掺入 DNA，阻止 DNA 的合成，从而抑制肿瘤细胞的生长。本品口服吸收较差，需要静脉给药，代谢快，需要静脉连续滴注给药才能达到效果。本品主要用于急性粒细胞白血病，与其他抗肿瘤药物合用可提高疗效。

二、嘌呤类抗代谢物

腺嘌呤和鸟嘌呤是细胞 DNA 和 RNA 的重要组成部分，次黄嘌呤是腺嘌呤和鸟嘌呤生物合成的重要中间体，嘌呤类抗代谢药主要是鸟嘌呤和次黄嘌呤的衍生物。最早应用的嘌呤类抗代谢药物是巯嘌呤，其结构与黄嘌呤相似，在体内经酶作用转变为活性物质 6-硫代次黄嘌呤核苷酸，干扰嘌呤类核苷酸的合成，从而影响 DNA 和 RNA 合成，对肿瘤细胞产生细胞毒作用。

巯嘌呤　Mercaptopurine

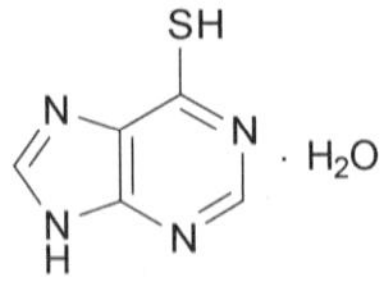

化学名为 6-嘌呤巯醇一水合物，简称 6-MP。

本品为黄色结晶性粉末；无臭。本品极微溶于水或乙醇，几乎不溶于乙醚，遇光易变色。

本品的乙醇溶液与乙酸铅作用，生成黄色的巯嘌呤铅沉淀。

本品具巯基，可被硝酸氧化生成 6-嘌呤亚磺酸，进一步氧化生成黄色的 6-嘌呤磺酸，再与氢氧化钠作用生成黄棕色的 6-嘌呤磺酸钠。

本品分子中的巯基可与氨试液反应生成铵盐而溶解，遇硝酸银试液生成不溶于热硝酸的巯嘌呤银的白色沉淀。

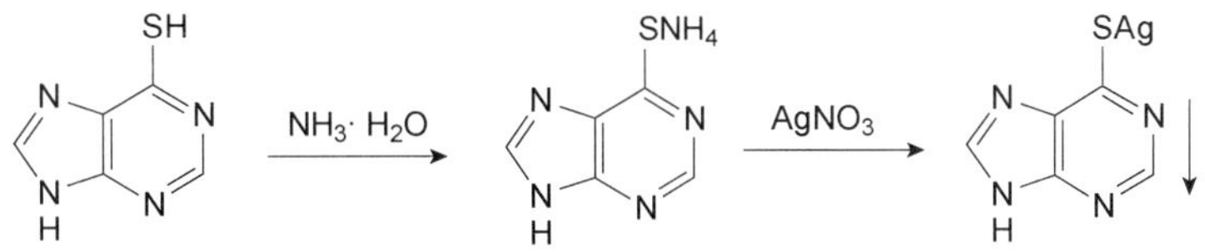

本品临床用于绒毛膜上皮癌、恶性葡萄胎和白血病，对恶性淋巴瘤、多发性骨髓瘤有效，也常用作免疫抑制剂，治疗血小板减少性紫癜、红斑狼疮和器官移植。

考点：巯基的鉴别反应

三、叶酸类抗代谢物

叶酸（folic acid）是核酸生物合成的代谢物，也是红细胞发育生长的重要因子，临床用于治疗贫血。叶酸缺乏时，白细胞数目减少，因此，叶酸拮抗剂能用于缓解急性白血病。

叶酸在体内被二氢叶酸还原酶先还原成二氢叶酸，再进一步被还原成四氢叶酸，四氢叶酸经生物转化成辅酶 F 后参与核酸的生物合成。

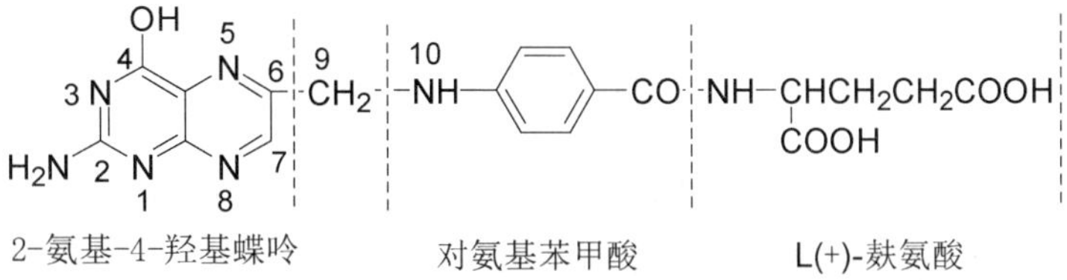

如果体内的叶酸代谢受到干扰，嘌呤核苷酸、胸腺嘧啶核苷酸的生物合成将受到影响，DNA 和 RNA 受阻，影响肿瘤细胞的生长。

叶酸拮抗剂的化学结构与叶酸相似，其典型代表药物是甲氨蝶呤，为二氢叶酸还原酶抑制剂，对二氢叶酸还原酶的亲和力比二氢叶酸强 1000 倍，它与二氢叶酸还原酶几乎是不可逆的结合，结合后的二氢叶酸不能转化为四氢叶酸，无法参与核酸的生物合成，它还能抑制胸腺嘧啶合成酶，使 DNA 和 RNA 的合成均被抑制，阻碍肿瘤细胞繁殖。

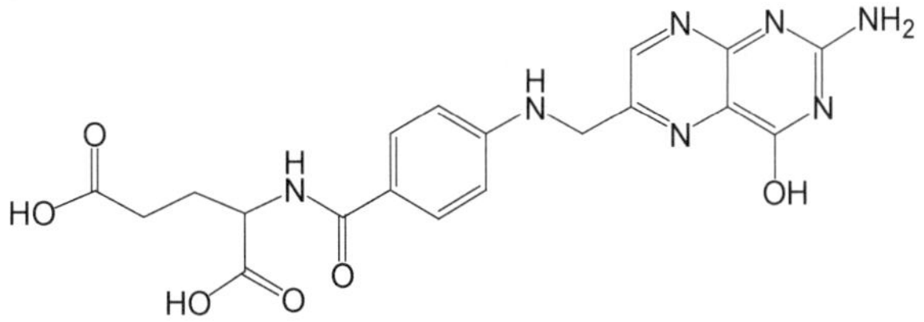

叶酸

folic acid

甲氨蝶呤 Methotrexate

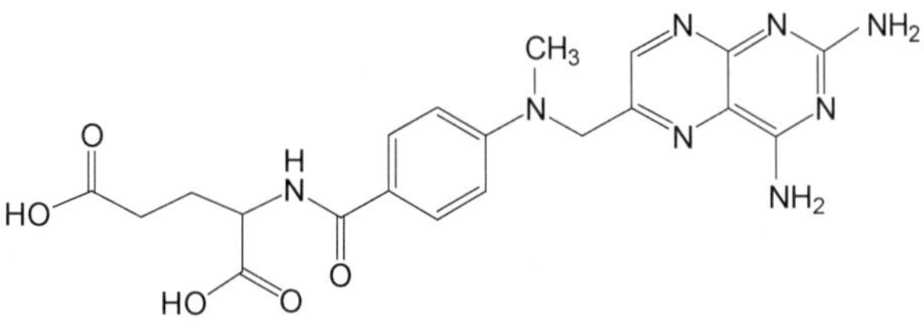

化学名为 L-（＋）-N-[4-[[（2，4-二氨基-6-蝶啶基）甲基]甲胺基]苯甲酰基]谷氨酸，简称 MTX。

本品为橙黄色结晶性粉末。本品几乎不溶于水、乙醇、氯仿或乙醚，易溶于稀碱，可溶于稀盐酸。

本品结构中有酰胺基，在强酸性溶液中不稳定，酰胺基水解，生成谷氨酸及蝶呤酸而失去活性。

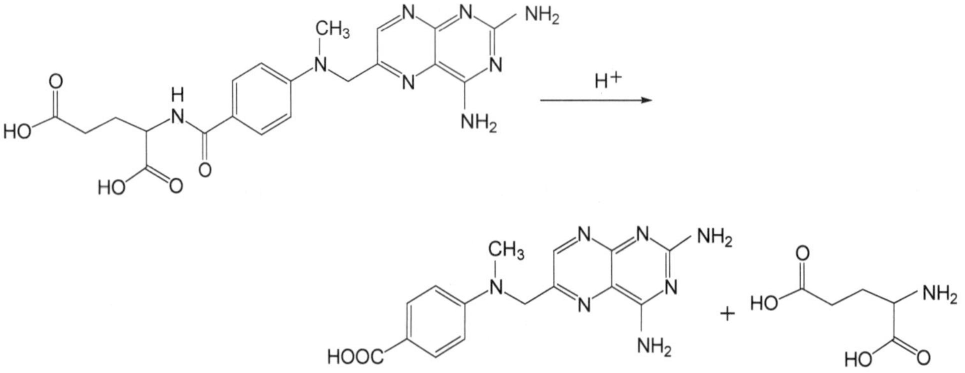

蝶呤酸　　　　　　　　　　　各氧酸

本品临床主要用于急性白血病、绒毛膜上皮癌和恶性葡萄胎，对头颈部肿瘤、乳腺癌、宫颈癌、消化道癌和恶性淋巴瘤也有一定疗效。本品使用过量可导致体内四氢叶酸缺乏而中毒，可用亚叶酸钙补充四氢叶酸而解毒。

第 4 节　生物碱类及其他抗肿瘤药

一、天然药物及其衍生物类抗肿瘤药物

从植物中寻找抗肿瘤化合物，是开发抗肿瘤药物的一个重要途径，天然抗肿瘤药物的有效成分以生物碱居多，其结构复杂，来源有限，虽然表现出良好的抗肿瘤活性，但毒副作用较大，对天然药物进行结构修饰，得到了一系列疗效更好、毒性更小的半合成衍生物。目前临床上使用的有喜树碱类、鬼臼毒素类、长春碱类和紫杉醇类等。

（一）喜树碱类

喜树碱类是从我国特有的珙桐科植物喜树中分离得到的抗肿瘤生物碱，代表药物有喜树碱、羟基喜树碱等，是一类含五个稠合环的内酯生物碱。此类药物对消化系统肿瘤如胃癌，结肠癌和直肠癌等有效，对白血病、肝癌和膀胱癌也有一定作用。但此类药物毒性较大，水溶性较差。20 世纪 80 年代，研究发现喜树碱类作用靶点位于 DNA 拓扑异构化酶 I，可使 DNA 的复制、转录等受阻，最终导致 DNA 的断裂。此发现重新引起人们对喜树碱的重视，一系列水溶性较大、毒性较低的衍生物，如拓扑替康、伊立替康等，被设计、合成出来。

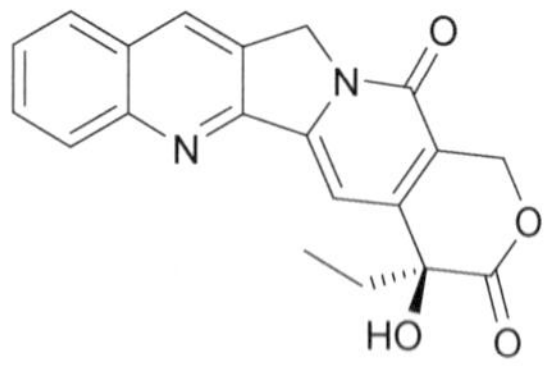

喜树碱　　　　　　　　　　　羟基喜树碱　　　　　　　　　　　拓扑替康
camptothecin　　　　hydroxycamptothecin　　　　　topotecan

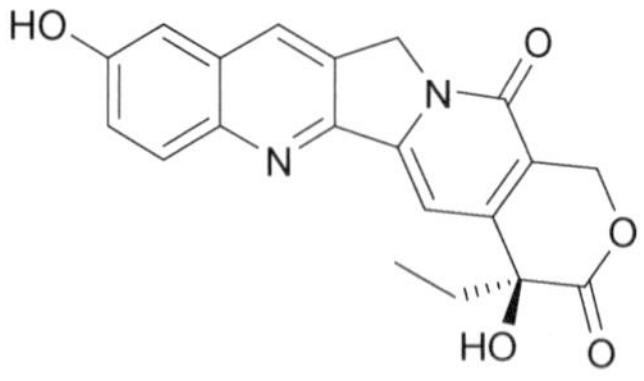

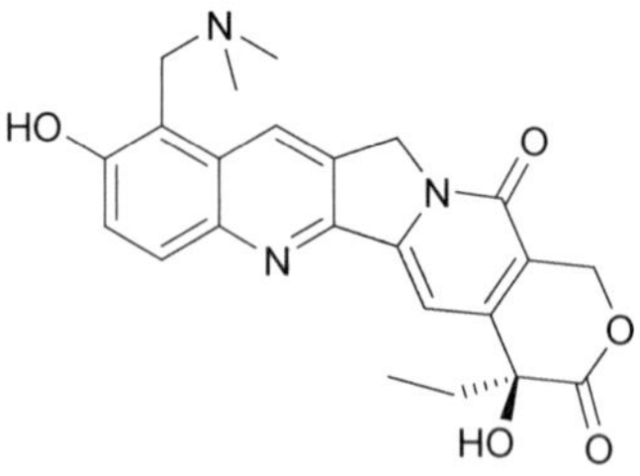

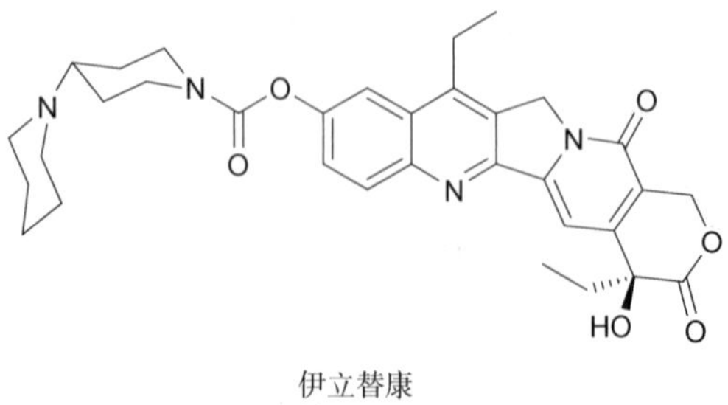

伊立替康
irinotecan

（二）鬼臼毒素类

　　鬼臼毒素是从喜马拉雅鬼臼和美鬼臼的根茎中得到的鬼臼生物碱类，由于其毒性反应严重，不能用于临床。对其进行结构改造，得到 DNA 拓扑异构酶Ⅱ抑制剂依托泊苷和替尼泊苷。依托泊苷为鬼臼毒素的苷类衍生物，临床主要用于小细胞肺癌、淋巴瘤、睾丸癌等。替尼泊苷作用机制与依托泊苷相同，但同等剂量时，替尼泊苷活性大于依托泊苷，但化疗指数小于依托泊苷。本类药物脂溶性较高，易通过血脑屏障，为脑瘤的首选药。

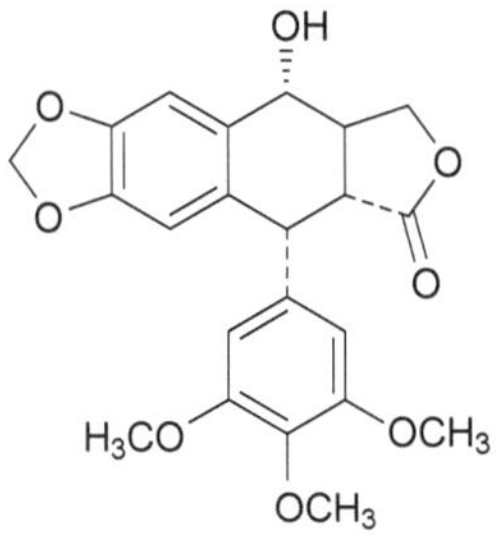

鬼臼毒素　　　　　　　　　　依托泊苷　　　　　　　　　　替尼泊苷
podophyllotoxin　　　　　　　　etoposide　　　　　　　　　teniposide

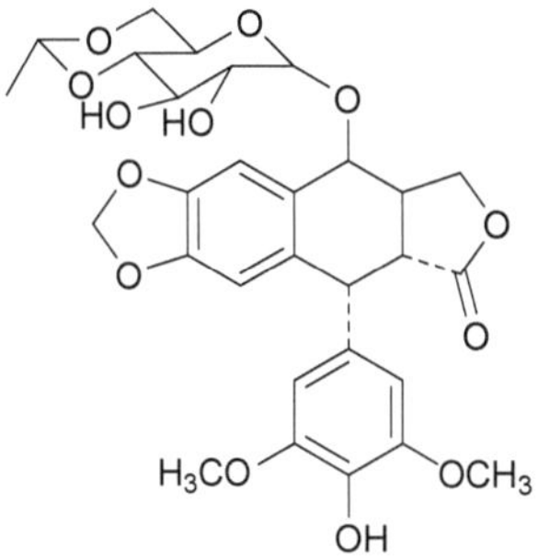

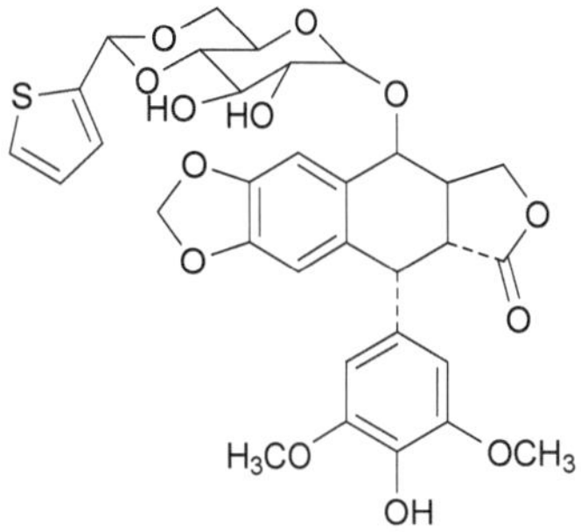

（三）长春新碱类

　　长春新碱类是从夹竹桃科植物长春花中分离得到的天然抗肿瘤活性生物碱，主要有长春碱、长春新碱。长春碱类抗肿瘤药物均能与微管蛋白结合，阻止微管蛋白双微体聚合成为微管，又可诱导微管的解聚，使纺锤体不能形成，细胞停止于分裂中期，从而阻止癌细胞分裂繁殖。长春碱和长春新碱对淋巴细胞白血病有较好的疗效，长春新碱临床上用其硫酸盐，用于急性和慢性白血病、恶性淋巴瘤、小细胞肺癌及乳腺癌，对睾丸癌、卵巢癌、消化道癌及恶性黑色素瘤也有抑制作用。

　　长春碱和长春新碱的神经毒性较突出，对其结构修饰，得到神经毒性小的硫酸长春地辛和酒石酸长春瑞滨，活性优于长春碱和长春新碱。

　　硫酸长春地辛又名长春酰胺，是在长春碱结构改造的过程中合成的衍生物，对急性淋巴细胞白血病有显著疗效。

　　酒石酸长春瑞滨是半合成的长春碱衍生物，具有广谱的抗肿瘤活性，主要用于非小细胞肺癌、转移性乳腺癌、晚期卵巢癌、恶性淋巴瘤等。

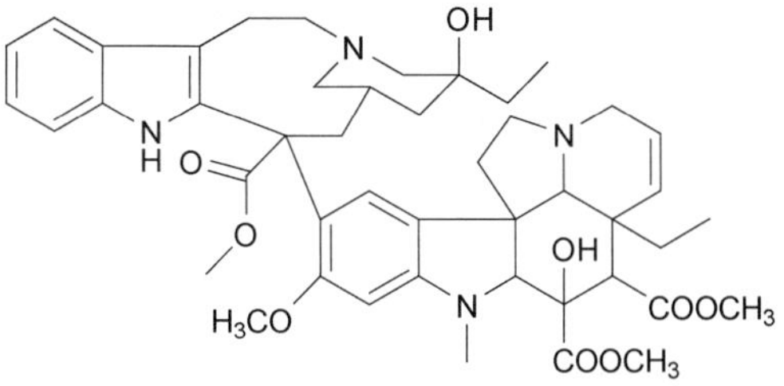

长春碱　　　　　　　　　　　　　　　　　　长春新碱
vinblastine　　　　　　　　　　　　　　　　vincristine

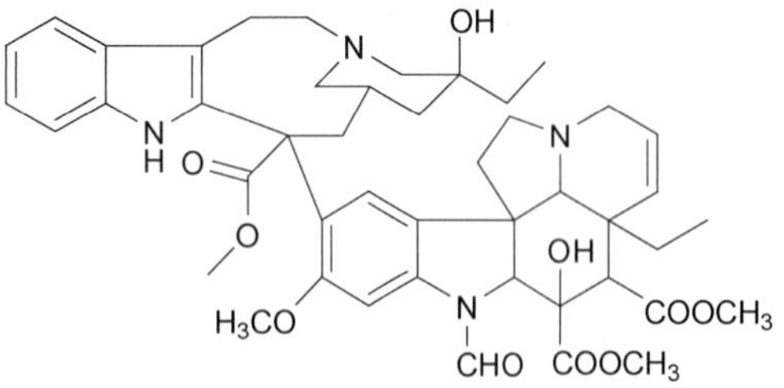

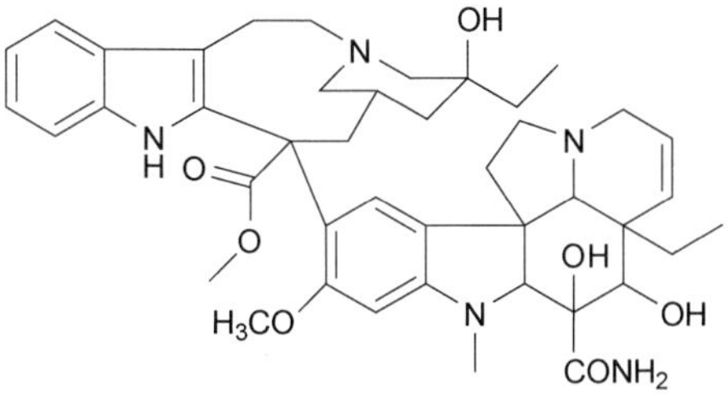

长春地辛　　　　　　　　　　　　　　　　　长春瑞滨
vindesine　　　　　　　　　　　　　　　　　vinorelbine

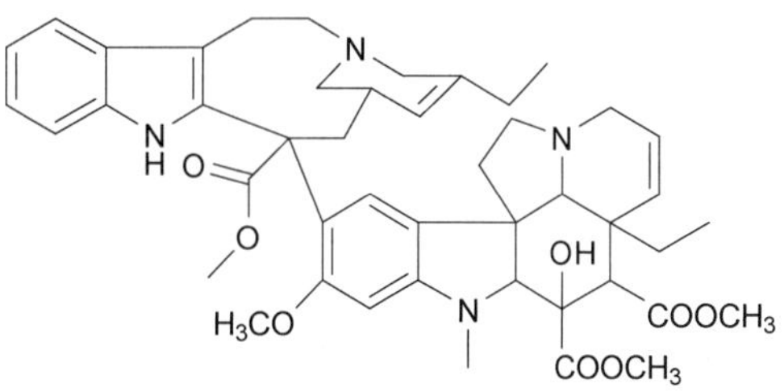

（四）紫杉烷类

紫杉醇最早是从美国西海岸短叶红豆杉的树皮中提取得到的具有紫杉烯环的二萜类化合物，是一种有丝分裂抑制剂和纺锤体毒素。紫杉烷类药物的抗肿瘤作用机制是通过诱导和促使微管蛋白聚合成微管，同时抑制所形成微管的解聚，导致微管束的排列异常，形成星状体，使细胞在有丝分裂时不能形成正常的有丝分裂纺锤体，抑制细胞分裂和增殖，导致细胞死亡。紫杉醇为广谱抗肿瘤药，主要用于乳腺癌、卵巢癌及非小细胞肺癌。

紫杉醇来自红豆杉树皮，红豆杉生长缓慢，其中紫杉醇含量在 0.02% 以下，其树皮剥去后不能再生；另外，紫杉醇水溶性小，很难制成适宜的制剂。后来，人们在浆果紫杉新鲜椰子中发现了紫杉醇的前体物质 10-去乙酰浆果赤霉素，并以此为母体得到改造产物多西他赛。

多西他赛水溶性比紫杉醇好，毒性较小，抗瘤谱广，对除肾、结肠、直肠以外的其他实体瘤均有效。

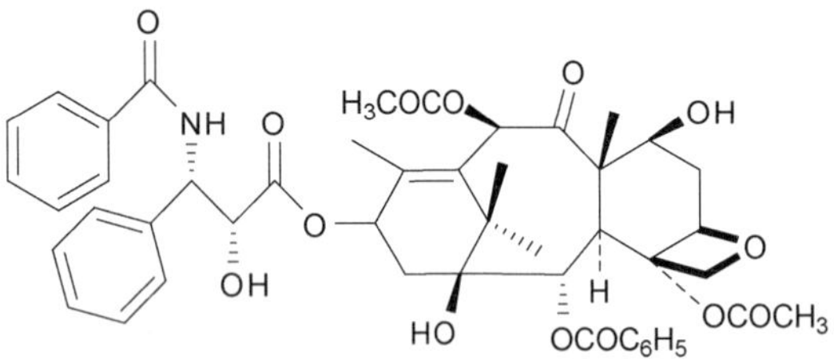

紫杉醇
paclitaxel

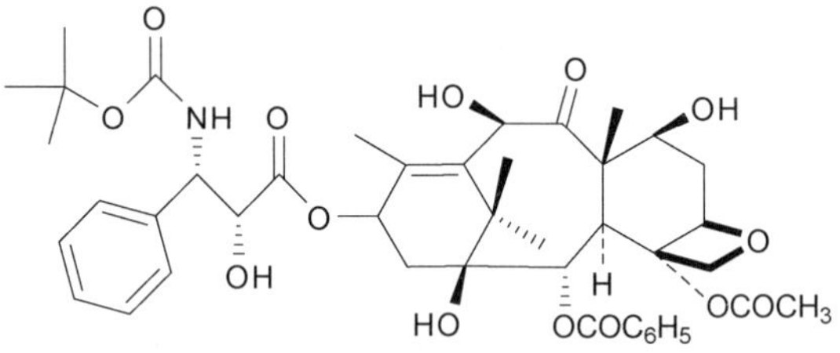

多西他赛
docetaxel

二、激素类抗肿瘤药

激素失调能够诱发肿瘤，人们早已注意到乳腺癌、前列腺癌、甲状腺癌、宫颈癌、卵巢肿瘤及睾丸肿瘤等均与相应的激素失调有关，在这些肿瘤部位有较多雌性激素受体，维持激素平衡能有效地改变肿瘤的生长环境，抑制肿瘤生长，因此，应用某些激素或其拮抗药，改变激素失调状态，可以抑制肿瘤生长。激素类抗肿瘤药无骨髓抑制等不良反应，但激素作用广泛，使用不当，亦会产生不良反应。常见激素类抗肿瘤药见表 11-2。

表 11-2　激素类抗肿瘤药

药物名称	化学结构	作用特点
来曲唑 letrozole	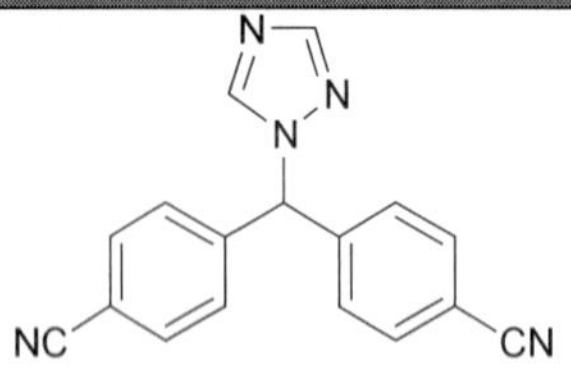	通过抑制芳香化酶，使雌激素水平下降，从而消除雌激素对肿瘤生长的刺激作用。本品选择性较高、治疗指数较高、抗肿瘤作用较强。临床上用于抗雌激素治疗无效的晚期乳腺癌
他莫昔芬 tamoxifen	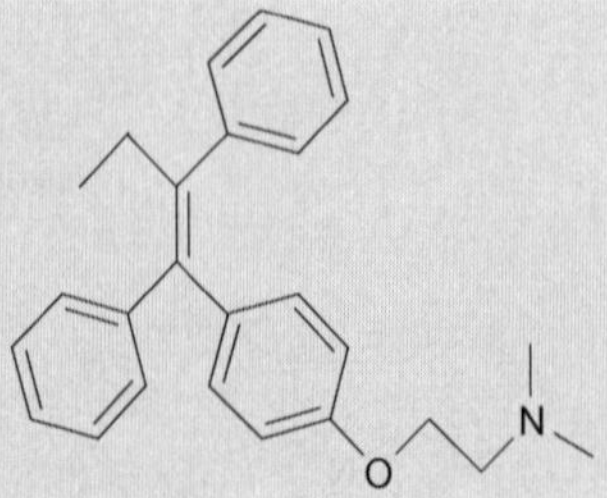	为抗雌激素类药，与雌激素竞争雌激素受体，阻断雌激素对靶器官的作用而发挥疗效。本品是临床上治疗绝经后晚期乳腺癌的一线药物，用于各期乳腺癌、卵巢癌和子宫内膜癌，是手术后首选辅助治疗药物，对预防复发和缓解病情有明显效果

三、靶向抗肿瘤药物

随着肿瘤的生物学机制更多地被人们所认识，针对肿瘤发生、发展、代谢的分子靶向药物成为抗肿瘤药物研究热点。目前，已有百余种抗肿瘤药物应用于临床，一系列新的靶向药物正在不断被发现、合成和应用。

（一）蛋白激酶抑制剂

蛋白质磷酸化是多种信号传导中的重要环节，细胞内大部分重要的生命过程都涉及蛋白质磷酸化。蛋白激酶是一类磷酸转移酶，其作用是将 ATP 的 γ-磷酸基转移到底物特定的氨基酸残基，使蛋白质磷酸化，发挥其生理功能。通过设计蛋白激酶抑制剂干扰细胞信号转导通路，是重要的开发靶向抗肿瘤药物的研究途径。

蛋白酪氨酸激酶（PTK）通过一系列反应影响细胞的生长、增殖和分化，多种肿瘤细胞蛋白酪氨酸激酶是非常重要的抗肿瘤靶点。甲磺酸伊马替尼是第一个获得批准的蛋白酪氨酸激酶抑制，用于胃肠道间质肿瘤与慢性骨髓性白血病。吉非替尼是一种小分子的酪氨酸激酶抑制剂，可在细胞膜内与底物的 ATP 竞争，抑制 PTK 磷酸化，阻断肿瘤细胞信号转导，抑制肿瘤细胞的发展，导致其死亡。常见的蛋白酪氨酸激酶抑制剂见表 11-3。

表 11-3　蛋白酪氨酸激酶抑制剂

药物名称	化学结构	作用特点
伊马替尼 imatinib	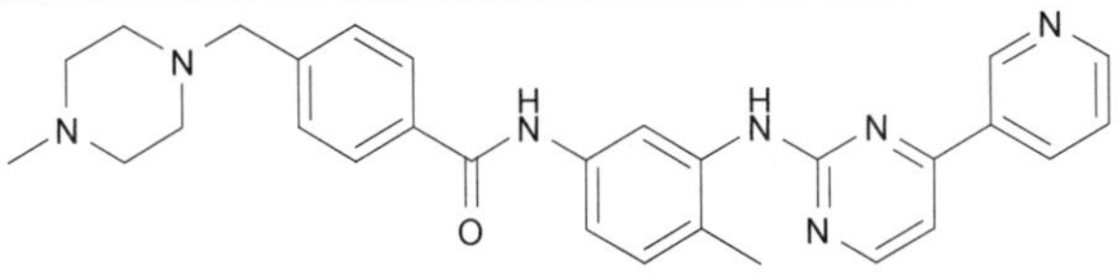	能抑制多个酪氨酸激酶介导的信号通路，用于慢性粒细胞白血病急变期、加速期或干扰素治疗无效的慢性期患者，也可用于不能手术切除或发生转移的恶性肠胃道间质肿瘤患者
吉非替尼 gefitinib	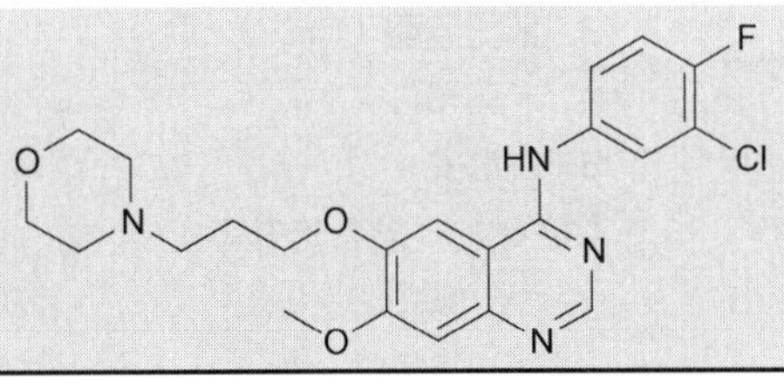	表皮生长因子受体酪氨酸激酶抑制剂，临床上主要用于非小细胞肺癌，被称为晚期非小细胞肺癌治疗的最后一道防线

（二）蛋白酶体抑制剂

蛋白酶体是广泛分布于真核细胞细胞质和细胞核中的多亚基大分子复合物，具有多种催化功能，可选择性地降解细胞内的蛋白质，是细胞代谢的重要组成部分。蛋白酶体抑制剂通过阻断泛素-蛋白酶体通路，调控细胞周期和细胞凋亡相关蛋白的活性，激活或抑制原癌基因及抑癌基因的表达，从而间接或直接地影响各种恶性肿瘤的发生。硼替佐米是目前唯一上市的蛋白酶体抑制剂，用于治疗多发性骨髓瘤和非霍奇金淋巴瘤。

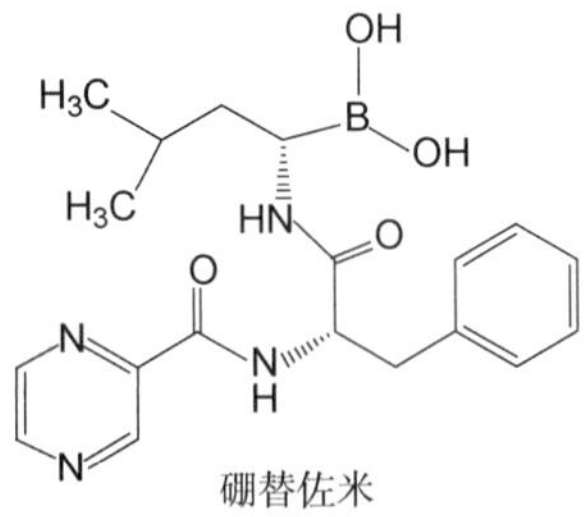

硼替佐米
bortezomib

（三）单克隆抗体

单克隆抗体是由单一 B 细胞克隆产生的高度均一、仅针对某一特定抗原表位的抗体。将针对某一肿瘤抗原的单克隆抗体与化疗药物连接，利用单克隆抗体的导向作用，可将药物携带至靶器官，直接杀伤靶细胞，产生抗肿瘤作用。

单克隆抗体的代表药物有注射用曲妥珠单抗，适用于人表皮生长因子受体-2（HER2）过度表达的转移性乳腺癌，可作为单一药物，用于已接受过一个或多个化疗方案的转移性乳腺癌；也可与紫杉醇或者多西他赛联合，用于未接受化疗的转移性乳腺癌。本品单药还用于接受了手术、含蒽环类抗生素辅助化疗和放疗（如果适用）后的 HER2 过度表达乳腺癌的辅助治疗。

自测题

一、选择题

【A型题】

1. 烷化剂类抗肿瘤药物的结构类型不包括（　　）

　　A. 氮芥类　　　　　　　　B. 乙撑亚胺类

　　C. 亚硝基脲类　　　　　　D. 磺酸酯类

　　E. 硝基咪唑类

2. 环磷酰胺的毒性较小的原因是（　　）

　　A. 在正常组织中，经酶代谢生成无毒的代谢物

　　B. 烷化作用强，使用剂量小

　　C. 在体内的代谢速度很快

　　D. 在肿瘤组织中的代谢速度快

　　E. 抗瘤谱广

3. 抗肿瘤药物卡莫司汀属于（　　）

　　A. 亚硝基脲类烷化剂

　　B. 氮芥类烷化剂

　　C. 嘧啶类抗代谢物

　　D. 嘌呤类抗代谢物

　　E. 叶酸类抗代谢物

4. 下列哪一个药物是烷化剂（　　）

　　A. 氟尿嘧啶　　B. 巯嘌呤　　C. 甲氨蝶呤

　　D. 塞替哌　　　E. 喜树碱

5. 抗肿瘤药氟尿嘧啶属于（　　）

　　A. 氮芥类抗肿瘤药物　　　B. 烷化剂

　　C. 抗代谢抗肿瘤药物　　　D. 抗生素类抗肿瘤药物

　　E. 金属络合类抗肿瘤药物

6. 属于前药的是（　　）

　　A. 长春新碱　　B. 巯嘌呤　　C. 博来霉素

　　D. 环磷酰胺　　E. 放线菌素 D

7. 抗肿瘤抗生素有（　　）

　　A. 博来霉素　　B. 氯霉素　　C. 阿糖胞苷

　　D. 青霉素　　　E. 长春碱

8. 下列药物中，属于天然抗肿瘤药物的是（　　）

　　A. 多柔比星　　B. 长春瑞滨　　C. 紫杉醇

　　D. 伊立替康　　E. 甲氨蝶呤

9. 下列关于抗肿瘤药顺铂的描述，错误的是（　　）

　　A. 顺式铂具有抗肿瘤活性，反式铂不具备相应活性

　　B. 顺铂在室温下稳定，在加热或水溶液中不稳定，易发生水解

　　C. 一般通过静脉注射给药

　　D. 一般如将其配成水溶液后，在 pH 为 7～8 时较稳定

　　E. 其作用机制是使肿瘤细胞 DNA 复制停止，阻碍细胞分裂

10. 甲氨蝶呤的作用机理是（　　）

　　A. 抑制二氢叶酸的合成

　　B. 抑制二氢叶酸还原酶

　　C. 抑制丝氨酸羟甲基转移酶

　　D. 抑制胸腺嘧啶合成酶

　　E. 抑制叶酸的合成

【B型题】

（第 1～5 题备选答案）

　　A. 结构中含有 1，4-苯二酚

　　B. 结构中含有吲哚环

　　C. 结构中含有亚硝基

　　D. 结构中含有喋啶环

　　E. 结构中含有磺酸酯基

1. 甲氨蝶呤（　　）

2. 硫酸长春碱（　　）

3. 米托蒽醌（　　）

4. 卡莫司汀（　　）

5. 白消安（　　）

（第 6～10 题备选答案）

　　A. 顺铂　　　　　　　　B. 环磷酰胺

　　C. 巯嘌呤　　　　　　　D. 塞替哌

　　E. 氟尿嘧啶

6. 具嘌呤结构（　　）

7. β-氯乙基取代（　　）

8. 具嘧啶结构（　　）

9. 金属络合物（　　）

10. 具有乙撑亚胺结构（　　）

【X型题】

1. 抗肿瘤抗生素有（　　）

　　A. 多肽类　　　　　　　　B. 蒽醌类

　　C. 氮芥类　　　　　　　　D. 头孢类

　　E. 乙撑亚胺类

2. 下列哪些是生物烷化剂（　　）

　　A. 氟尿嘧啶　　　　　　　B. 环磷酰胺

　　C. 白消安　　　　　　　　D. 米托蒽醌

　　E. 塞替哌

3. 下列药物来自植物的抗肿瘤药有（　　）

　　A. 喜树碱　　　　　　　　B. 紫杉醇

　　C. 多柔比星　　　　　　　D. 鬼臼毒素

　　E. 长春碱

二、简答题

1. 抗肿瘤药物主要分哪几类？请各举一例说明。

2. 抗肿瘤生物烷化剂有哪些类型？请各举一例说明。

（田　伟）

第12章

内分泌系统药物

内分泌系统药物包括激素、降血糖药物、调节骨代谢与形成药等。激素，又称荷尔蒙（hormone），是由内分泌腺或内分泌细胞合成并直接分泌进入血液的一类化学物质，在调节机体的生长发育、新陈代谢、生殖功能等方面起着重要的作用。

> **案例**
>
> 患者，女，24岁，妊娠8周，阴道间断性少量流血3日，色暗红，未见肉状组织物流出，伴小腹隐痛及腰部酸胀痛，无畏寒、恶心、呕吐等症状，纳差，轻微咳嗽，医生诊断：先兆流产，给予黄体酮注射液，每日1次。
>
> 思考：1. 黄体酮属于哪一类药物？有哪些作用？
>
> 2. 黄体酮是否有口服制剂？为什么？
>
> 3. 如果要选择口服制剂，可以选择哪些药物？

目前人体发现的激素种类很多，按化学结构不同可分为肽类激素、前列腺素和甾体激素等。肽类激素是指由内分泌腺分泌的蛋白质或肽类物质，如胰岛素；前列腺素是广泛存在于各种组织中，在体内由花生四烯酸合成的不饱和脂肪酸；甾体激素是一类四环脂烃化合物，主要包括雌激素、雄激素、孕激素及肾上腺皮质激素。甾体激素是一类重要的内分泌激素，具有极为重要的医药价值，在保持机体体内平衡、进行正常的生理活动、促进性器官发育、维持生殖系统功能及生育控制等方面有着广泛的作用，已经成为临床常用药物。

第1节 甾体类激素药物

一、概 述

（一）甾类激素药物的发展

20世纪30年代，人们从动物腺体中分离出天然甾体激素，例如雌酮、雌二醇、睾丸酮、皮质酮等结晶，阐明其化学结构，并在实验室中合成成功，开创了甾体激素化学。

20世纪40年代，采用薯蓣皂苷作为甾体激素的工业生产原料生产甾类激素药物，标志着甾体激素药物进入实用阶段，药物开始大量地投放市场，应用于临床。1949年，人们发现促肾上腺皮质激素及可的松是治疗类风湿性关节炎的有效药物，甾体激素的使用范围从替补治疗扩大到更广泛的领域，如用于皮肤病、过敏性哮喘等变态反应性疾病及器官移植等，促使人们对于甾体的化学合成及其构效关系进行深入的研究，一系列新的皮质激素药物被发现、合成。

20世纪50年代后期到60年代发明的甾体避孕药，是甾体激素的又一临床新药，是人类生育控制的重大成就，促使甾体化学特别是孕激素化学研究不断向前发展。

20世纪70年代以后，随着甾体化学、不对称合成的发展，甾体激素已实现工业化生产。由全合成制得的 *D*-19-甲基炔诺酮、*D*-19-甲基二烯炔诺酮成为重要的口服避孕药。

20世纪80年代以后，甾体化学发展缓慢，米非司酮等避孕药物的问世是甾体化学发展的又一亮点。

（二）甾类激素药物的基本结构及分类

甾类激素药物都具有环戊烷并多氢菲的母核结构。分子中含有四个环，其中 A、B 和 C 环为六元环，D 环为五元环。其基本骨架及编号如下：

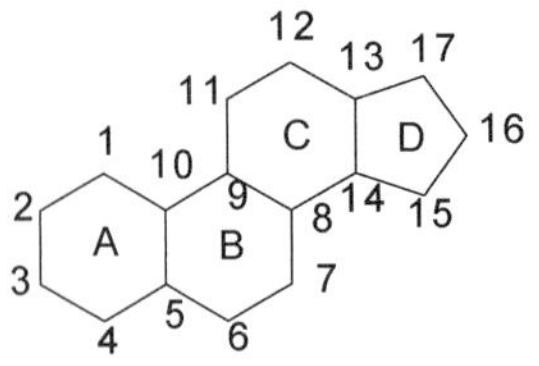

甾环母核

甾体激素药物的基本母核共有三种：雌甾烷、雄甾烷、孕甾烷。雌甾烷 C_{13} 位有角甲基，编号为 C_{18}；雄甾烷及孕甾烷 C_{13}、C_{10} 位有角甲基，编号为 C_{18}、C_{19}；孕甾烷 C_{17} 位有乙基，两个碳编号分别为 C_{20}、C_{21}。

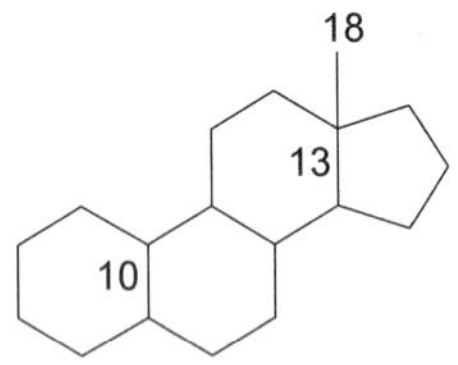

雌甾烷 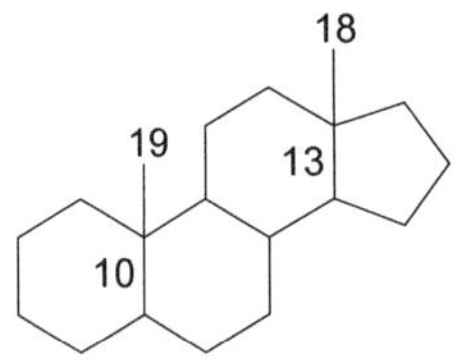　　　　　　　雄甾烷 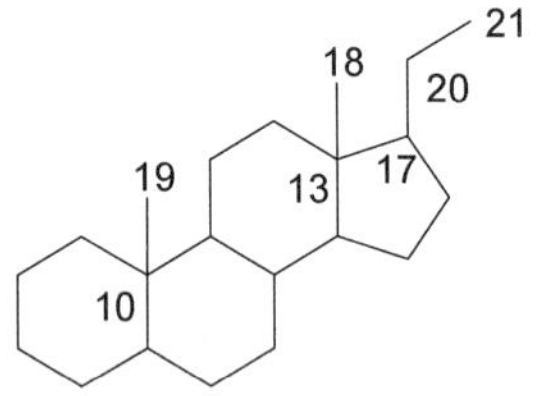　　　　　　　孕甾烷

各种甾类激素药物在结构上的差异主要在于取代基的种类、位置和数目，双键的位置和数目，以及 C_{10} 上有无角甲基、C_{17} 上有无侧链基等。

甾体药物按药理作用可分为性激素和肾上腺皮质激素，前者包括雄激素、雌激素、孕激素及甾体避孕药；从化学结构角度上，则可分为雌甾烷类、雄甾烷类及孕甾烷类三类。

（三）甾类激素药物的命名

甾体药物命名，首先根据药物的结构选择一个适当的母核，然后在母核名称的前后分别加上取代基的位次、构型及名称。甾体化合物的命名规则：①用 β-表示处于甾环平面上方的原子或基团，用实线连接；用 α-表示处于甾环平面下方的原子或基团，用虚线连接；若取代基的构型尚未确定，则用 ξ 表示，用波纹线连接。②双键的位次除用阿拉伯数字表示外，亦可用"△"来表示，如△^{1,4} 表明 1 位和 2 位、4 位和 5 位之间各有一个双键；△$^{5(10)}$ 则表示 5 位和 10 位之间含有一个双键。③用"去甲基"或"降"表示比原母核失去一个甲基或环缩小一个碳原子；用"高"表示环扩大一个碳原子。例如，可的松选择的母核为孕甾烷，化学名为 17α，21-二羟基-孕甾-4-烯-3，11，20-三酮。

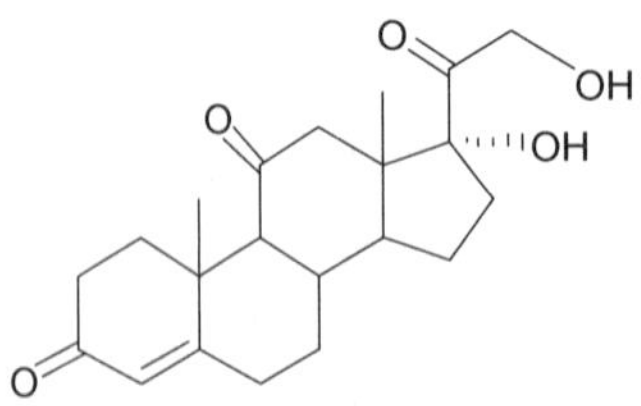

黄体酮的母核也属孕甾烷，命名为孕甾-4-烯-3，20-二酮。

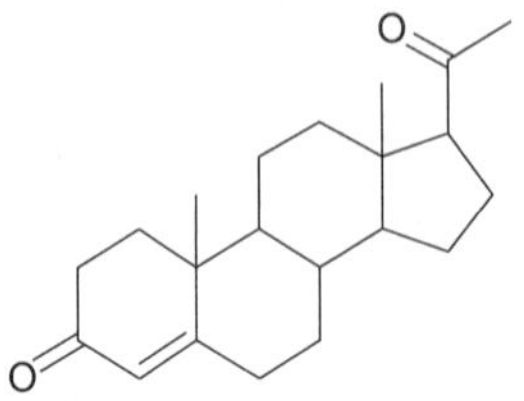

雌激素是最早发现的甾体激素，由卵巢分泌，其生理作用为促进雌性动物性器官的发育成熟和维持第二性征，与孕激素一起完成性周期、妊娠、授乳等方面的作用。

　　雌激素类药物可分为甾体雌激素类药物及非甾体雌激素类药物两大类。甾类雌激素类药物属雌甾烷的衍生物，在结构上，A 环为苯环，C_3 位有酚羟基或与酸形成的酯，C_{17} 位上有羟基或酮基，羟基常与酸形成酯，这类药物临床上常用的有雌二醇、炔雌醇及其衍生物。非甾体雌激素常用的有己烯雌酚。

二、雌激素类药物

（一）甾体雌激素类药物

　　20 世纪 30 年代人们从孕妇尿中分离得到雌酮，随后又从妊娠哺乳动物尿中发现雌三醇，最后才把活性更高的雌二醇分离出来，它们在体内可以互相转化。临床用的雌激素类药物主要是它们的衍生物。

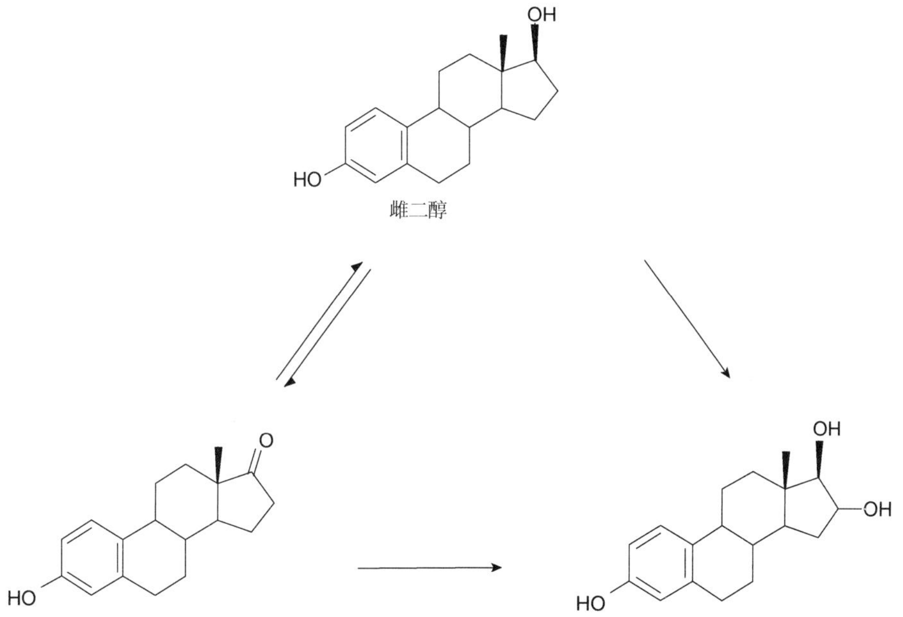

雌二醇

雌酮

雌三醇

　　天然雌激素在肠道和肝脏中迅速失活，因此口服无效。为解决此问题，以雌二醇为先导物对其进行结构改造，合成了一些长效、高效、可口服的衍生物，如将 $C_{17}\beta$-羟基酯化，制成戊酸雌二醇酯。

　　雌二醇酯虽是长效药物，但仍不能口服。若在 17α 位引入取代基来稳定 17β-OH，可得到能口服的药物，如将雌酮和乙炔化钾反应，可得炔雌醇，这是一个活性很强的口服雌激素。另一个半合成雌激素是炔雌甲醚，是重要的口服避孕药。临床上作用最强的口服雌激素是炔雌醚，它储存于人体脂肪中，缓慢释放可达数日。

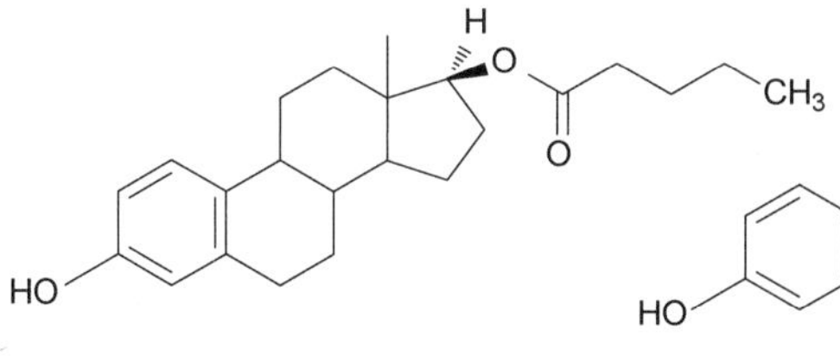

戊酸雌二醇酯
estradiol valerate

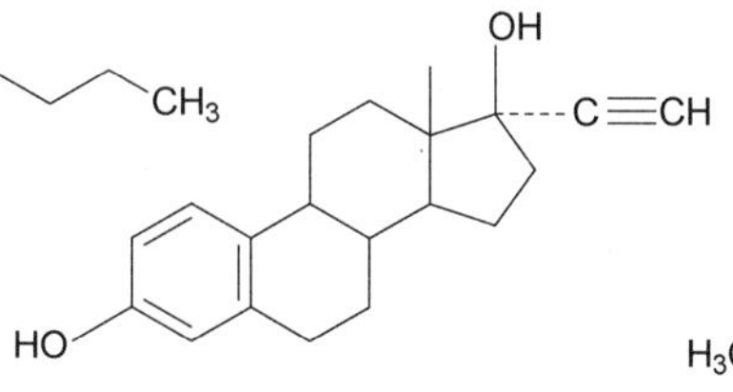

炔雌醇
ethinylestradiol

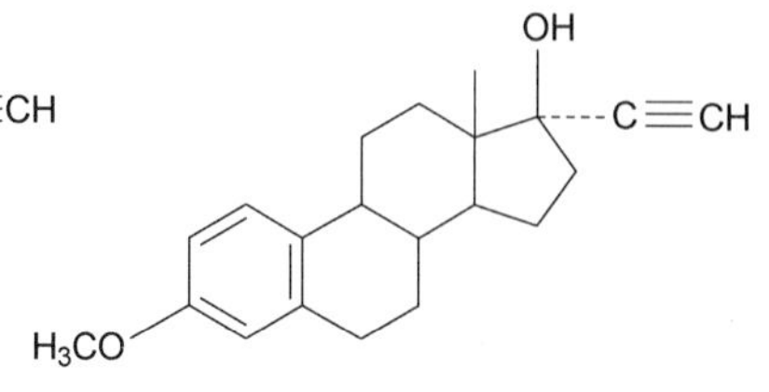

炔雌甲醚
mestranol

（二）非甾类雌激素药物

　　由于天然雌激素的来源有限，人们试图寻找非甾类激素的合成代用品，经过合成和筛选，发现 30 类以上 100 多种非甾体化合物具有雌激素活性。其中，反式己烯雌酚的活性强于雌二醇，口服有效，药理作用与雌二醇相同，而顺式己烯雌酚的活性仅为反式的 1/10。

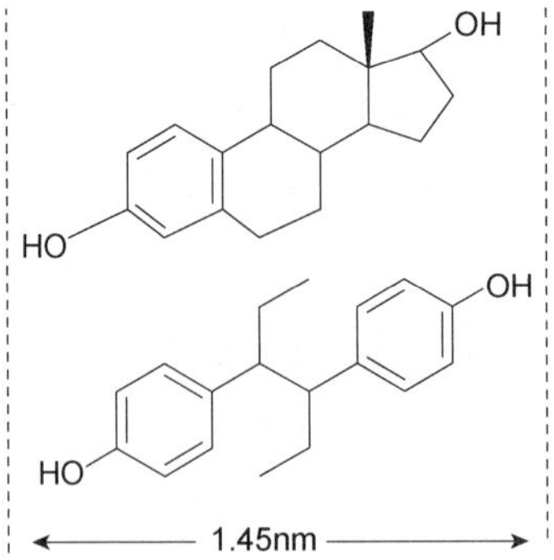

雌二醇和己烯雌酚的立体相似性

雌激素能改变循环中脂肪的组成，可预防绝经前妇女的冠状动脉粥样硬化。但由于其女性化作用，男性患者的应用受到限制。其主要用途之一是治疗绝经症状，如发热、对冷敏感、头晕、疲劳、过敏和出汗；雌激素还用于骨质疏松。

雌激素用于各种月经障碍，如闭经、痛经和月经过少，还对卵巢发育不良、痤疮和老年性阴道炎有效。雌激素最广的用途是生育控制。

雌激素较常发生的不良反应有：腹部绞痛或胀气、胃纳不佳、恶心、踝及足水肿、乳房胀痛或肿胀、体重增加或减少。

（三）雌激素拮抗剂

雌激素拮抗剂可用于治疗晚期乳腺癌、卵巢癌和生育控制。例如，三苯乙烯类化合物仅有很弱的雌激素活性，却有较强的抗雌激素活性。雌激素拮抗剂代表药物有氯米芬、雷洛昔芬。氯米芬能促进排卵，临床用于不孕症。雷洛昔芬对卵巢、乳腺雌激素受体均有拮抗作用，对骨骼受体产生激动作用，用于骨质疏松的预防和治疗。

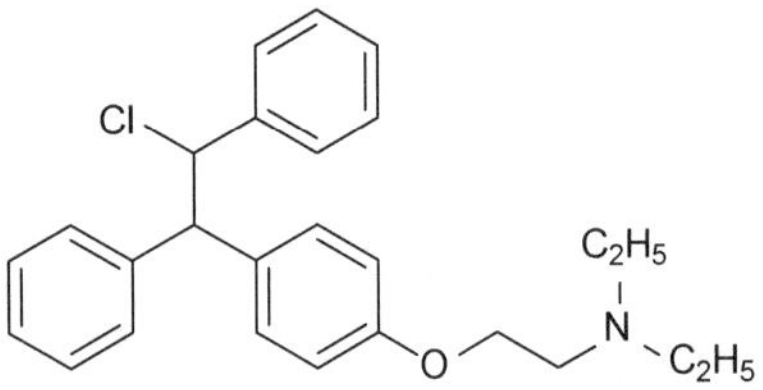

氯米芬
clomifene

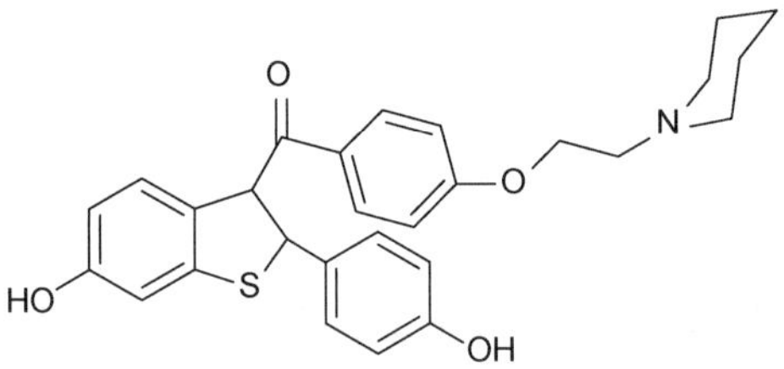

雷洛昔芬
raloxifene

雌二醇　Estradiol

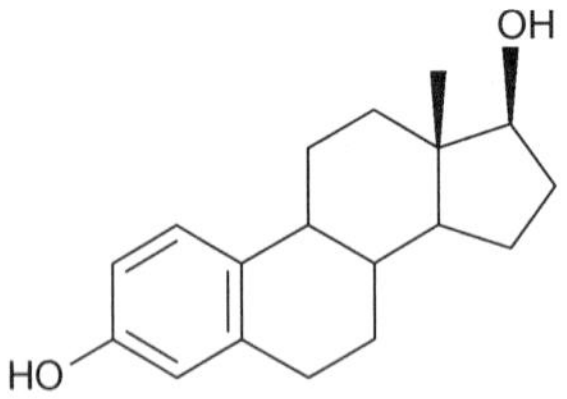

化学名为雌甾-1，3，5（10）-三烯-3，17β-二醇。

本品为白色或乳白色结晶粉末；有吸湿性。本品溶解于二氧六环或丙酮，可溶于碱性水溶液中，略溶于乙醇和三氯甲烷，在植物油中部分溶解，不溶于水。熔点为175～180℃。比旋度为+75°～+82°（1%二氧六环溶液）。

本品是以雌烷为母环的化合物，A环以芳香环为其结构特征，其甾体 C_{10} 上无甲基取代，C_3 的酚羟基具有弱酸性。雌二醇成酯或成醚后活性减弱，在体内经代谢重新成为羟基后起作用。

本品与硫酸作用显绿色，并有黄绿色荧光；加三氯化铁试液呈草绿色，再加水稀释，则变为红色。

本品可从皮肤、肌肉和胃肠道等途径吸收，口服后在肝及胃肠道中（受微生物降解）迅速被破坏，作用时间短，因而口服无效。失效的途径主要是氧化、羟基生成硫酸酯或与葡萄糖醛酸结合，结合产物具水溶性，可从尿中排出，也可经甲羟化途径再形成水溶性酯化物代谢失效。本品用于卵巢功能不全所引起的病症，如更年期障碍、子宫发育不全及月经不调等。

考点： 雌二醇的化学结构特征

炔雌醇　Ethinylestradiol

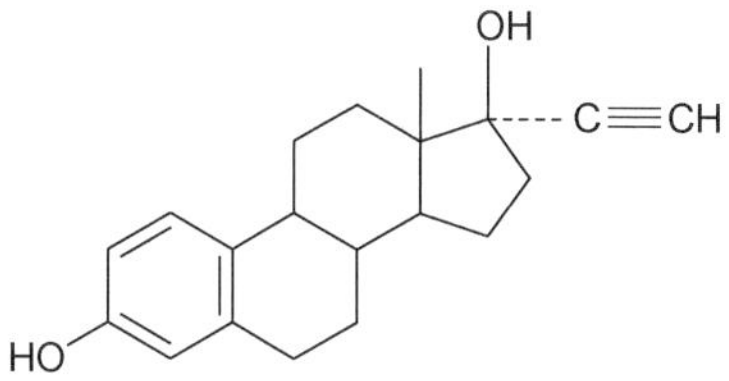

化学名为 3-羟基-19-去甲-17α-孕甾-1，3，5（10）-三烯-20-炔-17-醇。

本品为白色或白色结晶性粉末；无臭。本品易溶于乙醇、丙醇或乙醚，溶于三氯甲烷，不溶于水。熔点 180～186℃；比旋度为-26°～-31°（1%吡啶溶液）。

本品的乙醇溶液加硝酸银生成白色炔雌醇银盐沉淀。

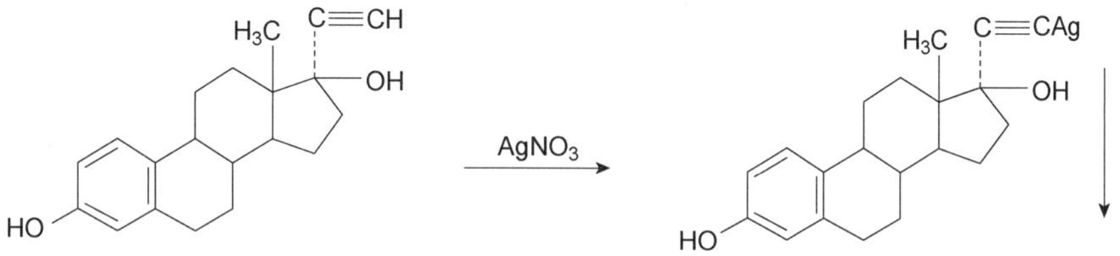

本品和硫酸作用显橙红色，光照射下出现黄绿色荧光，加水稀释后呈现玫瑰红色絮状沉淀。

炔雌醇口服的生物活性较雌二醇大 10～30 倍。这可能是由于 17α 位引入乙炔基之后，在肝中 17β 羟基的硫酸酯化代谢受阻，在肠胃道中也可抵御微生物的降解作用，本品现在已成为口服甾体避孕药中最常用的雌激素组分。本品与孕激素类药物合用有抑制排卵的协同作用，例如，与炔诺酮或甲地孕酮配伍可作口服避孕药，还可用于闭经、绝经期综合征及前列腺癌等。

己烯雌酚　Diethylstilbestrol

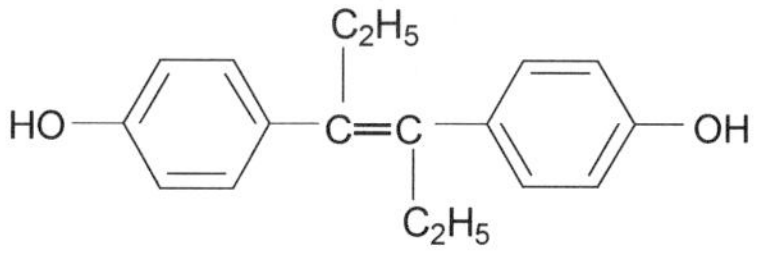

化学名为（E）-4，4′-（1，2-二乙基-1，2-亚乙烯基）双苯酚。

本品为无色结晶或白色结晶性粉末；几乎无臭。本品溶于乙醇、乙醚或脂肪油，微溶于三氯甲烷，几乎不溶于水，在稀氢氧化钠溶液中溶解。熔点 169～172℃。

本品分子中具有酚羟基，遇光易氧化变质。

本品加硫酸溶解后显橙黄色，加水稀释颜色即消失。

本品用稀乙醇溶解后，加 1%三氯化铁溶液一滴，生成绿色配合物，缓缓变成黄色。

本品与吡啶、醋酐一起加热反应，生成二乙酰己烯雌酚，干燥后，熔点为 121～124℃。

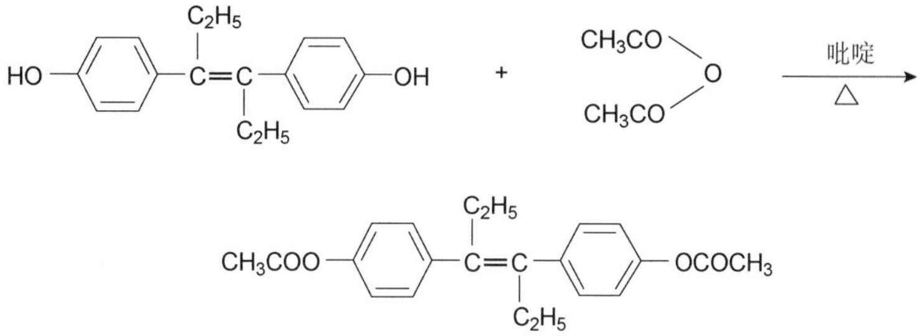

本品为人工合成雌激素代用品，临床用于闭经、更年期综合征、阴道炎及减少乳汁分泌，大剂量

可用于前列腺癌，还可作为应急事后避孕药。本品可以很快从胃肠道吸收，在肝中失活很慢，口服有效，多制成口服片剂应用，也可将其溶于植物油中制成油针剂。本品应遮光、密封保存。

己烯雌酚的两个酚羟基是活性官能团，用于制备各种衍生物。目前作为商品的最常用的衍生物是己烯雌酚丙酸酯及其钠盐。

三、雄激素类药物

雄激素主要由睾丸产生，是具有促进雄性性器官发育及维持雄性第二性征的物质，具有雄性活性和蛋白同化活性。雄性活性是指能促进雄性性器官的发育和维持雄性第二性征；蛋白同化活性是指能促进蛋白质的合成，抑制蛋白质的代谢，引起氮保留，这种正氮平衡使雄性肌肉发达，骨骼粗壮，体重增加。

雄激素类药物主要包括雄性激素和蛋白同化激素。常见的雄性激素有甲睾酮、丙酸睾酮，蛋白同化激素主要有苯丙酸诺龙、达那唑等，均属雄甾烷的衍生物，其结构上 C_3 位有酮基，C_4 位上有双键、17β-羟基。雄激素类药物结构专属性高，对其结构稍加变化，如 19 位去甲基、2 位取代、A 环拼合杂环等，就可以使雄性激素活性降低，而获得具有蛋白同化作用的同化激素。

1931 年雄酮从男性尿中分离出来，1935 年睾酮（又称睾丸素）从公牛睾丸中分离出来，其活性为雄酮的 6～10 倍，这是最早获得的天然雄性激素纯品，同年合成成功。睾酮作用时间短，又易在消化道被破坏，故口服无效。为寻找口服有效、长效、高效、低毒的药物，人们对睾酮进行了一系列结构改造，得到了许多雄性激素类药物。

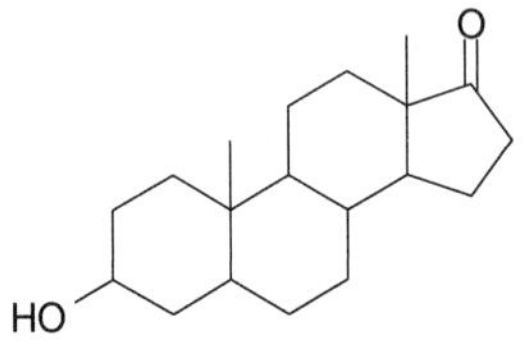

雄酮
androsterone

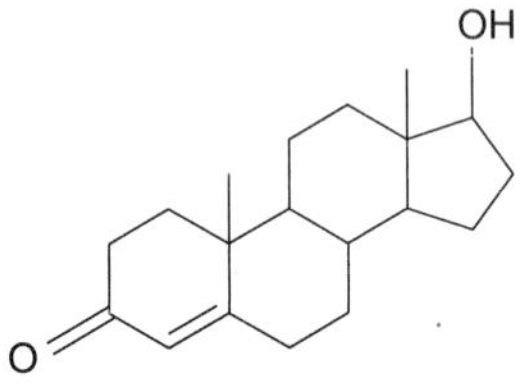

睾酮
testosterone

将睾酮 17 位 β 羟基酯化，使脂溶性增加，吸收缓慢而达到延效的目的，如丙酸睾酮、庚酸睾酮等。17α 位引入甲基，增加位阻，使仲醇变成叔醇，其较难被代谢氧化，稳定性增加，如甲睾酮等，可以口服。

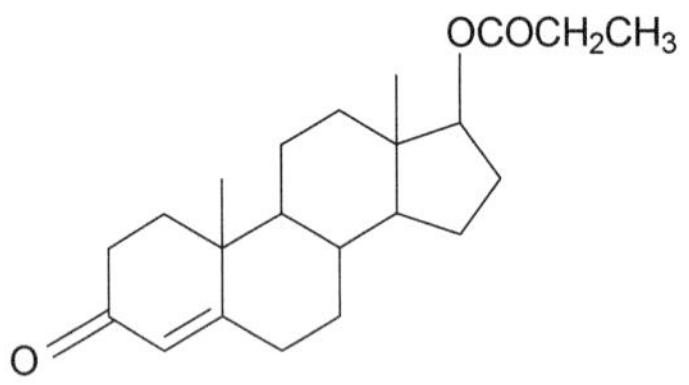

丙酸睾酮
testosterone propionate

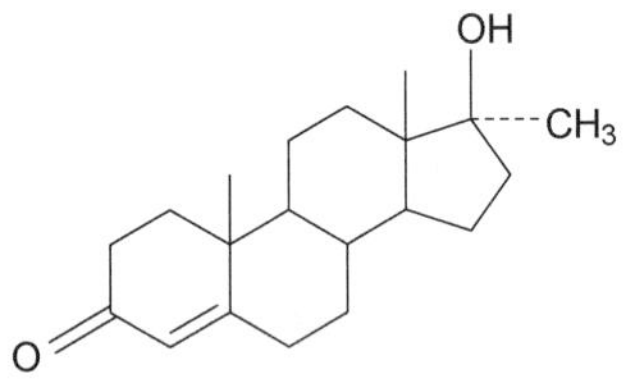

甲睾酮
methyltestosterone

在睾酮的结构中引入卤素或除去 19-角甲基得到氯司替勃和苯丙酸诺龙，对甲睾酮的 A 环进行改造，可得到达那唑，均为临床常用的蛋白同化作用药物。

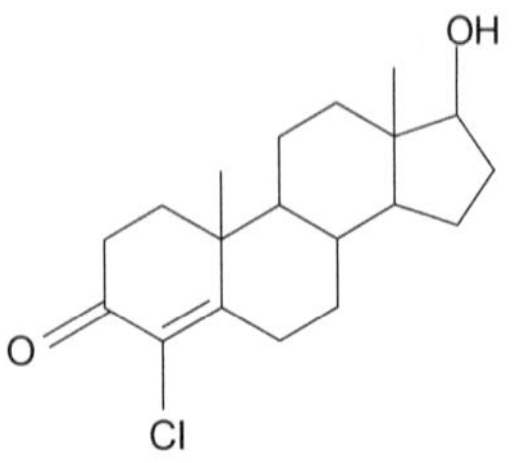

氯司替勃
clostebol

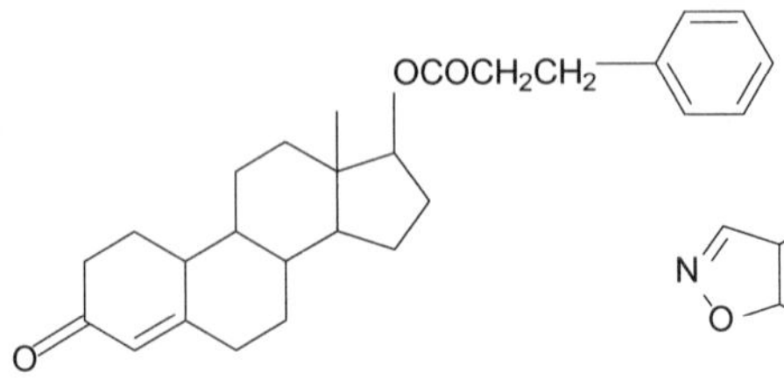

苯丙酸诺龙
nandrolone phenylpropionate

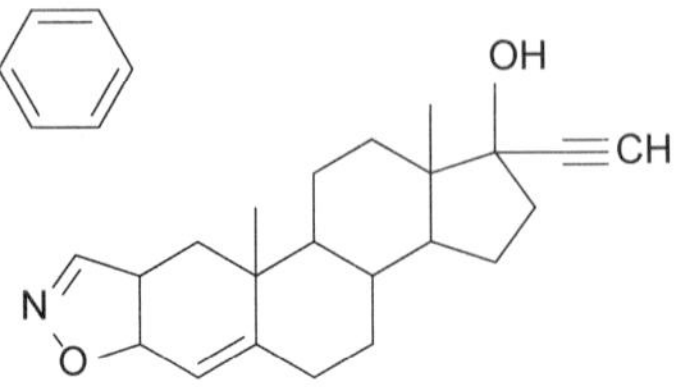

达那唑
danazol

雄性激素类药物的构效关系特点：5α-雄甾烷是雄激素的基本结构，5β-雄甾烷则无活性，说明 A/B 环的反式稠合是必要的。此外，甾类环的扩张或收缩都对活性带来极大的影响。3-酮和 3α-OH 的引入能提高雄激素活性，17β-OH 对雄激素的活性至关重要，但 17α-OH 对活性无贡献，17β-OH 的酯化物有长效作用，它进入体内经水解释放出游离的 17β-OH，这个基团是与受体相互作用的重要基团。17α-烷基可阻止 17-位的代谢，故 17α-烷基化合物具有口服活性。

抗雄激素类药物有两种类型，即阻断激素受体的药物（如氟他胺）和雄激素生物合成抑制剂（如非那雄胺）。氟他胺用于痤疮、前列腺增生和前列腺癌，非那雄胺用于良性的前列腺增生。

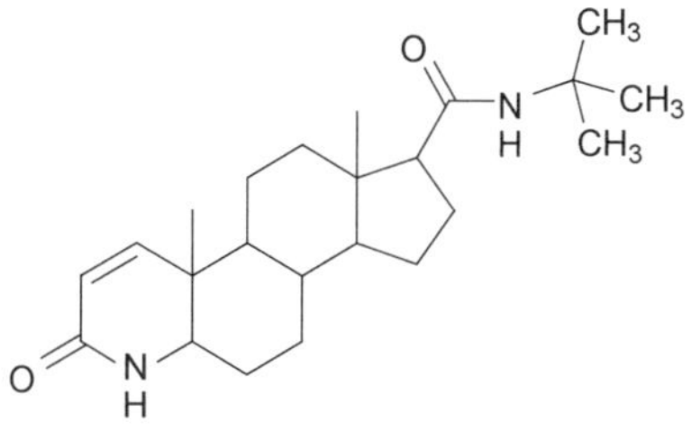

非那雄胺
finasteride

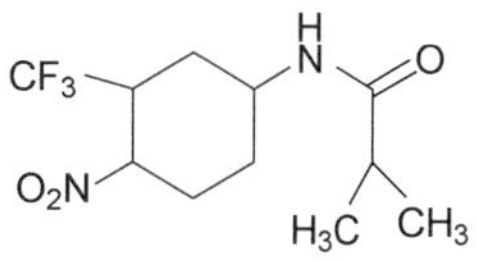

氟他胺
flutamide

甲睾酮　Methyltestosterone

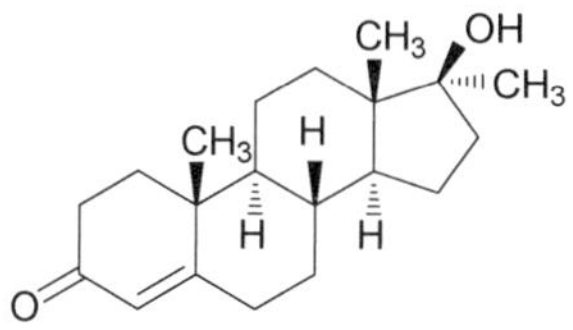

化学名为 17α-甲基-17β-羟基雄甾-4 烯-3-酮，又名甲基睾丸素。

本品为白色或类白色结晶性粉末；无臭，无味；微有吸湿性；遇光易变质。本品易溶于乙醇、丙酮或三氯甲烷，微溶于植物油中，不溶于水。熔点为 163～167℃。比旋度为+79°～+88°（1%乙醇溶液）。

本品加硫酸-乙醇（2∶1）溶液，即显黄色，并带有黄绿色荧光；遇硫酸铁铵溶液显橙红色，后变为樱红色。

本品为雄性激素类药，口服给药，主要用于男性缺乏睾丸素所引起的各种疾病，是治疗子宫内膜异位症的首选药。

本品应避光、密封保存。

丙酸睾酮　Testosterone Propionate

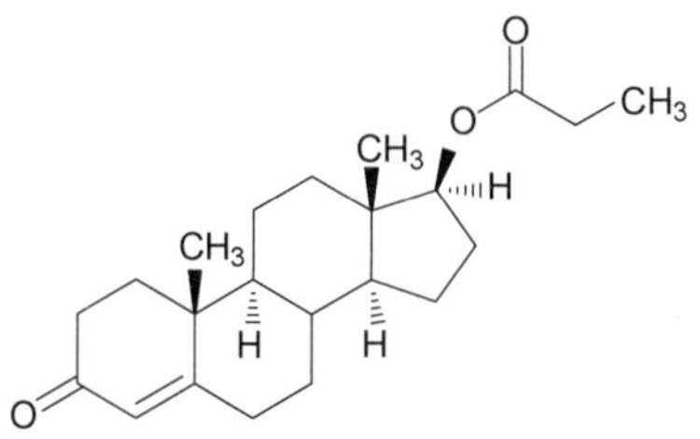

化学名为 17β-羟基雄甾-4-烯-3-酮丙酸酯，又名丙酸睾丸素。

本品为白色或类白色结晶性粉末。本品易溶于三氯甲烷，可溶解乙醇，略溶于植物油，不溶于水中。熔点 118～123℃。比旋度为+84°～+90°（1%乙醇溶液）。

本品为睾酮的长效衍生物，主要用于原发性、继发性男性性功能低减，绝经女性晚期乳腺癌姑息治疗，男性青春期发育迟缓等。

本品应置于遮光的容器内密闭保存。

苯丙酸诺龙　Nandrolone Phenylpropionate

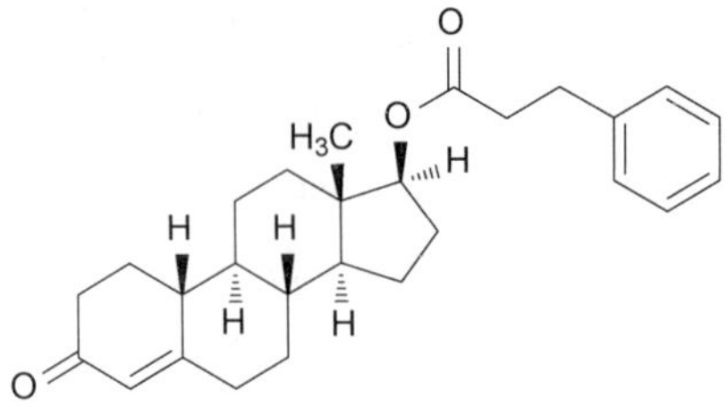

化学名为 17β-羟基雌甾-4 烯-3-酮-3-苯丙酸酯。

本品为白色或类白色结晶性粉末；有特殊臭味。本品溶于乙醇，略溶于植物油，几乎不溶于水。熔点 93～99℃。比旋度为+48°～+51°（1%乙醇溶液）。

本品为 19 位去甲基的雄激素类化合物，由于 19 位失碳后雄激素活性降低，同化激素活性被保留。其蛋白同化作用为丙酸睾酮的 12 倍，而雄性化作用仅为丙酸睾酮的 1/2。本品是最早使用的同化激素类药物，主要的不良反应是男性化及肝脏毒性。

本品甲醇液与盐酸氨基脲缩合，生成缩氨脲衍生物，熔点为 182℃，熔融时同时分解。

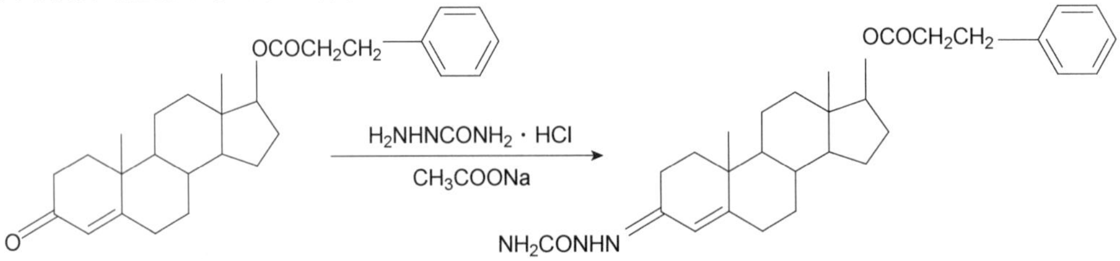

本品属蛋白同化激素类药，可促进体内蛋白质的合成，临床用于伴有蛋白分解的消耗性疾病，如严重烧伤、慢性腹泻、大手术等，还用于女性晚期乳腺癌姑息性治疗等。

本品应避光、密封保存。

考点： 苯丙酸诺龙的化学结构特征

链接　同化激素类药物的作用

同化激素类药物具有增长肌肉的作用，有些运动员为了在体育比赛中争取好成绩常常铤而走险，口服或注射这些药物，但这类药物的副作用也很严重，会干扰人体的自然激素平衡，男性服用后会导致雄性激素分泌抑制、睾丸缩小、胸部扩大、早秃等；女性服用后则会导致男性化、肌肉增生、月经失调、毛发增多等。某些不良反应不可逆。使用过量还会引起严重的肝、肾损伤，并发肝癌及心脏病。

四、孕激素类药物

孕激素是雌性动物卵泡排卵后形成的黄体所分泌的激素，主要为黄体酮。黄体酮是天然存在的孕激素，排卵后，破裂的卵泡中的组织形成黄体，具有准备和维持动物妊娠的功能。

1934 年，黄体酮首先从孕妇尿中分离出来，一年后确定其化学结构是具有△⁴-3-酮的 C_{21}-甾体。由于黄体酮口服易代谢失活，仅能肌内注射给药，为了获得可口服且长效的孕激素，人们对黄体酮的结构进行了大量改造工作。目前临床应用的合成孕激素按化学结构可分为孕酮和睾酮两类。孕酮和睾酮类都具有孕甾烷的基本结构，即 A 环的△⁴-3-酮结构，前者具有 C_{17} 乙酰基，而后者 C_{17} 位是羟基，后者是由 19-去甲睾酮衍生而得，所以称睾酮类。

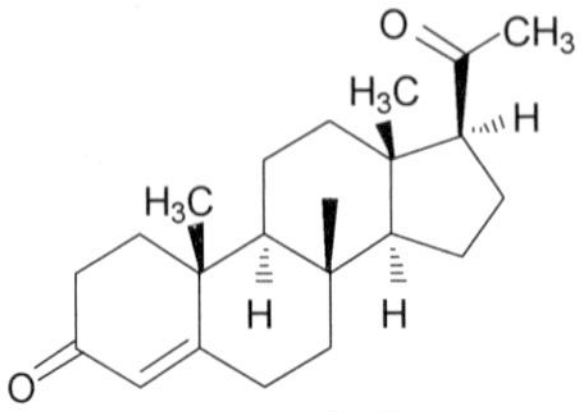

黄体酮
progesterone

（一）孕酮类

造成孕酮类失活的主要原因为 6 位羟基化，16 位和 17 位氧化或 3，20-二酮被还原成二醇。因而其结构修饰主要在 6 和 16 位上进行，即在 6 位引入甲基、双键或氯原子，或在 17 位引入乙酰氧基。例如，醋酸甲羟孕酮、醋酸甲地孕酮都是强效口服孕激素。将 17α-OH 黄体酮用己酸酯化，可得己酸孕酮，注射给药作用持续时间较长。

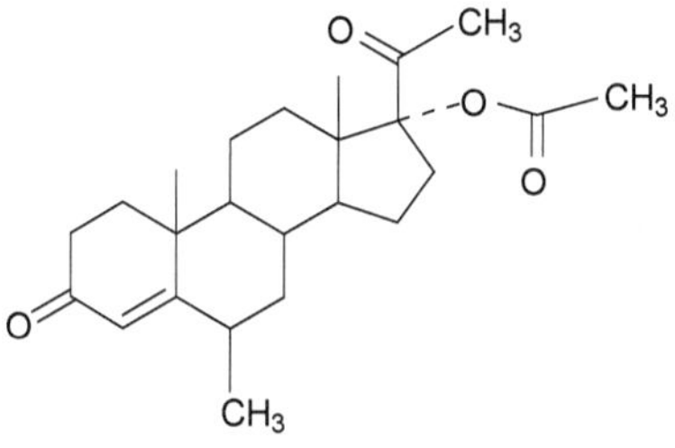

醋酸甲羟孕酮
medroxyprogesterone acetate

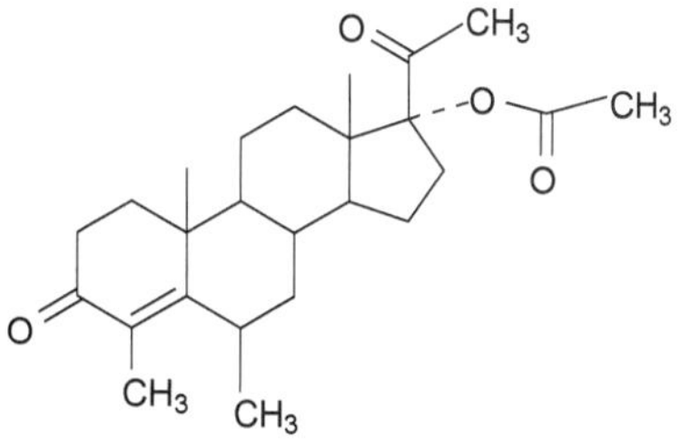

醋酸甲地孕酮
megestrol acetate

（二）睾酮类

在睾酮的 17α 位引入乙炔基得到炔孕酮，称为妊娠素。本品的雄激素活性显著降低，表现出明显的黄体酮样的抑制排卵作用，口服时孕激素活性比黄体酮强 15 倍；将其 19-甲基去掉，可得到活性更强的炔诺酮。将炔诺酮 18 位增加一个甲基，则得到左炔诺孕酮，孕激素活性增强 20 倍。睾酮类孕激素的结构与睾酮相似，有雄激素活性。

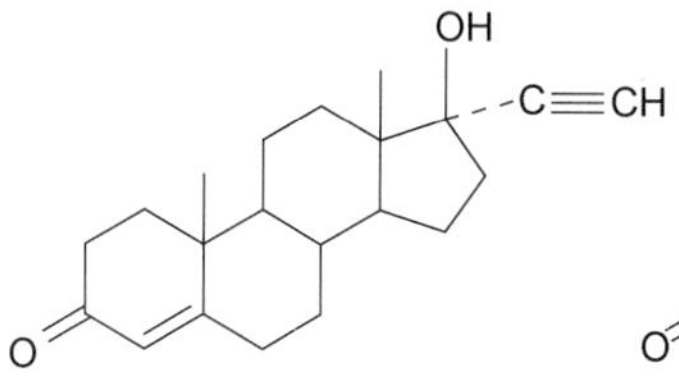

炔孕酮
ethisterone

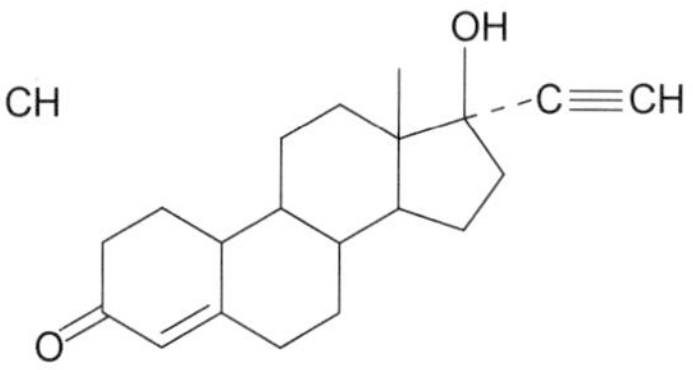

炔诺酮
norethisterone

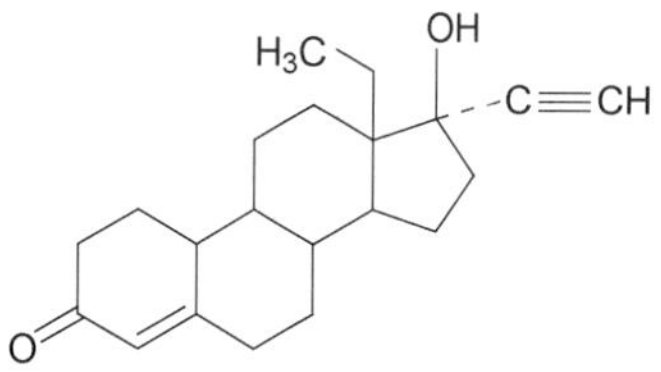

左炔诺孕酮
levonorgestrel

短期使用孕激素，可能出现厌食、恶心和呕吐等反应；长期使用可导致水肿和体重增加等。

黄体酮　Progesterone

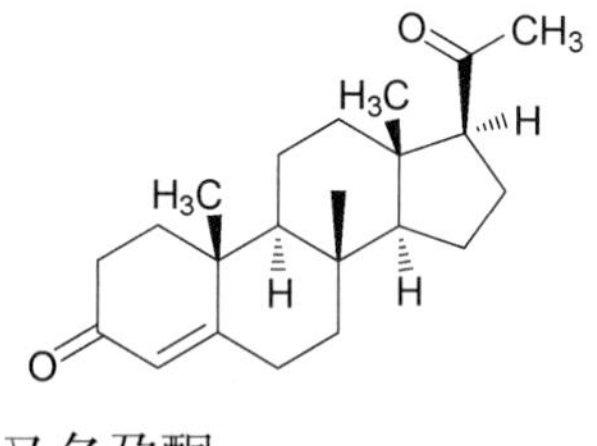

化学名为孕甾-4-烯-3，20-二酮，又名孕酮。

本品为白色或几乎白色结晶性粉末；无臭，无味。本品极易溶于三氯甲烷，可溶于乙醇、乙醚或植物油中，不溶于水。熔点 128～131℃。比旋度为 +186°～+198°（1% 乙醇溶液）。

本品分子中的 C_3 和 C_{20} 位上的两个羰基都能与盐酸羟胺反应，生成黄体酮二肟，熔点 238～240℃，但与分子量较大的异烟肼反应时，只有位阻较小的 C_3 羰基形成浅黄色异烟腙。

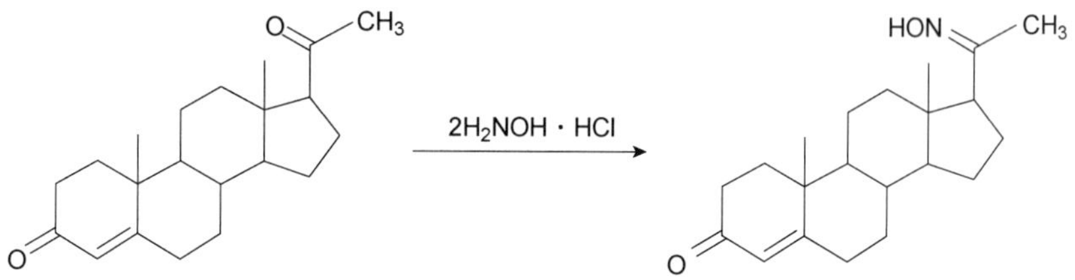

$2H_2NOH \cdot HCl$

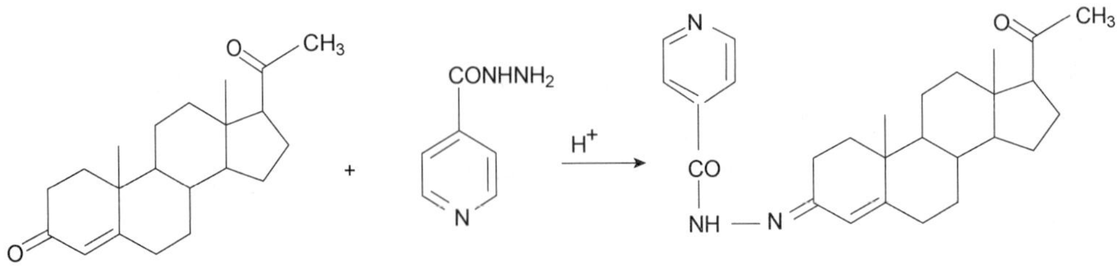

本品 C_{17} 位上的甲基酮在碳酸钠及醋酸铵存在下，与亚硝基铁氰化钠反应，生成蓝紫色阴离子复合物。其他常用甾类药物仅呈浅橙色或无色。此反应可用于鉴别。

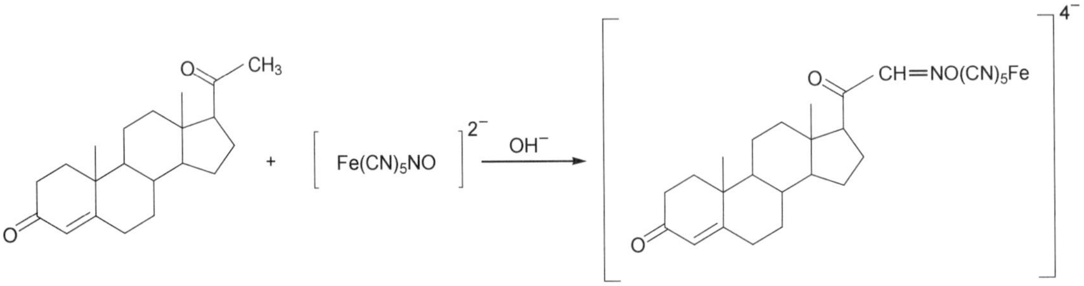

本品常用于月经失调、黄体功能不足、先兆流产和习惯性流产、经前期紧张综合征等，与雌激素类药物合用，能抑制排卵，可作为避孕药。

本品对光和碱敏感，应遮光、密封保存。

考点：黄体酮的专属鉴别反应

醋酸甲羟孕酮　Megestrol Acetate

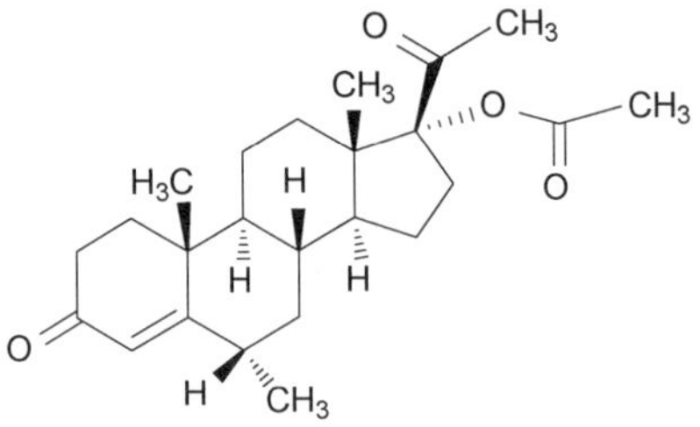

化学名为 6-甲基-17α-羟基孕甾-4-烯-3，20-二酮醋酸酯，又称安宫黄体酮。

本品为白色或类白色的结晶；无臭，无味。本品易溶于三氯甲烷，溶解于丙酮或醋酸乙酯，略溶于乙醇，微溶于乙醚，不溶于水。熔点为 213～220℃。比旋度为+9°～+12°（5%三氯甲烷溶液）。

本品为 17α-乙酰氧基黄体酮的 6α 甲基取代物。对黄体酮的药物代谢研究发现，孕酮类药物失活的主要途径是 6 位羟基化，16 位和 17 位氧化，或 3，20 二酮被还原为二醇。由此，本品经结构修饰后得到强效口服孕激素，可注射给药，也可通过皮肤、黏膜吸收，常作为各种长效、缓释、局部使用的避孕药的主要成分，进入体内后，以其代谢物形式从尿中排出。

本品加乙醇至氢氧化钾试液，水浴加热，冷却，加硫酸煮沸，即产生醋酸乙酯的香气。

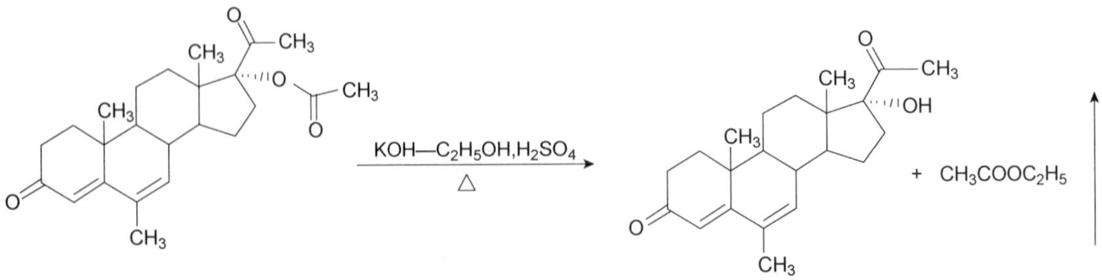

本品遇硫酸铁铵溶液呈黄绿色至绿色。

本品为孕激素，临床常用于月经不调、子宫功能性出血及子宫内膜异位症等，与雌激素类药物配伍为避孕药。

炔诺酮　Norethisterone

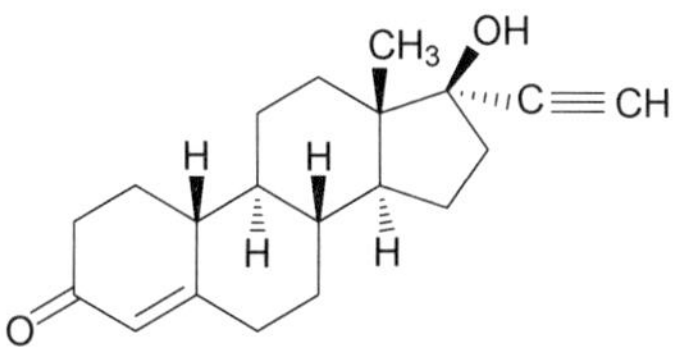

化学名为 17β-羟基-19-去甲-17α-孕甾-4-烯-20-炔-3-酮。

本品为白色或类白色的结晶性粉末；无臭，味微苦。本品可溶于三氯甲烷，微溶于乙醇，略溶于丙酮，不溶于水。熔点 202～208℃。比旋度为-22°～-28°（1%三氯甲烷溶液）。

本品的乙醇溶液遇硝酸银试剂即生成白色炔诺酮银盐沉淀。

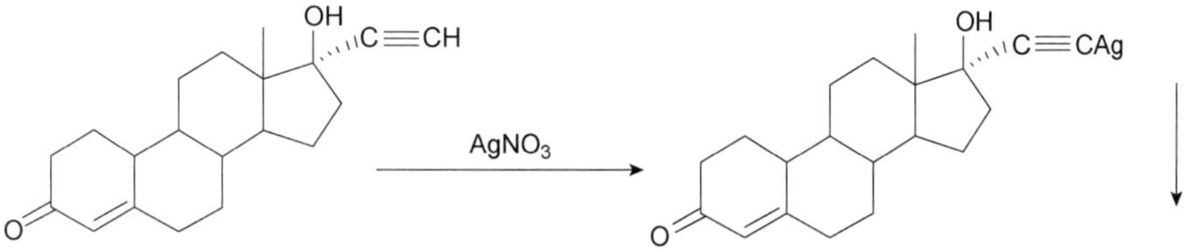

本品与盐酸羟胺及醋酸钠共热，生成炔诺酮肟，熔点约为 115℃。

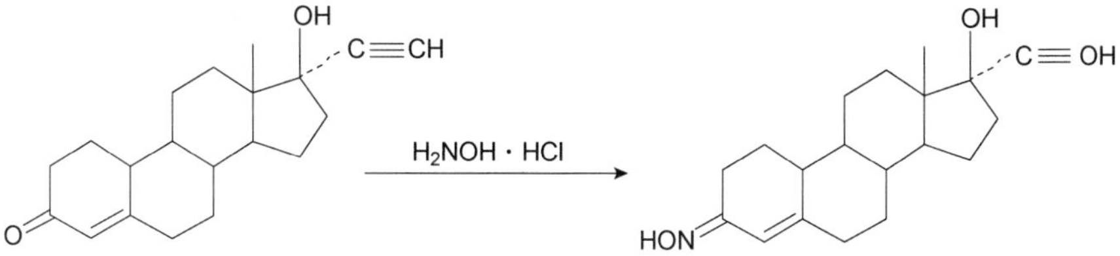

本品是口服有效的孕激素，临床用于治疗功能性子宫出血、妇女不育症、子宫内膜异位等，单方或与雌激素类药物配伍用作避孕药。

本品应避光、密封保存。

左炔诺孕酮　Levonorgestrel

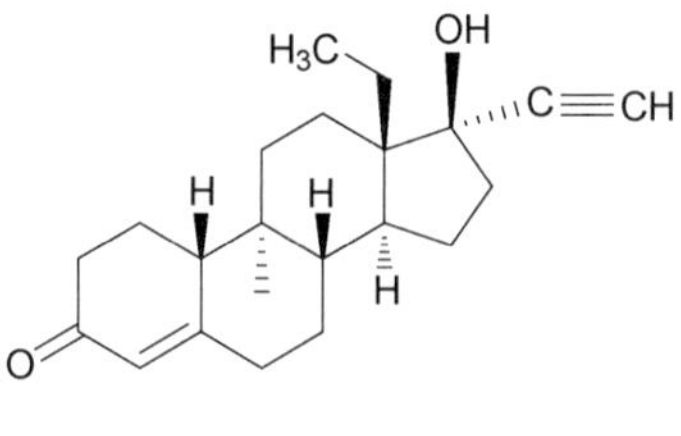

化学名为 D（-）-17β-羟基-19-去甲-17α-孕甾-4-烯-20-炔-3-酮。

本品左旋体有活性，右旋体无活性，剂量只需炔诺酮的 50%，即达到相同的生理效应。临床常以单方或与雌激素合用，用作避孕药；也用于月经不调、子宫功能性出血、子宫内膜异位症。

（三）孕激素拮抗剂

米非司酮是第一个孕激素拮抗剂，能干扰早孕并终止妊娠，具有抗孕激素和抗皮质激素的作用。米非司酮的研制成功，使药物替代手术终止早期妊娠成为现实，本品还可用于终止中期妊娠及死胎引产。本品不但促进了抗孕激素及抗皮质激素药物的发展，而且在甾体药物研究历史上起着里程碑的作用，促使甾体药物研究领域焕发了新的生机。

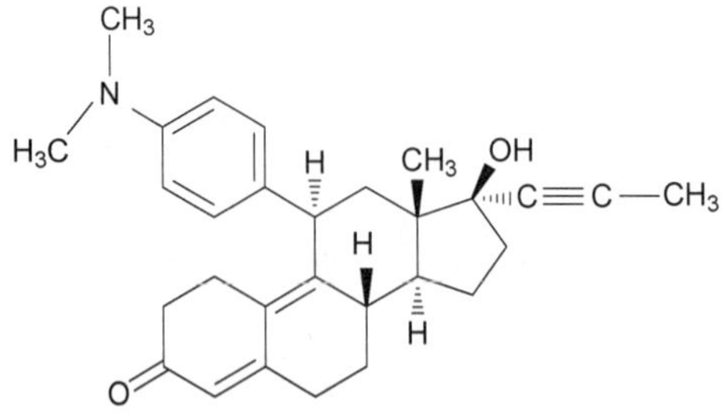

米非司酮
mifepristone

四、肾上腺皮质激素类药物

肾上腺位于肾的上内侧，其髓质分泌儿茶酚胺，皮质合成肾上腺皮质激素。

肾上腺皮质激素按其生理作用可分为盐皮质激素和糖皮质激素两大类。两者在结构上有明显的区别，通常同时具有 17-α 羟基和 11-氧（羟基或氧代）的为糖皮质激素；而不同时具有 17-α 羟基和 11-氧（羟基或氧代）的为盐皮质激素，如 11-脱氢皮质酮。醛固酮虽然 C_{11} 位上有氧，但在体内呈半缩醛式，氧原子被包围在内酯环中，故不呈糖皮质激素的作用，而呈现较强的盐皮质激素作用，即促进钠潴留和钾排泄。糖皮质激素主要与糖、脂肪、蛋白质的代谢及生长发育有关，大剂量应用时，可产生抗炎、抗毒、抗休克和抗过敏等作用，故又称为抗炎激素。

糖皮质激素共同的结构特征为均属孕甾烷衍生物，含 4-烯-3-酮，C_{17} 位上具有还原性的 α-醇酮基，C_{11} 位上有羟基或羰基，多数皮质激素在 C_{17} 还有 α-羟基。本章重点介绍糖皮质激素。

1927 年们人们发现肾上腺皮质的提取物对切除肾上腺皮质的动物有延长生命的作用，激起了人们对肾上腺皮质化学的研究热情，经过大量工作，40 余种化合物从肾上腺皮质中分离出来，其中以氢化可的松、可的松、皮质酮、11-去氢皮质酮、醛固酮等的生物活性较高，统称为天然皮质激素。

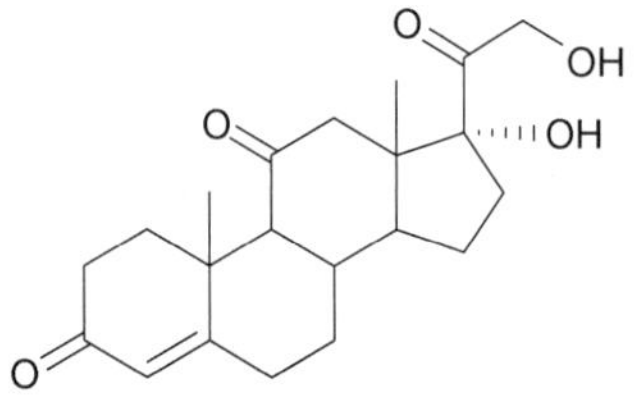

可的松
cortisone

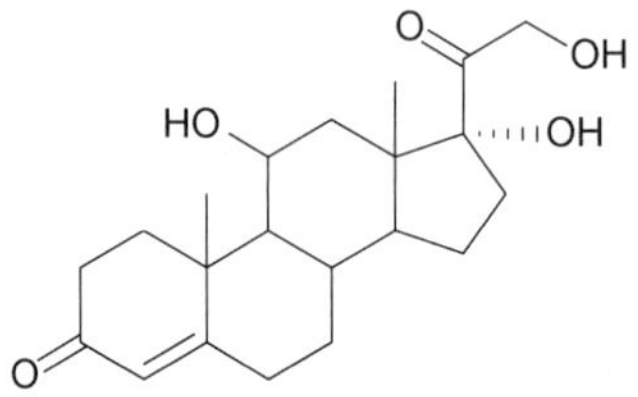

氢化可的松
hydrocortisone

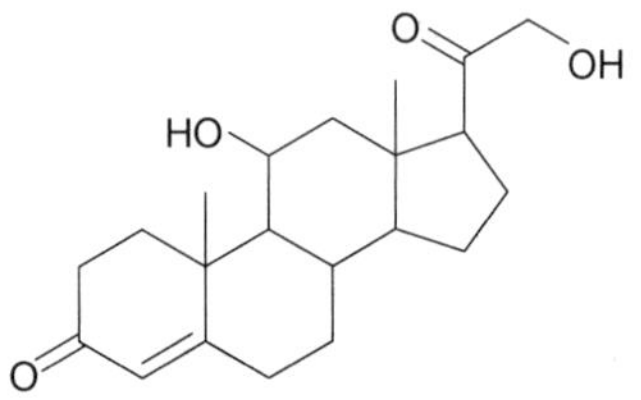

皮质酮
corticosterone

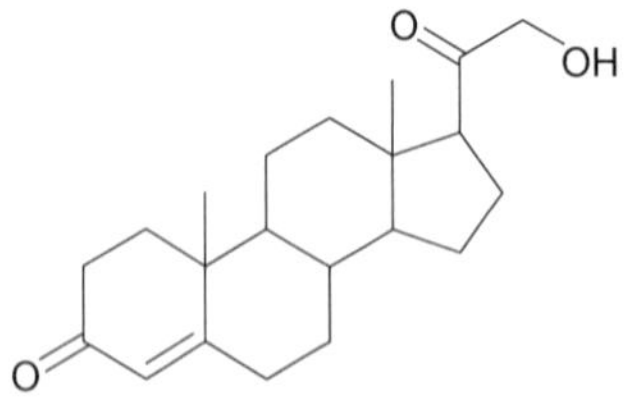

11-脱氢皮质酮
11-deoxycorticosterone

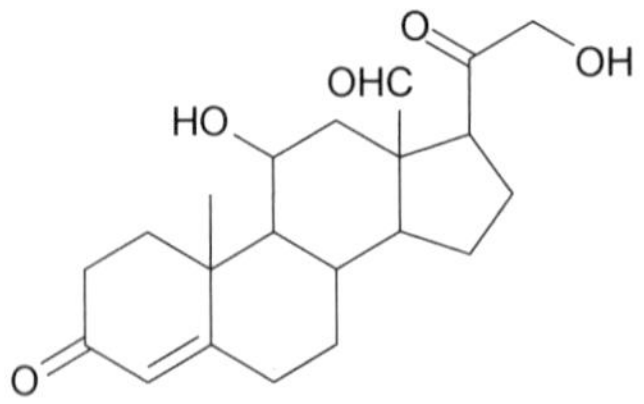

醛固酮
aldosterone

在 20 世纪 60 至 70 年代，糖皮质激素结构修饰成为当时最热门的研究方向之一，甾环上可以进行化学修饰的位置几乎都进行了取代基的引入，主要包括 A 环 1，2 位引入双键、甾环引入氟原子、16 位甲基化、成酯等。例如，在可的松、氢化可的松结构的 1、2 位引入双键，分别得到泼尼松和泼尼松龙，其副作用减少而抗炎作用显著增加。

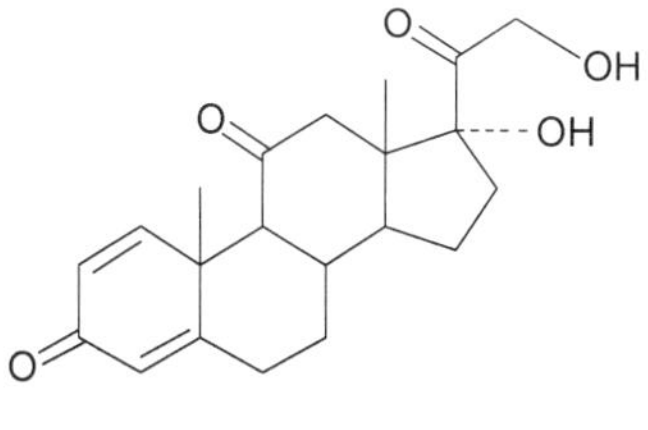

泼尼松
prednisone

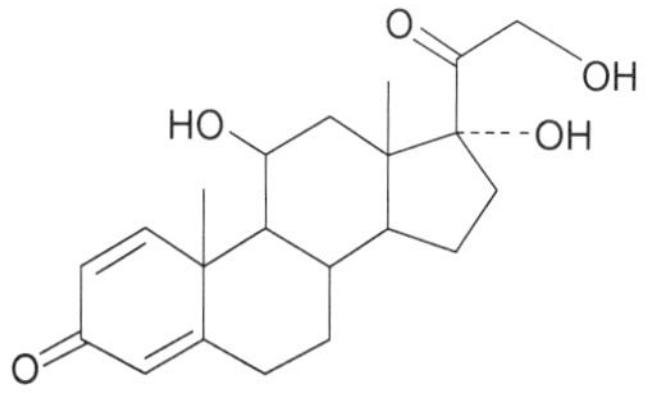

泼尼松龙
prednisonlone

在甾体激素中引入氟原子，是获得强效糖皮质激素的重要方法。引入 6α-氟原子、9α-氟原子后，糖皮质激素的活性显著提高。例如，醋酸 6α-氟代氢化可的松的抗炎作用强于氢化可的松，但钠潴留作用也增加。9α-氟代氢化可的松的抗炎活性为氢化可的松的 11 倍，但其盐皮质激素活性增加了 $300\sim$ 800 倍。

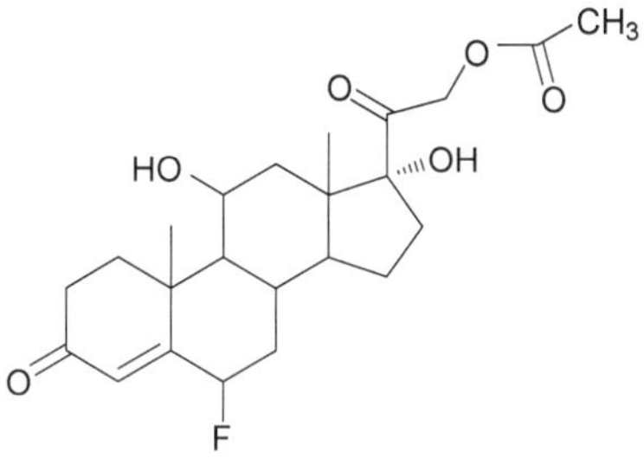

醋酸 6α-氟代氢化可的松

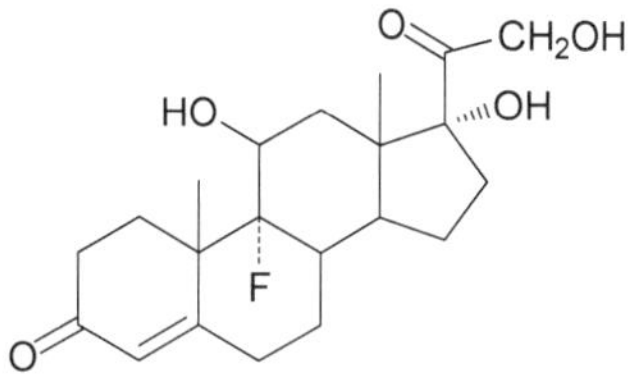

9α-氟代氢化可的松

在糖皮质激素 16 位引入甲基，可以减弱 17β 位侧链的降解，增加药物的稳定性，还可以增强抗炎活性，显著降低盐皮质激素副作用。例如，地塞米松抗炎活性是氢化泼尼松的 5 倍，抗风湿活性为氢化泼尼松的 7 倍。倍他米松与地塞米松相比，仅是 16 位甲基构型不同，其活性与地塞米松相当或略强。

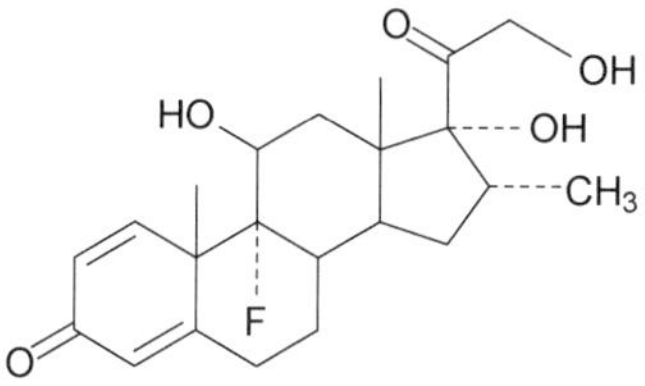

地塞米松
dexamethasone

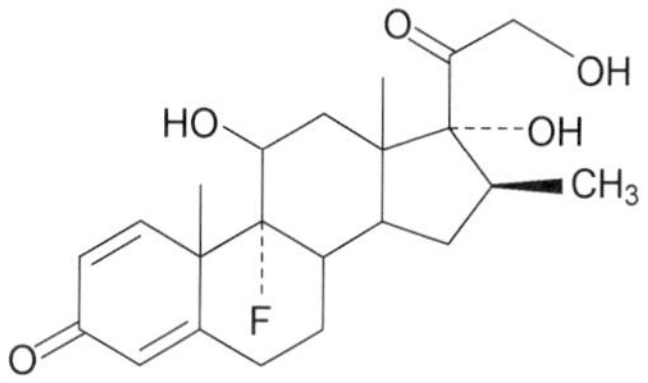

倍他米松
betamethasone

糖皮质激素成酯可以延长作用时间。例如，将氢化可的松 21 位羟基成酯，得到醋酸氢化可的松，可作为前药在体内缓慢水解释放，延长了作用时间，它可以口服、肌内注射和关节注射，也可制成洗剂和软膏，作为局部消炎药。这类药物具有较高的疏水性，水中溶解度极低，可制成琥珀酸酯钠盐和磷酸酯钠盐，由于钠盐具有亲水性，它们在水中极易溶解，可静脉注射和肌内注射，作为急症抢救用药。

醋酸氢化可的松　Hydrocortisone Acetate

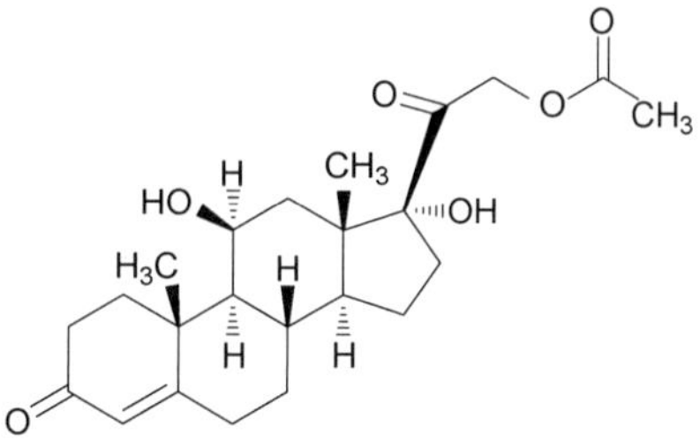

化学名为 11β，17α，21-三羟基孕甾-4-烯-3，20-二酮-21-醋酸酯，又称皮质醇。

本品为白色或几乎白色的结晶性粉末；无臭。本品易溶于三氯甲烷，略溶于丙酮、二氧六环，微溶于乙醇，不溶于水中。比旋度为 $+158°\sim+165°$（1%二氧六环溶液），遇光变质。

本品加硫酸溶解后，即显黄至棕黄色，并带绿色荧光。

本品加乙醇制氢氧化钾试液，水浴中加热，冷却，加硫酸煮沸，即发生醋酸乙酯的香气。

本品加乙醇溶解后，加新制的硫酸苯肼试液，70℃加热 15 分钟，即显黄色。

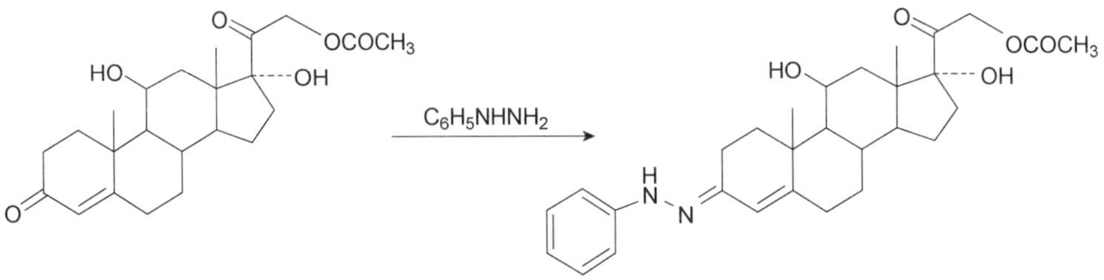

本品广泛用于风湿、类风湿关节炎和系统红斑狼疮等疾病。本品兼有较强的糖皮质激素及盐皮质激素的特性，故较适用于急性或慢性肾上腺皮质功能不全、垂体功能减退症及失盐型先天性肾上腺皮质增生症。

醋酸地塞米松 Dexamethasone Acetate

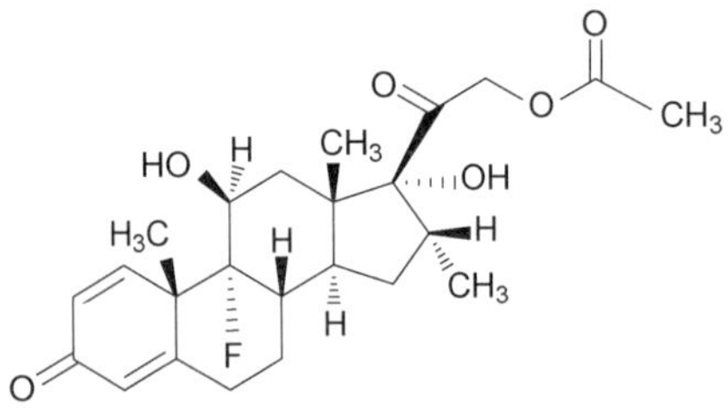

化学名为 16α-甲基-11β，17α，21-三羟基-9α-氟孕甾-1，4-二烯-3，20-二酮-21-醋酸酯，又名醋酸氟美松。

本品为白色或类白色结晶或结晶性粉末；无臭，味微苦。本品易溶于丙酮，可溶于甲醇或无水乙醇，略溶于乙醇或三氯甲烷，不溶于水。熔点 223～225℃（分解）。比旋度为+82°～+88°（1%二氧六环）。

本品的甲醇溶液与碱性酒石酸铜试液共热，生成氧化亚铜的红色沉淀。

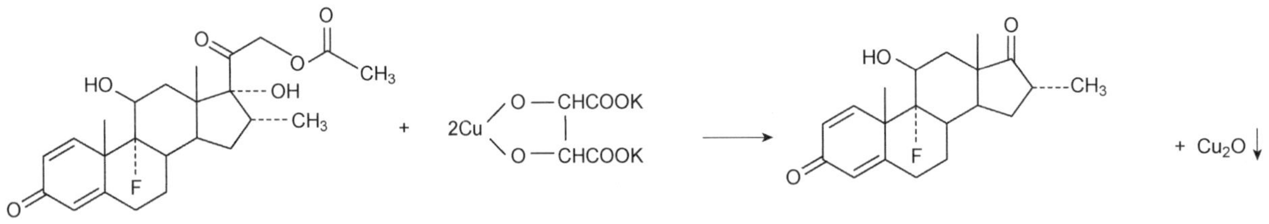

本品加乙醇制氢氧化钾醇试液，水浴加热，C_{21} 位上的酯键可水解，加硫酸煮沸，即产生乙酸乙酯的香味。

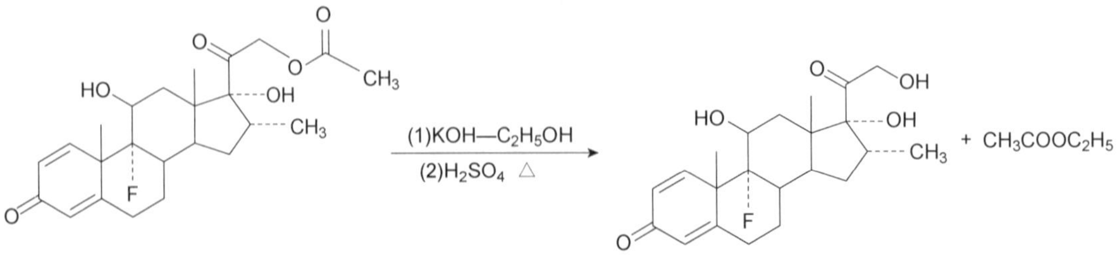

本品少量与氢氧化钠溶液在氧瓶中燃烧后，显氟化物的鉴别反应。

本品作用强而持久，具有显著的抗炎抗过敏作用，其糖代谢作用和抗炎作用比氢化可的松强 30 倍。

本品临床主要用于肾上腺皮质功能不足的替代治疗，用于风湿病、类风湿性关节炎、全身性红斑狼疮等自身免疫性炎症性疾病，严重支气管哮喘、皮炎等过敏性疾病，以及急性白血病等。临床常用的其他肾上腺皮质激素类药物见表 12-1。

表 12-1 临床常用其他肾上腺皮质激素类药物

药物名称	药物结构	作用特点
醋酸泼尼松龙 prednisolone acetate		本品属中效糖皮质激素，抗炎作用较可的松和氢化可的松强，而钠潴留作用相对较弱，一般不引起电解质紊乱或水肿等不良反应。主要用于过敏性与自身免疫性炎症性疾病，长期使用的治疗作用优于氢化可的松，对胃肠道作用小。由于本品无需经肝脏转化，可用于肝功能不全患者
醋酸氟轻松 fluocinonide		本品在 6 位上引入氟原子，在 16，17 位形成缩酮结构，阻滞了 6 位的代谢，延长了生物半衰期，增强了抗炎活性，同时，盐皮质激素的活性显著增加，钠潴留活性明显增加。临床上可局部用药治疗皮肤病
醋酸曲安奈德 triamcinolone acetonide acetate		抗炎活性是可的松的 6 倍，肌内注射作用可维持 2～3 周。临床上常吸入给药，治疗哮喘，也可制成软膏外用

考点： 常见肾上腺素皮质激素药物的作用特点

第 2 节 胰岛素及口服降血糖药

糖尿病是一种以血糖增高为特征的代谢紊乱性内分泌疾病，可出现多饮、多食、多尿、疲乏和体重减少等症状，严重时可发生酮症酸中毒，并能诱发多种并发症，危及生命。降血糖药通过减少机体对糖的摄取或加快糖代谢，使血糖下降。

降血糖药主要包括胰岛素类和口服降血糖药，口服降血糖药的种类较多，按作用机制，可分为胰岛素分泌促进剂，胰岛素增敏剂、α-葡萄糖苷酶抑制剂等。

链接 糖尿病

WHO 将糖尿病分为四种类型：1 型糖尿病、2 型糖尿病、其他类型糖尿病和妊娠期糖尿病。1 型糖尿病是因胰岛 B 细胞遭到破坏导致胰岛素分泌绝对不足，患者需要使用胰岛素来维持血糖水平的糖尿病类型；2 型糖尿病是组织细胞的胰岛素抵抗或胰岛 B 细胞功能衰退等原因引起的糖尿病类型，最为常见，其特征为胰岛素作用异常和（或）分泌障碍；妊娠期糖尿病则与 2 型糖尿病相似，也是由于细胞的胰岛素抵抗，但其胰岛素抵抗是妊娠期妇女分泌的激素（荷尔蒙）所导致的。

目前，1 型、2 型糖尿病尚不能完全治愈，但是自从 1921 年医用胰岛素发现以来，糖尿病得到了很好的治疗和控制。目前糖尿病的治疗主要是饮食控制配合降糖药物（2 型糖尿病）或胰岛素补充相结合，妊娠期糖尿病通常可在分娩后自愈。

一、胰 岛 素

胰岛素（insulin）是胰岛内 B 细胞受分泌的一种肽类激素，在体内起调节血糖、脂肪及蛋白质代谢的作用，是治疗糖尿病的有效药物。如果胰岛受损，胰岛素分泌不足，可引起糖尿病。

1926 年，Abel 首次从动物胰脏中提取分离得到了胰岛素结晶；1955 年，牛胰岛素全部氨基酸序列的一级结构被阐明；1965 年，我国首次人工合成了具有生物活性的结晶牛胰岛素。这是我国科学工作者在理论科学研究方面争得的一项世界性荣誉，它标志着人工合成蛋白质的时代已经开始。

不同动物的胰岛素其结构相似，理化性质也相似，通常为白色或类白色的结晶粉末，直径通常在 10μm 以下，随 pH 变化可得到不同的晶型：猪胰岛素在 pH 5.8～6.2 的结晶为六面体或斜六面体；在 pH5.2 的结晶为楔形，亦常形成双晶，呈哑铃型；pH 升高至 6.2 及以上时，均变为斜六面体，两晶型的化学组成和生理作用均无差异。

本品在水、乙醇、三氯甲烷或乙醚中几乎不溶，在矿酸或氢氧化钠溶液中易溶。本品具有代表的蛋白质的性质，能发生蛋白质的各种特殊反应。等电点 pH 5.35～5.45，在微酸性（pH 2.5～3.5）中稳定，在强酸、碱性溶液中及遇热不稳定。

胰岛素的主要作用是降低血糖，通过增加葡萄糖的利用，加速葡萄糖的酵解和氧化，促进糖原的合成和贮存，并能促进葡萄糖转变为脂肪，抑制糖异生和糖原分解使血糖降低。此外，还能促进脂肪合成并抑制其分解。因此，胰岛素至今仍是治疗 1 型糖尿病的唯一药物，也可用于 2 型糖尿病的治疗。由于胰岛素可被消化酶水解，故不能口服，只能注射。临床常用胰岛素见表 12-2。

表 12-2 临床常用胰岛素

药物名称	所属类型	作用特点
门冬胰岛素 insulin aspart	速效	皮下注射后起效时间 10～20min，约 40min 快速达到峰值，作用持续时间 3～5 h
中性胰岛素 neutral insulin	短效	可用于皮下注射、肌内注射及静脉点滴。皮下注射后半衰期约 2h，持续 5～10h
低精蛋白胰岛素 isophane insulin	中效	皮下注射后 2～4h 开始作用，8～12h 达高峰，持续时间 18～24h，适于血糖波动较大，不易控制的患者使用
珠蛋白锌胰岛素 globin zinc insulin	中效	皮下注射后在 2～4h 开始作用，6～10h 达高峰，持续 12～18h
精蛋白锌胰岛素 protamine zinc insulin	长效	含鱼精蛋白与氯化锌的胰岛素的灭菌混悬液，吸收缓慢而均匀，皮下注射后持续时间达 24～36h，适用于轻型和中型糖尿病患者
慢胰岛素锌混悬液 lente insulin zinc suspension	长效	30%无定型半慢胰岛素锌和 70%结晶性极慢胰岛素锌粒子组成的混悬液，持续时间 18～24h

二、胰岛素分泌促进剂

2 型糖尿病患者常常伴有继发性的胰岛 B 细胞功能缺陷，胰岛素分泌相对不足。胰岛素分泌促进剂可促使胰岛 B 细胞分泌更多的胰岛素以降低血糖水平。胰岛素分泌促进剂按化学结构可以分为磺酰脲类和非磺酰脲类两大类。

（一）磺酰脲类

20 世纪 40 年代，人们发现磺胺异丙基噻二唑治疗斑疹伤寒时有降低血糖的不良反应，对其进行结构改造，得到了降血糖作用更强的氨苯磺丁脲，这是第一个应用于临床的磺酰脲类降血糖药，但不良反应较多，尤其对骨骼的毒性较大，后被停用。之后，在此基础上合成了第一代磺酰脲类衍生物，疗效较好，广泛应用于临床，代表药物如甲苯磺丁脲、氯磺丙脲、醋酸己脲等。20 世纪 70 年代，第二代磺酰脲类口服降糖药被研制出来，代表药物如格列本脲、格列齐特、格列吡嗪等，降糖作用更好、不良反应更少、用量更少。20 世纪 80 年代，第三代口服降糖药陆续被合成和应用，代表药物如格列美脲等，特别适用于对其他磺脲类失效的糖尿病患者，其降糖效果与格列本脲相似，其用量较小，比后者更安全。常见的磺酰脲类口服降血糖药见表 12-3。

磺酰脲类降血糖药的基本结构

表 12-3　常见的磺酰脲类口服降血糖药

药物名称	R₁	R₂	$t_{1/2}$（h）	作用时间（h）
甲苯磺丁脲 tolbutamide	—CH₃	—C₄H₉	5.6	6～12
氯磺丙脲 chlorpropamide	—Cl	—C₃H₇	35	24～60
醋酸己脲 acetohexamide	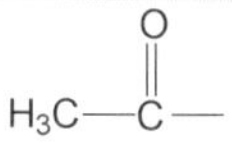	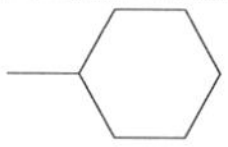	11～35	24～60
格列本脲 glibenclamide	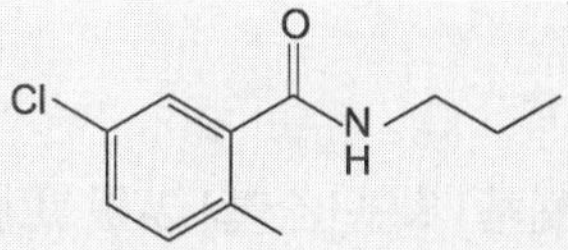	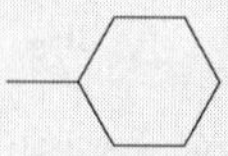	10～16	18～24
格列齐特 gliclazide	—CH₃	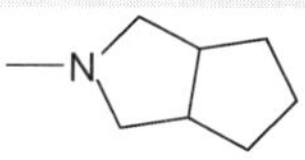	10～12	24
格列吡嗪 glipizide	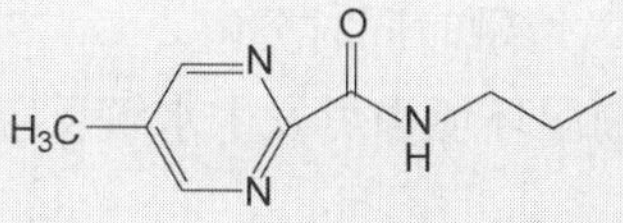	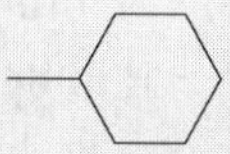	2～4	10～24
格列美脲 glimepiride	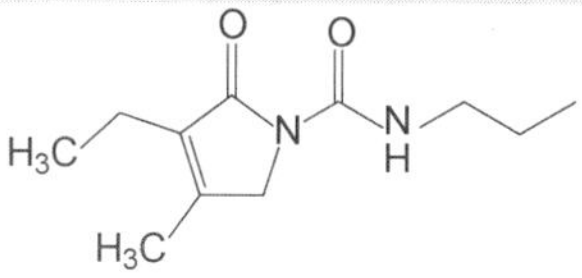	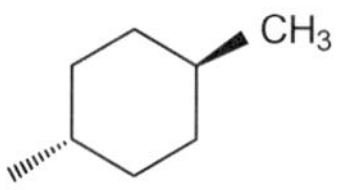	5～8	24

磺酰脲类降糖作用机制主要是刺激胰岛素分泌，同时减少肝脏对胰岛素的消除。本品长期使用能改善外周组织胰岛素敏感性，增加胰岛素受体数量，增强胰岛素与受体的结合，还能增加肌肉细胞内葡萄糖的转运和糖原合成酶的活性，减少肝糖的产生。

甲苯磺丁脲　Tolbutamide

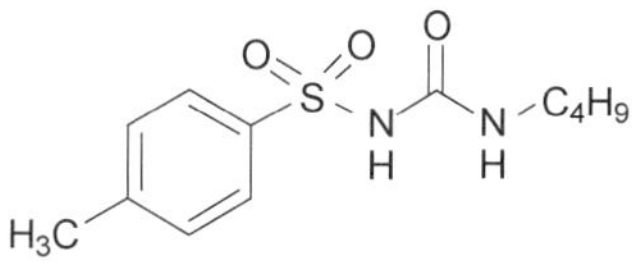

化学名为 1-丁基-3-（对甲苯基磺酰基）脲素。

本品为白色结晶或结晶性粉末；无臭，无味。本品易溶于丙酮、三氯甲烷，可溶于乙醇，几乎不溶于水，熔点为 126～130℃。

本品具有酰脲结构，显酸性，可溶于氢氧化钠溶液；酰脲结构在酸性溶液中受热易水解。在以上滤液中加 20% 氢氧化钠使成碱性后，加热，即产生正丁胺的特臭。

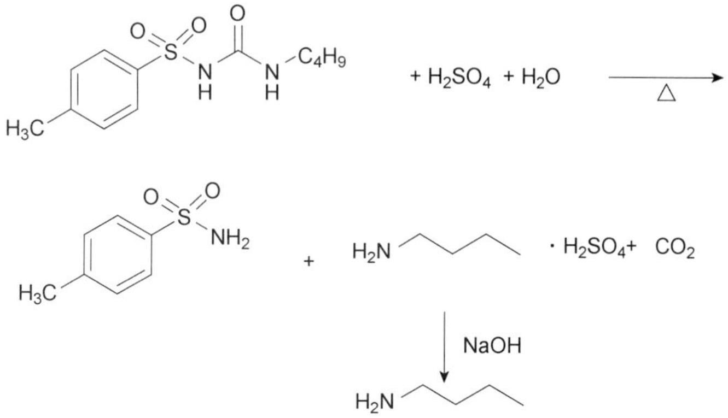

本品的降糖作用较弱但安全有效，用于治疗轻中度 2 型糖尿病，尤其是老年糖尿病患者，注射剂用于诊断胰岛素瘤。

格列本脲　Glibenclamide

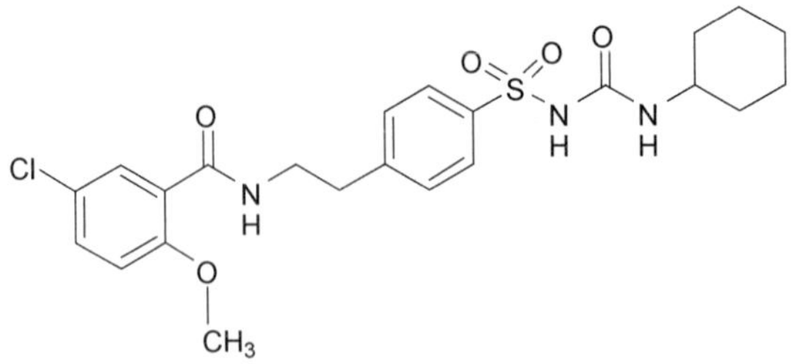

化学名为 N-[2-[4-[[[（环己氨基）羰基]氨基]磺酰基]苯基]乙基]-2-甲氧基-5-氯苯甲酰胺，又名优降糖、氯磺环己脲。

本品为白色结晶性粉末；几乎无臭，无味。本品不溶于水和乙醚，略溶于三氯甲烷、甲醇，微溶于乙醇，易溶于二甲基甲酰胺。熔点为 170～174℃，熔融时同时分解。

本品在常温、干燥环境中稳定，其酰脲结构在潮湿环境中可发生水解反应。

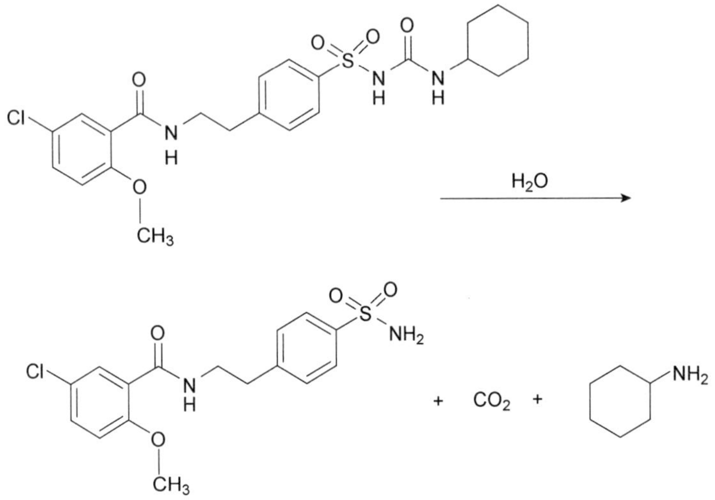

本品在甲醇或三氯甲烷或三氯甲烷-甲醇（1∶1）溶液中能逐渐转化成 4-[2-（5-氯-2-甲氧基-苯甲酰氨）-乙基]-苯磺酰胺基-甲酸乙酯。

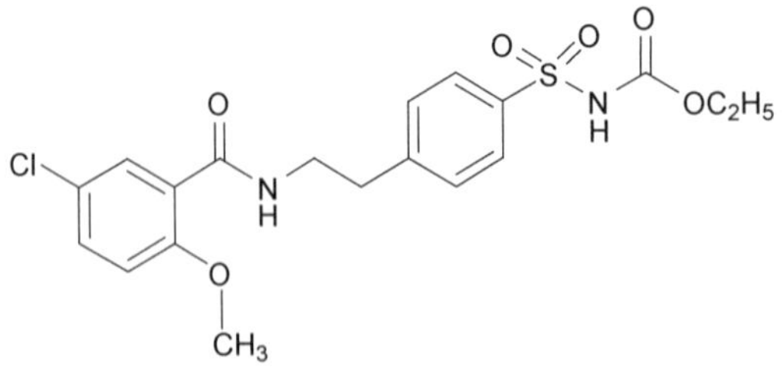

本品于 1969 年首次上市，是第二代磺酰脲类口服降糖药的第一个代表药物。其作用比甲苯磺丁脲强 100～250 倍，属强效降糖药，用于中、重度 2 型糖尿病。

（二）非磺酰脲类

非磺酰脲类药物和磺酰脲类药物的化学结构虽不同，但有相似的作用机理，亦可刺激胰岛素的分泌。此类药物主要有瑞格列奈和那格列奈。

瑞格列奈
repaglinide

那格列奈
nateglinide

瑞格列奈是氨甲酰基苯甲酸的衍生物，分子结构中含有一手性碳原子，(S)-($+$)-异构体的活性是 (R)-($-$)-异构体活性的 100 倍，临床用其 (S)-($+$)-异构体。该药可空腹或进食时服用，均吸收良好，服用后 30～60min 后达血浆峰值，并在肝内快速代谢为非活性物，大部分随胆汁排泄，被称为"膳食葡萄糖调节剂"，临床上主要用于饮食控制、降低体重及运动锻炼不能有效控制高血糖的 2 型糖尿病。

那格列奈为氨基丙酸的衍生物，该药对胰岛 B 细胞的作用更迅速，持续时间更短，对周围葡萄糖浓度更为敏感而易于反应，不良反应小。该药可以单独用于经饮食和运动不能有效控制高血糖的 2 型糖尿病，也可用于二甲双胍不能有效控制高血糖的 2 型糖尿病，本品可与二甲双胍联用，但不能替代二甲双胍。那格列奈不适用于对磺脲类降糖药治疗不理想的 2 型糖尿病患者。

三、胰岛素增敏剂

由于较多的 2 型糖尿患者存在胰岛素抵抗，胰岛素不能发挥其正常生理功能。胰岛素抵抗的主要原因是胰岛素抗体与胰岛素结合后妨碍胰岛素的靶部位转运，使机体对胰岛素的敏感性下降。因此，开发和使用能提高患者对胰岛素敏感性的药物，改善胰岛素抵抗状态，对糖尿病的治疗有非常重要的意义。胰岛素增敏剂类药物主要有噻唑烷二酮和双胍类。

（一）噻唑烷二酮类

噻唑烷二酮类（thiazolidinediones，TZD）药物是近年来发现的一类新型口服胰岛素增敏剂，是以噻唑烷二酮类化学结构为基础的一系列衍生物。该类药物不刺激胰岛素分泌，而是通过减少胰岛素抵抗起作用。它能增强人体组织对胰岛素的敏感性，增强胰岛素的作用，从而增加肝脏对葡萄糖的摄取，抑制肝糖的输出。该类药物主要包括曲格列酮、罗格列酮和吡格列酮等。临床常用的噻唑烷二酮类降血糖药物见表 12-4。

表 12-4 临床常用噻唑烷二酮类降血糖药物

药物名称	药物结构	作用特点
曲格列酮 troglitazone		第一个用于治疗 2 型糖尿病的噻唑烷二酮类药物，但由于曲格列酮有肝脏毒害作用，现已少用
罗格列酮 rosiglitazone		本品的降血糖作用是曲格列酮的 100 倍，是 2 型糖尿病患者，特别是肥胖、胰岛素抵抗患者的首选药物，主要副作用是引起肝脏丙氨酸氨基转移酶（ALT）升高、轻至中度浮肿及贫血
吡格列酮 pioglitazone		血糖降低作用与罗格列酮相比无明显差异或稍低，但在降脂方面效果较好。不良反应主要有上呼吸道感染、头痛、鼻窦炎、肌炎、糖尿病加重、咽炎等，一般为轻度至中度，可引起体重增加及浮肿等

（二）双胍类

双胍类药物的降血糖作用发现于 1918 年，但由于毒性较大，没有医疗使用价值。20 世纪 50 年代，苯乙双胍的降糖作用被发现，双胍类口服降糖药物开始在临床上广泛应用。

双胍类药物并不直接促进胰岛素的分泌，而是通过抑制糖异生，促进外周组织对葡萄糖的摄取和利用，改善机体对胰岛素的敏感性，明显改善患者的糖耐量和高胰岛素血症，降低血浆游离脂肪酸和血浆甘油三酯水平。因此，双胍类降糖药成为肥胖伴胰岛素抵抗的 2 型糖尿病患者的首选药。

本类药物主要有苯乙双胍和二甲双胍，前者因可引起乳酸增高，发生乳酸性酸中毒，已较少使用，在临床广泛使用的是毒性较低的二甲双胍。

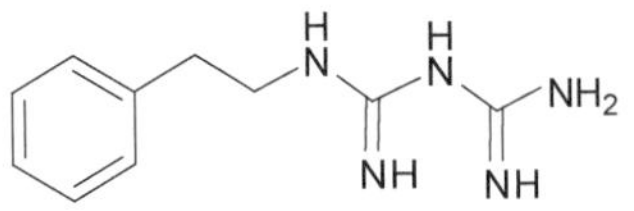

苯乙双胍
phenformine

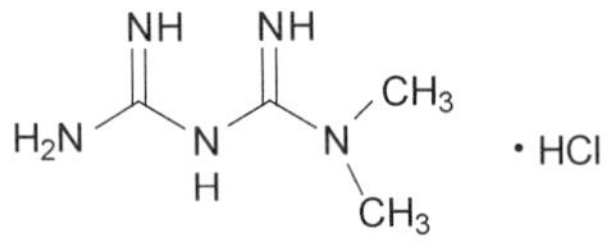

二甲双胍
metformin

盐酸二甲双胍　Metformin Hydrochloride

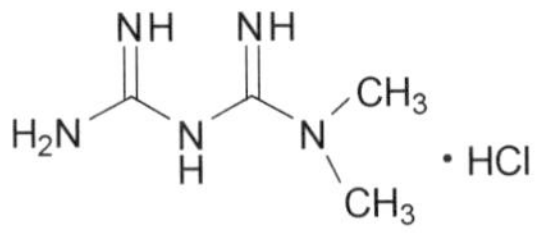

化学名为 1，1-二甲基双胍盐酸盐。

本品为白色结晶或结晶性粉末；无臭。本品易溶于水，可溶于甲醇，微溶于乙醇，不溶于丙酮、三氯甲烷和乙醚。熔点为 220～225℃。

本品具有胍的结构，具有高于一般脂肪胺的强碱性，其 pK_a 值为 12.4。本品 1%水溶液的 pH 为 6.68，接近于中性。

本品的水溶液显氯化物的鉴别反应。

本品的水溶液加入 10%亚硝基铁氰化钠溶液、铁氰化钾试液、10%氢氧化钠溶液后，3min 内溶液显红色。

本品吸收快，半衰期短，很少在肝脏代谢，也不与血浆蛋白结合，几乎全部以原形由尿排出，因此，肾功能损害者禁用，老年人慎用。本品的降糖作用虽弱于苯乙双胍，但其副作用小，罕有乳酸性酸中毒，也不引起低血糖，使用较为安全。

四、α-葡萄糖苷酶抑制剂

食物中的碳水化合物须经消化，水解转化为葡萄糖才能被肠壁细胞吸收，水解依赖于 α-葡萄糖苷酶的作用。

α-葡萄糖苷酶抑制剂（α-glucosidase inhibitors）可竞争性地与 α-葡萄糖苷酶结合，抑制该酶的活性，减慢糖类水解的速度，减缓糖的吸收，可降低餐后血糖，但并不增加胰岛素的分泌。此类药物对 1、2 型糖尿病均适用。

本类药物常用的有阿卡波糖、伏格列波糖、米格列醇，它们的化学结构均为糖或多糖衍生物。阿卡波糖溶解性差，口服后吸收很少，吸收后反而失去药效，生物利用度低，药效较弱。而米格列醇溶解性好，可在小肠完全吸收，胃肠副反应小。

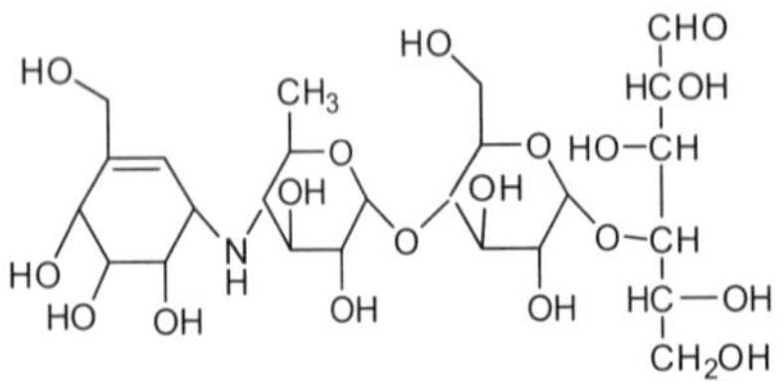

阿卡波糖
acarbose

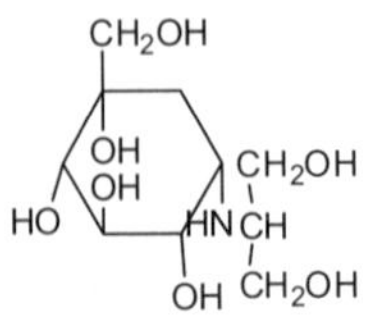

伏格列波糖
voglibose

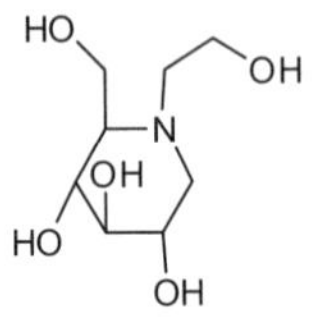

米格列醇
miglitol

此类降糖药能降低餐后血糖而对空腹血糖无作用，不增加胰岛素的分泌，在禁食状态下服用该类药不会降低血糖，使用安全。本品主要用于单用磺脲类或双胍类餐后血糖控制不理想的患者，或单独用于较轻的餐后血糖高者，临床上常与磺酰脲类、双胍类或胰岛素联合应用，以较好地控制血糖。

考点：口服降血糖药物的分类及作用特点

第3节 其他激素类药物

一、甲状腺激素及抗甲状腺药

（一）甲状腺激素

甲状腺激素是甲状腺腺细胞合成和分泌的激素，包括甲状腺素（thyroxin，T_4）和三碘甲状腺原氨酸（triiodothyronine，T_3）。正常人每日释放 T_4 的量为 70～90μg，T_3 为 75 及 15～30μg。甲状腺激素在维持机体组织细胞代谢、促进正常生长发育中起着非常重要的作用，其分泌不足或过量都可引起疾病。甲状腺功能不足时，身体与智力发育均受影响，可致呆小病（克汀病）。成人甲状腺功能不全时，则可引起黏液性水肿。甲状腺激素能促进物质氧化，增加氧耗，提高基础代谢率，使产热增多，甲状腺功能亢进时有怕热、多汗等症状，表现为神经过敏、急躁、震颤、心率加快、心输出量增加等。临床上甲状腺激素主要用于甲状腺功能低下的替代补充疗法，用于治疗呆小病、黏液性水肿和单纯性甲状腺肿。

甲状腺素　Thyroxin（e）

化学名为 3，3′，5，5′-四碘-*DL*-甲状腺原氨酸。

本品为灰白色针状结晶。本品可溶于氢氧化碱或碳酸碱溶液，不溶于水、乙醇和其他有机溶剂，溶于无机酸或碱的乙醇溶液中。本品熔点为 231～233℃（分解）。

本品为甲状腺激素类药，能促进新陈代谢，维持正常生长发育，提高机体感受性。临床上主要用于治疗克汀病、黏液性水肿及其他甲状腺功能减退症。

（二）抗甲状腺药

抗甲状腺药常用的有硫脲类、碘和碘化物、放射性碘和 β 受体拮抗剂四类。硫脲类有硫氧嘧啶类（甲硫氧嘧啶和丙硫氧嘧啶）以及咪唑类（甲巯咪唑和卡比马唑）。临床上主要用于甲亢的内科治疗、甲状腺手术前准备、甲状腺危象等。碘和碘化物常用复方碘溶液（卢戈液），临床上主要用于甲亢的手术前准备和甲状腺危象的治疗，常与硫脲类药物合用。放射性碘主要指碘-131，能选择性地破坏甲状腺腺泡上皮，从而降低甲状腺的分泌功能，使甲亢得以治愈。β 受体拮抗剂是甲亢及甲状腺危象的辅助治疗药。

丙硫氧嘧啶　Propylthiouracil

化学名为 6-丙基-2-硫代-2，3-二氢- 4 （1*H*）嘧啶酮。

本品为白色或类白色结晶或结晶性粉末；无臭。本品在乙醇中略溶，在水中极微溶解，在氢氧化钠试液或氨试液中溶解。

本品的饱和水溶液，加热至沸，加等量临用新制的含 0.4% 亚硝基铁氰化钠、0.4% 盐酸羟胺与0.8%碳酸钠的混合溶液，即显绿蓝色。

本品的溴试液，加热褪色后，放冷，滴加氢氧化钡试液，即生成白色沉淀。

本品通过抑制过氧化物酶，抑制酪氨酸旳碘化和碘化酪氨酸偶联，从而抑制 T_3、T_4 的合成；本品还可促使外周组织中的 T_4 转化为 T_3，迅速降低血清中 T_3 水平。临床主要用于甲亢的内科治疗、甲亢的术前准备、甲亢危象及重症甲亢的治疗。

甲巯咪唑　Thiamazole

化学名为 1-甲基咪唑-2-硫醇。

本品为白色至淡黄色结晶性粉末；微有特臭。本品在水、乙醇或三氯甲烷中易溶，在乙醚中微溶。熔点为 144～147℃。

本品加水溶解后，加氢氧化钠试液，摇匀，滴加亚硝基铁氰化钠试液，即显黄色；数分钟后，转为黄绿色或绿色；再加醋酸，即呈蓝色。

本品需密封保存。

本品适用于轻症和不适宜手术或放射性碘治疗者，如儿童、青少年及手术后复发而不适于放射性碘治疗者，也可作为放射性碘治疗的辅助治疗。

二、前列腺素

前列腺素（prostaglandin，PG）是一类具有多种生理活性的不饱和脂肪酸，广泛分布于人和哺乳动物的各种组织和体液中，最早由人类精液提取获得，现已能用生物合成或全合成方法制备，并作为药物应用于临床。前列腺素的化学本质为具 20 个碳原子的不饱和脂肪酸，构成 PG 的基本骨架为前列烷酸，具一个环五烷核心和两条侧链，其化学结构与命名均根据前列烷酸分子而衍生。根据五元环或整个分子结构不同，可把前列腺素分为 A、B、C、D、E、F、G、H、I 等型，研究较多的为 E、F、A、B、I 型。

前列腺素的生理作用很多，可与特异性受体结合，在细胞增殖、分化、凋亡等一系列细胞活动以及调节雌性生殖功能和分娩、血小板聚集、心血管系统平衡中发挥关键作用。前列腺素也参与炎症、癌症和多种心血管疾病的病理过程。例如，米索前列醇（misoprostol）可引起平滑肌收缩，抑制胃酸分泌，防止强酸、强碱、无水酒精等对胃黏膜侵蚀，具细胞保护作用；前列腺素 E 和前列腺素 F 能使血管平滑肌松弛，减少血流的外周阻力，降低血压。

米索前列醇　Misoprostol

化学名为（±）（11a，13E）-11，16-二羟基-16-甲基前列烷-9-酮-13-烯-1-酸甲酯。

本品为淡黄色黏稠液体。本品可溶于乙醇、乙醚或氯仿溶液中，极难溶于水或正己烷。

本品在室温下很不稳定，会发生热差向异构化变成 8-异构体。

本品对 pH 值极为敏感，在酸性和碱性中脱去 11α 位的羟基，转化为 A 型前列腺素，并异构化为 B 型前列腺素。

本品为第一个化学合成的前列腺素 E1 类抗溃疡药，有强大的抑制胃酸分泌作用，能防止溃疡形成，能抑制基础胃酸分泌，也能抑制由组胺五肽胃泌素、食物或咖啡刺激引起的胃酸分泌，还能减少夜间的胃酸分泌。临床主要用于胃及十二指肠溃疡，也可预防因使用非甾体消炎药所致的胃肠道溃疡。本品与米非司酮合并使用，可终止停经 49 天内的早期妊娠。

三、调节骨代谢药

骨质疏松症（osteoporosis）是由于多种原因导致的骨密度和骨质量下降，以骨微结构破坏为特征，致使骨脆性增加，易于发生骨折的一种全身性骨病。骨质疏松症分为原发性和继发性两大类。原发性骨质疏松症分为绝经后骨质疏松症（Ⅰ型）、老年性骨质疏松症（Ⅱ型）和特发性骨质疏松（包括青少年型）三种。绝经后骨质疏松症一般发生在妇女绝经后 5～10 年内；老年性骨质疏松症一般指老人 70 岁后发生的骨质疏松；而特发性骨质疏松主要发生在青少年，病因尚不明。

依据骨质疏松症的发病原因和发病机制，治疗骨质疏松症的药物主要分为骨吸收抑制药和骨形成促进药两大类。

（一）骨吸收抑制药

骨吸收抑制药是指通过抑制破骨细胞的骨吸收作用，治疗骨质疏松的药物。主要药物有双膦酸盐类、降钙素、选择性雌激素受体调节剂等。

双膦酸盐类的常用药物有阿仑膦酸盐（alendronate）、依替膦酸二钠（etidronate disodium）等。降钙素类更适合有疼痛症状的骨质疏松症患者，但不宜长期使用。选择性雌激素受体调节剂（SERM）用于女性患者，能降低雌激素受体阳性浸润性乳腺癌的发生率，不增加子宫内膜增生及子宫内膜癌的危险，代表药物有雷洛昔芬（raloxifene）、他莫昔芬（tamoxifen）等。

依替膦酸二钠　Etidronate Disodium

化学名为（1-羟基亚乙基）二膦酸二钠盐。

本品为白色粉末；无臭，味微咸；有引湿性。本品易溶于水，在甲醇、无水乙醇、三氯甲烷或乙醚中几乎不溶。

本品的水溶液加硫酸铜试液，产生蓝色沉淀。

本品临床用于绝经后骨质疏松症和增龄性骨质疏松症。

（二）骨形成促进药

骨形成促进药可以促进骨骼的生长和重建，常见药物主要包括甲状旁腺激素（PTH）、钙剂及维生素 D 及其活性代谢物，如阿法骨化醇（alfacalcidol）、骨化三醇（rocaltrol）等。

甲状旁腺激素是维持机体钙磷代谢平衡的一种重要的调钙激素，骨骼是其主要的靶器官之一。PTH 通过促进成骨祖细胞增生分化、直接抑制成骨细胞凋亡，延长成骨作用时间，促进衬里细胞向成骨细胞转化，刺激成骨细胞产生胰岛素样生长因子 1（IGF-1），促进转化生长因子（TGF）发挥其骨合成效应，本品的应用时间不宜超过 2 年。本品肌内注射，用药期间要监测血钙水平，防止高钙血症的发生。

自测题

一、选择题

【A 型题】

1. 黄体酮属于哪一类甾体药物（　　）

　　A. 雌激素　　　　　　　　B. 雄激素

　　C. 孕激素　　　　　　　　D. 盐皮质激素

　　E. 醋酸地塞米松

2. 睾酮在 17α-位增加一个甲基，作用是（　　）

　　A. 可口服　　　　　　　　B. 蛋白同化作用增强

　　C. 雄激素作用增强　　　　D. 雄激素作用降低

　　E. 雌激素作用加强

3. 氢化可的松的几位增加双键可使抗炎作用增加，副作用

减少（　　）

　　A. 7 位　　　　　　　　　B. 15 位

　　C. 1 位　　　　　　　　　D. 11 位

　　E. 13 位

4. 下列甾体药物中含有雄甾烷母核结构的是（　　）

　　A. 雌二醇　　　　　　　　B. 己烯雌酚

　　C. 甲睾酮　　　　　　　　D. 苯丙酸诺龙

　　E. 孕激素

5. 关于醋酸地塞米松，下列叙述正确的是（　　）

　　A. 化学结构属于雌甾烷类

　　B. 化学结构属于雄甾烷类

C. 化学结构属于孕甾烷类

D. 17 位含有甲酮基

E. 20 位含有乙基

6. 遇到硝酸银，生成白色银盐沉淀的是（　　）

　　A. 雌二醇　　　　　　　　B. 黄体酮

　　C. 甲睾酮　　　　　　　　D. 炔诺孕酮

　　E. 孕激素

7. 具有抗炎作用的激素（　　）

　　A. 地塞米松　　　　　　　B. 雌二醇

　　C. 甲睾酮　　　　　　　　D. 黄体酮

　　E. 炔诺孕酮

8. 下列属于 α-葡萄糖苷酶抑制剂类降糖药物的是（　　）

　　A. 胰岛素　　　　　　　　B. 甲苯磺丁脲

　　C. 二甲双胍　　　　　　　D. 阿卡波糖

　　E. 瑞格列奈

9. 是下列哪个药物的结构

（　　）

　　A. 雌二醇　　　　　　　　B. 黄体酮

　　C. 甲睾酮　　　　　　　　D. 炔诺孕酮

　　E. 醋酸地塞米松

10. 下列药物中属于肾上腺皮质激素的是（　　）

　　A. 炔诺酮　　　　　　　　B. 醋酸地塞米松

　　C. 醋酸甲地孕酮　　　　　D. 黄体酮

　　E. 雌二醇

11. 雌甾烷与雄甾烷在化学结构上的区别是（　　）

　　A. 雌甾烷具 18 甲基，雄甾烷不具

　　B. 雄甾烷具 18 甲基，雌甾烷不具

　　C. 雌甾烷具 19 甲基，雄甾烷不具

　　D. 雄甾烷具 19 甲基，雌甾烷不具

　　E. 雌甾烷具 20、21 乙基，雄甾烷不具

12. 甾体的基本骨架为（　　）

　　A. 环己烷并菲　　　　　　B. 环戊烷并菲

　　C. 环戊烷并多氢菲　　　　D. 环己烷并多氢菲

　　E. 苯并蒽

13. 可以口服的雌激素类药物是（　　）

　　A. 雌三醇　　　　　　　　B. 炔雌醇

　　C. 雌酚酮　　　　　　　　D. 雌二醇

　　E. 炔诺酮

14. 未经结构改造直接药用的甾类药物是（　　）

　　A. 黄体酮　　　　　　　　B. 甲基睾丸素

　　C. 炔诺酮　　　　　　　　D. 炔雌醇

　　E. 氢化泼尼松

15. 以下化合物中，哪一个不是抗雌激素类化合物（　　）

　　A. 雷洛昔芬　　　　　　　B. 氯米芬

C. 米非司酮　　　　　　　D. 他莫昔芬

E. 4-羟基他莫昔芬

16. 和米非司酮合用，用于抗早孕的前列腺素类药物是（　　）

　　A. 米索前列醇　　　　　　B. 卡前列素

　　C. 前列环素　　　　　　　D. 前列地尔

　　E. 地诺前列醇

17. 胰岛素主要用于治疗（　　）

　　A. 高血钙症　　　　　　　B. 骨质疏松症

　　C. 糖尿病　　　　　　　　D. 高血压

　　E. 不孕症

【X 型题】

1. 下列哪些药物具雄甾烷结构（　　）

　　A. 雌二醇　　　　　　　　B. 炔雌醇

　　C. 己烯雌酚　　　　　　　D. 甲睾酮

　　E. 丙酸睾酮

2. 下列药物中哪些属于孕甾烷（　　）

　　A. 黄体酮　　　　　　　　B. 苯丙酸诺龙

　　C. 甲睾酮　　　　　　　　D. 醋酸甲地孕酮

　　E. 地塞米松

3. 下列哪些药物能与硝酸银反应生成白色银盐沉淀（　　）

　　A. 雌二醇　　　　　　　　B. 炔诺酮

　　C. 黄体酮　　　　　　　　D. 醋酸可的松

　　E. 炔雌醇

4. 属于肾上腺皮质激素的药物有（　　）

　　A. 醋酸甲地孕酮　　　　　B. 醋酸可的松

　　C. 醋酸地塞米松　　　　　D. 己烯雌酚

　　E. 醋酸泼尼松龙

5. 雌甾烷的化学结构特征是（　　）

　　A. 10 位角甲基　　　　　　B. 13 位角甲基

　　C. A 环芳构化　　　　　　D. 17α-OH

　　E. 11β-OH

6. 下面哪些药物属于孕甾烷类（　　）

　　A. 甲睾酮　　　　　　　　B. 可的松

　　C. 睾酮　　　　　　　　　D. 雌二醇

　　E. 黄体酮

二、简答题

1. 甾体激素类药物的性质反应有哪些？

2. 在雄甾烷母核的不同部位引入不同的基团可以增强或减弱雄激素的活性，请举例说明。

三、实例分析

患者拿着一瓶己烯雌酚片询问药师，该药还在有效期内，能否使用？药师取出药片，发现该药已经变黄，遂告诉患者该药已经变质，不能再用。

1. 药师为什么判断药物已经变质？

2. 该药容易变质吗？为什么？应如何贮存？

（顾宏霞）

维生素（vitamin）又名维他命，是维持人体正常代谢和机能所必需的微量活性物质。它们不是细胞构成成分，也不能供给能量，大多以辅酶或辅基形式参与机体的能量转移和代谢调节。维生素在体内含量很少，但在人体生长、代谢、发育过程中发挥着非常重要的生理作用。如果维生素补充不及时，吸收减少或机体需要量增加时，易发生维生素缺乏症，导致营养不良或罹患疾病，此时必须由外界补充相应的维生素。维生素主要来源于食物，是人类必需的六大营养素（碳水化合物、蛋白质、脂肪、水、矿物质、维生素）之一。

维生素是个庞大的家族，通常根据发现的先后，将维生素命名为维生素 A、B、C、D、E、K 等。随着分离测试技术的进步，一些维生素又可分离为几种结构相似的品种，例如，维生素 A 又分为维生素 A_1 和维生素 A_2，维生素 D 可分为维生素 D_2、维生素 D_3、维生素 D_4 等。

维生素种类繁多，生理功能各异，化学结构缺乏类缘关系，故一般多根据溶解性将其分为脂溶性维生素和水溶性维生素两大类。脂溶性维生素包括维生素 A、D、E、K 等，水溶性维生素包括维生素 B 类（B_1、B_2、B_6、B_{12} 等）、烟酸、烟酰胺、生物素和维生素 C 等。此外，也可按其化学结构、来源或生理功能命名，例如，维生素 B_1 又称盐酸硫胺，维生素 B_2 又称核黄素，维生素 C 又称抗坏血酸等。

链接 维生素缺乏症

缺乏维生素 A_1：夜盲症、干眼症、皮肤干燥、脱屑

缺乏维生素 B_1：神经炎、脚气病、食欲不振、消化不良、生长迟缓

缺乏维生素 B_{12}：巨幼红细胞性贫血

缺乏维生素 B_2：口腔溃疡、皮炎、口角炎、舌炎、角膜炎等

缺乏维生素 C：坏血病、抵抗力下降

缺乏维生素 D：佝偻病、骨质疏松症

第 1 节　脂溶性维生素

脂溶性维生素在食物中与脂类共存，并随脂类一同被吸收进入体内，包括维生素 A、D、E、K 等。因脂溶性维生素在机体内排泄较慢，摄取过多可引起积蓄中毒。其共同点是：①不溶于水，溶于脂类及脂肪溶剂；②在食物中与脂类共存，并随脂类一同吸收；③均为非极性疏水异戊二烯衍生物。

一、维 生 素 A

1913 年 Mccollum 等学者发现维生素 A 广泛存在于动物的肝脏、奶、蛋黄、黄油及肉类中，能显著改善动物的生长。1931 年美国科学家 Karrer 从鱼肝油中分离出视黄醇，并确定其化学结构，将其命名为维生素 A_1，后来又从淡水鱼中分离得到另一种维生素 3-脱氢视黄醇，命名为维生素 A_2。其结构与维生素 A_1 类似，均为多烯烃一元醇，只是环己烯的 3 位多了一个双键，但维生素 A_2 的生物活性仅为维生素 A_1 的 30%～40%，故维生素 A 一般指维生素 A_1。另外，植物中的胡萝卜素和玉米黄素在体

内能转化为维生素 A，称为维生素 A 原。人体中 2/3 的维生素 A 来自 β-胡萝卜素，其在小肠经酶解得到两分子的维生素 A。

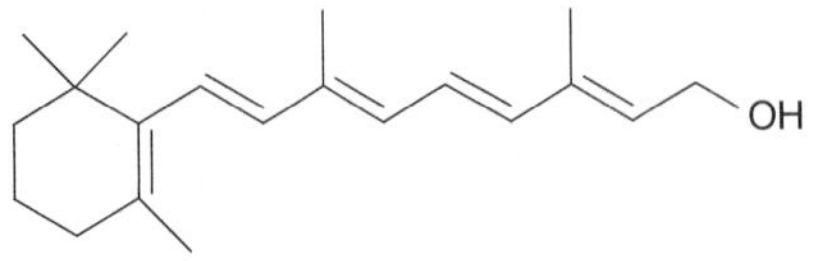

维生素A₁　　　　　　　　　　　维生素A₂

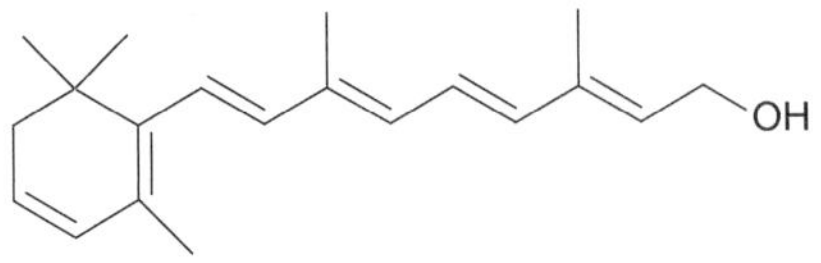

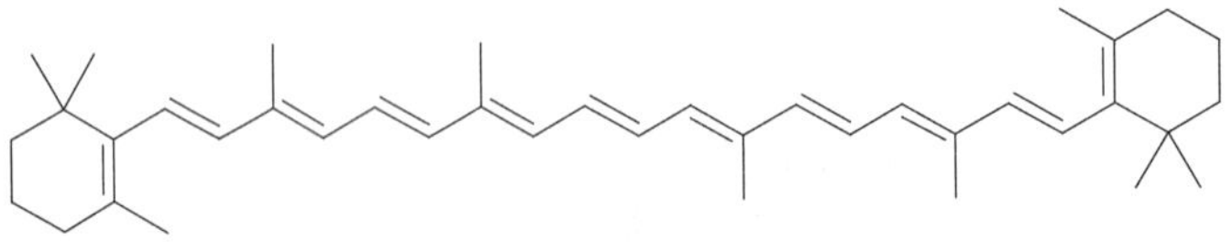

β-胡萝卜素

　　维生素 A 分子中均具有 β-紫罗兰酮环与共轭多烯醇的侧链，因具有四个双键侧链，理论上应有 16 个顺反异构体，其中全反式维生素 A₁ 最稳定，活性最强。由于维生素 A 分子结构中存在共轭多烯醇的侧链，其化学性质不稳定。

　　维生素 A 酸（retinoic acid）是维生素 A 的活性代谢产物，具有与维生素 A 相似的药理作用，能影响骨的生长和上皮组织代谢。用于临床的类似物还有依曲替酯和依曲替酸，均属于单芳香基维生素 A 类结构。维胺酯和维胺酸是我国学者合成的维生素 A 酸衍生物，对宫颈、口腔、食管等部位的癌变有很好的预防效果。《中国药典》2020 年版收载的维生素 A 为维生素 A 醋酸酯。

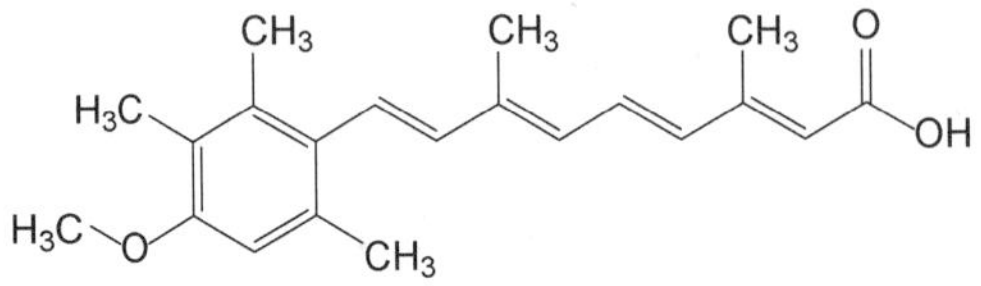

依曲替酸

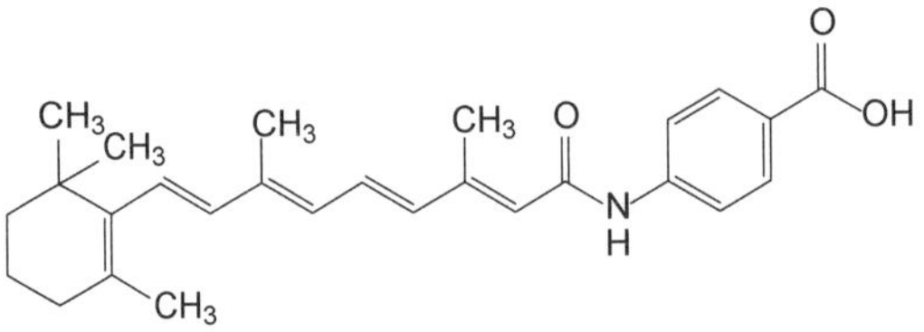

维胺酸

　　维生素 A 的结构有高度特异性，其结构与活性关系见图 13-1。

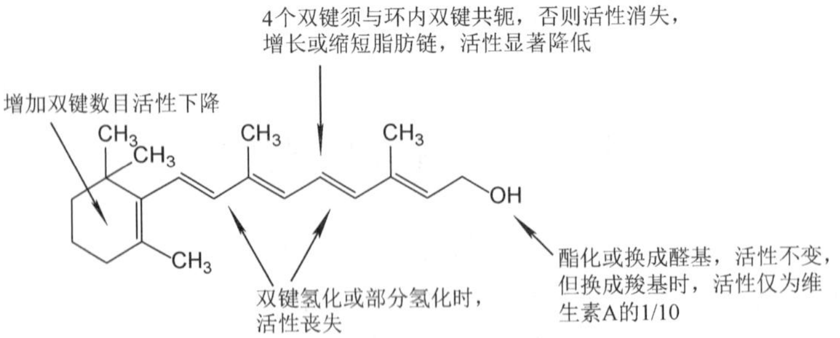

图 13-1　维生素 A 的构效关系

维生素 A 醋酸酯　Vitamin A Acetate

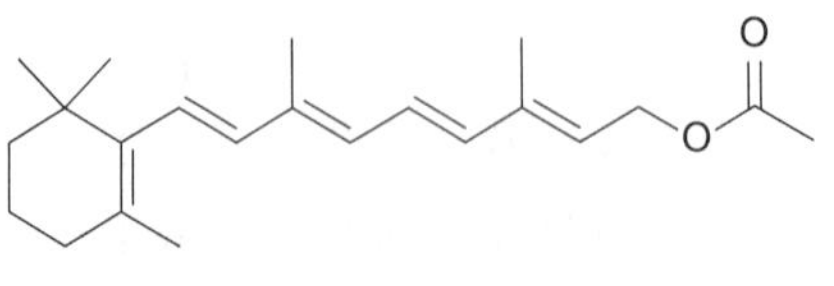

化学名为（全反式）-3，7-二甲基-9-（2，6，6-三甲基-1-环己-1-烯基）-2，4，6，8-壬四烯-1-醇

醋酸酯。

本品为淡黄色棱形结晶。本品易溶于乙醇、三氯甲烷、乙醚、脂肪和植物油中，不溶于水。熔点57～60℃。

本品为醋酸酯类化合物，其稳定性比维生素A高，在酸、碱或体内酶的催化下，生成维生素A和醋酸。前者分子中具有共轭多烯醇侧链，在光照、空气、加热及重金属离子存在下，可生成环氧化合物，在酸性介质中发生重排，生成呋喃型氧化物，使药物失去活性。

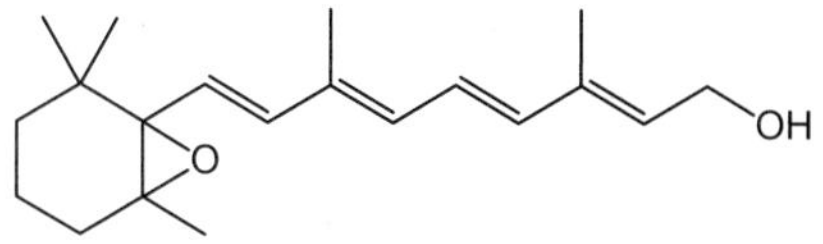

环氧化物 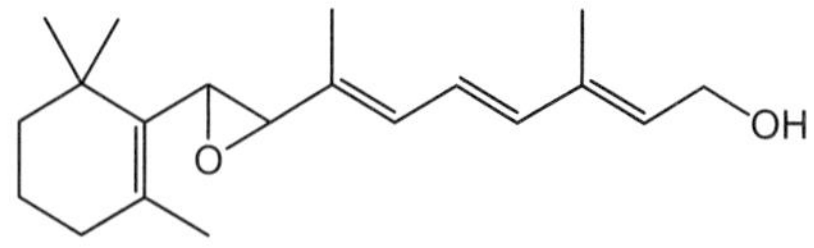　　环氧化物

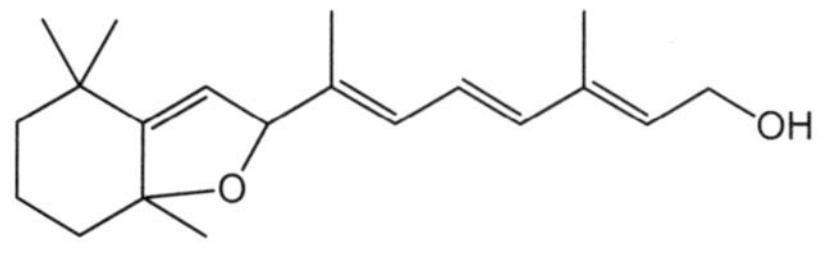

重排产物

维生素A易被氧化剂氧化，如被二氧化锰氧化生成视黄醛（维生素A醛），仍有活性，可进一步氧化生成视黄酸（维生素A酸），活性仅为维生素A的1/10，但对痤疮、牛皮癣等有效。维生素A酸及其衍生物在防癌及抗癌方面也有较好的疗效。

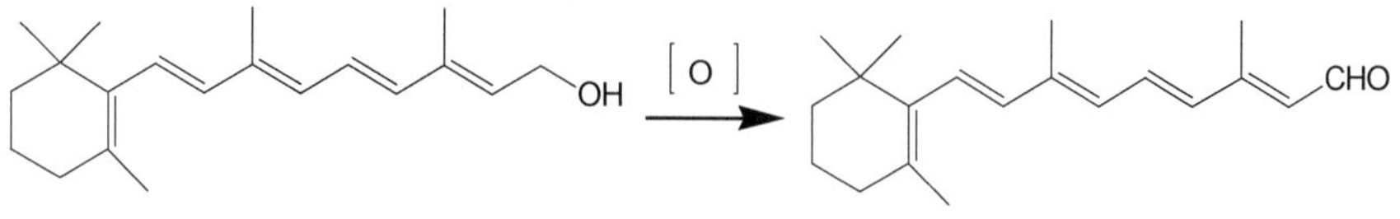

视黄醛

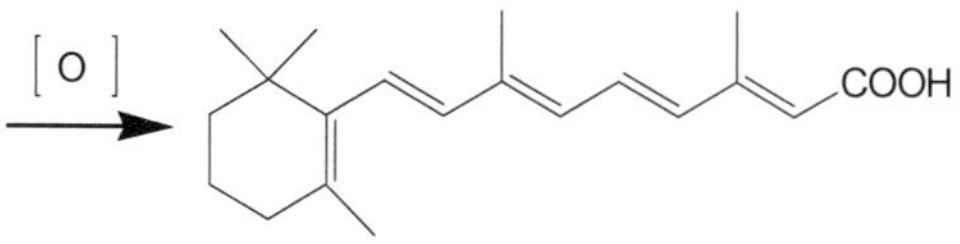

视黄酸

维生素A属烯丙型醇结构，对酸不稳定，与无水氯化氢乙醇液接触，可发生脱水反应，形成脱水维生素A，活性仅为维生素A_1的0.4%。

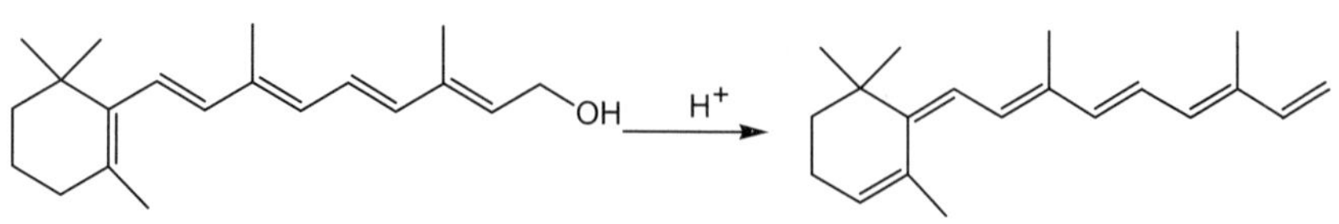

维生素A在长期贮存中，即使在暗处或氮气中，也会部分发生顺反异构化，生成9-Z型和11-Z型异构体，使效价降低。

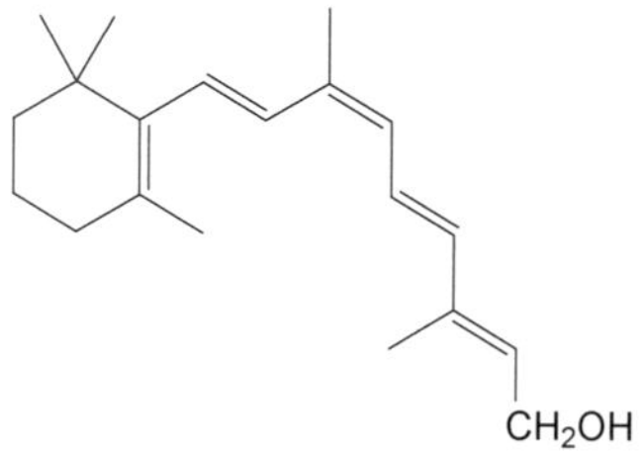

9-Z型异构体 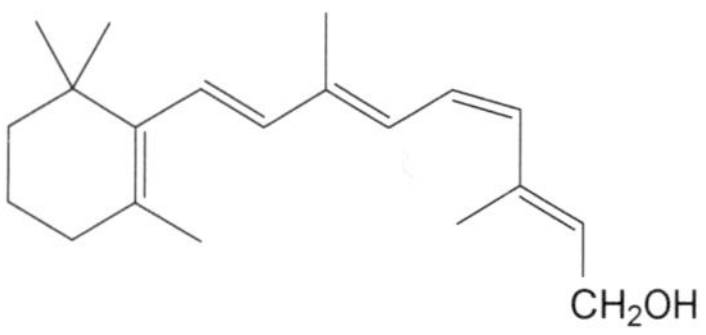　　11-Z型异构体

为提高维生素A的稳定性，生产上常将其制成棕榈酸酯或醋酸酯，溶于植物油中，同时加入少量维生素E、对羟基叔丁基茴香醚或叔丁基对甲酚等抗氧剂，贮存在铝制容器中，充氮气密封保存于阴

凉干燥处。

本品的三氯甲烷溶液，加入 25% 的三氯化锑三氯甲烷溶液，即显蓝色，渐变成紫红色。

本品主要用于防治维生素 A 缺乏症，如角膜软化病、干眼病、夜盲症等，用于补充需要，如妊娠、哺乳期妇女和婴儿等。此外，维生素 A 及其衍生物具有一定的抗癌作用，可用于上皮癌、食管癌的防治。

考点： 维生素 A 的三氯化锑反应

二、维生素 D

维生素 D 是抗佝偻病维生素的总称，均属于甾醇衍生物。早在 1800 年人们就知道儿童佝偻病与日光照射有关，1922 年，Mccollum 发现了鱼肝油中存在对热不稳定且不能被皂化的甾体化合物，该化合物对抗佝偻病有效，随后该物质被命名为 vitamin D。维生素 D 能促进钙、磷的吸收，促进骨骼正常钙化。如果小儿缺乏维生素 D，则易患佝偻病，成人缺乏则易引起骨质软化症。维生素 D 种类很多，目前已知的有 10 余种，其中最重要的是维生素 D$_2$ 和维生素 D$_3$。

维生素 D 常与维生素 A 共存于鱼肝油中，此外，鱼类的肝脏、脂肪组织以及蛋黄、乳汁、奶油、鱼子中也含有一定量的维生素 D。动物组织、人体皮肤内贮存的 7-脱氢胆固醇，在日光或紫外线的照射下，经裂解转化为维生素 D$_3$，故称 7-脱氢胆固醇为维生素 D$_3$ 原。所以，多晒太阳是预防维生素 D 缺乏的重要方法。

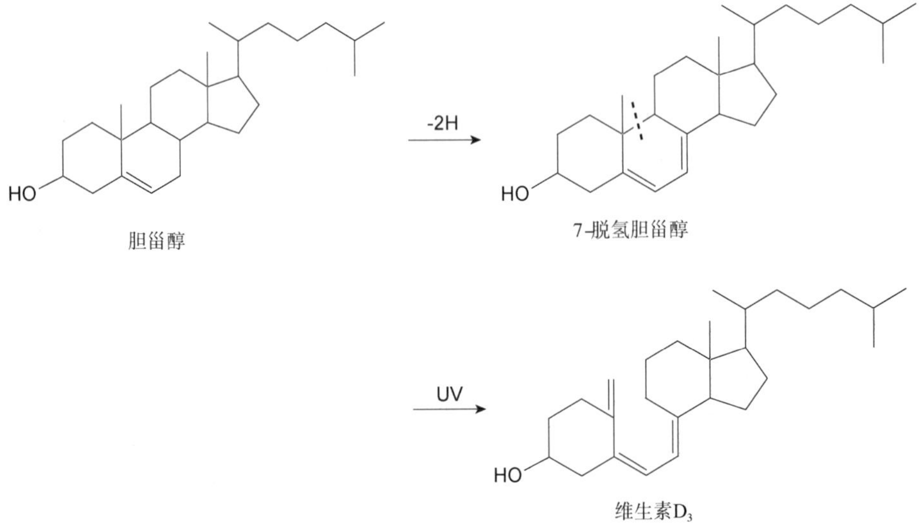

胆甾醇　　　　 −2H →　　　 7-脱氢胆甾醇

UV →　　　 维生素 D$_3$

植物油与酵母中含有不被人体吸收的麦角甾醇，经日光与紫外线照射后，可转化为人体可利用的维生素 D$_2$，因此称麦角甾醇为维生素 D$_2$ 原。

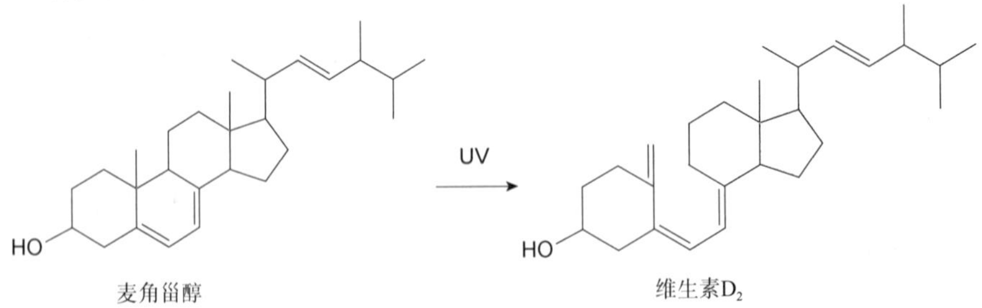

麦角甾醇　　　 UV →　　　 维生素 D$_2$

维生素 D$_2$　Vitamin D$_2$

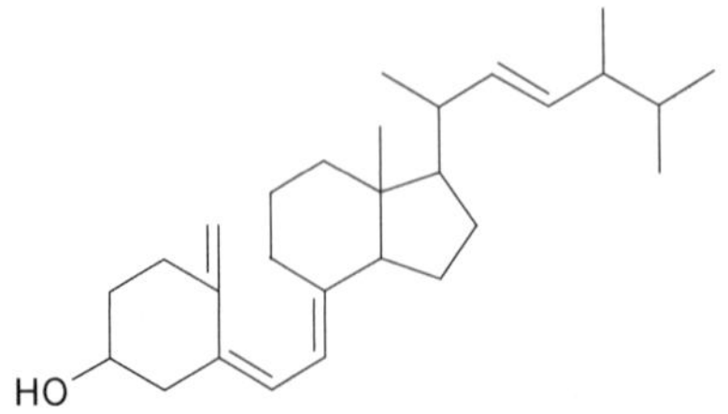

化学名为（5Z，7E，22E）-9，10-开环麦角甾醇-5，7，10（19），22-四烯-3β-醇，又名麦角骨化醇。

本品为白色结晶或白色结晶性粉末；无臭，无味。本品极易溶于三氯甲烷，易溶于乙醇、乙醚和丙酮，略溶于植物油，不溶于水。熔点为115～118℃。在无水乙醇中比旋度为+102.5°～+107.5°。

本品分子中具有四个双键，对光敏感，在日光、紫外线照射下，可生成超甾醇，失去抗佝偻病作用。本品对酸敏感，遇酸可生成异速甾醇，使生物活性下降，毒性增加。故应避光、充氮、密封、于冷处贮存。

本品三氯甲烷溶液加醋酐与浓硫酸，溶液显黄色，渐变红色，随即变为紫色，最后变成绿色。这是甾类化合物的通性。

本品与滑石粉和磷酸氢钙接触，可发生异构化，制剂时应注意。

本品可以促进人体对钙和磷的吸收，并帮助骨骼钙化，临床上主要用于预防和治疗佝偻病和骨质软化病。

维生素 D₃　　Vitamin D₃

化学名为9，10-开环胆甾-5，7，10（19）-三烯-3β-醇，又名胆骨化醇。

本品为无色针状结晶或白色结晶性粉末；无臭；遇光或空气均易变质。本品在乙醇、丙酮、三氯甲烷或乙醚中极易溶解，在植物油中略溶，在水中不溶。在无水乙醇溶液中比旋度为+105°～+112°。

维生素 D_3 的活化必须经过两步氧化代谢过程。第一步是在肝内质网上被维生素 $D_2$5-羟化酶氧化为25-羟 vitamin D_3（骨化二醇），然后在肾近曲小管上皮细胞线粒体中经 1α-羟化酶再进一步羟化，形成 1α，25-二羟基 vitamin D_3（骨化三醇），才具有生理活性。因此骨化三醇称为活性维生素 D_3。维生素 D_3 的代谢途径见图13-2。

本品因 C_{17} 位侧链上无双键，故稳定性较维生素 D_2 高，但在光照或空气中易变质，应遮光、充氮、密封、冷处保存。维生素 D_3 的构效关系见图13-3。

本品的三氯甲烷溶液，加醋酐与硫酸后，初显黄色，渐变红色，迅即变为紫色、蓝绿色，最后变为绿色。

本品能促进小肠黏膜对钙、磷的吸收，促进肾小管对钙、磷的吸收，促进骨代谢，维持血钙、血磷的平衡，临床上用于防治佝偻病、骨软化症及老年性骨质疏松症等。

考点： 维生素 D 的甾类化合物反应

链接 维生素 D 的活性

维生素 D_2 和 D_3 本身均无生理活性，须经体内代谢转化后才成为有活性的维生素 D。两者有类似的生理功能，体内代谢方式也相似。维生素 D_3 体内生物转化的研究给新药开发带来了新的思路，即直接将骨化三醇作为药物使用，《中国药典》2020年版中除了收载维生素 D_3 外，还收载了骨化三醇。

由于经体外合成法引入 1α 和 25-OH 比较困难，骨化三醇价格较高。而儿童和成年人肝和肾中的羟化酶活性足够将维生素 D_3 转化成骨化三醇，且维生素 D_3 价格低廉，故儿童和成年人仍然主要使用维生素 D_3。老年人和肾功能障碍患者的肾中 1α-羟化酶活性很弱，使用维生素 D_3 作用甚微，可选用阿法骨化醇（骨化三醇的前体药物）。

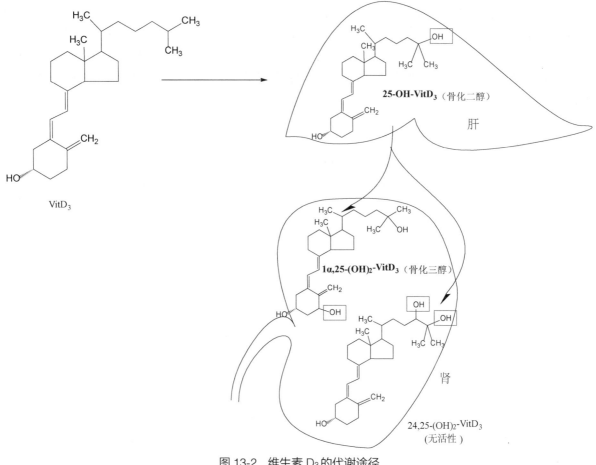

图 13-2 维生素 D_3 的代谢途径

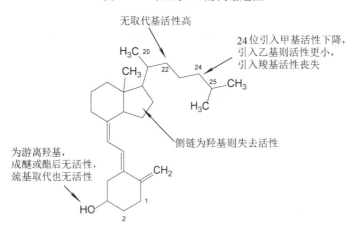

图 13-3 维生素 D_3 的构效关系

三、维生素 E

1922 年 Evans 和 Bishop 发现一种脂溶性物质有抗不育的作用，命名为维生素 E。因其苯环上有一个酚羟基，且与生育有关，故又名生育酚。维生素 E 是一类生理活性相似、具有生育酚基本结构的天然化合物的统称。根据侧链的饱和程度不同可分为生育酚和生育三烯酚两类，在苯并二氢吡喃衍生物的 2 位有一个 16 碳的侧链，侧链饱和的为生育酚，侧链上有三个双键的为生育三烯酚。它们分布于动植物中，以麦胚油、花生油、玉米油中含量最丰富。天然存在的维生素 E 有 8 种异构体，生育酚和生育三烯酚各有四个同类物，分别是 α、β、γ、δ 生育酚及 α、β、γ、δ 生育三烯酚。其中 α-生育酚的活性最强，δ-生育酚活性最小，维生素 E 通常即指 α-生育酚。天然的 α-生育酚为右旋体，现常用人工合成的外消旋体，其活性为天然品的 40%。天然维生素 E 的结构和类型见表 13-1。

表 13-1 天然维生素 E 的类型

化学结构	取代基		名称	相对活性
	R_1	R_2		
	—CH₃	—CH₃	α-生育酚	1.0
	—CH₃	—H	β-生育酚	0.5
	—H	—CH₃	γ-生育酚	0.2
	—H	—H	δ-生育酚	0.1
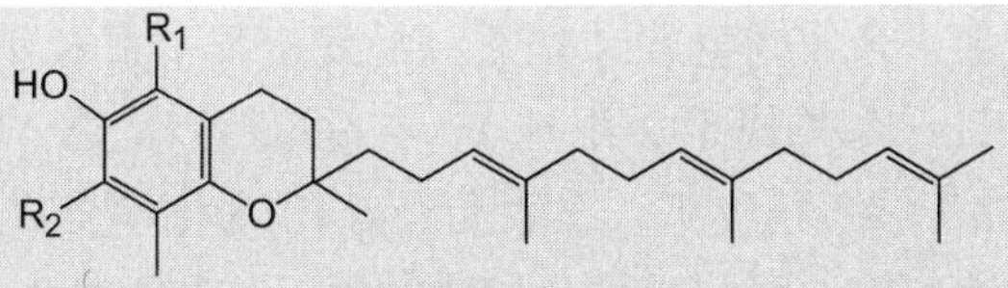	—CH₃	—CH₃	α-生育三烯酚	0.5
	—CH₃	—CH₃	β-生育三烯酚	0.5
	—H	—CH₃	γ-生育三烯酚	0.5
	—H	—H	δ-生育三烯酚	0.5

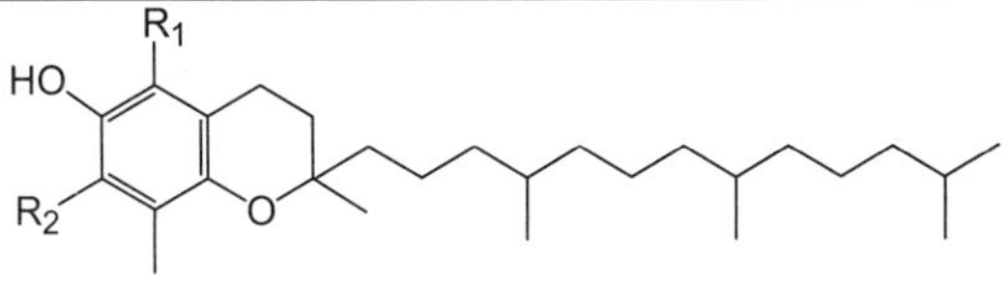

维生素 E 醋酸酯　　Vitamin E Acetate

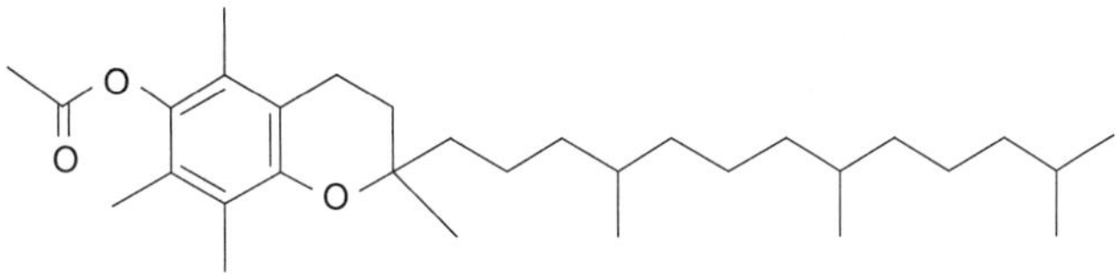

化学名为（±）-2，5，7，8-四甲基-2-（4，8，12-三甲基十三烷基）-6-苯并二氢吡喃醇醋酸酯，又名 α-生育酚醋酸酯。

本品为微黄色或黄绿色粘稠透明状液体；几乎无臭，遇光色渐变深。本品易溶于无水乙醇、丙酮、三氯甲烷、乙醚和石油醚等有机溶剂，不溶于水。折光率为 1.494～1.499。

本品在无氧条件下对热稳定，加热至 200℃也不被破坏，但对氧十分敏感，可在空气中发生自动氧化。侧链上叔碳原子（C'_4、C'_8、C'_{12}）易发生自动氧化生成相应的羟基化合物。环状结构部位氧化产物为 α-生育酚二聚体。

本品与碱共热时发生水解生成游离的 α-生育酚。α-生育酚极易被氧化，与 Fe^{3+} 离子作用，可生成对-生育醌和亚铁离子；后者与 2，2'-联吡啶生成深红色络离子，以此进行鉴别。

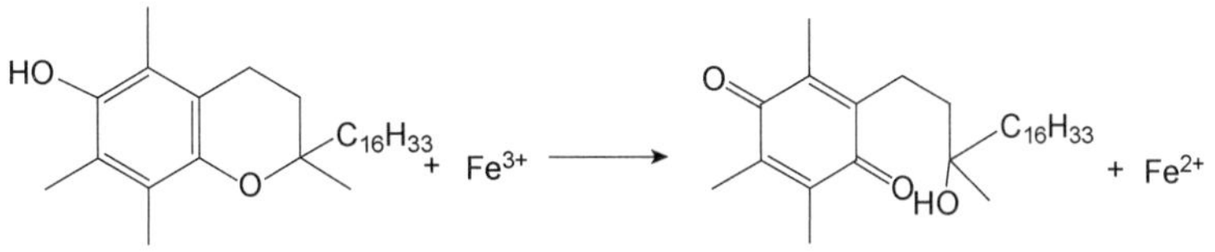

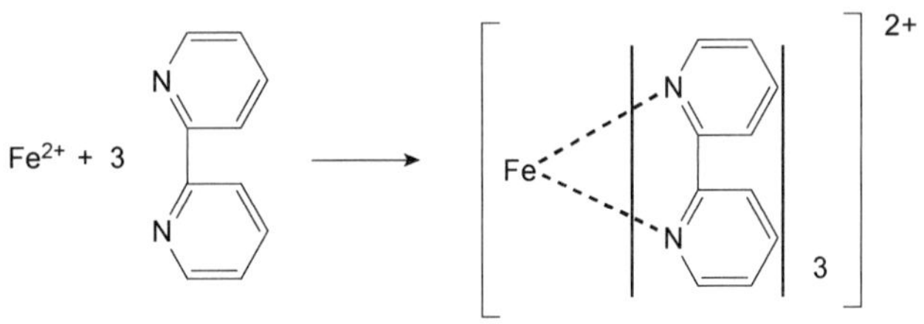

α-生育酚加无水乙醇溶解后，加硝酸微热，生成生育红，其溶液显橙红色。

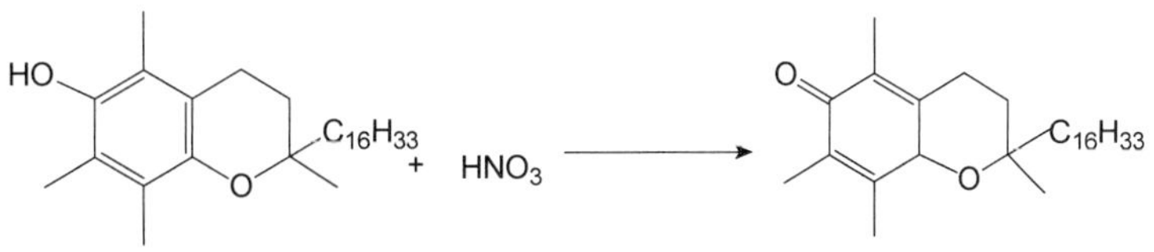

因本品具有较强的还原性，易被氧化，故通常将其作为油溶性的抗氧剂使用。

维生素 E 的构效关系研究表明，分子中羟基为活性基团，且必须与杂环氧原子成对位。苯环上甲基数目减少和位置改变，均导致活性降低。缩短或除去分子中侧链，活性降低或丧失。

本品临床用于习惯性流产、不孕症及更年期障碍、进行性肌营养不良的辅助治疗，亦可用于心血管疾病，脂肪肝及延缓衰老等。

考点：维生素 E 的生育酚反应

四、维生素K

维生素 K 是一类具有凝血作用的维生素的总称，广泛存在于绿色植物中，如菠菜、苜蓿、萝卜、卷心菜等。肠道细菌也能合成，新生儿肠道内无细菌，合成维生素 K 缺乏，易发生维生素 K 缺乏症。目前已发现的有维生素 K_1～K_7 七种，其中维生素 K_1～K_3 均属于 2-甲基-1，4-萘醌类衍生物，维生素 K_4～K_7 属于萘胺类衍生物。维生素 K_1、K_2 主要存在于绿色植物中，维生素 K_3、K_4 为化学合成品，以维生素 K_3 的生物活性最强。为了增加维生素 K_3 的溶解度，可将其转化成磺酸盐，临床上常用维生素 K_3 注射液。维生素 K 的结构和类型见表 13-2。

表 13-2   维生素 K 的类型

化学结构	名称	R			
	维生素 K_1	—CH$_2$CH=C(CH$_2$CH$_2$CH$_2$CH)$_3$CH$_3$			
	维生素 K_2	—CH$_2$(CH=CCH$_2$CH$_2$)$_6$CH=CCH$_3$			
	维生素 K_3	—H			
		R_1	R_2	R_3	R_4
	维生素 K_4	—OCOCH$_3$	—CH$_3$	—H	—OCOCH$_3$
	维生素 K_5	—OH	—CH$_3$	—H	—NH$_2$
	维生素 K_6	—NH$_2$	—CH$_3$	—H	—NH$_2$
	维生素 K_7	—OH	—H	—CH$_3$	—NH$_2$

维生素 K_3 Vitamin K_3

化学名为 1，2，3，4-四氢-2-甲基-1，4-二氧-2-萘磺酸钠盐三水合物，又名亚硫酸氢钠甲萘醌。

本品为白色结晶或结晶性粉末；几乎无臭。本品易溶于水（1:2），微溶于乙醇，不溶于乙醚和苯等有机溶剂；有引湿性。水溶液对石蕊试纸呈中性。

本品水溶液遇光和热，部分可发生异构化，产物为 2-甲基-1，4-萘氢醌-3-磺酸钠和 2-甲基-1，4-萘氢醌，活性降低。这一异构体能与邻二氮菲试液作用，析出深红色沉淀，沉淀能溶于丁醇中。

为防止这一反应的发生，可保持溶液 pH 为 2～5，并加入稳定剂亚硫酸氢钠。本品水溶液与甲萘醌、亚硫酸氢钠间存在动态平衡。遇酸、碱或空气中氧时，平衡破坏，产生甲萘醌黄色沉淀，光和热加速该变化。加入焦亚硫酸钠并通入惰性气体，可增加本品稳定性。

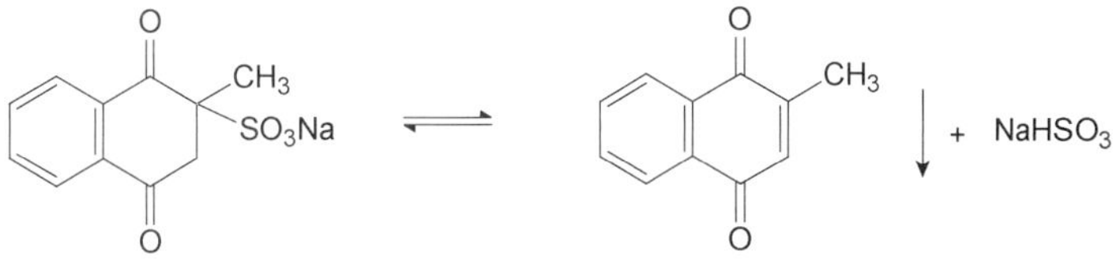

本品临床常用于维生素 K 缺乏引起的出血，如梗阻性黄疸、胆瘘、慢性腹泻等所致出血，香豆素类、水杨酸钠等所致的低凝血酶原血症，新生儿出血以及长期应用广谱抗生素所致的体内维生素 K 缺乏等。

第 2 节　水溶性维生素

水溶性维生素通常是指溶于水而不溶于油脂的维生素，但部分水溶性维生素可以微溶于有机溶剂。与脂溶性维生素不同的是，水溶性维生素摄取过多并不会造成中毒现象，因为人体可以迅速将其排泄。水溶性维生素种类较多，除了维生素 C 和维生素 P 外，其余多属维生素 B 族。维生素 B 族包括一系列化学结构和生理活性完全不同的一类物质，最初是从同一来源（如肝、酵母、米糠）中分离得到的，所以将其归为一类。B 族维生素主要有 B_1（硫胺）、B_2（核黄素）、B_3（烟酸）、B_6（吡多辛）、B_{12}（氰钴胺）及烟酰胺等。

一、维生素 B 类

维生素 B_1　Vitamin B_1

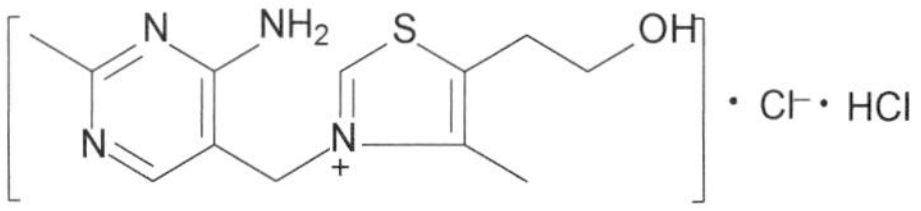

化学名为氯化 4-甲基-3-[（2-甲基-4-氨基-5-嘧啶基）甲基]-5-（2-羟基乙基）噻唑鎓盐酸盐，又名盐酸硫胺。

本品为白色结晶或结晶性粉末；有类似酵母的特殊臭气，味苦。本品易溶于水，微溶于乙醇，不溶于乙醚。干燥品在空气中迅速吸收约 4% 的水分。其水溶液显酸性。熔点 248～250℃，熔融时同时分解。

本品干燥固体性质稳定，而水溶液与空气中的氧接触，易被氧化生成硫色素而失效，光照、金属离子如铜、铁等均能加速其氧化变质。

本品的酸性水溶液（pH 4 以下）也较稳定，100℃加热 1h 或 37℃放置 6 个月均无明显变化。pH 升高，稳定性降低。在碱性条件下，噻唑环被破坏生成硫醇化合物，进一步被氧化成硫色素。因此本品注射剂不能与碱性药物如磺胺类钠盐、苯巴比妥钠、氨茶碱等配伍使用。

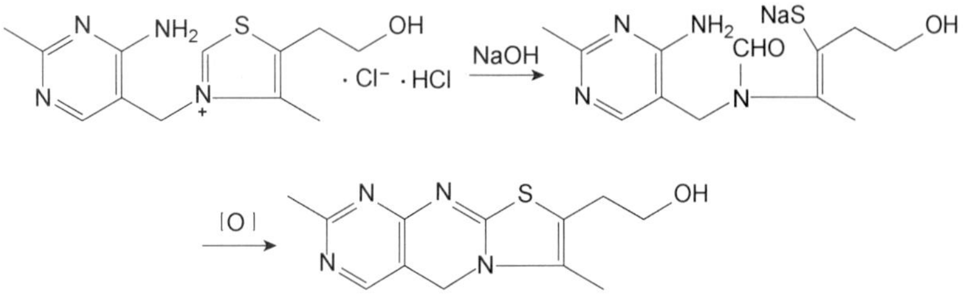

硫色素

本品水溶液在 pH5.0～6.0 时，遇 $NaHCO_3$ 或 $NaHSO_3$ 均发生分解，故不能用 $NaHSO_3$ 作抗氧剂。

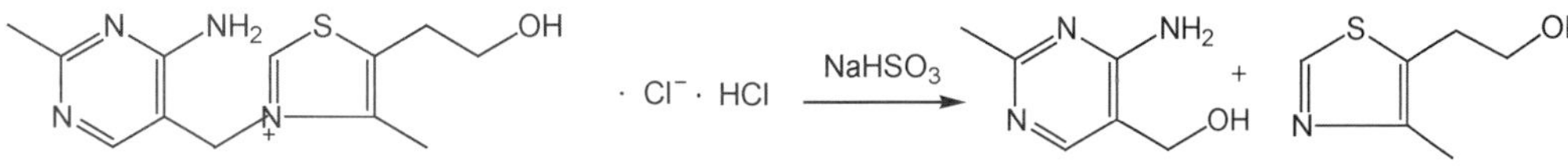

本品分子中含有嘧啶环和噻唑环，能与某些生物碱沉淀试剂作用。例如，本品与碘试液生成红色沉淀，与碘化汞钾反应生成黄色沉淀。

本品水溶液显氯化物的特殊反应。

本品临床上主要用于防治维生素 B_1 缺乏所致的脚气症及多种维生素 B_1 缺乏所致疾病的辅助治疗，如心肌炎、神经炎、消化不良、高热、甲状腺功能亢进等。

维生素 B_2 Vitamin B_2

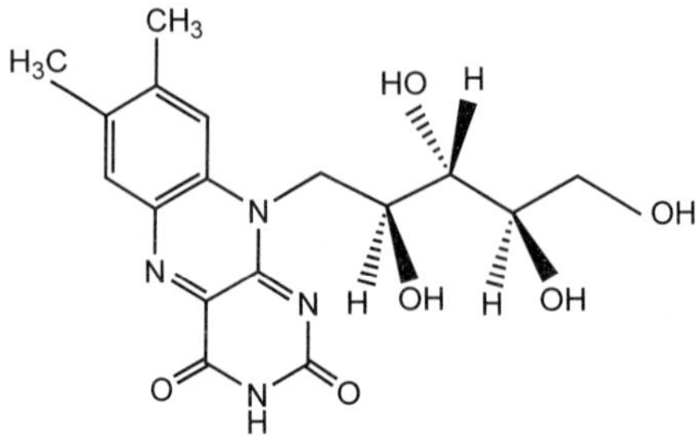

化学名为 7，8-二甲基-10[（2S，3S，4R）-2，3，4，5-四羟基戊基]-3，10-二氢苯并蝶啶-2，4-二酮，又名核黄素。

本品天然品广泛存在于动植物中，其中以米糠、酵母、动物的肝、心、肾及蛋、乳中含量最为丰富。临床使用的维生素 B_2 以化学合成和生物发酵法制得。

本品为橙黄色结晶性粉末；微臭，味微苦。本品微溶于水，在乙醇、三氯甲烷或乙醚中几乎不溶。硼砂或烟酰胺可增加其在水中的溶解度，故可作为本品的助溶剂。熔点 280℃（同时分解）。

本品为两性化合物，分子中的酰亚胺结构显酸性，N_5 位显碱性，可溶于酸或碱中。

本品固体在干燥时性质稳定，在密闭容器中室温下避光放置 5 年，无明显变化。本品耐热性较好，120℃加热 6 小时，仅轻微分解。

本品饱和水溶液的 pH 为 6.0，呈黄绿色荧光，pH6.0～7.0 时荧光最强。加入酸或碱，荧光立即消失。

本品对还原剂不稳定，可被连二亚硫酸钠（$Na_2S_2O_4$）或维生素 C 等还原成无荧光的二氢核黄素而析出。二氢核黄素的悬浊液在空气中能被氧化成核黄素，本品异咯嗪母核中的 N_1 位和 N_5 位之间的共轭体系，具有氧化-还原性。

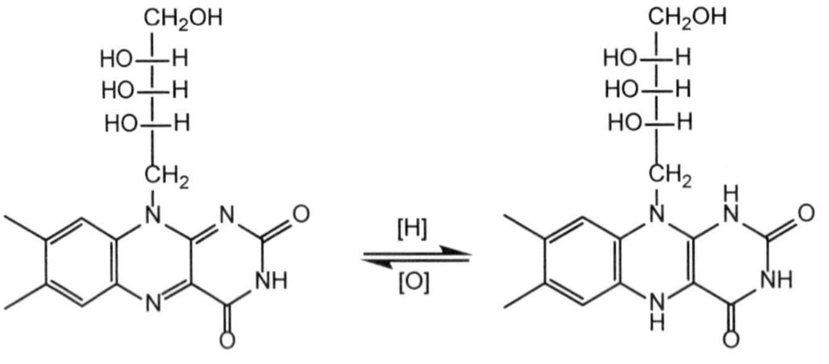

核黄素   二氢核黄素

本品可用于治疗因核黄素缺乏引起的唇炎、舌炎、口角炎、脂溢性皮炎、结膜炎、眼结膜炎、阴囊炎等。

考点：维生素 B_2 的临床应用

链接

维生素 B_2 可与硼砂形成分子型化合物，溶解度较维生素 B_2 增大，也能与烟酰胺形成电荷转移复合物（CTC），而增加维生素 B_2 的水溶性。故硼砂和烟酰胺能分别作为维生素 B_2 制剂的助溶剂使用。

维生素 B₆　Vitamin B₆

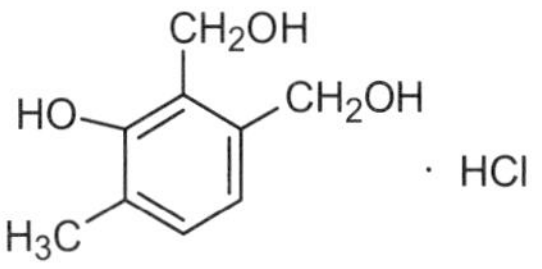

化学名为 5-羟基-6-甲基-3，4-吡啶二甲醇盐酸盐，又名盐酸吡多辛。

本品主要存在于植物种子、谷物绿色蔬菜、肉类和肝脏中，可由肠道细菌合成。自然界中存在的维生素 B₆ 还有吡多醛和吡多胺，它们在体内经酶作用可相互转化。由于最初分离出来的是吡多辛，故一般以其作为维生素 B₆ 的代表，现主要由化学合成得到，临床用其盐酸盐。

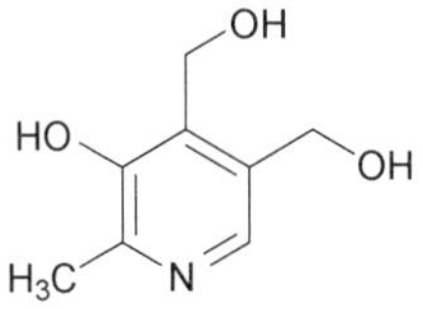

吡多辛 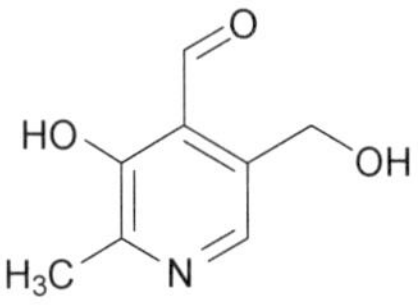　　　　　　吡多醛 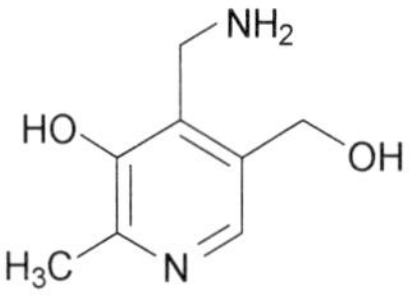　　　　　　吡多胺

本品为白色或类白色的结晶或结晶性粉末；无臭，味酸苦。本品易溶于水，微溶于乙醇，不溶于三氯甲烷和乙醚。熔点为 205～209℃，熔融时同时分解。水溶液显酸性，10%的水溶液 pH 约为 3.2。

本品的固体在干燥条件下对空气和光稳定，但由于分子中有三个酚羟基，水溶液遇空气渐被氧化变色，pH 升高，氧化加快。本品在酸性溶液中稳定，其中性或碱性溶液遇光易分解。

本品遇三氯化铁试液变红色，故制备时不能使用铁制容器。

本品可与氯亚胺基-2，6-二氯醌作用，先生成蓝色化合物，几分钟后变为红色。此反应为对位未经取代的酚类共有的反应，即靛酚试验法。

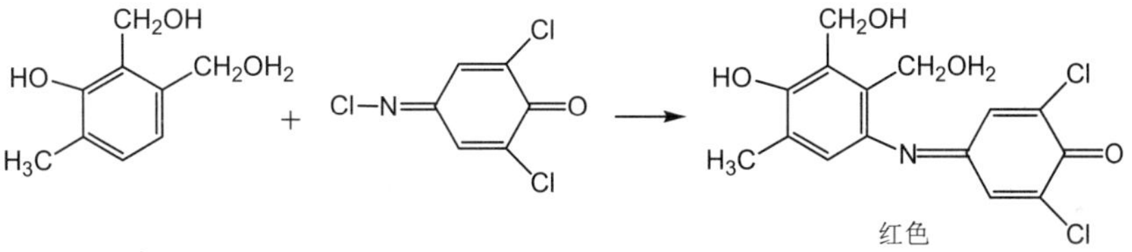

红色

本品能与硼酸生成络合物，由于酚羟基被络合，故不能再与氯亚胺基-2，6-二氯醌试剂作用。而吡多醛和吡多胺不与硼酸形成络合物，所以在硼酸存在下，仍能与氯亚胺基-2，6-二氯醌试剂作用而呈色。此反应可用于区别吡多辛与吡多醛、吡多胺。

本品可防治异烟肼引起的周围神经炎、失眠等，临床用于妊娠、放射病及抗癌药所致呕吐，脂溢性皮炎，白细胞减少症等，也用于动脉粥样硬化、肝炎的辅助治疗。

考点：维生素 B₆ 的靛酚试验法

二、维 生 素 C

维生素 C　Vitamin C

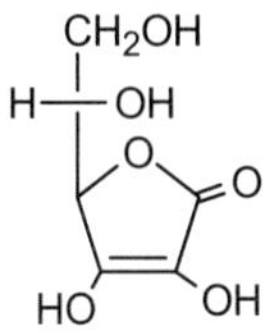

化学名为 *L*（+）苏阿糖型-2，3，4，5，6 五羟基-2-己烯酸-4-内酯，又名抗坏血酸。

维生素 C 广泛存在于柑橘、柠檬等水果和新鲜蔬菜中，药用品主要为化学合成品。

本品为白色结晶或结晶性粉末；无臭，味酸；久置变黄。本品易溶于水，略溶于乙醇，不溶于三氯甲烷或乙醚。熔点为 190～192℃，熔融时同时分解。

本品分子中有两个手性碳，共四个光学异构体，其中 *L*（+）抗坏血酸效力最强，*D*（-）异抗坏血酸的活性仅为其 1/20。另外两个异构体几乎无效。

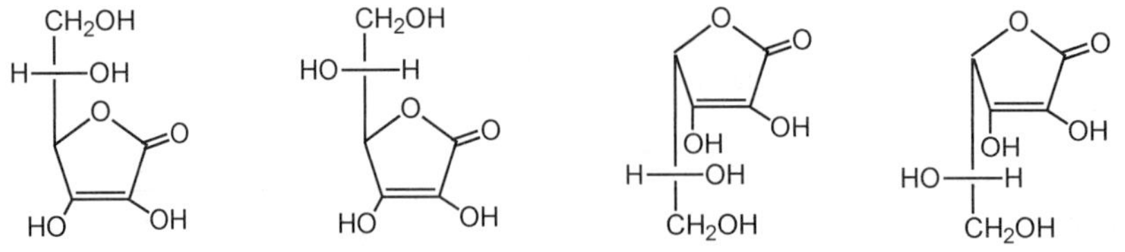

L(+)-抗坏血酸　　　D(-)-异抗坏血酸　　　D(-)-抗坏血酸　　　L(+)-异抗坏血酸

本品干燥固体较稳定，但遇光及湿气，色渐变黄，故应避光、密闭保存。

本品在水溶液中存在互变异构现象，以烯醇式为主，3-氧代物极不稳定。

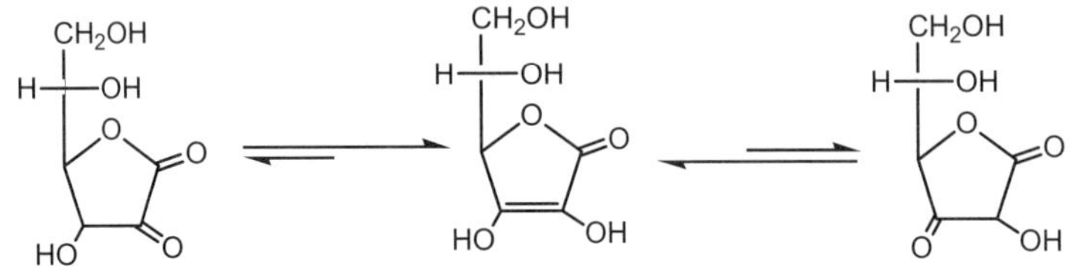

2-氧代物　　　　　　烯醇式　　　　　　3-氧代物

本品具有连二烯醇结构，显一元弱酸性。羰基与其邻位羟基形成分子内氢键，使之酸性较弱（ pK_a 11.57），而其对位醇羟基的酸性则较强（ pK_a 4.17），可与碳酸氢钠或稀氢氧化钠反应生成 C_3 烯醇钠盐。在强碱浓氢氧化钠溶液中，内酯环被水解，生成酮酸盐。

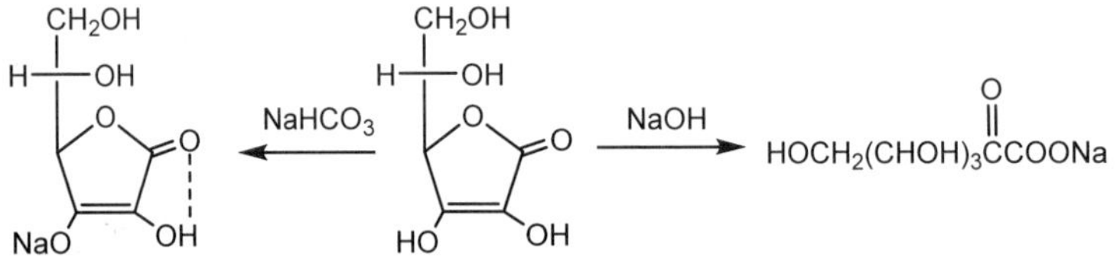

本品因含连二烯醇基，具有强还原性，其水溶液在空气中放置易被氧化；又因含有内酯键，遇强碱易水解。当本品被氧化后，生成去氢抗坏血酸，原有共轭体系被破坏，因 C_2、C_3 上氧的吸电子作用，提高了 C_1 的部分正电性，故更易水解开环，生成 2，3-二酮古洛糖酸，进一步氧化为草酸与苏阿糖酸。

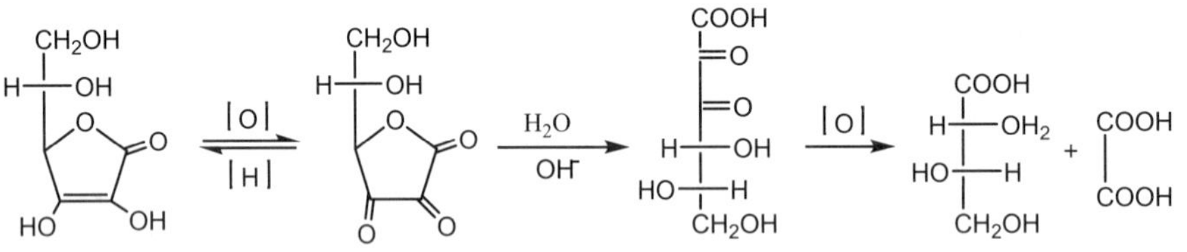

去氧抗坏血酸　　　2，3-二酮古洛糖酸　　　苏阿糖酸　草酸

本品水溶液能被一些化学氧化剂所氧化，常利用此性质进行鉴别，例如，入硝酸银试剂即产生银的黑色沉淀，若加入 2，6-二氯靛酚试液少许，红色即消失，变为无色。

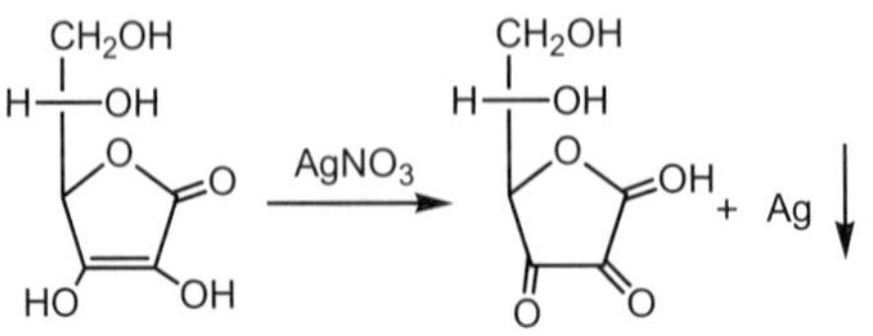

本品在无氧条件下也发生脱水，水解和脱羧反应而生成糠醛，并聚合呈黄色。这是本品在生产贮存过程中变色的主要原因。

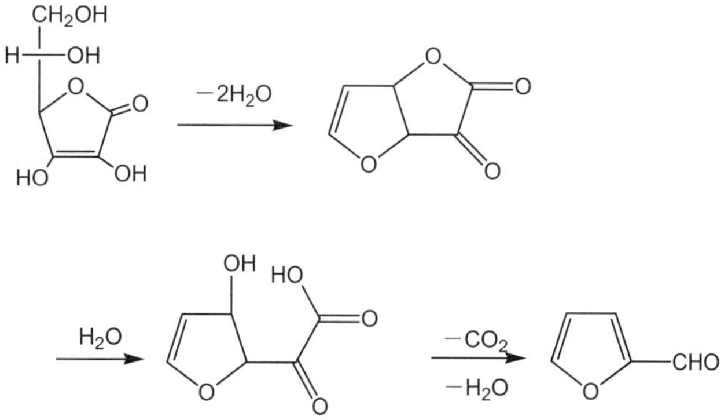

上述变质反应都受水、pH、空气、光照、热、重金属离子等因素影响而加速。为避免药物变质，在制片剂时，采用干法制粒。而配制注射液时，则主要采用以下措施：使用 CO_2 饱和注射用水以除去水中的氧气；控制 pH 在 5.0～6.0 之间；加入 EDTA-2Na、焦亚硫酸钠、半胱氨酸等作稳定剂；通入 CO_2、N_2 等气体。

本品临床上用于防治坏血病，预防冠心病，也可用于各种急慢性传染病及紫癜等的辅助治疗，近年来还试用于治疗感冒和恶性肿瘤。本品大量静注还可用于克山病的治疗。此外，本品广泛用作制药及食品工业的添加剂和抗氧剂。

考点：维生素 C 的临床应用

三、其他水溶性维生素

临床常用其他水溶性维生素见表 13-3。

表 13-3　临床常用其他水溶性维生素

药名	化学结构	主要用途
烟酸	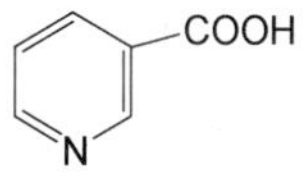	用于预防和治疗烟酸缺乏症，如糙皮病，大剂量有降血脂作用
烟酰胺	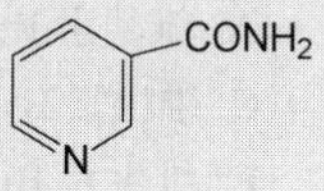	用于防治糙皮病等烟酸缺乏症
泛酸	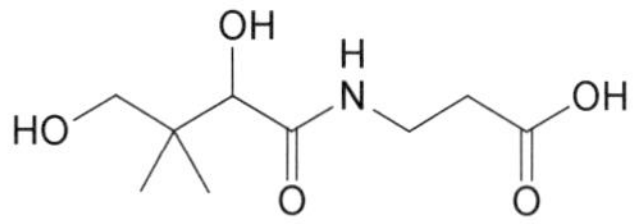	用于预防和治疗泛酸缺乏症或维生素 B 族物质缺乏时的辅助治疗
生物素	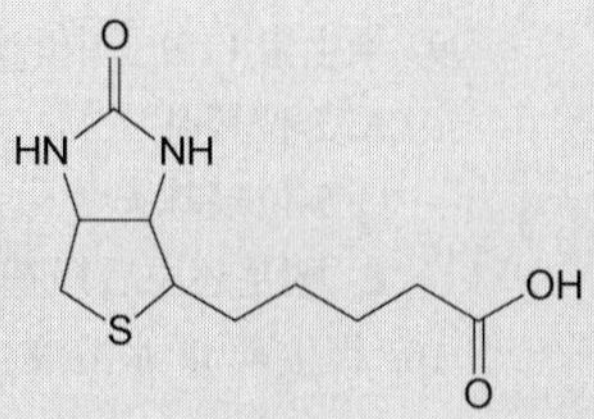	用于婴儿皮脂性皮炎
叶酸	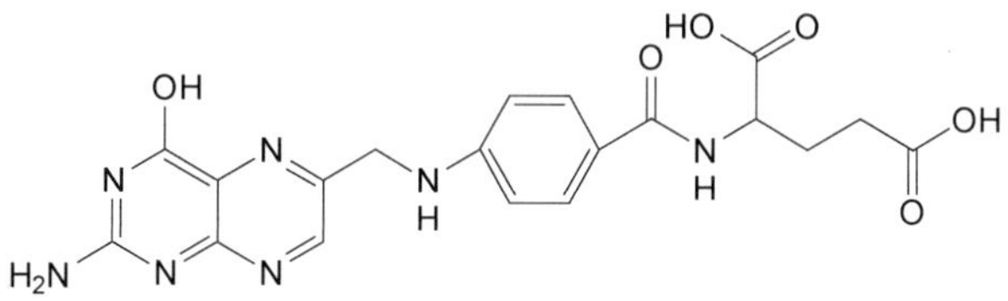	用于叶酸缺乏及叶酸缺乏所致的巨幼红细胞贫血；妊娠期、哺乳期妇女预防给药；慢性溶血性贫血所致的叶酸缺乏

续表

药名	化学结构	主要用途
维生素 B$_{12}$		用于治疗恶性贫血和其他营养性巨细胞型贫血，也用于治疗三叉神经痛，多发性硬化症及其他神经性疾病

自 测 题

一、选择题

【A 型题】

1. 以下生物活性最低的是（　　）

A. 维生素A$_1$

B. 维生素A$_2$

C. 视黄醛

D. 视黄酸

E. 维生素A

2. 维生素 A 结构中的伯醇基进行醋酸酯，其目的是（　　）
   - A. 增强药理活性
   - B. 提高药物的化学稳定性
   - C. 有利于药物吸收利用
   - D. 降低药物毒性
   - E. 降低药理活性

3. 维生素 A 立体异构体中活性最强的异构体为（　　）
   - A. 全反式
   - B. 9-顺式
   - C. 13-顺式
   - D. 9，13-二顺式
   - E. 全顺式

4. 维生素 D$_3$ 的活性体为（　　）
   - A. 1α，25-二羟基维生素 D$_3$
   - B. 4-羟基维生素 D$_3$
   - C. 9-羟基维生素 D$_3$
   - D. 5-羟基维生素 D$_3$
   - E. 3-羟基维生素 D$_3$

5. 在维生素 E 异构体中活性最强的是（　　）
   - A. α-生育酚
   - B. β-生育酚
   - C. γ-生育酚
   - D. δ-生育酚
   - E. ω-生育酚

6. 维生素 K 中活性最强的为（　　）
   - A. 维生素 K$_1$
   - B. 维生素 K$_2$
   - C. 维生素 K$_3$
   - D. 维生素 K$_4$
   - E. 维生素 K$_5$

7. 被称为盐酸硫胺的维生素是（　　）
   - A. 维生素 B$_1$
   - B. 维生素 B$_2$
   - C. 维生素 B$_6$
   - D. 维生素 B$_4$
   - E. 维生素 B$_{12}$

8. 可溶于水的脂溶性维生素是（　　）
   - A. 维生素 A
   - B. 维生素 D$_2$
   - C. 维生素 E
   - D. 维生素 K$_3$
   - E. 维生素 B$_2$

9. 维生素 C 分子中酸性最强的羟基是（　　）
   - A. 2-位羟基
   - B. 3-位羟基
   - C. 5-位羟基
   - D. 6-位羟基
   - E. 羰基还原后羟基

10. 维生素 C 水溶液与 2，6-二氯靛酚作用，最终颜色是（　　）
    - A. 加深
    - B. 变浅
    - C. 变蓝
    - D. 消失
    - E. 没差别

11. 与甾体的结构比较相近的一类维生素是（　　）
    - A. 维生素 A
    - B. 维生素 B$_1$
    - C. 维生素 C
    - D. 维生素 D$_2$
    - E. 维生素 E

12. 维生素 C 的异构体有（　　）

A. 2 个　　　　　　　　B. 4 个

C. 6 个　　　　　　　　D. 8 个

E. 10 个

【B 型题】

（第 1～5 题备选答案）

A. 生育酚　　　　　　　B. 抗坏血酸

C. 核黄素　　　　　　　D. 骨化醇

E. 吡多辛

1. 维生素 B_2 又名（　　　）

2. 维生素 B_6 又名（　　　）

3. 维生素 C 又名（　　　）

4. 维生素 D_2 又名（　　　）

5. 维生素 E 又名（　　　）

（第 6～10 题备选答案）

A. 苯并二氢吡喃　　　　B. 连二烯醇

C. 异咯嗪　　　　　　　D. 壬四烯

E. 甲萘醌

6. 维生素 A_1 的结构特点是（　　　）

7. 维生素 C 的结构特点是（　　　）

8. 维生素 E 的结构特点是（　　　）

9. 维生素 K_3 的结构特点是（　　　）

10. 维生素 B_2 的结构特点是（　　　）

【X 型题】

1. 下列维生素哪些属于维生素 B 族（　　　）

A. 维生素 B_1　　　　　B. 维生素 B_2

C. 烟酸　　　　　　　　D. 泛酸

E. 维生素 B_{12}

2. 维生素 D 性质叙述，正确的是（　　　）

A. D_2 与滑石粉和磷酸氢钙接触，可发生异构化

B. 人体自身在阳光照射下，可产生 D_3

C. D_2 稳定性强于 D_3

D. 分子结构中具有不饱和双键，光照易变质

E. 1α, 25-（OH）$_2$-D_3 为维生素 D_3 的活性体

3. 下列有关维生素 A 的叙述哪些是正确的（　　　）

A. 环外的 4 个双键须与环内双键共轭，否则活性消失

B. 环内增加双键的数目，活性降低

C. 环内增加双键的数目，活性增加

D. 分子内的双键被氢化或部分氢化，活性增加

E. 端位伯醇氧化成醛或酸，活性不变

4. 通常所说的维生素 A 的活性化合物为（　　　）

A. 维生素 A_2　　　　　B. 维生素 A_1

C. 维生素 A 酸　　　　　D. 视黄醛

E. 脱水维生素 A

5. 维生素 B_1 的叙述，正确的是（　　　）

A. 水溶液易水解氧化生成硫色素

B. 与碱性药物配伍，作用增强

C. 注射剂中常加入亚硫酸氢钠作抗氧剂

D. 能与某些生物碱沉淀剂发生沉淀反应

E. 临床上主要用于多发性周围神经炎及多种疾病的辅助治疗

6. 关于维生素 C 的叙述，正确的是（　　　）

A. L（+）-抗坏血酸活性最强

B. 具有四个光学异构体

C. 连二烯醇结构具有强还原性与酸性

D. 酸性条件下稳定性强于碱性

E. 参与胶原蛋白的生成，降低毛细管的通透性及脆性。

7. 常用作抗氧剂使用的维生素有（　　　）

A. 维生素 A　　　　　　B. 维生素 B_2

C. 维生素 D　　　　　　D. 维生素 E

E. 维生素 C

8. 符合抗坏血酸的叙述有（　　　）

A. 呈酸性

B. 不需遮光、密闭保存

C. 氧化后水解可得苏阿糖酸和草酸

D. 本品能与硼酸形成络合物

E. 可防治坏血病

9. 下列药物制剂中所加入的抗氧剂不合理的是（　　　）

A. 维生素 C 中加入焦亚硫酸钠

B. 维生素 D 中加入维生素 C

C. 维生素 A 中加入维生素 E

D. 维生素 B_1 中加入亚硫酸氢钠

E. 维生素 K_3 中加入亚硫酸氢钠

10. 下列药物具还原性的有（　　　）

A. 维生素 C　　　　　　B. 维生素 A

C. 维生素 E　　　　　　D. 维生素 B_1

E. 维生素 D

二、简答题

1. 维生素 C 的结构中哪一部分不稳定？应怎样配制和保存其注射液？

2. 哪些维生素可作抗氧剂？为什么？

3. 某人购买了维生素 A 和维生素 E，但不小心把标签弄掉了，怎样才能区分这两种维生素？

（王　胤）

实 训 指 导

实训一　药物化学实训基本知识

一、实 训 目 标

1. 通过实验,加深对药物化学基本知识和基本理论的理解,了解药物合成过程中的相关技术和方法。

2. 培养学生严谨认真的科学态度和良好的工作习惯,具备分析问题和解决问题的能力。

二、实 训 要 求

1. 实验课前应认真预习实验内容,了解实验的目的要求,学习和理解实验原理和反应方程式,熟悉相关实验步骤、实验装置和注意事项,写出实验提纲。

2. 进入实验室应穿实验工作服,不得穿拖鞋。

3. 实验开始时,先清点仪器,如发现缺损应立即补领或更换。

4. 应严格按照实验步骤、仪器规格和试剂用量进行操作。取出的试剂不可再倒回原瓶中,以免带入杂质。取用完毕,应立即盖上瓶塞,归还原处。

5. 实验时应精神集中,认真操作,细致观察,积极思考,如实记录。保持实验室安静,不得擅自离开实验场所。

6. 要保持实验室整洁。实验台上尽量不放与实验无关的物品。为防止杂物堵塞下水道或水槽,火柴梗、废纸和沸石等固体物应投到废物缸中。

7. 遵从教师指导,注意安全,发生意外事故应立即报告教师。

8. 实验完毕,将仪器洗净并归还,保持桌面整洁,指导教师检查后可离开实验室,不得在实验室逗留。

9. 值日生负责打扫实验室,倒净废物容器。离开实验室前要关水、关电、关窗,指导教师检查后方能离开实验室。

三、实 训 内 容

(一)实验室的安全及事故的预防与处理

药物化学实验中,经常用到各类易燃、易爆、有毒或腐蚀性药品,多种电气设备和易碎玻璃仪器等,稍不慎就可能引发火灾、爆炸、中毒、烧伤、割伤、触电等重大事故。所以,进入实验室必须高度重视安全问题,请认真阅读下列各项。

1. 实验室一般注意事项

(1)实验前应认真预习,充分掌握资料。做到原理清楚,目的明确,对安全操作和注意事项做到心中有数,能够离开课本独立操作。

(2)进入实验室必须穿实验服、戴防护镜,长发要束好。不准穿拖鞋,更不准赤足。实验室中不要戴隐形眼镜,防止有机溶剂溶蚀伤及眼睛。

(3)熟悉实验中所用药品、仪器的性能及装置要点,弄清实验室内水、电、气的管线开关和各种标记,安全设备的位置与使用方法以及击球箱放置地点等。安全设备和急救药品不准移作他用。

(4)实验开始前应仔细检查仪器是否完好无损,装置是否正确稳妥。

（5）实验按既定步骤进行，严格操作规程，不得违规操作。实验中必须全程检测，认真记录，不准擅自离开。特别要注意观察仪器有无漏气、破裂，反应是否反常。发现异常应立即报告指导教师。

（6）始终保持实验室的整洁与安静，严禁在实验室内吸烟或饮食。

（7）各种药品不得随意散失或丢弃，实验中产生的有害气体及废弃物应按规定妥善处理，以免污染环境，影响健康。

（8）严格药品用量，公用药品、仪器等用完后必须立即归还原处。取药品时注意瓶盖、瓶塞不要搞错，取出的药品不得再倒回原试剂瓶中。

（9）实验结束后认真清洗仪器，关好水、电、气，洗净手经老师检查允许后，才能离开实验室。

（二）实验室意外事故的预防、处理和急救

1. 火灾、爆炸、中毒、触电事故的预防

（1）实验中使用的有机溶剂大多是易燃的，因此着火是药物实验中常见事故。防火的基本原则是让火源尽可能远离易燃物品。盛有易燃溶剂的容器不得靠近火源，数量较多的易燃有机溶剂应保存在危险品橱柜内。

（2）易燃有机溶剂（特别是低沸点易燃溶剂）在室温时常常具有较大的蒸汽压。空气中混杂易燃有机溶剂的蒸气量达到某一极限时，遇明火即发生爆炸。有机溶剂蒸气密度一般比空气大，会沿着桌面或地面飘移至较远处，或沉积在低洼处。因此，切勿将易燃溶剂倒入废物缸中，更不能用开口容器盛放易燃溶剂。倾倒易燃溶剂应远离火源，最好在通风橱中进行。蒸馏易燃溶剂（特别是低沸点易燃溶剂）整套装置切勿漏气，接收器支管应与橡皮管相连，使余气通往水槽或室外。

（3）使用易燃、易爆气体如氢气、乙炔等时，要保持室内空气畅通，严禁明火。应知晓敲击、鞋钉摩擦、马达碳刷或电气开关（包括电话）等都可能产生火花，应特别予以注意。

（4）燃气开关应经常检查，并保持完好。燃气灯及其橡皮管在使用时也应仔细检查。发现漏气应立即熄灭火源，打开窗户，用肥皂水检查漏气地方。若无法自行解决，应急告有关单位马上抢修。

（5）常压操作时，全套装置一定要有与大气相通点，切勿造成密闭体系。减压蒸馏时，要用圆底烧瓶或吸滤瓶作接收器，不可用锥形瓶，否则可能会发生炸裂。加压操作时（如高压釜、封管等），应经常注意釜内压力有无超过安全负荷，选用封管的玻管厚度是否适当、管壁是否均匀，要有一定的防护措施。

（6）某些有机化合物遇氧化剂时会发生猛烈爆炸或燃烧，操作时应特别小心。存放药品时，应将氯酸钾、过氧化物、浓硝酸等强氧化剂和有机药品分开存放。

（7）开启贮有挥发性液体的瓶塞和安瓿瓶时，必须先充分冷却，然后开启（开启安培时需要用布包裹），开启时瓶口必须指向无人处，以免由于液体喷溅而招致伤害。如遇瓶塞不易开启时，必须注意瓶内贮存物质的性质，切不可贸然用火加热或乱敲瓶塞等。

（8）有些实验可能产生危险性化合物，操作时需特别小心。某些类型的化合物具有爆炸性，如叠氮化物、干燥的重氮盐、硝酸酯、多硝基化合物等，使用时须严格遵守操作规程。有些有机化合物，如醚或共轭烯烃等，久置后会生成易燃易爆的过氧化合物，使用前需经特殊处理。

（9）使用有毒药品时要小心操作，妥为保管，不准乱放。实验中所用的剧毒物质应有专人负责收发，使用者必须遵守相应的操作规程。实验后的有毒残渣必须做妥善而有效的处理，不准乱丢。

（10）有些毒害物质会渗入皮肤。因此，在接触固体或液体有毒物质时，必须戴塑胶手套，操作后立即洗手，切勿让毒品沾及五官或伤口。例如，氰化钠沾及伤口后会随血液遍及全身，严重者可致中毒死亡。

（11）反应过程中可能生成有毒或腐蚀性气体的实验，必须在通风橱内进行，实验后器皿应及时清洗，实验时不得把头伸入橱内。

（12）使用电器时，应防止人体与电器导电部分直接接触，不可用湿手或手握湿物接触电源插头、

开关等。为防止触电，设备或装置的金属外壳等都应妥善接地。实验后应及时切断电源，并将连接电源的插头拔下。

2. 事故的处理和急救　如果发生事故，应立即采取适当措施并报告老师。

（1）火灾：一旦发生火灾，不要惊慌失措，务必保持沉着冷静，应立即采取各种相应措施，把事故损失减到最小。首先，马上熄灭附近所有火源（如关闭燃气），切断电源，并移开附近的易燃物质。如果是少量溶剂（几毫升）着火，可任其烧完；锥形瓶内溶剂着火，可用石棉网或湿布盖熄或黄砂盖熄。若衣服着火，切勿奔跑，用厚的外衣包裹使熄灭。较严重者应躺在地上（以免火焰烧向头部），用防火毯紧紧包住并打滚，直至火熄灭，或打开附近的自来水用水冲淋熄火。烧伤严重者应急送医院。

（2）割伤：取出伤口中的玻璃或固体物，蒸馏水清洗后涂上红药水，用绷带扎住。大伤口则应做应急处理以防止大量出血，并急送医院。

（3）烫伤：轻伤涂玉树油或鞣酸油膏，重伤涂烫伤油膏后立即送医院。

（4）试剂灼伤。

1）酸：先用大量水洗，再以3%～5%碳酸氢钠溶液洗，最后再用水洗。蚀伤严重时要消毒，拭干后涂烫伤油膏。

2）碱：立即用大量水洗，再以2%醋酸液洗，最后再用水洗。严重时送医院处理。

3）溴：立即用大量水洗，再用酒精擦至无溴液存在为止，然后涂上甘油或烫伤油膏。

4）钠：可见的小块用镊子移去，其余与碱灼伤处理相同。

（5）试剂溅入眼内：任何情况下都要先洗涤，急救后送医疗单位。

1）酸：用大量水洗，再用1%碳酸氢钠溶液洗。

2）碱：用大量水洗，再用1%硼酸溶液洗。

3）溴：用大量水洗，再用1%碳酸氢钠溶液洗。

（6）玻璃：用镊子移去碎玻璃，或在盆中用水洗，切勿用手揉动。

（7）中毒：溅入口中尚未咽下者应立即吐出，用大量水冲洗口腔。如已吞下，应根据毒物性质给以解毒剂，并立即送医疗单位。

（8）腐蚀性毒物：对于强酸，先饮大量水，然后服用氢氧化铝乳剂、鸡蛋白等；对于强碱，也应先饮大量水，然后服用醋、酸果汁、鸡蛋白。不论碱或酸中毒都应给以牛奶灌注，不要服用呕吐剂。

（9）刺激剂及神经性毒物：先给牛奶或鸡蛋白使之立即冲淡并缓解，再用一大匙硫酸镁（约30g）溶于一杯水中催吐。可用手指按压舌根部促使呕吐，并立即送医疗单位。吸入气体中毒者，立即将中毒者移至室外，解开衣领及纽扣。吸入少量氯气或溴者，可用碳酸氢钠溶液漱口。

为处理事故需要，实验室应备有急救箱，内置以下物品：绷带、纱布、棉花、橡皮膏、医用镊子、剪刀等。凡士林、玉树油或鞣酸油膏、烫伤油膏及消毒剂等。醋酸溶液（2%）、硼酸溶液（1%）、碳酸氢钠溶液（1%及饱和）、酒精、甘油、红汞、龙胆紫等。

（三）常用的实验仪器及装置

1. 常用标准接口玻璃仪器

（1）标准接口玻璃仪器：标准接口玻璃仪器是具有标准磨口或磨塞的玻璃仪器。由于口塞尺寸的标准化、系统化，磨砂密合，凡属于同类规格的接口，均可任意互换，各部件能组装成各种配套仪器。当不同类型规格的部件无法直接组装时，可使用变径接头使之连接起来。口塞磨砂性能良好，密合性可达较高真空度，对蒸馏尤其是减压蒸馏有利，对毒物或挥发性液体的实验较为安全。

标准接口玻璃仪器，均按国际通用的技术标准制造。当某个部件损坏时，可以选配。标准接口仪器的每个部件在其口、塞的上或下显著部位均具有烤印的白色标志，表明规格。常用的标准接口玻璃仪器的编号与大端直径见下表。

编号	10	12	14	16	19	24	29	34	40
大端直径/mm	10	12.5	14.5	16	18.5	24	29.2	34.5	40

有的标准接口玻璃仪器有两个数字，如 10/30，其中 10 表示磨口大端的直径为 10mm，30 表示磨口的高度为 30mm。

（2）标准接口玻璃仪器简介

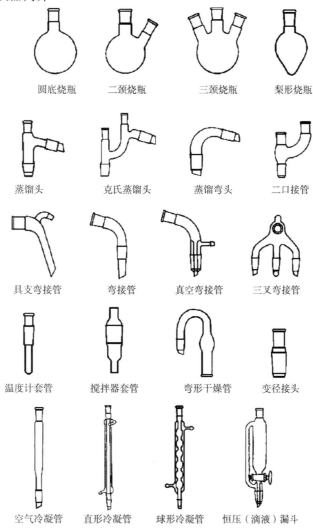

圆底烧瓶　　　二颈烧瓶　　　三颈烧瓶　　　梨形烧瓶

蒸馏头　　　克氏蒸馏头　　　蒸馏弯头　　　二口接管

具支弯接管　　弯接管　　　真空弯接管　　三叉弯接管

温度计套管　　搅拌器套管　　弯形干燥管　　变径接头

空气冷凝管　　直形冷凝管　　球形冷凝管　　恒压（滴液）漏斗

（3）使用标准接口玻璃仪器注意事项

1）标准口塞应保持清洁，使用前宜用软布揩拭干净，不能附上棉絮。

2）使用前在磨砂口塞表面涂以少量真空油脂或凡士林，以增强磨砂接口的密合性，避免磨面的相互磨损，同时也便于接口的装拆。

3）装配时，把磨口和磨塞轻微地对旋连接，不宜用力过猛，达到润滑密闭要求即可。

4）用后应立即拆卸洗净。否则对接处易粘牢，以致拆卸困难。

5）装拆时应注意相对角度，不能在角度偏差时硬性装拆。否则，极易造成破损。

6）磨口套管和磨塞应该是由同种玻璃制成的。

（四）常用普通仪器装置

锥形瓶（三角烧瓶）　　布氏漏斗　　　抽滤瓶

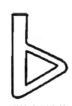

b形熔点测定管

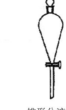

锥形分液漏斗

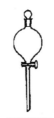

球形分液漏斗

（五）仪器的装配

1. 在装配一套装置时，所选用的玻璃仪器和配件都是干净的。否则，往往会影响产物的产量和质量。

2. 所选用的器材要恰当。例如，在需要加热的实验中，需选用圆底烧瓶，其容积应为所盛反应物占其容积的 1/2 左右为好，最多应不超过 2/3。

3. 装配时先选好主要仪器的位置，按照先下后上，从左至右的顺序逐个装配起来。拆卸时按相反的顺序逐个拆卸。

4. 仪器装配要求做到严密、正确、整齐和稳妥。在常压下进行反应的装置，应与大气相通，不能密闭。

5. 铁夹的双钳内侧贴有橡皮或绒布，或缠上石棉绳、布条等。否则，容易将仪器损坏。

总之，使用玻璃仪器时，最基本的原则是切忌对玻璃仪器的任何部分施加过度的压力或扭歪，安装不正确的实验装置不仅没有美感，而且存在潜在的危险，扭歪的玻璃仪器加热时会破裂，甚至常温放置时也会发生崩裂。

四、反 馈 评 价

1. 实验室发生火灾应该如何应对？

2. 实验过程中酸性试液溅入眼中应该如何处理？

实训二　中枢神经系统药物性质实验

一、实 训 目 标

1. 掌握常用中枢神经系统药物的主要理化性质、反应原理和实验操作方法。

2. 学会应用药物的理化性质进行药物定性鉴别的方法与基本操作。

二、实 训 原 理

（一）苯巴比妥

本品为巴比妥类药物，具有丙二酰脲和苯环结构。

1. 本品可与亚硝酸钠-硫酸试液作用，即显橙黄色，随即转为橙红色；本品可与甲醛-硫酸试液作用，交界面产生玫瑰红色环。

2. 本品在碳酸钠溶液中与硝酸银试液作用，生成可溶性的一银盐，加入过量的硝酸银试液可生成不溶的二银盐沉淀。

3. 本品在吡啶溶液中与铜吡啶试液作用生成紫色沉淀，在碱性下加热水解，生成氨气。

（二）地西泮

本品为苯二氮䓬类药物，具有内酰胺及亚胺的结构。

1. 本品在酸或碱性溶液中，受热易水解，水解产物无芳伯氨基。

2. 本品溶于硫酸后，在紫外光灯（365nm）下检视，显黄绿色荧光。

3. 本品遇碘化铋钾试液，即产生红色沉淀，放置后颜色加深。

（三）艾司唑仑

本品为苯二氮䓬类药物，具有内酰胺及亚胺的结构。

1. 本品在酸或碱性溶液中，受热易水解，水解产物含有芳伯胺基，可发生重氮化-偶合反应。

2. 本品溶于硫酸后，在紫外光灯（365nm）下检视，显蓝色荧光。

（四）盐酸氯丙嗪

本品结构中有吩噻嗪环，还原性强，易被氧化，其水溶液遇氧化剂时氧化变色，加硝酸后显红色，渐变为淡黄色；本品与三氯化铁试液反应，显红色。

（五）苯妥英钠

本品具有乙内酰脲基本结构。

1. 本品水溶液加氯化汞试液，可生成白色沉淀，在氨试液中不溶。

2. 本品在吡啶试液中与铜吡啶试液作用生成蓝色沉淀。

（六）盐酸吗啡

本品为生物碱类药物，可与生物碱显色剂反应。

1. 本品与甲醛硫酸试液反应，显蓝紫色（Marquis 反应）。

2. 本品与钼酸试液反应显紫色，继而变为蓝色，最后变为棕绿色（Frohde 反应）。

3. 本品结构中有酚羟基，易被氧化，与铁氰化钾试液反应，显蓝绿色。

（七）盐酸哌替啶

1. 本品与碳酸钠作用，析出油滴状物，为游离哌替啶。

2. 本品结构中具有哌啶环，显生物碱的性质，与三硝基苯酚生成黄色结晶性沉淀。

（八）咖啡因

本品结构中具有黄嘌呤结构，显生物碱的性质。

1. 本品可以发生紫脲酸胺反应，即与盐酸、氯酸钾置水浴上共热蒸干，所得残渣遇氨气显紫色；再加入氢氧化钠试液数滴，紫色消失。

2. 本品的饱和水溶液加碘试液不产生沉淀；再加稀盐酸，即生成红棕色沉淀，再加入过量的氢氧化钠试液，沉淀溶解。

三、实 训 资 源

1. **药品**　苯巴比妥、地西泮、苯妥英钠、盐酸氯丙嗪、吗啡、咖啡因、艾司唑仑、盐酸哌替啶。

2. **试液**　硫酸、亚硝酸钠、甲醛试液、碳酸钠试液、硝酸银试液、吡啶溶液（1→10）、10%氢氧化钠溶液、铜吡啶试液、红色石蕊试纸、盐酸（1→2）、0.1mol/L 亚硝酸钠溶液、碱性 β-萘酚试液、氯化汞试液、氨试液、硝酸、三氯化铁试液、甲醛硫酸试液、钼酸试液、稀铁氰化钾试液、乙醇、三硝基苯酚试液、盐酸、氯酸钾、氢氧化钠试液、碘试液、稀盐酸、20%氢氧化钠溶液。

3. **器材**　试管、电热恒温水浴锅、量筒、小烧杯、药匙、量筒、试管架、蒸发皿、电热套、紫外光灯、研钵、漏斗。

四、实训内容及操作步骤

（一）苯巴比妥

1. 取本品约 10mg，加入硫酸 2 滴与亚硝酸钠约 5mg，混合，观察颜色变化。

2. 取本品约 50mg，置试管中，加入甲醛试液 1ml，加热煮沸，冷却，沿试管壁缓缓加入硫酸 0.5ml，使成两液层，置水浴中加热，观察交界面颜色。

3. 取本品约 0.1g，加碳酸钠试液 1ml 和水 10ml，振摇 2 分钟，滤过，滤液中逐渐加入硝酸银试液，即生成白色沉淀，振摇，沉淀溶解，继续滴加过量的硝酸银，沉淀不再溶解。

4. 取本品约 50mg，加入吡啶溶液（1→10）5ml，溶解后，加入铜吡啶试液 1ml，即生成紫色沉淀。

5. 取本品约 50mg，加 10%氢氧化钠溶液 2ml，加热煮沸，产生的气体能使湿润的红色石蕊试纸变蓝。

（二）地西泮

1. 取本品约 10mg，加入盐酸（1→2）10ml，水浴中缓缓煮沸 15 分钟，放冷，加入 0.1mol/L 亚硝酸钠溶液 4～5 滴，充分振摇，再滴加碱性 β-萘酚试液数滴，不生成红色偶氮沉淀。

2. 取本品约 10mg，加硫酸 3ml，振摇使溶解，在紫外光灯（365nm）下检视，观察荧光颜色。

（三）艾司唑仑

1. 取本品约 10mg，加入盐酸（1→2）15ml，水浴中缓缓煮沸 15 分钟，放冷，加入 0.1mol/L 亚硝酸钠溶液 4～5 滴，充分振摇，再滴加碱性 β-萘酚试液数滴，即产生橙红色沉淀，放置色渐变暗。

2. 取本品约 1mg，加硫酸 1～2 滴，在紫外光灯（365nm）下检视，观察荧光颜色。

（四）盐酸氯丙嗪

1. 取本品约 10mg，加水溶解后，加硝酸 5 滴，观察颜色变化。

2. 取本品约 10mg，加水溶解后，加三氯化铁试液数滴，观察颜色变化。

（五）苯妥英钠

取本品约 0.1g，加水 2ml 溶解后，加氯化汞试液数滴，即生成白色沉淀，在氨试液中不溶解。

（六）盐酸吗啡

1. 取本品约 1mg，加甲醛硫酸试液 1 滴，即显紫堇色。

2. 取本品约 1mg，加钼酸试液 0.5ml，即显紫色，随即变为蓝色，最后变为棕绿色。

3. 取本品约 1mg，加水溶解后，加稀铁氰化钾试液 1 滴，即显蓝绿色。

（七）盐酸哌替啶

1. 取本品约 50mg，加入乙醇 5ml 溶解后，加三硝基苯酚的乙醇溶液（1→30）5ml，振摇，即生成黄色结晶性的沉淀。

2. 取本品约 50mg，加水 5ml 溶解后，加碳酸钠试液 2ml，振摇，即生成油滴状物。

3. 取本品约 10mg，加甲醛硫酸试液 1 滴，即显橙红色。

（八）咖啡因

1. 取本品约 10mg，加盐酸 1ml 与氯酸钾 0.1g，置于水浴上蒸干，残渣遇氨气即显紫色；再加氢氧化钠试液数滴，紫色即消失。

2. 取本品的饱和水溶液 5ml，加碘试液数滴，不生成沉淀；再加稀盐酸 3 滴，即生成红棕色沉淀，并能在稍过量的氢氧化钠中溶解。

五、注 意 事 项

1. 若供试药品为片剂，需将片剂研细，取片粉适量，提取滤过，用滤液或残渣照上述方法进行试验；若供试品为注射液，则可直接取注射液进行试验。

2. 苯巴比妥与 10%氢氧化钠溶液共热时易发生爆沸，操作中应特别注意，及时振摇，不得将试管口对着人进行加热操作。

3. 主要试液的配制

（1）氯化汞试液：取氯化汞 6.5g，加水 100ml，即得。

（2）三硝基苯酚试液：取三硝基苯酚的饱和水溶液。

（3）甲醛硫酸试液：取硫酸 1 ml，滴加甲醛试液 1 滴，摇匀，即得，本液应临用新制。

（4）碱性 β-萘酚试液：取 β-萘酚试液 0.25g，加入氢氧化钠（1→10）10ml 使溶解，即得。本液应临用新制。

（5）亚硝酸钠试液：取亚硝酸钠 1g，加水使成 100ml，即得。

六、反 馈 评 价

1. 如何用化学方法鉴别苯巴比妥和苯妥英钠？

2. 如何用化学方法鉴别地西泮和艾司唑仑？

实训三　外周神经系统药物性质实验

一、实 训 目 标

1. 掌握常用外周神经系统药物的主要理化性质、反应原理和实验操作方法。

2. 学会应用药物的理化性质进行药物定性鉴别的方法与基本操作。

二、实 训 原 理

（一）硫酸阿托品

维他立（Vitali）反应：本品经水解生成莨菪酸，与发烟硝酸共热，可生成黄色三硝基衍生物，再加入醇制氢氧化钾试液和一小粒固体氢氧化钾，即生成紫色的醌型化合物。

（二）盐酸肾上腺素

1. 盐酸肾上腺素具有酚羟基，加三氯化铁试液可生成有色配合物。

2. 本品具有邻二酚羟基，可被过氧化氢试液氧化，显血红色。

（三）盐酸异丙肾上腺素

盐酸异丙肾上腺素具有酚羟基，加三氯化铁试液可生成有色配合物。

（四）马来酸氯苯那敏

1. 叔胺的显色反应：本品具有叔胺结构，与枸橼酸-醋酐试液在水浴中加热，呈红紫色。

2. 马来酸具有不饱和双键，能使高锰酸钾试液紫色褪去。

（五）盐酸苯海拉明

1. 本品具有硫酸鉴别反应。

2. 氯离子与硝酸银试液生成沉淀反应。

三、实 训 资 源

1. **药品**　硫酸阿托品、盐酸肾上腺素、盐酸异丙肾上腺素、马来酸氯苯那敏、盐酸苯海拉明。

2. **试液**　发烟硝酸、乙醇、固体氢氧化钾、三氯化铁试液、氨试液、过氧化氢试液、5%碳酸氢钠试液、枸橼酸-醋酐试液、稀硫酸、硝酸银试液。

3. **器材**　天平、蒸发皿、试管、水浴锅。

四、实训内容及操作步骤

（一）硫酸阿托品

取本品约 10mg 于蒸发皿中，加发烟硝酸 5 滴，置水浴上蒸干，得黄色残渣，放冷，加乙醇 2～3 滴湿润，加固体氢氧化钾一小粒，即显蓝紫色。

（二）盐酸肾上腺素

1. 取本品约 2mg，加盐酸溶液（9→1000）2～3 滴溶解后，加水 2ml 与三氯化铁试液 1 滴，即显翠绿色，再加氨试液 1 滴，即变紫色，最后变为紫红色。

2. 取本品约 10mg，加盐酸溶液（9→1000）2ml 溶解后，加过氧化氢试液 10 滴，煮沸，即显血红色。

（三）盐酸异丙肾上腺素性质实验

取本品约 20mg，加水 2ml 溶解后，加三氯化铁试液 2 滴，显深绿色；滴加新制 5%碳酸氢钠试液变为蓝色，然后变为红色。

（四）马来酸氯苯那敏

1. 取本品约 10mg，加枸橼酸-醋酐试液置水浴上加热，即显红紫色。

2. 取本品约 20mg，加稀硫酸 1ml，滴加高锰酸钾试液，红色即消失。

（五）盐酸苯海拉明

1. 取本品约 5mg，加硫酸 1 滴，显黄色，继而变成樱红色，加水稀释后，呈白色乳浊液。

2. 取本品约 5mg，加水 1ml 溶解后，滴加硝酸银试液，生成白色凝乳状沉淀。

五、注 意 事 项

1. 硫酸阿托品进行维他立反应时，蒸发皿一定要干燥，以防发烟硝酸被稀释，不出现正反应。
2. 主要试液的配制。
（1）三氯化铁试液：取三氯化铁 9g，加水使溶解成 100ml，即得。
（2）枸橼酸—醋酐试液：取枸橼酸 2g，加醋酐 100ml 使溶解，即得。
（3）碱性 β-萘酚试液：取 β-萘酚 0.25g，加氢氧化钠溶液（1→10）10ml 使溶解，即得。
3. 若供试药品为片剂，需将片剂研细，取片粉适量；若为溶液，则取上清液直接使用。

六、反 馈 评 价

维他立反应一般可用于鉴别哪种结构类型的药物？

实训四　解热镇痛药和非甾体抗炎药性质实验

一、实 训 目 标

1. 掌握常用解热镇痛药和非甾体抗炎药的理化性质及其对鉴别的作用。
2. 掌握典型解热镇痛药和非甾体抗炎药的鉴别方法与基本操作。
3. 熟悉常见酚类药物的三氯化铁显色反应、芳香第一胺类药物的重氮化-偶合的反应原理。

二、实 训 原 理

1. 阿司匹林

（1）三氯化铁显色反应：阿司匹林分子结构中无游离酚羟基，常温下不与三氯化铁试液显色。但加热或久置后，能部分水解产生具有酚羟基的水杨酸，与三氯化铁试液作用，生成紫堇色化合物。

（2）水解反应：阿司匹林分子结构中具有酯键，与碳酸钠试液共热，水解生成水杨酸钠和醋酸钠，放冷后用稀硫酸酸化，析出白色的水杨酸沉淀，并产生醋酸的臭气。

2. 对乙酰氨基酚

（1）三氯化铁显色反应：对乙酰氨基酚分子结构中有羟基，与三氯化铁作用显蓝紫色。

（2）重氮化-偶合反应：对乙酰氨基酚分子结构中含有芳酰胺基，在酸性溶液中易水解生成芳伯胺基的化合物，在盐酸酸性条件下可与亚硝酸钠生产重氮盐，再与碱性 β-萘酚试液作用生成红色的偶氮化合物沉淀。

3. 吲哚美辛　水解氧化显色反应：分子中具有酰胺键，经水解、氧化生产有色物质。

4. 吡罗昔康　显色反应：分子结构中具有烯醇型羟基，与三氯化铁作用显色。

5. 美洛昔康　显色反应：分子结构中含有硫原子，灼烧后产生的气体遇湿润的乙酸铅试纸产生硫化铅黑色沉淀；分子中具有烯醇型羟基，与三氯化铁作用显色。

三、实 训 资 源

1. 药品　阿司匹林、对乙酰氨基酚、吲哚美辛、吡罗昔康、美洛昔康。

2. 试液　稀盐酸、盐酸、稀硫酸、0.1mol/L 亚硝酸钠溶液、碱性 β-萘酚试液、10%氢氧化钠溶液、20%氢氧化钠溶液、0.03%重铬酸钾溶液、三氯甲烷、碳酸钠试液、乙醇、三氯化铁试液、亚硝酸钠固体、乙酸铅试纸等。

3. 器材　试管、乳钵、恒温水浴锅、酒精灯、胶头滴管、漏斗、滤纸、烧杯、量杯等。

四、实训内容及操作步骤

（一）阿司匹林

1. 取本品约 0.1g，加蒸馏水 10ml，煮沸放冷，加入三氯化铁试液 1 滴，即显紫堇色。另取本品 0.1g，加蒸馏水 10ml，不经加热，加入三氯化铁试液 1 滴，观察现象，以作对照。

若供试品为片剂，乳钵研磨后取细粉适量（约相当于 0.1g 阿司匹林），加蒸馏水 10ml，放冷，分为两份再照上述 1 中方法进行试验，观察现象。

2. 取本品约 0.5g，加碳酸钠试液 10ml，煮沸 2min，放冷，滴加过量的稀硫酸，即析出白色沉淀，并产生乙酸特臭。

（二）对乙酰氨基酚

1. 取本品约 10 mg，加蒸馏水 1ml，振摇使溶解，加三氯化铁试液 1～2 滴，即显蓝紫色。

2. 取本品约 0.1g，加稀盐酸 5 ml，置水浴中加热 40min，放冷；取出 0.5 ml，滴加 0.1 mol/L 亚硝酸钠溶液 5 滴，摇匀，用水 3 ml 稀释后，加碱性 β-萘酚试液 2 ml，振摇，即显红色。

若供试品为片剂，乳钵研磨后取细粉适量（约相当于 0.5g 对乙酰氨基酚），用乙醇 20ml 分次研磨使对乙酰氨基酚溶解，滤过，合并滤液，蒸干，取残渣依上述 1.2 项试验，显相同的反应。

（三）吲哚美辛

取本品约 10mg，加水 10ml 与 20%氢氧化钠溶液 2 滴使溶解；取溶液 1ml，加 0.03%重铬酸钾溶液 0.3ml，加热至沸，放冷，加硫酸 2～3 滴，置水浴上缓缓加热，应显紫色；领取溶液 1ml，加 0.1%亚硝酸钠溶液 0.3ml，加热至沸，放冷，加盐酸 0.5ml，应显绿色，放置后，渐变黄色。

若供试品为片剂，乳钵研磨后取细粉适量（约相当于 10mg 吲哚美辛），加水 10ml，振摇浸透后，加 20%氢氧化钠溶液 2 滴，震摇溶解，过滤，取滤液，依照上述试验，显相同的反应。

（四）吡罗昔康

取本品约 30mg，加三氯甲烷 1ml 溶解后，加三氯化铁试液 1 滴，即显玫瑰红色。

若供试品为片剂（糖衣片应除去糖衣），乳钵研磨后取细粉适量（约相当于 40mg 吡罗昔康）加三氯甲烷 10ml，振摇使吡罗昔康溶解，过滤，取滤液，依照上述试验，显相同的反应。

（五）美洛昔康

1. 取本品约 30mg，置试管中，炽灼，产生的气体能使湿润的乙酸铅试纸显黑色。

2. 取本品约 10mg，加三氯甲烷 5ml 溶解后，加三氯化铁试液 1 滴，振摇，放置后，三氯甲烷层显淡紫红色。

若供试品为片剂，乳钵研磨后取细粉适量（约相当于 15mg 美洛昔康），加三氯甲烷 10ml，振摇，使美洛昔康溶解，过滤，取滤液，加三氯化铁试液 3 滴，振摇，放置后即显淡紫红色。

五、注 意 事 项

1. 三氯化铁的显色反应很灵敏，但反应适宜 pH 为 4～6，在强酸性溶液中所得配位化合物易分解。

2. 进行对乙酰氨基酚的重氮化-偶合反应时，必须先将本品在沸水浴中水解完全。水解时不可直火加热，以防因局部温度过高，而促使本品被氧化或局部炭化，影响反应的结果。

3. 在重氮化-偶合反应中，为了避免亚硝酸和重氮盐分解，须在低温下进行。实验过程中必须保持酸性，盐酸的量要多于药物的 3 倍，主要目的是促使亚硝酸钠转为亚硝酸以进行重氮化反应，加快重氮化反应速度，增加重氮盐稳定性并防止副反应的发生。

六、反 馈 评 价

1. 进行阿司匹林鉴别实验时，为什么要煮沸？

2. 影响三氯化铁显色反应的因素有哪些？

3. 简述重氮化-偶合反应的实验条件。

4. 简述吡罗昔康、美洛昔康遇三氯化铁试液变色的原因。

实训五　心血管系统药物性质实验

一、实 训 目 标

1. 掌握常用心血管系统药物的主要理化性质、反应原理和实验操作方法。

2. 学会应用药物的理化性质进行药物定性鉴别的方法与基本操作。

3. 熟悉常用心血管系统药物定性鉴别的反应原理。

二、实 训 原 理

（一）盐酸普鲁卡因胺

1. 本品分子结构中具有芳香第一氨，可发生重氮化-偶合反应生成红色的偶氮化合物。

2. 本品的水溶液与三氯化铁试液及浓过氧化氢溶液，在缓慢加热条件下，反应生成物颜色逐渐加深。

（二）硝酸异山梨酯

1. 本品被硫酸水解生成硝酸，加硫酸亚铁后，生成硫酸氧氮合亚铁，使两液层界面处呈棕色环，反应原理如下。

$$2HNO_3 +6FeSO_4 +3H_2O \longrightarrow 3Fe_2（SO_4）_3 +4H_2O+2NO$$

$$FeSO_4+NO \longrightarrow Fe（NO）SO_4（呈棕色环）$$

2. 本品经硫酸水解后，生成亚硝酸，可使儿茶酚生成对—亚硝基儿茶酚，在硫酸溶液中生成醌肟，又与过量的儿茶酚缩合成暗绿色靛酚类化合物。

（三）利血平

1. 本品具有吲哚的呈色反应，在醋酸和硫酸溶液中，与对二甲氨苯甲醛作用显绿色，再加冰醋酸则变为红色；本品与香草醛试液反应，显玫瑰红色。

2. 本品具有生物碱的呈色反应，遇钼酸钠硫酸溶液立即显黄色，约 5 分钟后变为蓝色。

（四）卡托普利

本品结构中的巯基（-SH）能与亚硝酸作用，生成红色的亚硝酰硫醇酯。

$$R—SH+HNO_2 \longrightarrow O=N—S—R$$

$$（红色）$$

（五）盐酸胺碘酮

1. 本品结构中的羰基与 2，4-二硝基苯肼反应，生成黄色胺碘酮-2,4-二硝基苯腙沉淀。

2. 本品加硫酸加热，分解逸出紫色的碘蒸气。

三、实 训 资 源

1. **药品**　盐酸普鲁卡因胺、硝酸异山梨酯、利血平、卡托普利、盐酸胺碘酮。

2. **试液**　盐酸、亚硝酸钠溶液、碱性 β-萘酚试液、硫酸、硫酸亚铁试液、10%儿茶酚溶液，乙醇、亚硝酸钠、稀硫酸、香草醛试液、对二甲氨基苯甲醛、0.1%的钼酸钠硫酸溶液、冰醋酸、2、4-二硝基苯肼高氯酸溶液，过氧化氢试液等。

3. **器材**　试管、水浴锅、量筒、小烧杯、恒温水浴。

四、实训内容及操作步骤

1. **盐酸普鲁卡因胺**

（1）取本品约 0.1g 加稀盐酸 10ml，置水浴加热使溶解，放冷再滴加亚硝酸钠溶液数滴，摇匀，用水 3ml 稀释后，加碱性 β-萘酚试液 2ml，振摇后生成猩红色沉淀。

（2）取本品约 0.1g，加水 5ml，加三氯化铁试液与浓过氧化氢溶液各 1 滴，缓慢加热至沸腾，溶液显紫红色，随即变暗棕色至棕黑色。

2. **硝酸异山梨酯**

（1）取本品适量，置试管中，加水 1ml 与硫酸 2ml，摇匀使药品溶解，放冷，沿管壁缓缓加硫酸亚铁试液 3ml，不振摇，使成两液层，观察界面处的颜色；

（2）取本品适量，加新制的 10%儿茶酚溶液 3ml，摇匀后慢慢滴加硫酸 6ml，观察溶液颜色。

3. 利血平

（1）取本品少量，加新鲜配制的香草醛试液 0.2ml，约 2 分钟后，观察颜色。

（2）取本品少量，加对二甲氨基苯甲醛适量，加冰醋酸 0.2ml 与硫酸 0.2ml，混匀后，观察颜色；再加冰醋酸 1ml，转变为红色。

（3）取本品适量，加 0.1% 的钼酸钠硫酸溶液 0.3ml，观察颜色，约 5 分钟后再观察颜色变化。

4. 卡托普利　取本品约 25mg，加乙醇 2ml 溶解后，加亚硝酸钠结晶少许和稀硫酸 10 滴，振摇，溶液显红色。

5. 盐酸胺碘酮

（1）取本品约 20mg，滴加乙醇 2ml 溶解后，再加 2，4-二硝基苯肼高氯酸溶液 2ml，加水 5ml，放置，析出黄色沉淀。

（2）取本品约 50mg，加硫酸 1ml，微热后即有碘的紫色蒸气产生。

五、注 意 事 项

1. 硝酸异山梨酯在室温及干燥状态下较稳定，但遇强热或撞击下会发生爆炸，在实训过程中须加注意。

2. 卡托普利具巯基结构，故有类似蒜的特臭。本品具有还原性，易发生自动氧化反应。

3. 实验中各药物在进行加热时，不能进行直火加热，以防受热不均，产生局部温度过高而碳化，使实验结果不准确。

4. 主要试液的配制

（1）对二甲氨基苯甲醛：取对二甲氨基苯甲醛 2g，加乙醇溶解成 100ml，用盐酸调 pH 为 3～4 即得。

（2）2，4-二硝基苯肼高氯酸溶液：取 2，4-二硝基苯肼 1.2g，加 30% 高氯酸溶液 50ml 溶解即得。

（3）硫酸亚铁试液：取硫酸亚铁结晶 8g，加新沸过的冷水 100ml 使溶解即得，本液应临用新制。

5. 若供试药品为片剂，需将片剂研细，取片粉适量，提取滤过，用滤液或残渣进行实验。

六、反 馈 评 价

1. 心血管系统药物分哪几类？各类有哪些主要的药物？

2. 在贮存和运输硝酸酯类药物应注意哪些问题？为什么？

3. 写出本实训中五种药物的结构式、化学名，简述其鉴别原理。

实训六　合成抗菌药性质实验

一、实 训 目 标

1. 掌握几种常用合成抗菌药的主要理化性质及定性鉴别的应用。

2. 学会应用药物的理化性质进行药物定性鉴别的方法与基本操作。

二、实 训 原 理

（一）盐酸环丙沙星

本品为喹诺酮类药物，分子中叔胺结构能与丙二酸、醋酐显色。

（二）磺胺嘧啶、磺胺甲噁唑

1. 该类药物具有芳伯氨基的鉴别反应。

2. 利用磺酰氨基氮的酸性与碱成盐后可被铜离子取代，生成难溶性铜盐沉淀。

（三）甲硝唑

本品能发生芳香性硝基化合物的一般反应。

（四）异烟肼

1. 本品的肼基可与香草醛发生缩合反应，生成黄色结晶。

2. 肼基有还原性，可被弱氧化剂氧化，如可被氨制硝酸银氧化并有银镜生成。

（五）盐酸乙胺丁醇

本品的氢氧化钠溶液可与硫酸铜试液反应，生成深蓝色的络合物。

三、实 训 资 源

1. **药品** 盐酸环丙沙星、磺胺嘧啶、磺胺甲噁唑、甲硝唑、异烟肼、盐酸乙胺丁醇。

2. **试液** 丙二酸、醋酐、稀盐酸、乙醇、0.1mol/L 亚硝酸钠溶液、碱性 β-萘酚试液、氢氧化钠溶液、硫酸铜试液、氨制硝酸银试液、0.5mol/L 硫酸溶液（3→100）、三硝基苯酚试液、10%香草醛的乙醇溶液等。

3. **器材** 电热恒温水浴锅、试管、药匙、量杯、烧杯、漏斗、酒精灯等。

四、实训内容及操作步骤

（一）盐酸环丙沙星

取本品约 50mg，置于干燥试管中，加丙二酸约 30mg，加醋酐 10 滴，在电热恒温水浴锅中加热 5～10min，溶液显红棕色。

（二）磺胺嘧啶、磺胺甲噁唑

1. 分别向两支试管中加磺胺嘧啶和磺胺甲噁唑约 50mg，各加稀盐酸 1ml，必要时缓缓煮沸使溶解，放冷，各加 0.1mol/L 亚硝酸钠溶液数滴，再分别滴加碱性 β-萘酚试液数滴，生成红色沉淀（视供试品的颜色不同生成橙黄色到猩红色沉淀）。

2. 取试管两支，分别加药品磺胺嘧啶和磺胺甲噁唑约 0.1g，分别加水和 1%氢氧化钠溶液各 3ml，振摇使其溶解，滤过，分取滤液于两支试管中，再分别加入硫酸铜试液 1 滴，即生成不同颜色的铜盐沉淀。磺胺嘧啶反应生成黄绿色沉淀，放置后变为紫色；磺胺甲噁唑反应生成草绿色沉淀。

（三）甲硝唑

1. 取本品约 10mg，加氢氧化钠试液 2ml，微热，即得紫红色溶液；滴加稀盐酸使成酸性后即变成黄色，再滴加氢氧化钠试液则变成橙红色。

2. 取本品约 0.1g 加 0.5mol/L 硫酸溶液（3→100）4ml，溶解后，加三硝基苯酚试液 10ml，放置后即生成黄色沉淀。

（四）异烟肼

1. 取本品约 0.1g，加 5ml 水溶解后，加 10%香草醛的乙醇溶液 1ml，摇匀，微热放冷，即析出黄色结晶。

2. 取本品约 10mg 置于试管中，加 2ml 水溶解后，加氨制硝酸银试液 1ml，即产生气泡与黑色浑浊，并在试管壁上生成银镜。

（五）盐酸乙胺丁醇

取本品约 20mg，加水 2ml 溶解后，加硫酸铜试液 2～3 滴，摇匀，再加氢氧化钠试液 2～3 滴，显深蓝色。

五、注 意 事 项

1. 若供试品为注射剂可直接使用，若为固体制剂，应先进行处理，然后称取适量的样品，照上述方法进行，实验现象应相同。

2. 磺胺嘧啶、磺胺甲噁唑与硫酸铜试液反应时，应严格按要求加入碱量，使药物部分溶解，然后倾取上清液进行鉴别试验，可避免氢氧化铜沉淀的干扰。

3. 异烟肼与香草醛的缩合反应，冷却后如无结晶析出，可用玻璃棒轻轻摩擦试管内壁，即可析出结晶而变浑浊。

4. 用于银镜反应的试管必须洗涤干净，否则会影响银镜现象的观察。用过的试管加几滴硝酸微热后容易洗净。

六、反馈评价

1. 异烟肼与香草醛反应时，如果不生成黄色结晶该怎样处理？
2. 说出本实验中几种药品的主要性质。

实训七　抗生素药物性质实验

一、实训目标

1. 掌握抗生素类药的主要理化性质、反应原理和实验操作方法。
2. 学会应用药物的理化性质进行药物定性鉴别的方法与基本操作。

二、实训原理

（一）青霉素钠

1. 青霉素钠在酸性条件下不稳定，发生水解并进行分子内重排，生成青霉二酸，得到不溶于水但可溶于有机溶剂的白色沉淀。

2. 青霉素钠呈钠盐的火焰反应。

（二）红霉素

红霉素大环内酯结构中的内酯键和苷键遇酸水解断裂，生成有色物。

（三）硫酸链霉素

1. **麦芽酚反应**　硫酸链霉素在碱性条件下糖苷键迅速水解，生成的链霉素经脱水重排为麦芽酚，在微酸性溶液中，麦芽酚与三价铁离子形成紫红色配位化合物。

2. **坂口反应**　硫酸链霉素在碱性条件下的水解产生链霉胍可与 8-羟基喹啉乙醇溶液和次溴酸钠溶液反应，生成橙红色化合物。

（四）盐酸四环素

盐酸四环素具有酚羟基，可与三氯化铁显色，也可与浓硫酸生成氧盐而显色。

（五）氯霉素

氯霉素分子中的硝基经氯化钙和锌粉还原成羟胺衍生物，再和苯甲酰氯生成酰胺化物，该化合物和三价铁离子生成紫红色配合物。

三、实训资源

1. **药品**　青霉素钠、红霉素、硫酸链霉素、盐酸四环素、氯霉素。

2. **试液**　稀盐酸、三氯甲烷、乙醚、乙醇、氢氧化钠试液、硫酸铁铵试液、0.1% 8-羟基喹啉的乙醇溶液、次溴酸钠试液、氯化钡试液、硝酸、硫酸、丙酮、盐酸、稀乙醇、1%氯化钙溶液、锌粉、苯甲酰氯、三氯化铁试液。

3. **器材**　试管、天平、称量纸、药匙、水浴锅、量筒。

四、实训内容及操作步骤

（一）青霉素钠

1. 取本品约 50mg，加蒸馏水 2ml，溶解后，加稀盐酸 1～2 滴，即产生白色沉淀，此沉淀能溶于醋酸戊酯、乙醇、乙醚、氯仿或过量的盐酸中。

2. 取铂丝，用盐酸润湿，蘸取本品，在无色火焰中燃烧，火焰即显鲜黄色。

（二）红霉素

1. 取红霉素 5mg，加硫酸 1ml，缓缓摇匀，即显红棕色。

2. 取红霉素 3mg，加丙酮 2ml 振摇溶解后，加盐酸 2ml，即显橙黄色，渐变为紫红色，再加三氯甲烷 2ml 并振摇，三氯甲烷层显紫色。

（三）硫酸链霉素

1. 取本品约 20mg，加蒸馏水 2ml，溶解后，再加入 10%氢氧化钠溶液 5 滴，置于沸水浴中加热 5min，加硫酸铁铵溶液 8 滴，即显紫红色。

2. 取本品约 20mg，加蒸馏水 2ml，溶解后，再加入 10%氢氧化钠溶液与 0.1%的 8-羟基喹啉乙醇溶液各 1ml，放冷，加次溴酸钠试液 3 滴，即显橙红色。

（四）盐酸四环素

取盐酸四环素约 0.5mg，加硫酸 2ml，即显深紫色，再加三氯化铁试液 1 滴，溶液变为红棕色。

（五）氯霉素

取本品约 50mg，加 50%乙醇 1ml，溶解后，再加入氯化钙溶液 3ml，锌粉 50mg，置于沸水浴中加热 10min，放冷，倾出上清液，加苯甲酰氯 2 滴，立即强力振摇 1min，加三氯化铁试液 0.5ml 与氯仿 2ml，振摇，水层显紫红色。如按照同法不加锌粉，则不显紫红色。

五、注 意 事 项

1. 青霉素钠有引湿性，遇酸、碱等分解变质，故应在使用时再开封使用。对青霉素过敏者禁止与青霉素钠（钾）接触并进行操作，实验室要做好发生过敏反应的应急预案。

2. 主要试液的配制：

（1）10%氢氧化钠溶液：取 10 氢氧化钠，加水使溶解成 100ml，即得。

（2）硫酸铁铵溶液：取硫酸铁铵 0.1g，加 0.5mol/L 的硫酸 5ml，使其溶解，即得。

（3）三氯化铁试液：取三氯化铁 9g，加水使溶解成 100ml，即得。

3. 若供试药品为注射剂（水针、粉针）可直接使用；若为片剂则应研细后，取片粉使用。

六、反 馈 评 价

1. 在青霉素钠的水解实验中，若加入的酸过多会出现什么现象？

2. 酸碱对抗生素稳定性有哪些影响？

实训八 激素类药物性质实验

一、实 训 目 标

1. 掌握常用激素类药物的主要理化性质及鉴别方法。

2. 学会应用药物的理化性质进行药物定性鉴别的方法与基本操作。

二、实 训 原 理

1. **雌二醇** 本品属于甾体激素类药物，可与强酸发生显色反应；本品分子中具有酚羟基结构，可与三氯化铁发生显色反应。

2. **己烯雌酚** 甾体激素可与强酸发生显色反应，加水稀释后，溶液颜色发生改变。

3. **甲睾酮** 甾体激素与强酸的显色反应。

4. **黄体酮** 本品含有甲基酮结构，可以与亚硝基铁氰化钠发生显色反应；本品可以与异烟肼发生缩合反应生产异烟腙。

5. **炔雌醇** 本品 C_{17} 位上连有乙炔基，该基具有炔烃的化学性质，可与硝酸银试液反应，生成炔化银的白色沉淀。

6. **醋酸地塞米松** 本品分子中具有酯键，在乙醇制氢氧化钾试液的碱性条件下可水解生成地塞米松及醋酸盐。生成的醋酸盐在酸性条件下可与乙醇反应生成乙酸乙酯；本品 C_{17} 位上的 α-醇酮基，具有较强还原性，能与强氧化剂如碱性酒石酸铜反应，生成红色沉淀。

三、实 训 资 源

1. **药品** 醋酸地塞米松、炔雌醇、维生素 A、维生素 B_1、维生素 C。

2. **试液** 甲醇、乙醇、正丁醇、氯仿、稀盐酸、盐酸、硫酸溶液（1→2）、氢氧化钠试液、碱性酒石酸铜试液、硝酸银试液、铁氰化钾试液、25%三氯化锑氯仿试液，乙醇制氢氧化钾试液。

3. **器材** 试管、水浴锅、量筒、小烧杯、恒温水浴。

四、实训内容及操作步骤

1. **雌二醇** 取本品约 2mg，加硫酸 2ml 溶解，溶液显黄绿色荧光，加三氯化铁试液 2 滴，即显草绿色，再加水稀释，溶液变为红色。

2. **己烯雌酚** 取本品 10mg，加硫酸 1ml 溶解后，溶液显橙黄色；加水 10ml 稀释后，橙黄色即消失。

3. **甲睾酮** 取本品 5mg，加硫酸-乙醇（2∶1）1ml 使溶解，即显黄色并带有黄绿色荧光。

4. **黄体酮**

（1）取本品约 5mg，加甲醇 0.2ml 溶解后，加亚硝基铁氰化钠的细粉约 3mg、碳酸钠与醋酸铵各约 50mg，摇匀，放置 10～30 分钟，应显蓝紫色。

（2）取本品 0.5mg，加异烟肼约 1mg 与甲醇 1ml 溶解后，加稀盐酸 1 滴，即显黄色。

5. **炔雌醇** 取试管一支，加炔雌醇 10mg，加乙醇 1ml 溶解后，加硝酸银试液 5～6 滴，即生成白色沉淀。

6. **醋酸地塞米松**

（1）取试管一支，加醋酸地塞米松 10mg，加甲醇 1ml。置水浴中微热溶解后，加热的碱性酒石酸铜试液 1ml，即生成红色沉淀。

（2）取试管一支，加醋酸地塞米松 50 mg，加乙醇制氢氧化钾试液 2 ml 置水浴中加热 5 min，放冷，加硫酸溶液（1→2）2 ml，缓缓煮沸 1 min，即发生醋酸乙酯的香气。

五、注 意 事 项

若药品为普通制剂而非原料药时，须先进行处理，然后取与原料药等量的样品，按照上述方法，实验现象应与原料药比较。

六、反 馈 评 价

醋酸地塞米松加乙醇制氢氧化钾液后，再加硫酸溶液，经煮沸为何能产生醋酸乙酯的香气？

实训九　维生素类药物性质实验

一、实 训 目 标

1. 掌握常用维生素类药物的主要理化性质及鉴别方法。

2. 学会应用药物的理化性质进行药物定性鉴别的方法与基本操作。

二、实 训 原 理

1. **维生素 A** 本品可与三氯化锑反应显蓝色，逐渐变为紫红色。

2. **维生素 B_1** 本品分子易被氧化为硫色素，在正丁醇的碱性溶液中，硫色素显蓝色荧光。酸化后荧光消失，再碱化，荧光恢复。

3. **维生素 B_2** 本品遇还原剂如连二亚硫酸钠等被还原成无荧光的二氢核黄素，从水中析出。但在空气中二氢核黄素又可氧化成核黄素，复现荧光。

4. **维生素 C** 本品结构中具连二烯醇结构，有很强的还原性，与硝酸银反应，即产生银的黑色沉淀。

5. **维生素 D_3** 本品显甾类化合物鉴别特性。本品三氯甲烷溶液加醋酐与浓硫酸，溶液显黄色，渐变红色，随即变为紫色，最后变成绿色。

6. **维生素 E** 本品为醋酸酯，含酚羟基，可发生水解、氧化反应。与无水乙醇和硝酸加热生成橙红色生育红。

三、实 训 资 源

1. **药品** 维生素 A、维生素 B_1、维生素 B_2、维生素 C、维生素 D_3、维生素 E。

2. **试液** 甲醇、乙醇、正丁醇、稀盐酸、盐酸，硫酸溶液（1→2）、氢氧化钠试液、碱性酒石酸铜试液、硝酸银试液、铁氰化钾试液、25%三氯化锑的三氯甲烷试液，乙醇制氢氧化钾试液、稀硝酸、10%氢氧化钠溶液、连二亚硫酸钠、三氯甲烷、醋酐、硫酸。

3. **器材** 试管、水浴锅、量筒、小烧杯、恒温水浴锅。

四、实训内容及操作步骤

1. **维生素 A** 取试管一支，加维生素 A 一滴，加三氯甲烷 10ml，振摇使溶解。取出 2 滴，加三氯甲烷 2ml 与 25%三氯化锑的三氯甲烷溶液 0.5ml，即显蓝色，渐变成紫红色。

2. **维生素 B_1** 取试管一支，加维生素 B_1 约 5mg，加氢氧化钠试液 2.5ml 溶解后，加铁氰化钾试液 0.5ml 与正丁醇 5ml，强力振摇 2min，放置使其分层，上面的醇层显强烈的蓝色荧光。加酸使成酸性，荧光消失，再加碱使成碱性，荧光又显现。

3. **维生素 B_2** 取本品约 1mg，加水 100ml 溶解后，溶液在透射光下显淡黄绿色并有强烈的黄绿色荧光。将上述溶液分成三份：第一份加稀硝酸，荧光消失；第二份加 10%的氢氧化钠试液，荧光消失；第三份加连二亚硫酸钠结晶少许，摇匀后，黄色消退，荧光亦消失。

4. **维生素 C** 取试管一支，加维生素 C 0.1g，加水 5ml，溶解后，加硝酸银试液 0.5ml，即生成银的黑色沉淀。

5. **维生素 D_3** 取本品约 0.5mg，加三氯甲烷 5ml 溶解后，加醋酐 0.3ml 与硫酸 0.1ml 振摇，初显黄色，渐变红色，迅即变为紫色、蓝绿色，最后变为绿色。

6. **维生素 E** 取本品约 30mg，加无水乙醇 10ml 溶解后，加硝酸 2ml，摇匀，在 75℃加热约 15 分钟，溶液显橙红色。

五、注 意 事 项

1. 若药品为普通制剂而非原料药时，须先进行处理，然后取与原料药等量的样品，按照上述方法，实验现象应与原料药做比较。所用试药如为注射剂（液）可直接使用，如为片剂，应去除包衣后，用研钵研细，取适量细粉使用。

2. 做银镜反应的试管，可加硝酸银数滴（必要时微热），即可洗净。

六、反 馈 评 价

1. 维生素 C 溶液中加入硝酸银试液后，为什么出现黑色沉淀？

2. 如何区别维生素 B_1 及维生素 C？

实训十　药物的配伍变化

一、实 训 目 标

1. 掌握常见药物与输液配伍或相互配伍时的化学变化。

2. 培养安全用药观念，保证临床用药安全。

二、实 训 原 理

注射给药为临床常用的给药途径，其中以静脉滴注最为常见，临床常出现联合注射给药，因此应熟练掌握如何选择适宜的溶剂、药物的相互作用和配伍禁忌，在临床用药时加以注意。

　　临床上常用的溶剂是 0.9% 的生理盐水和 5% 的葡萄糖溶液。生理盐水为中性溶液，酸性或碱性环境下不稳定的药物适合选择，如青霉素类和头孢菌素类等。葡萄糖的化学结构含有多个羟基，具有弱酸性，适合作大部分药品的溶剂，但青霉素类、头孢菌素类、氨茶碱类以及其他生物碱类药物，会被破坏或中和而失效。

三、实训资源

　　1. 药品　注射用苯巴比妥钠、盐酸氯丙嗪注射液、注射用青霉素钠、盐酸肾上腺素注射液、盐酸普鲁卡因注射液、盐酸利多卡因注射液、硫酸阿托品注射液、5% 葡萄糖注射液、0.9% 氯化钠注射液、磺胺嘧啶钠、维生素 C 注射液、注射用头孢菌素钠。

　　2. 试液　稀盐酸、1mol/L 盐酸溶液、1mol/L 氢氧化钠溶液。

　　3. 器材　电子天平、试管、药匙、滴管、量杯。

四、实训内容及操作步骤

（一）易水解药物的配伍变化

1. 注射用苯巴比妥钠

（1）取本品约 0.1g，加 5% 葡萄糖注射液 5ml 振摇溶解，观察并记录现象。

（2）取本品约 0.1g，加 0.9% 氯化钠注射液 5ml 振摇溶解。将上述溶液分成两份：一份加入稀盐酸溶液 2ml，摇匀；一份加入盐酸普鲁卡因注射液 2ml，摇匀；分别于 10 分钟、20 分、30 分钟、60 分钟后观察并记录现象。

2. 注射用青霉素钠

（1）取本品约 0.1g，加 5% 葡萄糖注射液 5ml 振摇溶解，观察并记录现象。

（2）取本品约 0.1g，加 0.9% 氯化钠注射液 5ml 振摇溶解。将上述溶液分成两份：一份加入稀盐酸溶液 2ml，摇匀；一份加入盐酸普鲁卡因注射液 2ml，摇匀；分别于 10 分钟、20 分、30 分钟、60 分钟后观察并记录现象。

3. 硫酸阿托品注射液

（1）取本品 2ml 置于一支洁净的试管中，加入 5% 葡萄糖注射液 2ml，摇匀。将上述溶液分成两份：一份加入 1mol/L 氢氧化钠溶液 1ml，摇匀；一份加入磺胺嘧啶钠约 0.05g，摇匀；分别于 10 分钟、20 分、30 分钟、60 分钟后观察并记录现象。

（2）取本品 2ml 置于一支洁净的试管中，加入 0.9% 氯化钠注射液 2ml，摇匀。将上述溶液分成两份：一份加入 1mol/L 氢氧化钠溶液 1ml，摇匀；一份加入磺胺嘧啶钠约 0.05g，摇匀；分别于 10 分钟、20 分、30 分钟、60 分钟后观察并记录现象。

4. 盐酸利多卡因注射液

（1）取本品 2ml 置于一支洁净的试管中，加入 5% 葡萄糖注射液 2ml，摇匀。将上述溶液分成两份：一份加入 1mol/L 氢氧化钠溶液 1ml，摇匀；一份加入磺胺嘧啶钠约 0.05g，摇匀；分别于 10 分钟、20 分、30 分钟、60 分钟后观察并记录现象。

（2）取本品 2ml 置于一支洁净的试管中，加入 0.9% 氯化钠注射液 2ml，摇匀。将上述溶液分成两份：一份加入 1mol/L 氢氧化钠溶液 1ml，摇匀；一份加入磺胺嘧啶钠约 0.05g，摇匀；分别于 10 分钟、20 分、30 分钟、60 分钟后观察并记录现象。

（二）易氧化药物的配伍变化

1. 维生素 C 注射液

（1）取本品 2ml 置于一支洁净的试管中，加入 5% 葡萄糖注射液 2ml，摇匀，观察现象。将上述溶液分成两份：一份加入 1mol/L 氢氧化钠溶液 1ml，摇匀；一份加入苯巴比妥钠约 0.05g，摇匀；分别于 10 分钟、20 分、30 分钟、60 分钟后观察并记录现象。

（2）取本品 2ml 置于一支洁净的试管中，加入 0.9% 氯化钠注射液 2ml，摇匀，观察现象。将上述溶液分成两份：一份加入 1mol/L 氢氧化钠溶液 1ml，摇匀；一份加入苯巴比妥钠约 0.05g，摇匀；分别于 10 分钟、20 分、30 分钟、60 分钟后观察并记录现象。

2. 盐酸氯丙嗪注射液

（1）取本品 2ml 置于一支洁净的试管中，加入 5% 葡萄糖注射液 2ml，摇匀，观察现象。将上述溶液分成两份：一份加入 1mol/L 氢氧化钠溶液 1ml，摇匀，10 分钟后观察并记录现象；一份加入苯巴比妥钠约 0.05g，摇匀，分别于 10 分钟、20 分、30 分钟、60 分钟后观察并记录现象。

（2）取本品 2ml 置于一支洁净的试管中，加入 0.9% 氯化钠注射液 2ml，摇匀，观察现象。将上述溶液分成两份：一份加入 1mol/L 氢氧化钠溶液 1ml，摇匀，10 分钟后观察并记录现象；一份加入苯巴比妥钠约 0.05g，摇匀，分别于 10 分钟、20 分、30 分钟、60 分钟后观察并记录现象。

五、注 意 事 项

1. 易氧化药物配伍变化实验中，可以通过与原液对照，观察氧化后的颜色变化。
2. 青霉素过敏者禁止与青霉素钠（钾）接触并进行操作，实验室要做好发生过敏反应的应急预案。

六、反 馈 评 价

1. 药物制剂发生水解、氧化配伍变化的现象有哪些？
2. 防止药物制剂发生配伍变化的措施有哪些？

实训十一　阿司匹林的合成及定性鉴别实验

一、实 训 目 标

1. 熟悉酰化反应的原理及基本操作技术。
2. 掌握重结晶、抽滤和熔点测定等基本操作技术。
3. 掌握阿司匹林定性鉴别的原理及方法。

二、实 训 原 理

阿司匹林的合成方法：利用醋酐在硫酸催化下形成乙酰碳正离子，进攻水杨酸上的酚羟基，乙酰化反应得阿司匹林。

$$(CH_3CO)_2O + H^+ \longrightarrow CH_3CO^+ + CH_3COOH$$

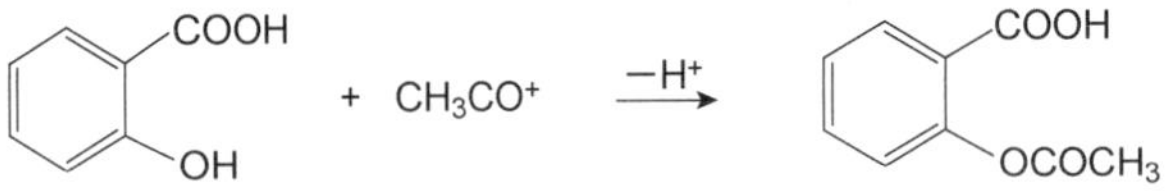

未反应的或水解产生的水杨酸可用三氯化铁试剂检验，显紫堇色。

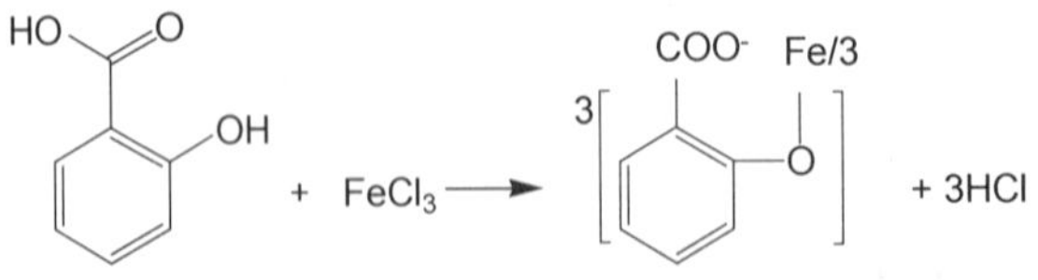

显紫堇色

合成反应中，可能因温度过高等因素生成乙酰水杨酸酐等杂质，乙酰水杨酸酐含量超过 0.003%（w/w）时，可引起哮喘、荨麻疹等过敏反应，因此须用碳酸氢钠试剂进行限量检查。

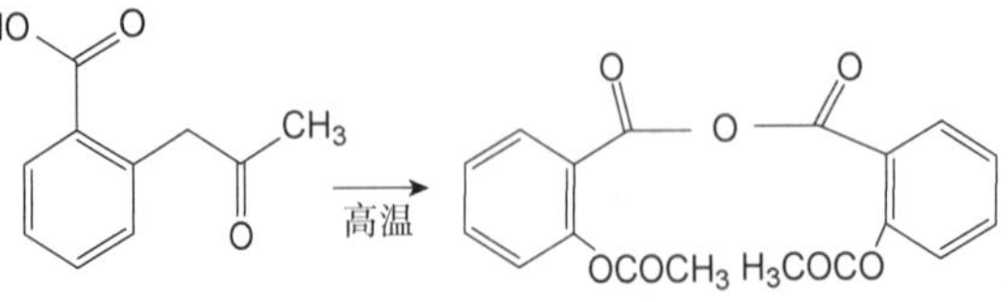

乙酰水杨酸酐

另外，合成原料水杨酸中还可能引入脱羧产物苯酚和水杨酸苯酯，合成中会产生醋酸苯酯、水杨酸苯酯和乙酰水杨酸苯酯等杂质，这些杂质不能溶于碳酸钠溶液中，《中国药典》2020 年版规定须检查碳酸钠溶液的澄明度，控制杂质含量。

醋酸苯酯　　　　　　　水杨酸苯酯　　　　　　　乙酰水杨酸苯酯

合成过程中乙酰化不完全或发生副反应生成水杨酰水杨酸、乙酰水杨酸酐或它们的聚合物等，粗品须用重结晶方法纯化。

三、实 训 资 源

1. **仪器**　三口烧瓶（100ml）、圆底烧瓶（100ml）、球形冷凝管、温度计、恒温水浴锅、抽滤瓶、布氏漏斗、烧杯（500ml）、量筒（50ml、100ml）、试管、培养皿、电动搅拌器、水泵、WRS-1B 数字熔点仪、毛细管、烘箱 。

2. **药品**　水杨酸、醋酐、98%浓硫酸、无水乙醇、活性炭、三氯化铁。

四、实训内容及操作步骤

1. **酰化**　取水杨酸 10.0g，醋酐 14ml，5 滴浓硫酸加入装有搅拌器、温度计的 100ml 三口烧瓶中。启动搅拌机，电热套加热到 50～60℃反应 30min。停止搅拌，稍冷，将反应液倾入 150ml 冷水中，搅拌、析出阿司匹林晶体。抽滤，用少量水洗涤滤饼，压干，得阿司匹林粗品。

反应终点控制：取一滴反应液于滤纸上，滴加 $FeCl_3$ 试剂一滴，不应呈现深紫色，或显轻微的淡紫色。

2. **精制**　将所得阿司匹林粗品和 30ml 乙醇放到 100ml 圆底烧瓶中，接上球形冷凝管，水浴加热至阿司匹林全部溶解，稍冷，加入少量活性炭，加热回流 10min，趁热抽滤。将滤液慢慢倾入 75ml 热水中，自然冷却析出白色结晶。待结晶析出完全后，抽滤，用少量冷水洗涤滤饼 2～3 次，压干，干燥精品，计算产率。

3. **鉴别**

（1）取本品约 50mg，加蒸馏水 2ml，煮沸放冷，滴加 $FeCl_3$ 试剂 1 滴，即显紫堇色。另取本品约 50mg，加蒸馏水 2ml，不经加热，滴加 $FeCl_3$ 试剂 1 滴，观察现象，以作对照。

（2）取本品约 0.2g，加碳酸钠试液 2～3ml，煮沸 2min，放冷，滴加过量的稀硫酸。即析出白色沉淀，并产生醋酸的臭味。

（3）熔点测定：《中国药典》2020 年版规定阿司匹林 mp：135～138℃。

4. **记录**

时间	操作步骤	反应现象及结果解释
0：00～0：00	投料……	何种现象，解释

五、注 意 事 项

1. 酰化反应须无水操作，仪器必须干燥无水，同时，反应温度不宜过高，否则会增加副产物的生成。

2. 析出结晶一定要充分放冷。

3. 精制时，抽滤应快速、趁热。

4. 阿司匹林熔点为 135～138℃，测定时应将传温液加热至 130℃后，立即放入样品，快速测定，防止阿司匹林受热分解，产生多种物质使熔点下降。

六、反 馈 评 价

1. 酰化反应中，为什么反应需要在无水条件下进行？能否用铁制仪器？

2. 在阿司匹林的合成过程中，要加入少量的浓硫酸，其作用是什么？

3. 本实验过程中可能产生哪些杂质？用什么方法去除？

4. 分析阿司匹林在水和乙醇中的溶解情况，为什么选用无水乙醇-水为溶剂进行精制？在精制过程中滤液为什么要自然冷却？快速冷却会出现什么现象？

5. 测定阿司匹林熔点时，为何先将传热液加热至130℃后，立即放入毛细管？

6. 如何监测反应完全？简述其基本原理。

实训十二　苯妥英钠的合成实验

一、实训目标

1. 理解苯妥英钠合成的原理。

2. 学习有害气体的排出方法。

3. 了解二苯羟乙酸重排反应机理。

4. 掌握硝酸氧化、酰脲缩合反应、成盐反应、重结晶等药物合成的实训操作方法。

二、实训原理

苯妥英钠为白色粉末；无臭，味苦；微有吸湿性，在空气中渐渐吸收二氧化碳析出苯妥英。本品在水中易溶，水溶液呈碱性反应，溶液常因一部分被水解而变浑浊。本品能溶于乙醇，几乎不溶于乙醚和氯仿。

苯妥英钠的合成方法是以安息香为原料，经硝酸氧化，生成二苯乙二酮，在碱性醇液中与脲缩合后重排制得苯妥英钠。

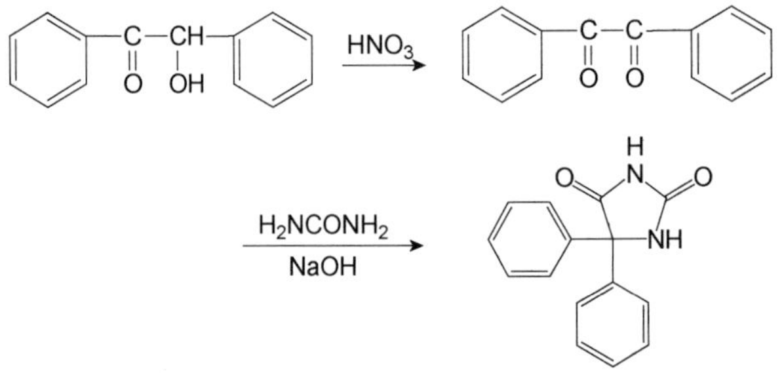

三、实训资源

实训场所：药物化学实训室，实训室须有良好的抽风排气系统。

实训用品

1. **药品**　安息香、尿素、乙醇、氯化钠。

2. **试液**　硝酸（65%～68%）、15%盐酸、15%氢氧化钠、5%氢氧化钠。

3. **器材**　机械搅拌器、电热套或水浴锅、温度计、球形冷凝管、三颈瓶、抽滤瓶、布氏漏斗。

四、实训内容及操作步骤

1. **二苯乙二酮(联苯甲酰)的制备**　称取 8.5g 粗制的安息香和 25ml 硝酸（65%～68%）置于 100ml 三颈烧瓶中，安装机械搅拌器、球形冷凝管和气体连续吸收装置（在冷凝管的顶端装一导管，将反应产生的气体通入水中），在沸水浴中加热并搅拌反应液，直至二氧化氮逸去（1.5～2h），反应完毕，在搅拌下趁热将反应液倒入盛有 150ml 冷水的烧杯中，充分搅拌，直至油状物呈黄色固体全部析出，抽滤，结晶用水充分洗涤至中性，干燥，得粗品。（可用乙醇重结晶 1：25，mp.94～96℃ ）

2. **苯妥英的制备**　投料比，二苯乙二酮：尿素：15% NaOH：乙醇：水=1g：0.57g：3.1ml：5ml：37ml。

在装有机械搅拌器及球型冷凝管的 250ml 三颈烧瓶中，投入二苯乙二酮、尿素、15%NaOH、乙醇，开动搅拌，加热回流反应 2 小时，反应完毕，冷至室温，反应液倾入计算量水中，搅拌后放置 15 分钟，抽滤，滤除黄色二苯乙炔二脲沉淀，滤液用 15%盐酸调至 pH4～5，放置析出结晶，抽滤，结晶用少量水洗，得白色苯妥英粗品。mp.295～299℃。

3. 苯妥英钠的制备与精制　将苯妥英粗品加水（每 1g 加 5ml 水）置 100ml 烧杯中，水浴加热至 40℃，滴加适量 5%NaOH 使其溶解，在 60℃下加活性炭少许脱色一次，滤液在 60℃下加活性炭少许再脱色一次，趁热抽滤，滤液放至室温后用冰水冷却。抽滤，沉淀用少量冷的 95%乙醇-乙醚（1∶1）混合液洗涤，抽干，得苯妥英钠，真空干燥，称重，计算收率。

五、注 意 事 项

1. 硝酸为强氧化剂，使用时应避免与皮肤、衣服等接触，氧化过程中，硝酸被还原产生大量的二氧化氮气体，应用气体连续吸收装置，避免逸至室内。

2. 制备钠盐时，水量稍多，可使收率受到明显影响，要严格按比例加水。

3. 苯妥英钠可溶于水及乙醇，洗涤时要少用溶剂，洗涤后要尽量抽干。

六、反 馈 评 价

1. 制备二苯乙二酮时，为什么要控制反应温度使其逐渐升高？

2. 制备联苯甲酰时，氧化剂为什么不用硝酸，而用稀硝酸？

3. 苯妥英钠（成盐）的制备与精制步骤中，为什么要控制水的加入量？

参 考 文 献

邓礼荷，2018. 药物化学. 北京：中国医药科技出版社

葛淑兰，2019. 药物化学. 北京：人民卫生出版社

葛淑兰，惠春，2013. 药物化学. 北京：人民卫生出版社

国家药典委员会，2020. 中华人民共和国药典 2020 年版. 北京：中国医药科技出版社

李淑敏，刘文娟，2020. 药物化学. 北京：中国科学技术出版社

刘文娟，李群力，2017. 药物化学. 北京：中国医药科技出版社

孟彦波，沈利红，陈志，2014. 药物化学. 西安：西安交通大学出版社

全国卫生专业技术资格考试用书编写专家委员会，2020. 2020 全国卫生专业技术资格指导：药学（师）. 北京：人民卫生出版社

唐虹，方应权，周振华，2016. 药物化学. 武汉：华中科技大学出版社

王润玲，2012. 药物化学. 北京：中国医药科技出版社

周淑琴，李端，2011. 药物化学. 北京：科学出版社

教学基本要求

一、课 程 任 务

药物化学是高等职业院校药学专业的一门重要的专业基础课程，主要内容包括化学药物的结构、制备方法、理化性质、构效关系、体内代谢及寻找新药的基本途径等，是化学基础课与药剂学、药理学、药物分析、药学服务等应用学科之间的桥梁，可供药学类、药品制造类等相关专业使用，本课程的学习对全面掌握药学专业知识有承前启后的重要作用。

本课程的任务是使学生具备高等职业教育药学专业人才所必需的药物化学的基本理论、基本知识和基本技能，形成良好的职业素质，为有效合理使用现有化学药物提供化学基础理论知识，为学生学习相关专业知识和职业技能、适应职业变化和继续学习奠定基础。

二、课 程 目 标

（一）知识目标

1. 掌握典型药物的名称、化学结构、理化性质和应用。

2. 熟悉常用药物的发展概况、结构类型、构效关系、作用机制；熟悉药物的结构与理化性质、化学稳定性、作用特点之间的关系；熟悉部分典型药物的合成路线。

3. 了解新药研究与开发的途径、药物体内代谢的基本知识。

（二）技能目标

1. 熟练掌握药物化学实训的基本技术，通过药物性质的鉴别、稳定性考察、药物合成、化学配伍禁忌等实训，培养学生的动手能力以及观察、分析和解决实际问题的能力。

2. 学会应用药物的理化性质解决药物调剂、制剂、分析检测、贮存保管及临床使用中的问题。

（三）职业素质和态度目标

1. 树立药品质量第一的观念和药品安全意识，培养理论联系实际、实事求是的工作作风和科学严谨的工作态度。

2. 具有良好的职业道德和行为规范。

三、教学时间分配

教 学 内 容	学时数	
	理论	实训
理论		
一、绪论	2	
二、药物化学的基础知识	2	
三、中枢神经系统药物	8	
四、外周神经系统药物	8	
五、麻醉药	2	
六、解热镇痛药和非甾体抗炎药	6	
七、心血管系统药物	8	

续表

教学内容	学时数	
	理论	实训
八、消化系统药物	4	
九、合成抗菌药及抗病毒药	8	
十、抗生素药	8	
十一、抗肿瘤药物	4	
十二、内分泌系统药物	8	
十三、维生素	4	
实训		
一、药物化学实训基本知识		2
二、中枢神经系统药物性质实验		2
三、外周神经系统药物性质实验		2
四、解热镇痛药及非甾体抗炎药性质实验		2
五、心血管系统药物性质实验		2
六、合成抗菌药性质实验		2
七、抗生素药物性质实验		2
八、该素类药物性质实验		2
九、维生素类药物性质实验		2
十、药物的配伍变化实验		2
十一、阿司匹林的合成及定性鉴别实验		2
十二、苯妥英钠的合成实验		2
合　计	72	24

四、理论教学内容与要求

教学内容	教学要求		教学内容	教学要求	
	教学要求	教学活动		教学要求	教学活动
第1章　绪论	熟悉	讲授 多媒体	第5章　麻醉药		
			一、全身麻醉药	熟悉	多媒体
第2章　药物化学的基础知识			二、局部麻醉药	掌握	讲授
一、药物的变质反应	掌握	讲授	第6章　解热镇痛药和非甾体抗炎药		
二、药物代谢	掌握	多媒体	一、解热镇痛药	掌握	讲授
三、药物的构效关系	掌握		二、非甾体抗炎药	熟悉	讨论
四、新药研究与开发	了解		三、抗痛风药	了解	
第3章　中枢神经系统药物			第7章　心血管系统药物		
一、镇静催眠药	掌握	讲授	一、调血脂药	熟悉	
二、抗癫痫药	熟悉	多媒体	二、抗心绞痛药	熟悉	讲授
三、抗精神失常药	掌握		三、抗心律失常药	熟悉	多媒体
四、镇痛药	掌握		四、抗高血压药	掌握	
五、中枢兴奋药	掌握		五、抗心力衰竭药	熟悉	
第4章　外周神经系统药物			第8章　消化系统药物		
一、拟胆碱药	掌握		一、抗溃疡药	掌握	讲授
二、抗胆碱药	掌握	讲授	二、胃动力药和止吐药	熟悉	多媒体
三、拟肾上腺素药	掌握	多媒体	第9章　合成抗菌药及抗病毒药		
四、抗肾上腺素药	掌握		一、喹诺酮类抗菌药	掌握	讲授
五、组胺 H_1 受体拮抗药	掌握		二、磺胺类抗菌药及抗菌增效剂	熟悉	

续表

教学内容	教学要求		教学内容	教学要求	
	教学要求	教学活动		教学要求	教学活动
三、抗结核病药	掌握	讨论	二、抗生素类抗肿瘤药	熟悉	
四、抗真菌药	了解	多媒体	三、抗代谢抗肿瘤药	熟悉	讨论
五、抗病毒药	熟悉		四、生物碱类及其他抗肿瘤药	了解	多媒体
第 10 章　抗生素			第 12 章　内分泌系统药物		
一、β-内酰胺类抗生素	掌握		一、甾体类激素药物	熟悉	讲授
二、大环内酯类抗生素	掌握	多媒体	二、胰岛素及口服降血糖药	掌握	多媒体
三、四环素类抗生素	熟悉	讲授	三、其他激素类药物	熟悉	
四、氨基糖苷类抗生素	掌握		第 13 章　维生素		
五、氯霉素及其他类抗生素	了解		一、脂溶性维生素	掌握	讲授
第 11 章　抗肿瘤药物			二、水溶性维生素	掌握	讨论
一、直接作用 DNA 的药物	熟悉	讲授			

五、大 纲 说 明

（一）适用对象与参考学时

本教学大纲适用于高等职业院校药学专业教学使用，总学时为 96 学时（理论 72 学时，实训 24 学时）。各学校可根据专业培养目标、专业知识结构需要、职业技能要求及学校教学实验条件自行调整学时。

大纲中所列药物品种选择依据是《中华人民共和国药典》2020 年版及《国家基本药物目录》，各校可根据实际情况进行选择或调整。

（二）教学要求

1. 本课程对理论部分教学要求分为掌握、熟悉、了解 3 个层次。

掌握：学生对所学的知识和技能熟练应用，能解决药物的制剂、分析检测和实际应用中的问题。

熟悉：学生对所学的知识基本掌握，会应用所学的技能。

了解：能认识和基本了解所学知识点。

2. 本课程充分体现高等职业教育教学的特点，以高素质技能型人才为培养目标，强化学生应用药物的理化性质，解决药物的调配、制剂、分析检测、储存保管等问题；强化学生的技能训练，药物化学实训内容包括药物化学实训的基本知识、操作技能、性质实验和合成实验，要求学生掌握相关操作技能，具备应用药物化学的知识和技能解决实际问题的能力。

（三）教学建议

1. 本大纲力求体现"以就业为导向、以能力为本位、以发展技能为核心"的职业教育理念，理论知识以必需、够用为原则，适当删减和引进新的内容，实践训练着重培养学生实际动手能力。

2. 在教学中应积极改进教学方法，以学生为主体，充分调动学生学习的积极性、主动性，培养学生自主学习和动手、观察思维能力，采用讲授、自学、讨论、实训等方式完成教学目标。

3. 课堂教学应积极运用案例分析、多媒体课件等教学手段。

4. 实践教学应注重培养学生实际的基本操作技能，提高学生实际动手的能力和分析问题、解决问题的能力。

自测题（选择题）参考答案

第1章 绪论

【A型题】

1. C 2. B 3. C

【B型题】

1. C 2. B 3. B 4. A 5. A 6. B

【X型题】

1. ACDE 2. ABDE 3. ABCDE 4. ABCDE

第2章 药物化学基础知识

【A型题】

1. B 2. D 3. C 4. E 5. A 6. D 7. D 8. E

9. A 10. B

【X型题】

1. ABCDE 2. ABCDE 3. ABCDE 4. ABCD

5. ACDE

第3章 中枢神经系统药物

【A型题】

1. B 2. A 3. D 4. C 5. A 6. D 7. D 8. B

9. B 10. C 11. A 12. B 13. C 14. D 15. C

16. C 17. A 18. A 19. D 20. A

【B型题】

1. ABCDE 2. CD 3. AC 4. BCD 5. BCDE

第4章 外周神经系统药物

【A型题】

1. A 2. C 3. C 4. E 5. D 6. E 7. C 8. C

9. D 10. A 11. C 12. B

【B型题】

1. D 2. E 3. C 4. A 5. B 6. C 7. D 8. E

9. B 10. A

【X型题】

1. ABDE 2. BE 3. AC 4. BE 5. ACD

6. ABCD 7. BCD 8. BCDE 9. ABCDE 10. AD

第5章 麻醉药

【A型题】

1. C 2. C 3. B 4. D

【B型题】

1. C 2. A 3. B 4. E

【X型题】

1. BC 2. BD 3. ABCD

第6章 解热镇痛和非甾体抗炎药

【A型题】

1. B 2. B 3. A 4. B 5. C 6. C 7. D 8. B

9. C 10. A 11. D 12. E 13. A 14. A 15. C

16. E 17. D 18. D 19. A

【B型题】

1. E 2. D 3. A 4. C 5. B 6. C 7. B 8. B

9. A 10. D 11. C 12. D 13. E 14. B 15. A

【X型题】

1. ABC 2. BDE 3. BCDE 4. ABD 5. AD

第7章 心血管系统药物

【A型题】

1. C 2. A 3. B 4. B 5. D 6. B 7. B 8. D

【B型题】

1. B 2. C 3. E 4. A 5. D

【X型题】

1. ABDE 2. ACD 3. ABDE 4. BCE 5. ABCE

第8章 消化系统药物

【A型题】

1. B 2. B 3. E 4. D 5. A

【X型题】

1. BCD 2. BDE 3. ACE 4. ACD

第9章 合成抗菌药及抗病毒药

【A型题】

1. D 2. D 3. A 4. D 5. D 6. B 7. A 8. C

9. B 10. A 11. B 12. E

【B型题】

1. A 2. C 3. D 4. E 5. B 6. A 7. B 8. C

9. D 10. D 11. D 12. D

第10章 抗生素

【A型题】

1. A 2. C 3. A 4. C 5. B 6. C 7. B

【B型题】

1. C 2. D 3. B 4. A 5. E

【X 型题】

1. ABCE　2. ACE　3. ACD　4. ABC

第 11 章　抗肿瘤药

【A 型题】

1. E　2. A　3. A　4. D　5. C　6. D　7. A　8. C

9. D　10. B

【B 型题】

1. D　2. B　3. A　4. C　5. E　6. C　7. B　8. E

9. A　10. D

【X 型题】

1. AB　2. BCE　3. ABDE

第 12 章　内分泌系统

【A 型题】

1. C　2. A　3. C　4. C　5. C　6. D　7. A　8. D

9. C　10. B　11. D　12. C　13. B　14. A　15. C

16. A　17. C

【X 型题】

1. DE　2. AD　3. BE　4. BCE　5. BC　6. BE

第 13 章　维生素

【A 型题】

1. D　2. B　3. B　4. A　5. A　6. C　7. A　8. D

9. B　10. D　11. D　12. B

【B 型题】

1. C　2. E　3. B　4. D　5. A　6. D　7. B　8. A

9. E　10. C

【X 型题】

1. ABCDE　2. ABDE　3. AB　4. BD　5. ADE

6. ABCE　7. DE　8. ACE　9. BD　10. ABCDE